Hefte zur Zeitschrift „Der Unfallchirurg"

Herausgeben von:
L. Schweiberer und H. Tscherne

230

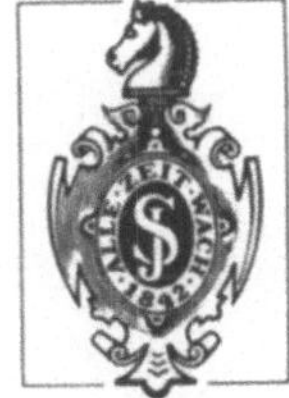

6. Deutsch-Österreichisch-Schweizerische Unfalltagung in Wien

21.–25. Mai 1991

Zusammengestellt von

D. Havemann H. Kuderna J. Meine

Springer-Verlag
Berlin Heidelberg GmbH

Reihenherausgeber

Prof. Dr. Leonard Schweiberer
Direktor der Chirurgischen Universitätsklinik München Innenstadt
Nußbaumstraße 20, W-8000 München 2
Bundesrepublik Deutschland

Prof. Dr. Harald Tscherne
Medizinische Hochschule, Unfallchirurgische Klinik
Konstanty-Gutschow-Straße 8, W-3000 Hannover 61
Bundesrepublik Deutschland

Zusammengestellt von

Prof. Dr. H. Havemann
Abt. für Unfallchirurgie im Klinikum der Universität
Arnold-Heller-Straße 7, W-2300 Kiel 1

Univ.-Doz. Dr. H. Kuderna
Unfallkrankenhaus Meidling
Kundratstraße 37, A-1130 Wien

Dr. J. Meine
Schweizerische Vereinigung privater Kranken- und Unfallversicherer
Pelikanweg, CH-4011 Basel

Mit 501 Abbildungen

ISBN 978-3-540-56423-2 ISBN 978-3-642-78055-4 (eBook)
DOI 10.1007/978-3-642-78055-4

Satz: Fa. Mitterweger, Plankstadt

24/3130-5 4 3 2 1 0 – Gedruckt auf säurefreiem Papier

Inhaltsverzeichnis

Referentenverzeichnis

* Beitragsbeginn

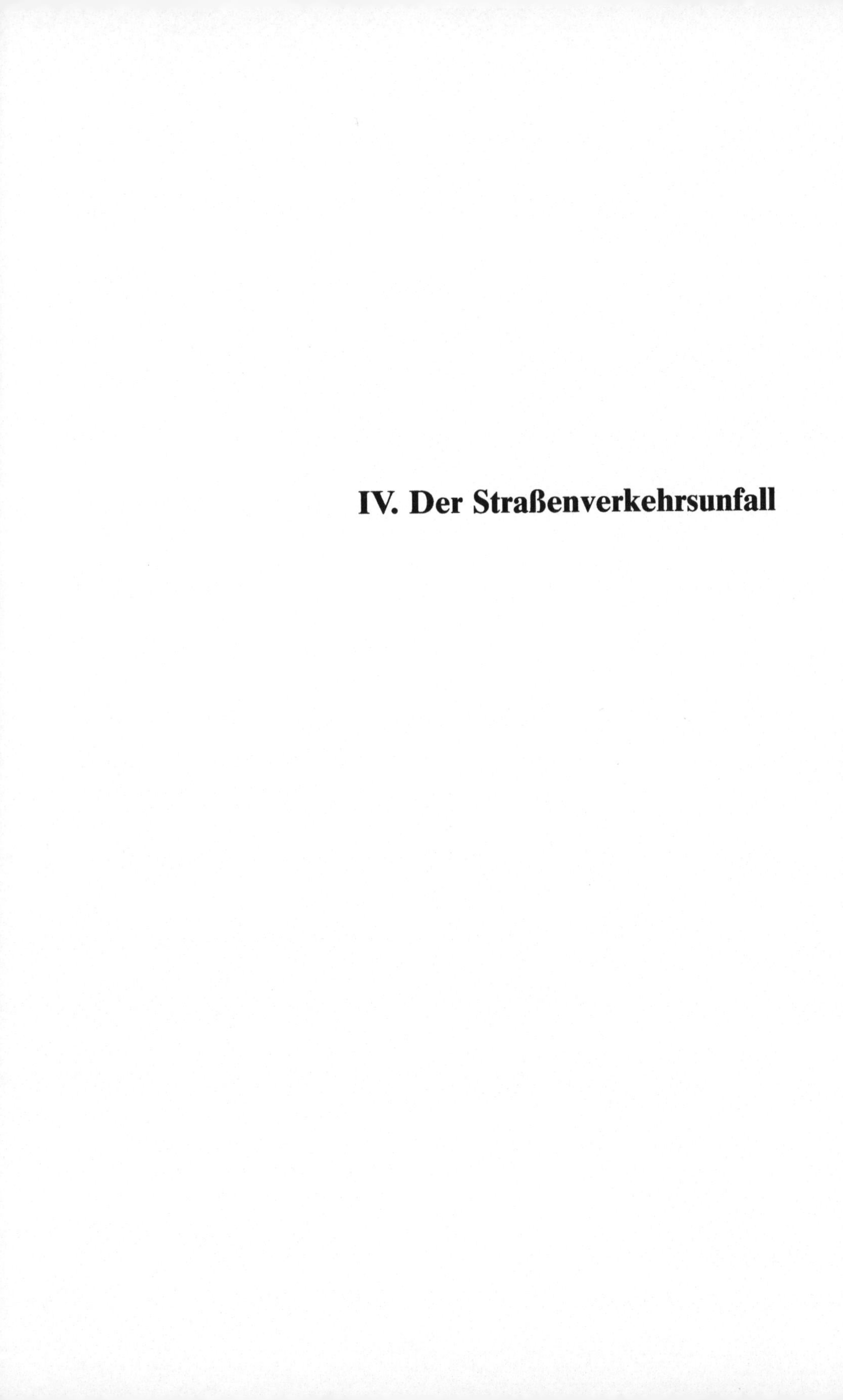

IV. Der Straßenverkehrsunfall

Die Erhebung von Verkehrskonflikten als Grundlage gezielter Maßnahmen zur Verbesserung der Verkehrssicherheit

C. Michalik und K.J. Höfner

Kuratorium für Verkehrssicherheit, Ölzeltgasse 3, A-1031 Wien

Eine Verbesserung der Verkehrssicherheit wird in der Praxis im allgemeinen mit der Vermeidung bzw. Reduktion von Verkehrsunfällen gleichgesetzt. Um aber Unfälle zu vermeiden, ist es an sich naheliegend, von den Unfällen selbst auszugehen, ihr Zustandekommen möglichst genau zu analysieren und das zugrundeliegende Fehlverhalten in seiner Entstehung möglichst auszuschließen. Damit anhand von statistischen Daten Zusammenhänge zwischen Unfallort und Verhalten erkannt werden können, ist eine relativ große Zahl von Unfällen notwendig und dies ist verbunden mit einem großen Zeitraum, der vergeht, bis diese Anzahl von Unfällen zur Analyse zur Verfügung steht. Am ehesten ist dies an sogenannten Unfallhäufungspunkten (black spots) der Fall. Dabei werden als Unfallhäufungsstelle von seiten der Verkehrstechnik solche Knotenpunkte (Kreuzungen) oder Streckenbereiche (bis zu einer Länge von 250 m) bezeichnet, wenn sich an einer Stelle mindestens 3 Unfälle mit Personenschaden pro Jahr ereignet haben, sich an einer Stelle mindestens 3 gleichartige Verkehrsunfälle mit Personenschaden in 3 Jahren ereignet haben (gleiche Beteiligungsgruppe oder gleiche Richtung, gleiche Konfliktflächen etc.).

Abgesehen vom langen Zeitraum der Datensammlung hat sich der Verkehrsunfall auch aus anderen Gründen als fragwürdiges Sicherheitskriterium herausgestellt. Dazu Klebelsberg bereits 1984: „Es ist durchaus verständlich, weil ebenso naheliegend, daß jener Sachverhalt, der zu einem ganz entscheidenden Teil das eigentliche Verkehrsproblem ausmacht, nämlich der Unfall, auch als der geeignetste Maßstabs angesehen wurde, mit welchem Verkehrssicherheitsmaßnahmen oder das Verkehrsverhalten des einzelnen beurteilt werden kann. Indessen wurde durch eine Reihe von Untersuchungen die außerordentliche Fragwürdigkeit des Unfallkriteriums unter Beweis gestellt. Dieser Umstand ist darauf zurückzuführen, daß sich das Zustandekommen eines Unfalles aus einer Vielzahl von Einzelursachen zusammensetzt, weshalb bis heute die 100% aller möglichen Unfallursachen noch nicht zur Gänze bekannt sind. Vor allem im Einzelfall ist nur ein Bruchteil aller situationsspezifischen Ursachenkomponenten aufgeklärt.“ Daraus folgt, daß es nicht sehr zweckmäßig ist, die Effizienz verschiedenster Verkehrssicherheitsmaßnahmen nur am Unfallkriterium zu messen.

Konkret bedeutet dies, daß aufgrund der Komplexität des Unfallgeschehens die Unfälle nur sehr schwer rekonstruierbar sind, die Unfallanalysen die tatsächlich zugrundeliegenden Ursachen nur teilweise aufdecken können, daß aus der Endstellung der Unfallbeteiligten nur spekulativ auf das zugrundeliegende Fehl- bzw. Fahrverhalten Rückschlüsse gezogen werden können und last, but not least, der Unfall ein sehr seltenes Ereignis darstellt, dessen Zustandekommen von sehr vielen Zusatzfaktoren abhängig ist. Daher wendete sich vor

Hefte zu der Unfallchirurg, Heft 230
6. Deutsch-Österr.-Schweiz. Unfalltagung

allem die verkehrspsychologische Forschung allmählich vom Unfallkriterium ab und vermehrt hin zu den Vorstadien der Unfälle, nämlich den Verkehrsverstößen, den Beinahe-Unfällen und den Verkehrskonflikten.

Klebelsberg (1964) charakterisiert diese Alternativkriterien wie folgt: „Das Fahrverhalten reicht von seinem positiven Extrem, der optimalen Angepaßtheit, bis zu seinem negativen Extrem, dem Unfall".

Beschäftigen wir uns gleich genauer mit der sogenannten „Konflikttechnik". Sie stammt aus dem angelsächsischen Raum und beruht auf der Beobachtung und Registrierung einer breiten Palette von Fehlverhaltensweisen, die von Beinahe-Unfällen bis zu antizipatorischen Verhaltensreaktionen reicht, ohne die Verkehrsübertretung im legistischen Sinn zu berücksichtigen. Die „Konflikttechnik" ist somit eine Methode, mit deren Hilfe man unter bestimmten Voraussetzungen Interaktionsprobleme zwischen Verkehrsteilnehmern auf einem genau umgrenzten Straßenstück registrieren und analysieren kann.

Mit Verkehrskonflikt bezeichnet man dabei eine ganz bestimmte Form von Interaktionsschwierigkeiten, nämlich: Situationen, in denen zwei oder mehrere Verkehrsteilnehmer sich einander zeitlich bzw. räumlich in einem Ausmaß nähern, daß mindestens einer der Verkehrsteilnehmer seine Fahrt-(Geh-) Richtung durch abrupte Geschwindigkeitsveränderung oder durch einen abrupten Richtungswechsel ändern muß, um eine Kollision zu vermeiden. Je später dieses Manöver einsetzt, desto höher ist die Kollisionsgefahr und desto „schwerer" wird der Konflikt eingestuft.

Zum besseren Verständnis – theoretisch sind in etwa folgende Konflikttypen möglich: Rechtwinkelige Konflikte, Konflikte von Linksabbiegern mit dem Gegenverkehr oder mit in beiden Richtungen sich bewegenden Fußgängern, Radfahrern etc. auf der Übergangsstelle unmittelbar nach dem Linksabbiegemanöver, Rechtsabbiegekonflikte, vorwiegend mit Fußgängern und Radfahrern auf der Übergangsstelle rechts, Spurwechselkonflikte (mit in die gleiche Richtung fahrenden Fahrzeugen), Überholkonflikte und Auffahrkonflikte.

Die Beobachtung dieser Konflikte ist möglich, weil der Mensch über gute Fähigkeiten verfügt, komplexe, dynamische Vorgänge zu erfassen – gerade beim Autofahren kommt es darauf an.

Von geschulten Beobachtern (in Details kann hier aus Zeitgründen nicht eingegangen werden) wird vorort ein Erhebungszeitraum von ca. 7 bis 20 Stunden benötigt, um entsprechende Interaktionsprobleme an einer bestimmten Stelle zu beschreiben. Selbstverständlich steht diese zeitliche Angabe in engem Zusammenhang mit der Verkehrsfrequenz und damit mit der Zahl der beobachtbaren leichten und schweren Konflikte sowie von Beinahe-Unfällen. Auch werden die Witterungsbedingungen, Uhrzeit, Wochentage etc. entsprechend berücksichtigt. Die Beobachtungsergebnisse werden selbstverständlich auch mit etwaigen bereits vorhandenen Unfalldaten kombiniert.

Vorteile der Konflikttechnik

Das Unfallgeschehen ist zu wenig ausgeprägt, als daß Maßnahmen darauf abgezielt werden könnten.

Die Lokalisierung der Unfälle ist meist nicht genau bekannt.

Durch rasche Überprüfbarkeit der getroffenen Maßnahmen kann etwa ein Kreuzungsumbau in Einzelmaßnahmen zerlegt werden, um deren Effizienz zu überprüfen.

Wesentlich erscheint mit diesem Ansatz, daß es nicht nur um die Erfassung und Kategorisierung eines Ereignisses im System Straßenverkehr – des Unfalles – kommt, sondern um komplexe Verhaltensbeobachtung.

Anwendung der Konflikttechnik

1. Konflikte als Prädiktor für Unfälle an Kreuzungen oder Straßenabschnitten.
2. Konflikte als Charakterisierung oder Beschreibung des Verkehrsflusses oder des Funktionierens des Straßenverkehrs. Konflikte sind dabei Störungen innerhalb dieses Systems. Eine Rückführung auf das Kriterium Unfall ist dabei nicht notwendig.
3. Konflikt als Indikator für „Unbequemlichkeit" und Streß im Straßenverkehr. Es ist dies eine wichtige Erweiterung des Konzeptes Verkehrssicherheit auf andere Qualitäten. Die „subjektive Sicherheit" etwa wird nicht notwendigerweise mit „objektiver Sicherheit" (Unfälle) identisch sein.

Dazu ein Anwendungsbeispiel aus Graz: Bei der Leseraktion einer Tageszeitung wurde eine bestimmte Kreuzung als eine angegeben, bei der sich Autofahrer und Fußgänger subjektiv besonders gefährdet fühlten. Mit Hilfe der Konflikttechnik wurde eine Analyse dieser Kreuzung durchgeführt – es stellte sich ein Strukturierungsproblem an dieser Stelle heraus, welches rasch und billig, nämlich mittels Markierungen (z.B. Sperrflächen), „saniert" werden konnte. In einer Nachher-Erhebung konnte festgestellt werden, daß die Zahl und die Schwere der Konflikte signifikant zurückgegangen waren – nicht nur das, befragte Verkehrsteilnehmer gaben an, daß sie die Überquerung dieser Kreuzung jetzt als wesentlich angenehmer erlebten. Fast logische Schlußfolgerung – nach einem entsprechenden Zeitraum war auch die Anzahl der Unfälle zurückgegangen.

Die Konflikttechnik wurde weiter entwickelt und wird auch als „mitfahrende Beobachtung" verwendet, um nicht nur Stellen, sondern auch Strecken analysieren zu können. Dabei erfolgt die Registrierung der Interaktionen durch mitfahrende Beobachter, wie z.B. bei einem Projekt über den Transitverkehr in Österreich. Weiters ermöglicht die Methode der mitfahrenden Beobachtung als „Wiener Fahrprobe" Aussagen bzw. die Beurteilung des Fahrverhaltens einzelner Personen. Im Rahmen der Eignungsdiagnostik an den verkehrspsychologischen Untersuchungsstellen des KfV wird sie routinemäßig eingesetzt, z.B. wenn es darum geht, bei älteren Kraftfahrern die Kompensationsmöglichkeiten des Faktors „Fahrerfahrung" mit den Testergebnissen zu ergänzen.

Wenn es um die Analyse menschlichen Verhaltens bzw. Fehlverhaltens geht, sind es offensichtlich immer noch die menschlichen Fähigkeiten (also die Beobachter), die informativer registrieren und analysieren können als dies ein

Computer je zu leisten imstande ist. Sehen, registrieren, in Verbindung setzen, Zusammenhänge erkennen, auswerten, Maßnahmen ableiten – die Konflikttechnik, eine Methode, mit der in kurzer Zeit und auf ökonomischem Weg wesentliche Beiträge zur Verkehrssicherheitsarbeit zu leisten sind.

P.s.: Im Anschluß an dieses Referat wurde die Gelegenheit genützt und eine konkrete Schlußfolgerung für die Praxis aus der Forschungsarbeit „Das psychologische Umfeld von Kinderunfällen im Straßenverkehr" (Michalik et al, Wien, 1990) an die anwesenden Mediziner mit der Bitte um mögliche Realisierung in ihrem Bereich weitergegeben. Sie lautete: Mittels Tiefeninterviews von im Straßenverkehr verunglückten Kindern in Spitälern wurde nachgewiesen, daß ein großer Bedarf nach psychologischer Hilfe für die Verarbeitung des Unfalles besteht. Insbesondere bei einem Kind ist nicht nur die physische Wiederherstellung wesentlich, sondern auch die psychische Genesung. Zur Behandlung eines Kindes nach einem Verkehrsunfall sollte als selbstverständlicher Bestandteil auch psychologische Hilfestellung gegeben werden, die je nach Bedarf auch auf Familienmitglieder ausgedehnt werden könnte bzw. sollte.

Literatur

1. Höfner KJ, Hosemann A, Michalik Ch (1977) Ursachen von Verkehrsverstößen. Verkehrspsychologisches Institut, KfV, Wien
2. Klebelsberg D (1964) Derzeitiger Stand der Verhaltensanalyse des Kraftfahrens, Arbeit und Leistung. Zblt f Arbeitswissenschaft und soziale Betriebspraxis, 18. Jg, Heft 2/3
3. Richtlinien für Verkehrs- und Straßenwesen (RVS), 1.21 aus September 1990
4. Risser R, Brandstätter Ch (1985) Die Wiener Fahrprobe. Band 21, Literas
5. Schützenhöfer A (1977) Referat Konflikttechnik. Fortbildungsveranstaltung des BDP, Verkehrspsychologie

Die relative Veränderung der primären Verletzungsursachen von PKW-Insassen durch Sicherheitsmaßnahmen am Fahrzeug

F. Zeidler und D. Scheunert

Mercedes-Benz AG, Abteilung Unfallforschung, Postfach 226, D-W-7032 Sindelfingen

Die Analyse des realen Unfallgeschehens ist die wesentliche Orientierung zur Weiterentwicklung der Fahrzeugsicherheit. Da die offiziellen Unfallstatistiken hierzu keine fahrzeugspezifischen Daten liefern, führt Mercedes-Benz bereits seit über 20 Jahren, seit 1969, eigene Einzeluntersuchungen von Verkehrsunfällen durch, bei denen Insassen von Mercedes-Benz-PKW verletzt wurden.

Hefte zu der Unfallchirurg, Heft 230
6. Deutsch-Österr.-Schweiz. Unfalltagung

Bis heute wurden über 2.200 schwere Verkehrsunfälle mit insgesamt 3.800 Insassen nach folgender Systematik untersucht:
Dokumentation der Fahrzeugbeschädigungen,
Rekonstruktion der Kollisionsabläufe,
Bestimmung der Unfallschwere,
Erhebung der erlittenen Einzelverletzungen,
Auffinden von fahrzeugseitigen Kontaktstellen und
Klärung der Verletzungsmechanismen.

Auf der Basis dieses Datenmaterials liefert die sorgfältige Analyse und Auswertung der Einzelfälle eine realitätsbezogene Grundlage für die Prüfung und Bewertung von Sicherheitsmaßnahmen und für die Konzeption von Neuentwicklungen. Häufigkeitsverteilungen von Insassenkontakten mit Fahrzeuginnenteilen zeigen aufgrund von bereits durchgeführten Fahrzeugmaßnahmen im Laufe von verschiedenen Fahrzeuggenerationen veränderte Schwerpunkte im Verletzungsrisiko auf. Durch diese relative Verschiebung bezüglich Art, Häufigkeit, Ursache und Schwere einer Verletzung ist eine ständige Neuorientierung am Realunfallgeschehen erforderlich. Einige Beispiele hierfür sollen anhand der folgenden Abbildung diskutiert werden.

Die Grafik zeigt eine Gegenüberstellung verschiedener Modelljahre hinsichtlich der Innenraumkontakte, wobei die einzelnen Fahrzeugteile nicht allein verletzungsursächlich sind, sondern nur in Verbindung mit einer jeweils hohen Unfallschwere.

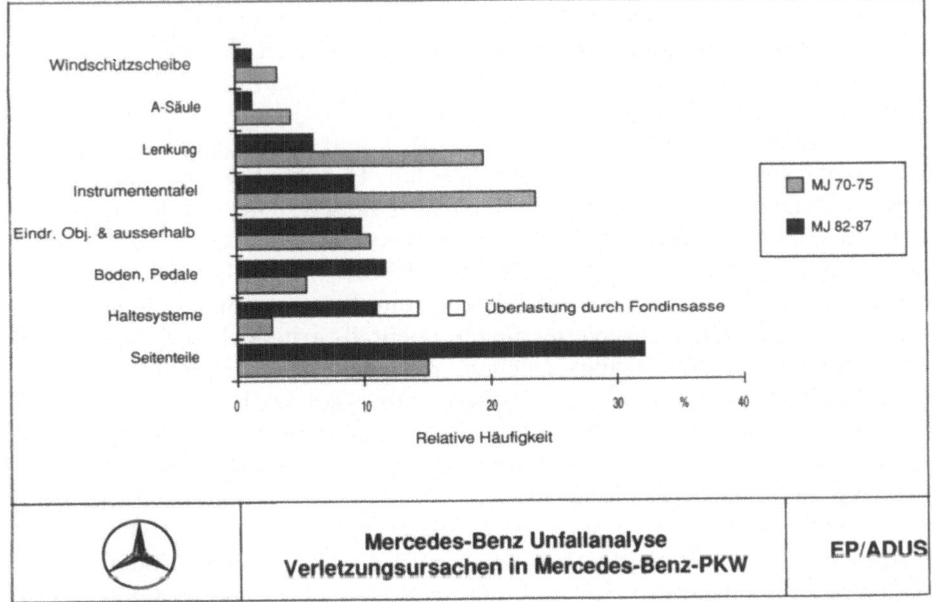

Abb. 1. Vergleich der Modelljahre 1970–1975 und 1982–1987 schwere bis tödliche Verletzungen (AIS3^{+})

Die beträchtlichen relativen Veränderungen bei den Verletzungsursachen und -folgen können auf folgende wesentliche Sicherheitsmaßnahmen zurückgeführt werden:

3-Punkt-Sicherheitsgurt

Beim Frontalaufprall während der Zeit geringer Gurtbenutzung dominierten Kopf- und Thoraxverletzungen bedingt durch Kontakte mit der Lenkanlage, der Vorderwandsäule, der Instrumententafel und der Windschutzscheibe (Modelljahr 70–75). Durch Einführung der Gurttragepflicht und damit überwiegender Vermeidung der sog. „second collision“ sind bereits die schweren Kopf- und Thoraxverletzungen zurückgegangen. Gleichzeitig zeigten Erkenntnisse der Unfallanalyse, daß bei Frontalkollisionen häufig nur ein Teil der Fahrzeugfront überdeckt ist (Offset) und Intrusionen im Bereich der Fahrgastzelle den Erfolg eines benutzten Gurtsystems relativieren können.

Strukturkonzept und Polstermaßnahmen

Die Umsetzung dieser Erkenntnisse führte zu einem speziellen Strukturkonzept, bei dem die einseitig bzw. lokal eingeleiteten Aufprallkräfte in nicht beaufschlagte Fahrzeugbereiche weitergeleitet werden, um örtlich hohe Intrusionen zu vermeiden und den Erhalt der Fahrgastzelle auch bei schweren Unfällen weitgehend zu gewährleisten. Die wesentlichste Komponente dieses Konzeptes ist ein sog. Gabelträger, bei dem die eingeleiteten Längskräfte sich so verzweigen, daß Tunnel, Boden und Seitenwand gleichmäßig belastet werden. Weiterhin wird der Querverband so optimiert, daß die stoßabgewandte Seite zur Energieaufnahme herangezogen wird.

Insbesondere die Fahrgastzelle muß an Stirn- und Seitenwand durch massive Querträger ausreichend steif gestaltet werden. Hierdurch werden auch Rückverschiebungen der Lenkanlage erheblich reduziert. Durch Polstermaßnahmen am Lenkrad und durch einen energieabsorbierenden Gitterkorb werden zusätzlich bei schweren Frontalunfällen die Verletzungsfolgen von Lenkradkontakten gemildert. Durch diese Struktur- und Polstermaßnahmen gehen die schweren Kopf- und Thoraxverletzungen ebenfalls erheblich zurück, stattdessen treten andere Verletzungsursachen, die nicht im gleichen Maße davon beeinflußt werden konnten, – relativ betrachtet – stärker in den Vordergrund, beispielsweise die Pedalanlage und der Fahrzeugboden, die überwiegend Fußverletzungen hervorrufen. Denn durch die Offset-Auslegung der Struktur werden zwar hohe Intrusionen vermieden, aber die Fußaufprallgeschwindigkeit auf die Stirnwand bleibt immer noch relativ hoch.

Aus diesem Grund werden zusätzlich zu den Strukturmaßnahmen Polstermaßnahmen durchgeführt, wie z.B. ein im Bodenbelag eingeschäumtes Hartschaum-Element zur Reduzierung der hohen Belastungswerte der unteren Extremität. Durch die frühzeitige Abstützung und die plastische Eigenverformung sinkt die Stoßbelastung von Fuß und Unterschenkel erheblich. Neuere Auswertungen bestätigen den Erfolg dieser Maßnahme.

Durch die weitgehende Vermeidung von direkten Kontaktverletzungen treten in Verbindung mit der hohen Gurtbenutzung die haltesystembedingten Verletzungen in den Vordergrund. Hieraus resultiert die Forderung, die durch das Haltesystem bedingten Belastungen auf die vielfältigen Kollisionskonfigurationen beim Frontalaufprall mit dem Ziel einer weiteren Optimierung abzustimmen.

Sitz, Gurtstraffer und Airbag

Haltesystemoptimierungen müssen neben den Anforderungen bezüglich der Gurtgeometrie vor allem eine bessere Rückhaltung gewährleisten und sicherstellen, daß das Gurtband nicht in den Bauchbereich rutschen kann und dort schwerste Abdominalverletzungen verursacht. Realisiert wird dies durch keilförmige Rampen in den Sitzkissen und die Befestigung von einem oder mehreren Gurtverankerungspunkten am Sitz. Darüber hinaus sollten Gurtstraffer Fahrer und Beifahrer bei einem Frontalaufprall früher an die Fahrgastzelle koppeln und so die Insassen länger am Deformationsvorgang teilnehmen lassen. Ein weiterer Vorteil ist die Eliminierung der Gurtlose, wodurch die Vorverlagerung von Kopf und Thorax reduziert wird.

Zusätzlich zum Sicherheitsgurt bieten Airbagsysteme für Fahrer und Beifahrer erweiterten Schutz beim Frontalaufprall. Die Oberkörper werden bei Auslösung der Airbageinheiten größflächig abgestützt, wodurch die Kontaktzone des Sicherheitsgurtes entlastet wird und gurtbedingte Thoraxverletzungen reduziert werden. Gleichzeitig werden Sekundärkontakte des Kopfes, vor allem der Kopfaufprall des Fahrers auf das Lenkrad, vermieden. Die Aktivierung der Airbageinheiten wird durch ein Auslösegerät vorgenommen, das beim Crash über Beschleunigungssensoren die Verzögerung ermittelt, diese integriert und beim Erreichen eines Schwellwertes auslöst.

Das Ziel von Abstimmungsmaßnahmen der Frontstruktur und der Haltesysteme muß sein, die Insassen möglichst frühzeitig und „schonend" an die Fahrgastzellenbeschleunigung anzugleichen.

Realisieren läßt sich das Ziel zum einen durch gezielte Auslegung der Deformationscharakteristik, die im wesentlichen von der Anordnung der Aggregate, der Gestaltung der Längs- und Querträgerstrukturen, den Blechdicken, den Materialeigenschaften und der Anordnung von z.T. fertigungstechnisch bedingten Sicken und Löchern abhängt, und zum anderen durch Optimierungen am Haltesystem durch Abstimmung von Gurtgeometrie, Gurtbanddehnung, Strafferwirkung, Airbagcharakteristik und Auslöselogik. Die Ergebnisse der Unfallanalysen zeigen, daß die Sicherheitseinrichtungen für den Frontalaufprall durch viele Detailoptimierungen wesentlich verbessert wurden. Hierdurch gewinnt der Seitenaufprall relativ an Bedeutung und wird zum weiteren Schwerpunkt zukünftiger Entwicklungsarbeit.

Seitenstruktur- und Polstermaßnahmen

Wie das Bild zeigt, ist der Anteil an Kontaktstellen der Seite bei den neueren Fahrzeugen höher als bei den Vorgängermodellen. Dieser relative Zuwachs ist zum einen auf die Zunahme von Seitenkollisionen und zum anderen auf die relativ wirksameren Verbesserungsmaßnahmen beim Frontalaufprall zurückzuführen. Der Begriff Seitenteile beinhaltet im wesentlichen die Türinnenteile, die Mittelsäule und den seitlichen Dachrahmen. Häufig entstehen auch schwerste Kopfverletzungen durch den direkten Kontakt mit dem stoßenden Fahrzeug bzw. dem angestoßenen Objekt (z.B. Baum). Ziel der Entwicklungsarbeit muß es sein, die Insassenkinematik unter Berücksichtigung der Belastbarkeit der einzelnen Körperregionen sinnvoll zu steuern. Hieraus resultiert die Forderung nach abgestimmten Polster- und Strukturmaßnahmen, die aber erst dann erarbeitet werden können, wenn die biomechanischen Kenngrößen und Grenzwerte für Thorax und Abdomen abgesichert bekannt sind und geeignete Meßpuppen vorhanden sind, die bei seitlichen Testverfahren eingesetzt werden können.

Ausblick

Durch die konsequente Weiterbeobachtung der im Straßenverkehr verunfallten Fahrzeuge können weiterhin relative Verschiebungen in Häufigkeitsverteilungen der Verletzungsursachen auftreten, woraus sich dann neue Entwicklungsschwerpunkte ergeben werden. Fest steht jedoch jetzt schon, daß bei dem heute erreichten Niveau des Insassenschutzes mit zunehmender Optimierung der Aufwand gegenüber dem zu erwartenden Nutzen überproportional steigen wird.

Einfluß von fahrzeugtechnischen Maßnahmen auf die Reduzierung von Insassenverletzungen

H. Carli

PKW-Fahrzeugsicherheit, Volkswagen AG, Postfach, D-W-3180 Wolfsburg 1

1. Einleitung

Eine Analyse der Straßenverkehrs-Statistik deckt die Risikoschwerpunkte im Unfallgeschehen auf. Sie ermöglicht die Unterscheidung nach Unfallarten und die Bildung von Rangreihen bezüglich
Häufigkeit,
Verletzungsschwere,
Gesamt-Personenschaden.

Produktspezifische Erkenntnisse über das Fahrzeugverhalten im Unfall liegen aus Untersuchungen von Versicherungsinstituten, Medizinischen Hochschulen

Hefte zu der Unfallchirurg, Heft 230
6. Deutsch-Österr.-Schweiz. Unfalltagung

und aus industrieeigenen Forschungsarbeiten vor. Gesetzgeberische Aktivitäten, Gestaltung von Vorschriften, vor allem aber die Fahrzeugsicherheits-Entwicklungen in den Automobilfirmen orientieren sich bei der Zielsetzung für Sicherheitsmaßnahmen an allen aus dem realen Unfallgeschehen gewonnen Erkenntnissen.

2. Ausführung

Aus der Kategorie der Fahrzeug-Fahrzeug-Unfälle werden für die Kollisionsgruppe des Frontal-Aufpralls, die – bewertet nach dem Gesamtpersonenschaden – vor den Kollisions-Gruppen Seitenaufprall und Heckaufprall rangiert, Beispiele fahrzeugtechnischer Maßnahmen und ihre Auswirkungen auf mögliche Insassenverletzungen vorgestellt:

2.1. Gesamtfahrzeug, Karosserie

Grundlage für insassengünstiges Fahrzeugverhalten im Frontal-Aufprall ist die spezifische Deformations-Charakteristik.

Maßnahmen

Die Vorderwagen-Struktur, speziell die kraftführenden Längsträger wurden in Form und Dimensionen definiert zur Aufnahme von „Crasharbeit" gestaltet (Abb. 1).

Sogenannte „Faltenbeul-Träger" entstanden, die bei hoher Energieumsetzung gezielt deformieren. Das bewirkt einen gleichförmigen Verzögerungs-

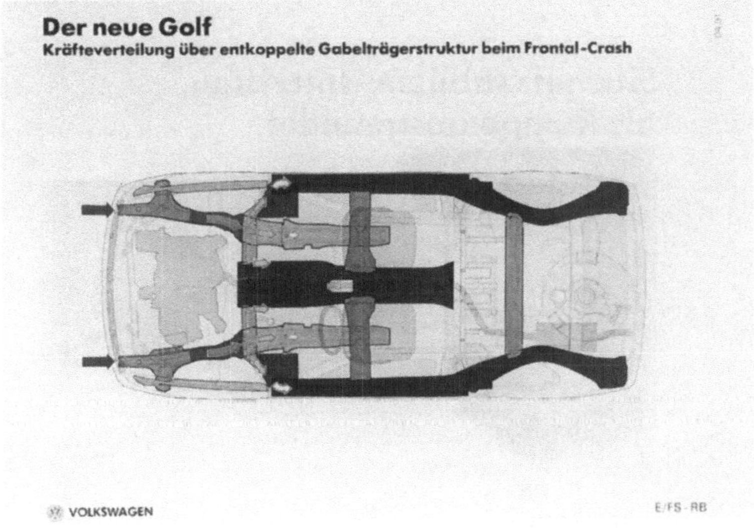

Abb. 1

Zeitablauf auf durchschnittlich niedrigem Niveau von <20 g. Entsprechend werden die auf die Insassen induzierten Belastungen reduziert. Gurtkräfte und Verzögerungswerte für Kopf und Brust liegen sicher unter den biomechanischen Belastungs-Grenzwerten. Das heißt, das Verletzungsrisiko ist in Umfang und Schwere entscheidend reduziert worden.

2.2. Sitz/Gurtsystem

Weitere wirkungsvolle Ansätze für fahrzeugtechnische Maßnahmen zur Reduzierung von Insassenverletzungen liegen im Fahrzeuginnenraum: Der Bewegungsablauf der Insassen während des Aufprallvorgangs wird entscheidend vom Sitz beeinflußt.

Maßnahmen

Der Sitz ist mit einer Blech-Bodenwanne versehen (Abb. 2). Formal und festigkeitsmäßig optimal ausgelegt, wirkt sie der Bewegungsrichtung des Insassen als Rampe entgegen. Der Insasse bleibt in der normalen Sitzhaltung, kein Submarining! Gurtverlauf im Becken- und Schulterbereich bleiben im dynamischen Aufprallvorgang optimal. Das heißt, das Verletzungsrisiko ist in Umfang und Schwere entscheidend reduziert worden.

2.3. Lenkung, Lenkrad

Ein beträchtliches Verletzungsrisiko für die Insassen, besonders für den Fahrer stellt die Berührung mit Fahrzeuginnenteilen während des Aufprallvorgangs

Sitz mit stabilem Unterbau,
als Rampe ausgebildet
05.91
VOLKSWAGEN
PKW-Fahrzeugsicherheit

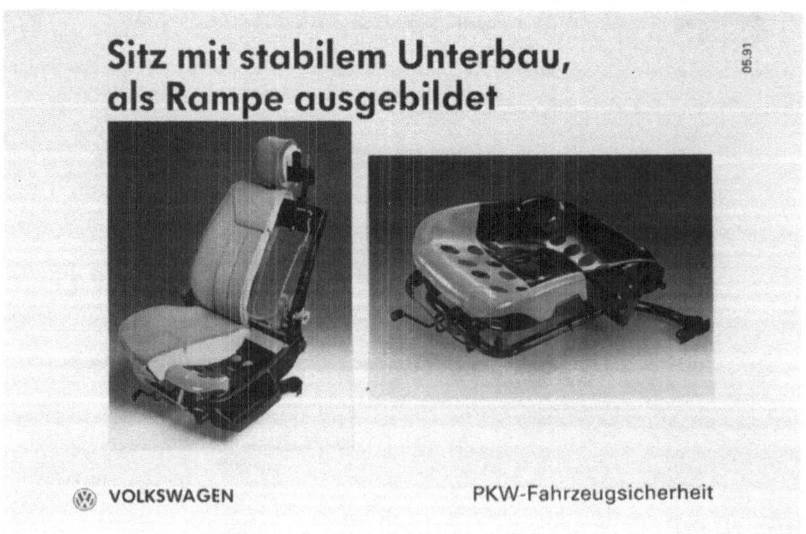

Abb. 2

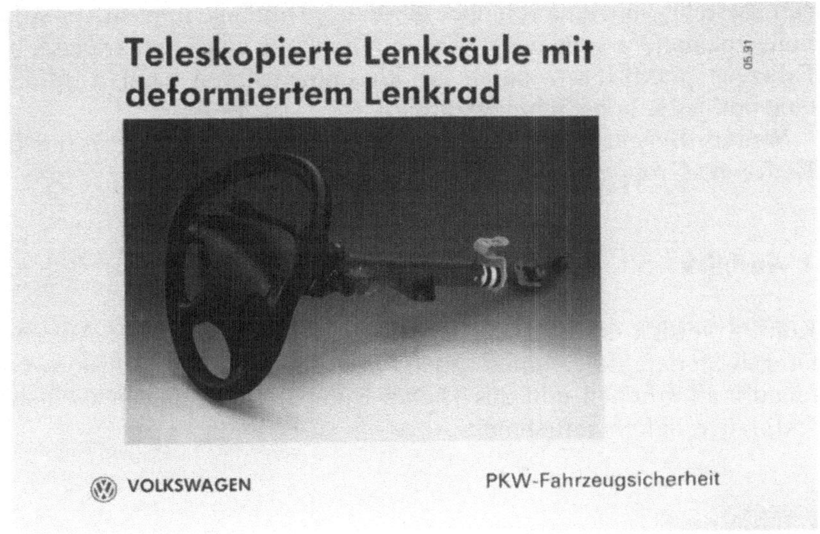

Abb. 3

dar. Auch bei richtig angelegtem 3-Punkt-Gurt ist bei höheren Kollisionsgeschwindigkeiten ein Auftreffen des Fahrers mit Brust und/oder Kopf auf die Lenkanlage nicht zu vermeiden. Die dargestellte Lenksäule und das Lenkrad stellen ein positives Bild dar (Abb. 3)! Sie haben sich in beabsichtigter Weise verhalten. Durch Teleskopieren der Lenksäule wird das Eindringen der Lenkung in den Innenraum verhindert. Durch das starke Deformieren des Lenkrades wird der Fahrer bei minimaler Belastung verzögert, das heißt, er wird „relativ" weich abgefangen!

Maßnahmen

Die Maßnahmen, die dieses Verhalten sicherstellen, sind im Einzelnen:

17 cm Einschubweg bei definierter Energieaufnahme,
verformbarer, nichtbrechender Lenkradkranz mit definierter Energieumsetzung,
Deformationselement in der Lenkradnabe mit definierter Kennung,
umschäumter Lenkradkranz zur Reduzierung der Flächenpressung bei örtlicher Belastung.
Das heißt auch hier, das Verletzungsrisiko ist in Umfang und Schwere entscheidend reduziert worden.

3. Zusammenfassung

Diese drei Beispiele wurden ausgewählt, weil einmal jedes für sich eine wirkungsvolle Schwerpunktmaßnahme zur Reduzierung von Insassenverletzungen darstellt, zum anderen aber diese drei Umfänge in positiver Wechselbeziehung zueinander stehen. Sie bauen aufeinander auf und erzielen – an einem Fahrzeug praktiziert – durch ihr Zusammenwirken beim Aufprallvorgang – eine optimale, hohe Schutzwirkung.

Weitere Beispiele fahrzeugtechnischer Maßnahmen – auch für die anderen Kollisions-Gruppen – ließen sich anführen.

4. Ausblick

Künftig werden die Fahrzeugsicherheits-Entwicklungen der Automobilfirmen intensiv an unfallfolgenmildernden Maßnahmen für die Kollisions-Gruppe Seitenaufprall arbeiten und das Thema Kompatibilität ungleicher Fahrzeuge im Aufprallverhalten aufnehmen.

Literatur

1. Volkswagen AG, Institut für Fahrzeugtechnik (TU Berlin), Porsche F AG, HUK-Verband, Entwicklung von PKW im Hinblick auf einen volkswirtschaftlich optimalen Insassenschutz. BmFT. 1984
2. Statisches Bundesamt Wiesbaden, Kohlhammer W, GmbH Stuttgart Straßenverkehrsunfälle 1990
3. Folksam-Versicherungen

Ergebnisse der BMW-Unfallforschung

H. Kocherscheidt und C. Dressler-Hahn

BMW AG, Abteilung Unfallforschung, Postfach 400240, D-W-8000 München 40

1. Daten der BMW Unfallforschung

Unfallerhebung vor Ort wird bei BMW seit dem Jahre 1976 durchgeführt. Eine Genehmigung des Bayerischen Innenministeriums gestattet uns seit 1984, die Unfallaufnahme mit ca. 120 Fällen/Jahr wesentlich zu intensivieren, so daß heute über 1.100 Unfälle, davon 200 Unfälle mit Motorrädern und 950 PKW-Unfälle, für Analysen zur Verfügung stehen.

2. Auswertungen

Die Problematik jeder Auswertung von realen Unfällen ist die Komplexität des realen Unfallgeschehens. Zunächst sind es die verschiedenen Unfallarten, z.B.

Hefte zu der Unfallchirurg, Heft 230
6. Deutsch-Österr.-Schweiz. Unfalltagung

Frontal-, Seitenkollision, dann die verschiedenen Unfallgegner wie PKW, LKW oder feste Hindernisse. Sortiert man nach diesen Einzelkriterien, muß wieder zwischen verschiedenen Überdeckungsgraden bzw. Winkel der Unfallgegner und natürlich auch nach Geschwindigkeiten unterschieden werden. Das gilt zunächst nur für das Fahrzeug. Da die Auswertungen aber insassenbezogen gemacht werden müssen, kommen hier wiederum die Parameter Sitzposition, Alter, Geschlecht, Größe ect. hinzu.

Ein Automobilhersteller, der Unfallforschung in Form von örtlichen Unfalerhebungen betreibt, hat bei der statistischen Auswertung gegenüber Institutionen trotzdem noch einige Vorteile:

Der Paramter Fahrzeug beschränkt sich auf wenige Typen, d.h. von den in Deutschland über 200 zugelassenen Typen bearbeiten wir nur 4.

Die Kollisionsgeschwindigkeiten können durch die Zusammenarbeit mit dem Crashversuch relativ genau berechnet werden.

Durch die Spezialisierung des Forschungsteams auf eine Fahrzeugmarke können bestimmte technische Aussagen, wie z.B. ob Gurt angelegt war, mit größerer Sicherheit gemacht werden.

Ein Nachteil liegt darin, daß die Ergebnisse nur für eine Fahrzeugmarke volle Gültigkeit haben.

Bei allen Unfällen, bei denen noch ein Pkw verwickelt wurde, versuchen wir auch, soweit dies der Datenschutz erlaubt, möglichst viele Informationen über das Schicksal der Insassen dieser Fahrzeuge zu erfahren. Manche Auskunftspersonen meinen, dies wäre Neugier und es bräuchte BMW nicht zu interessieren, was in Wettbewerbsfahrzeugen geschieht. Hinter diesem Wissensdrang steckt aber mehr als Neugier. Ein Hersteller muß wissen, welche Folgen im gegnerischen Fahrzeug bei einem Unfall auftreten, um die Sicherheit seines Produktes im Rahmen der gesamten Verkehrssicherheit optimal zu gestalten. Die Sicherheit einer Fahrzeugmarke darf nicht isoliert betrachtet werden. Die eigene Sicherheit soll nicht auf Kosten der Sicherheit der Unfallgegner erkauft werden.

3. Beispiele von Erkenntnissen

Trotz der großen Streuungen und der Vielzahl der Einflußparameter lassen sich aus über 1.000 Unfällen Erkenntnisse ziehen, für die aus Zeitgründen nur Beispiele genannt werden sollen.

3.1. Gurtanlegequote

Nach offiziellen Zählungen liegt die Gurtanlegequote heute bei über 90%. Bei den von uns ausgewerteten Unfällen liegt sie jedoch niedriger (Abb. 1). Dies liegt sicher zum Teil darin begründet, daß Insassen, die nicht angegurtet sind, eher verletzt werden und damit überproportional häufig bei Unfällen mit Verletzten vertreten sind. Bei den Auswertungen zeigt sich aber, daß die Gurtanlegequote nachts und insbesondere bei denen, die schuldhaft in Unfälle geraten, besonders niedrig ist. Dies bestätigten auch Untersuchungen aus den USA, die

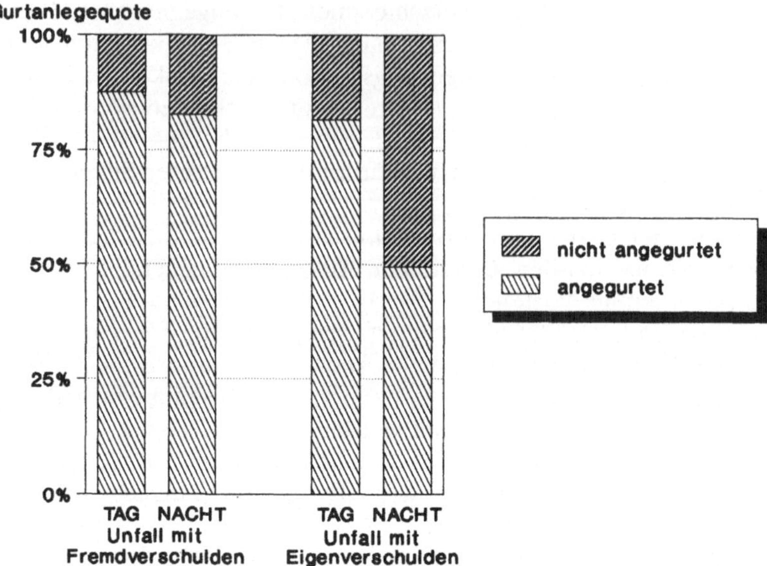

Abb. 1. Gurtanlegequote des Fahrers (530 Unfälle mit BMW Beteiligung)

ergaben, daß nicht angegurtete Fahrer eine viel höhere Unfallrate haben. Dieser Sachverhalt macht Effektivitätsberechnungen von Gurtanlegequoten auf die Verbesserung der Verkehrssicherheit schwieriger, da kein linearer Zusammenhang besteht.

3.2. Gurtnutzen

3.2.1. Frontinsassen in Frontalkollisionen

Der Vergleich der Verletzungsschwere über der Geschwindigkeit zeigt bei Frontalkollisionen insbesondere im oberen Geschwindigkeitsbereich einen hohen Gurtnutzen (Abb. 2). Im Geschwindigkeitsbereich von EES = 50 km/h haben immerhin bei den angegurteten Insassen nur 1/3 schwere Verletzungen, während der nicht angegurtete Insasse immer mit schwereren Verletzungen, teilweise sogar tödlichen Verletzungen rechnen muß.

Interessant ist auch ein Vergleich der Verletzungen von Fahrer und Beifahrer bei Frontalkollision (Abb. 3). Die weitläufige Meinung, das Lenkrad sei besonders lebensbedrohlich, bestätigt sich zumindest bei aufwendigen, geschäumten Lenkrädern nicht. Hier ist das Verletzungsriskiko des Fahrers nicht größer als das des Beifahrers. Auch unter Fachleuten gibt es verschiedene Philosophien zur sicherheitstechnischen Auslegung von Lenkrädern. Aus England kommt z.Z. ein massiver Vorstoß für ein „friendly steering wheel", d.h. ein besonders nachgiebiges Lenkrad. Hier geht man von Unfalluntersuchungen aus, die das Lenkrad als das Teil ausweisen, das die häufigste Verletzungsursache ist. Diese Untersuchungen sind sicherlich nicht anzuzweifeln.

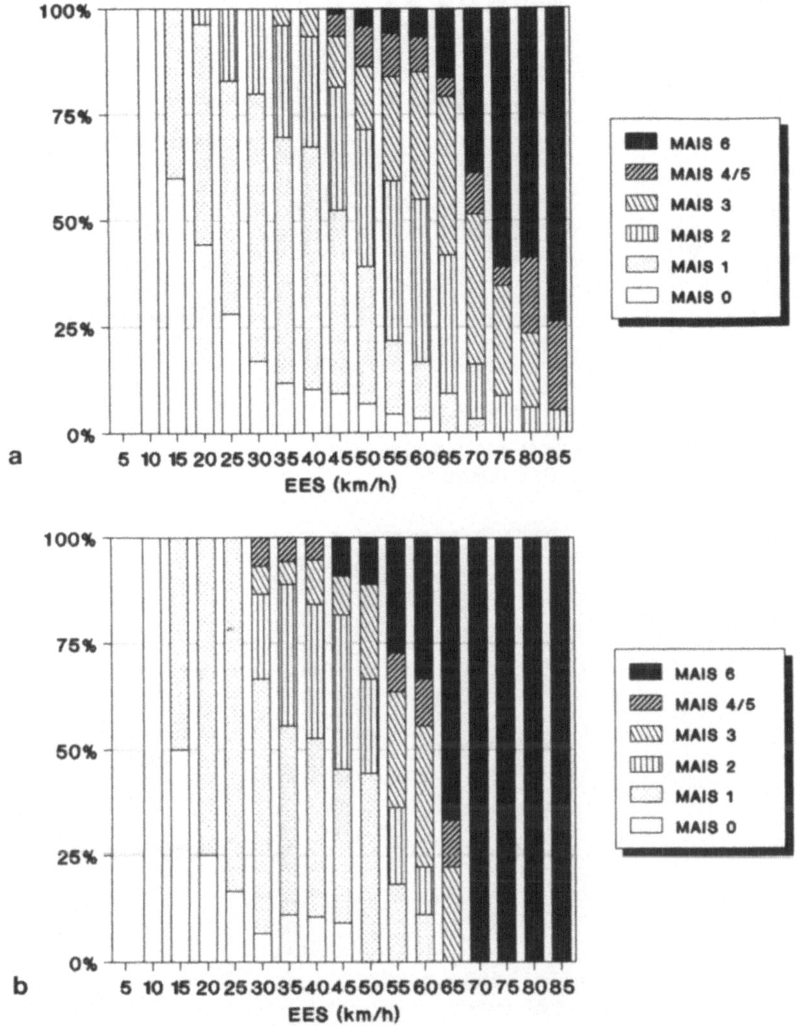

Abb. 2. a Verletzungsschwere angegurteter Fahrer und Beifahrer in Frontalkollisionen (241 Insassen). **b** Verletzungsschwere nicht angegurteter Fahrer und Beifahrer in Frontalkollisionen (41 Insassen)

Rein statistisch gesehen stimmen sie sogar mit unseren Erkenntnissen überein, wir setzen nur bei unseren Auswertungen andere Schwerpunkte. Wir sind nämlich der Ansicht, daß dann, wenn es um Leben und Tod geht, ein Lenkrad in der Lage sein muß, noch Energie aufzunehmen. Dafür nehmen wir leichte Verletzungen im unteren Geschwindigkeitsbereich, wie Prellungen oder Platzwunden in Kauf. Dieses Beispiel zeigt, daß gut gemeinte Vorschläge, die manchmal in neue gesetzliche Vorschriften münden, nicht immer das Optimum für den Insassen bedeuten müssen.

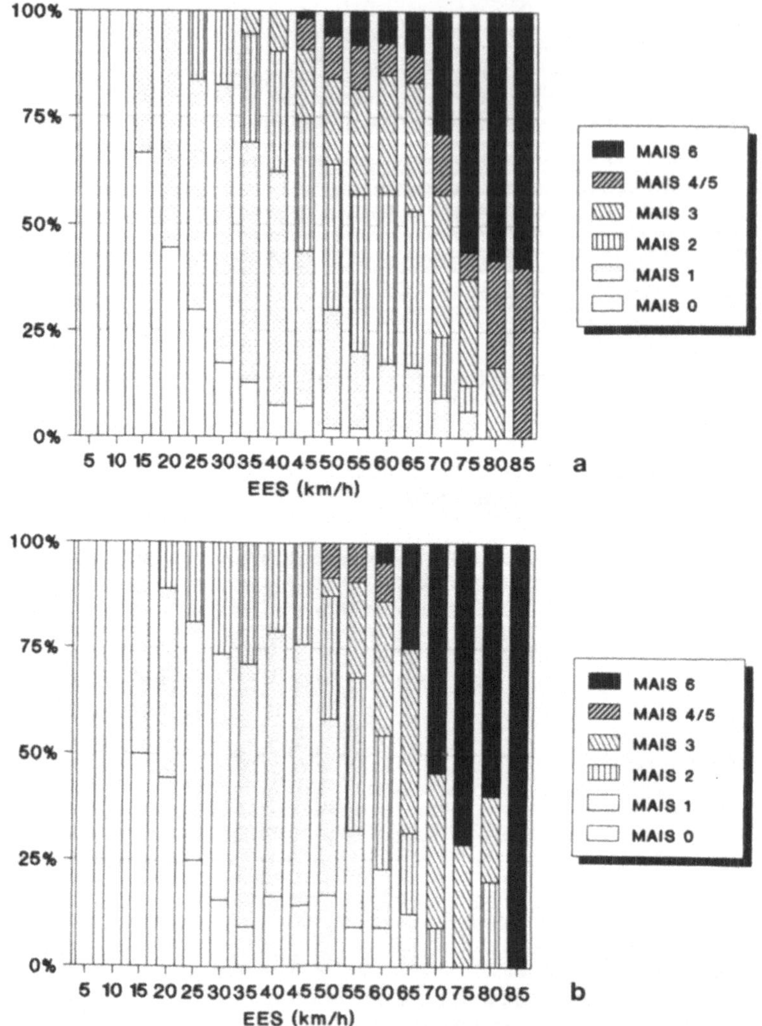

Abb. 3. a Verletzungsschwere angegurteter Fahrer in Frontalkollisionen (166 Insassen), **b** Verletzungsschwere angegurteter Beifahrer in Frontalkollisionen (75 Insassen)

3.2.3. Fondinsassen in Frontalkollision

Die Gurtanlegequote auf den Fondsitzen liegt in der Bundesrepublik Deutschland, trotz Bußgeldbewährung, unter 50%. Zumindestens in hochwertigen Fahrzeugen, die eine stabile Frontsitzkonstruktion bieten, hat man bei Frontalkollisionen als nicht angegurteter Fondinsasse ein vergleichbares Verletzungsrisiko wie ein angegurteter Frontinsasse (Abb. 4). Dieser Schutz ist besonders hoch, wenn der Fondinsasse einen angegurteten Insassen vor sich hat. Dieser wird allerdings schwerer verletzt, da er noch die Kräfte des hinter ihm sitzenden Insassen als Zusatzlast erhält (Abb. 5). Die Verletzungsbilder der Fahrer

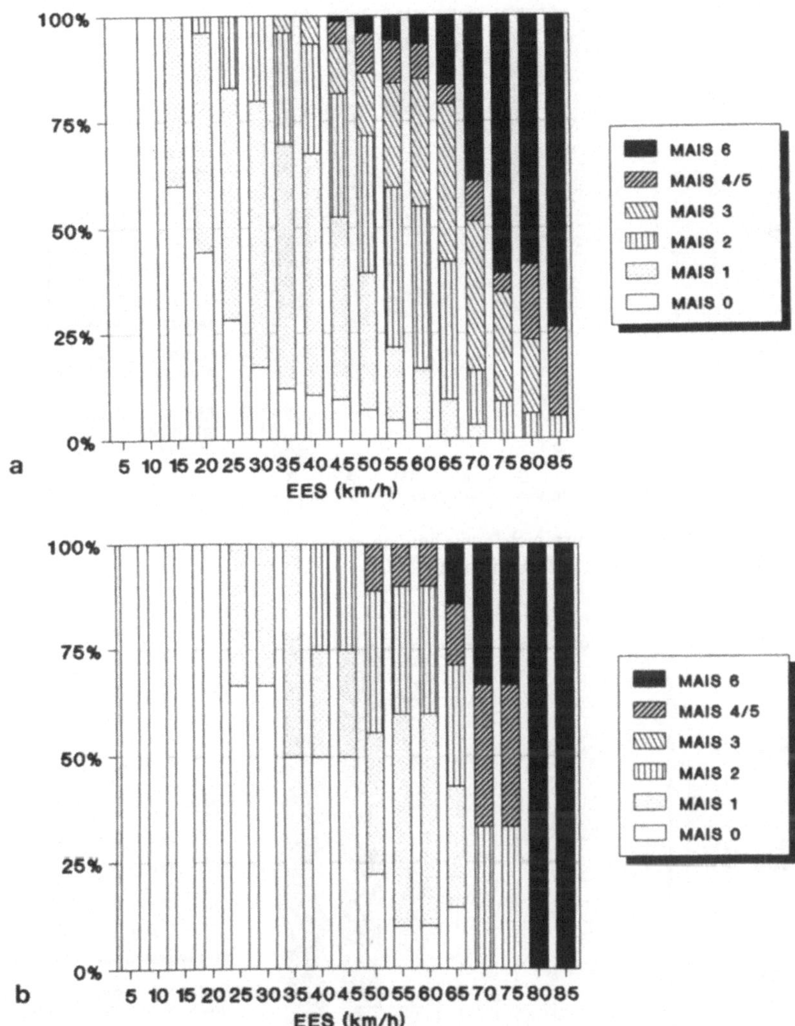

Abb. 4.a Verletzungsschwere angegurteter Fahrer und Beifahrer in Frontalkollisionen (241 Insassen), **b** Verletzungsschwere nicht angegurteter Fondinsassen in Frontalkollisionen (20 Insassen)

und Beifahrer mit und ohne Belastung durch Rücksitzinsassen zeigen sehr deutlich, daß man als Fahrer schon im eigenen Überlebensinteresse darauf achten sollte, daß die Insassen auf der Rücksitzbank angegurtet sind (Abb. 6). Bei anderen Kollisionsrichtungen liegt es auch im Eigeninteresse des Rücksitzinsassen, den Gurt anzulegen.

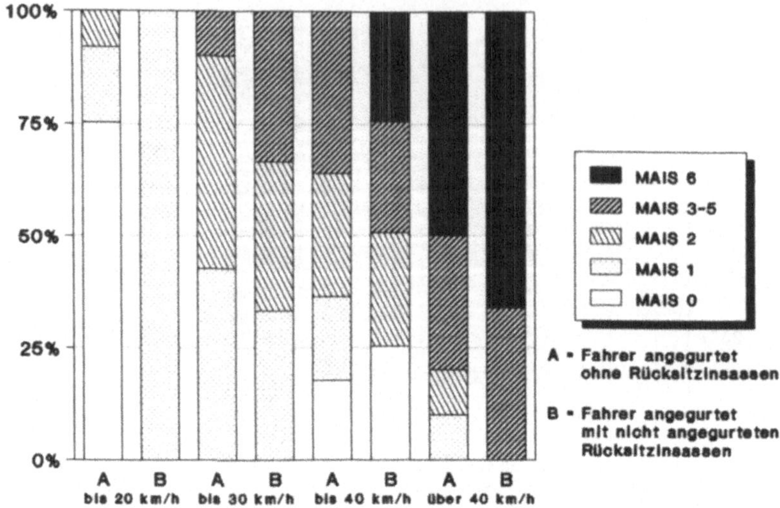

Abb. 5. Verletzungsvergleich zwischen angegurteten Fahrern ohne/mit nicht angegurteten Rücksitzinsassen in Frontalkollisonen

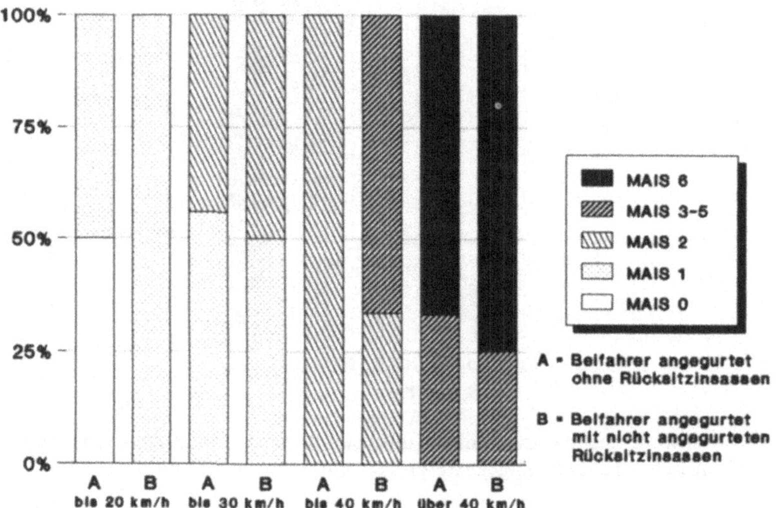

Abb. 6. Verletzungsvergleich zwischen angegurteten Beifahrern ohne/mit nicht angegurteten Rücksitzinsassen in Frontalkollisionen

3.2.4. Überschläge

Dies betrifft insbesondere den Überschlag (Abb. 7). Untersuchungen bei Fahrzeugen, in denen sowohl ein angegurteter wie auch ein nicht angegurteter Insasse gesessen sind, zeigen sehr deutlich das hohe Verletzungsreduzierungspotential des Gurtes bei Überschlagunfällen.

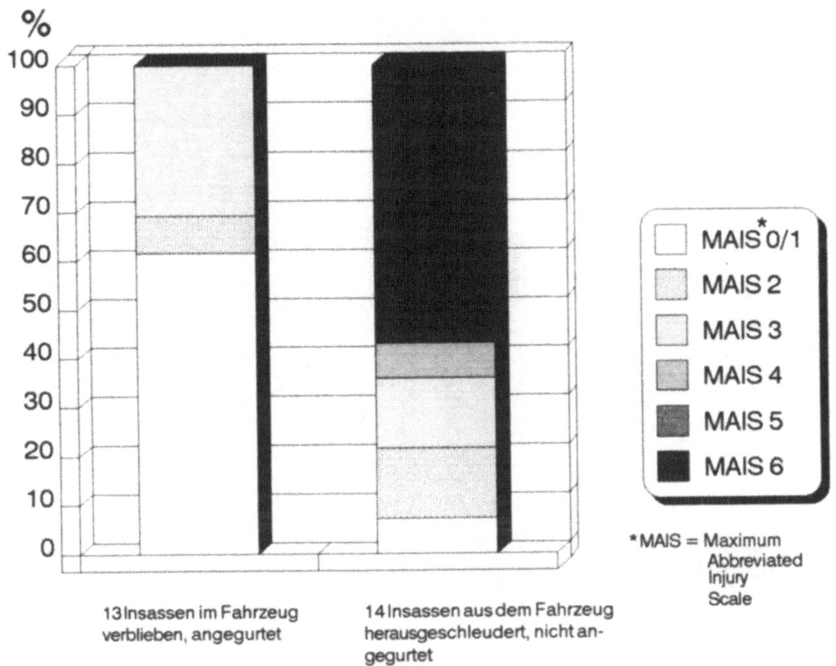

Abb. 7. Verletzungen bei Überschlägen

3.2.5. Einfluß des Alters der Insassen auf die Verletzungsschwere

Der Anteil der über 65jährigen Führerscheinbesitzer wird sich bis zum Jahr 2000 auf 20–25% an allen Autofahrern verdoppeln. Da sich nicht nur dieser Anteil, sondern auch der Wunsch nach Mobilität im Alter gegenüber den jetzigen Rentnern vergrößert, werden ältere Fahrzeuginsassen zu einem immer wichtigeren Gesichtspunkt bei der Fahrzeugauslegung. Bei Rippenfrakturen ist die Altersabhängigkeit der Knochenfestigkeit am deutlichsten zu sehen (Abb. 8).

Es wäre aber nicht der richtige Schritt, die Gurtdehnung oder andere Sicherheitskomponenten bei zukünftigen Fahrzeugen auf die Knochenbruchfestigkeit der älteren Insassen abzustimmen. Die meisten Fahrzeuge, seien sie als Neuwagen auch noch so teuer, landen am Ende ihrer Laufzeit bei einem jungen Fahrer. Dies ist dann die Risikogruppe, die einen sehr hohen Anteil an den schweren Unfällen hat. Eine Auslegung der Insassensicherheit auf die biomechanische Belastbarkeit der Knochen von älteren Insassen würde das Verletzungsrisiko der jüngeren Insassen, die durchschnittlich in einem höheren Geschwindigkeitsniveau verunglücken, vergrößern.

Auch der 70jährige muß Rippen- und Brustbeinfrakturen im unteren Kollisionsgeschwindigkeitsniveau als Opfer für eine generell höhere Überlebenschance im oberen Geschwindigkeitsniveau ansehen.

Die konsequente Umsetzung aller aus der BMW-Unfallforschung und den Sicherheitsversuchen erarbeiteten Erkenntnissen bei herkömmlichen Gurt-

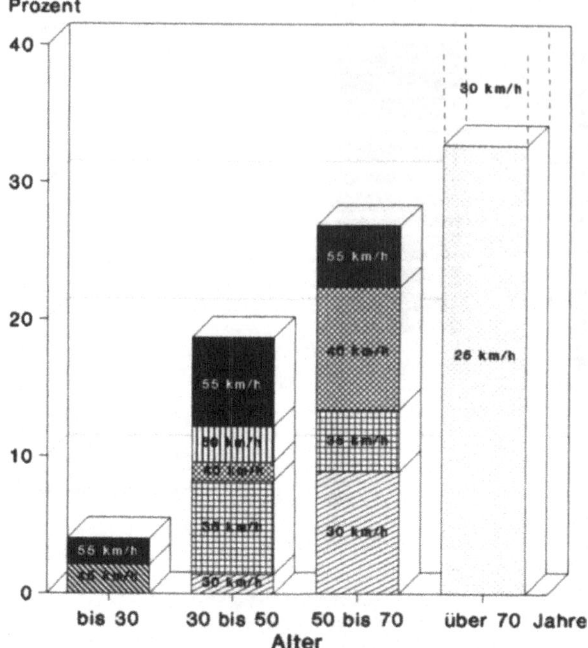

Abb. 8. Häufigkeit der Rippen- und Brustbeinfrakturen bei Frontalkollisionen

systemen wurde im Spitzenmodell BMW 850i realisiert. Dieses sitzintegrierte Gurtsystem wird in dem späteren Vortrag „Systeme zur Steigerung von Komfort und Schutzwirkung von 3-Punkt-Automatik-Sicherheitsgurten im PKW" von Herrn Haberl vorgestellt.

Die Effektivität der Gurtanschnallpflicht zur Prävention des Knieanpralltraumas im PKW – Überprüfung anhand von Veränderungen der Häufigkeit und des Schweregrades von distalen Femur- und Acetabulumfrakturen

J. Blum, M. Runkel und G. Ritter

Klinik und Poliklinik für Unfallchirurgie (Direktor: Prof. Dr. G. Ritter), Universitätsklinikum Mainz, Langenbeckstraße 1, D-W-6500 Mainz

Neben der großen verkehrspolitischen Herausforderung der 90er Jahre, den drohenden oder bereits vorhandenen Verkehrsinfarkt dauerhaft in den Griff zu bekommen und die mit ihm verbundenen ökologischen Probleme zu lösen, stellt die Verbesserung der Verkehrssicherheit auch weiterhin eine der dringendsten Aufgaben für die hier Verantwortlichen dar. Die Unfallforschung hat mit verbesserter Methodik und erhöhter Resonanz bei Herstellern und Politikern wichtige Ansätze und Modelle hierzu vorgelegt. Von medizinischer Seite ist von Interesse, wie sich diese Neuerungen und ihre Durchsetzung in der Realität des Straßenverkehrsunfalles auswirken.

Zum 1. August 1984 wurde in der Bundesrepublik Deutschland das Tragen von Haltegurten für Fahrer und Beifahrer, später auch für weitere Insassen im PKW unter Strafandrohung Pflicht [6]. Um die Effektivität dieser gesetzlichen Maßnahmen zu überprüfen, wurde die Häufigkeit und der Schweregrad von Acetabulumfrakturen und distalen Femurfrakturen jeweils fünf Jahre vor und nach diesem Zeitpunkt anhand der eigenen Patienten retrospektiv untersucht.

Distale Femurfrakturen und Acetabulumfrakturen sind in der Regel Folgen von Unfällen mit hoher kinetischer Energie, meist im Zusammenhang mit Knieanpralltraumen. Da als Ursache dieser Verletzungen PKW-Unfälle mit Knieanprall am Armaturenbereich an erster Stelle stehen, kann erwartet werden, daß Systeme zur Vermeidung dieser Knieanpralltraumen auch zu einem Rückgang und eventuell auch zu einer Verminderung der Schweregrade der oben genannten Frakturformen führen sollten. Ursächlich beteiligt an diesem Knieanprall im Armaturenbereich des PKWs kann nicht nur der eigentliche Aufprall des PKWs mit entsprechender Deformierung sein, sondern der Unfallverletzte muß mit hoher Geschwindigkeit auf seinem Sitz in Frontalrichtung, also gegen den Armaturenbereich geschleudert werden [3]. Dieses vehemente Vorgleiten auf dem Fahrer- oder Mitfahrersitz zu verhindern oder zu mildern, sollte die Aufgabe eines Haltegurtes sein.

Eigenes Patientengut und Ergebnisse

Unter den Unfallverletzen der Unfallchirurgischen Klinik der Universität Mainz finden sich nach Einführung der Anschnallpflicht im beschriebenen

Hefte zu der Unfallchirurg, Heft 230
6. Deutsch-Österr.-Schweiz. Unfalltagung

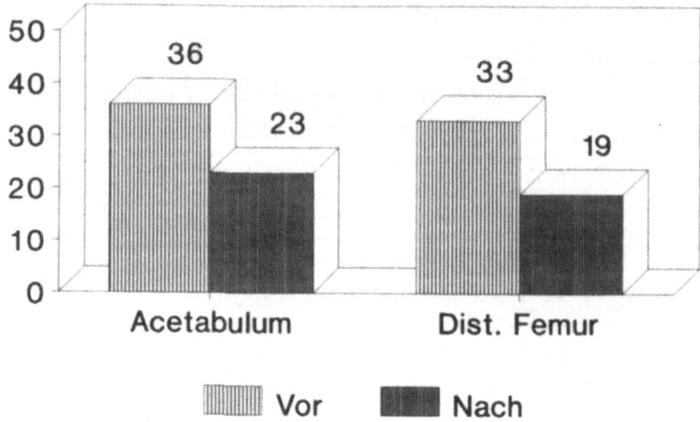

Abb. 1. Distale Femur- und Acetabulumfrakturen – Häufigkeiten vor und nach Einführung der Gurtanschnallpflicht am 1.8.1984 bei PKW-Insassen

Zeitraum 102 Patienten mit distalen Femur- und Hüftpfannenfrakturen im Vergleich zu 163 Verletzten im gleichen Zeitraum vor August 1984 – trotz steigender Frakturhäufigkeiten bei anderen Lokalisationen. Die PKW-Unfälle als Ursache waren hierbei von 69 auf 42 vermindert (Abb. 1).

Werden diese Unfallursachen prozentual aufgeschlüsselt, liegen die PKW-Unfälle in beiden Zeiträumen in etwa gleich (42,3% zu 41,2%) (Abb. 2).

Dies erklärt sich dadurch, daß in der Arbeitswelt ebenfalls wesentliche Verbesserungen in der Prävention derartiger Verletzungen durchgeführt wurden.

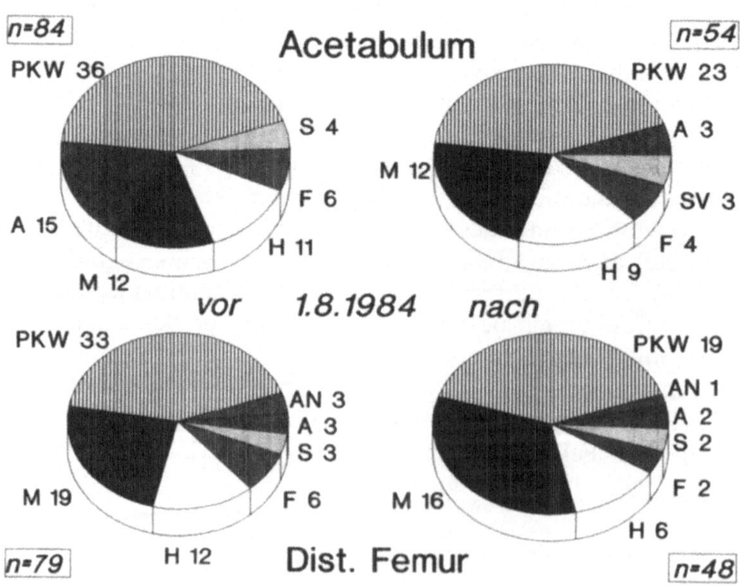

Abb. 2. Ursachen der distalen Femur- und Acetabulumfrakturen vor und nach Einführung der Gurtanschnallpflicht am 1.8.1984 (*A* = Arbeitsunfälle; *M* = Motorradunfälle; *S* = Sportunfälle; *H* = häusliche Stürze; *SV* = Suizidversuche; *F* = Fußgänger im Straßenverkehr verletzt; *AN* = Andere)

Hier fand ein Rückgang der arbeitsunfallbedingten Hüftpfannenfrakturen von 18% auf 6% statt.

Der Anteil der weiblichen Verletzten lag in allen Gruppen geringfügig über einem Drittel, sei es bezüglich beider Frakturlokalisationen, der Unfallursachen oder des Zeitpunktes des Unfallgeschehens in Beziehung zum 1. August 1984. Das Durchschnittsalter aller Verletzten beträgt 40,5 Jahre bei einem Altersspektrum von 15 bis 93 Jahre. Hierbei besteht kein wesentlicher Unterschied bezüglich des Inkrafttretens der Anschnallpflicht, bei den PKW-Insassen liegt der Altersdurchschnitt beider Gruppen bei 38,2 Jahren.

Neben der Tatsache, daß nach Gesetzeseinführung die Anzahl der Acetabulumfrakturen bei PKW-Insassen von 36 auf 23 zurückging (in der Gesamtgruppe von 84 auf 54) (Abb. 1), interessieren Veränderungen im Schweregrad dieser Verletzungen.

Die Häufigkeitsverteilung der Frakturlokalisation stellt Tabelle 1 dar. Dieser Klassifikation liegt das von Judet und Letournel [1] beschriebene Einteilungsschema zugrunde. Das Auftreten erheblicher Fragmentdislokationen wurde ebenfalls dokumentiert. Hierbei zeigt sich der deutliche Trend in Richtung leichterer Frakturtypen und seltener Fragmentdislokationen. Bildet man zwei Gruppen, wobei zur leichten Gruppe die ersten fünf Frakturtypen in Tabelle 1, zur schweren Gruppe die restlichen vier zählen, reduzieren sich die leichten auf lediglich 80%, die schweren Frakturen allerdings auf 53,3%.

Tabelle 1. Frakturlokalisationen bei Acetabulumfrakturen 1979–1989 (n = 138)
A: Gesamt vor Anschnallpflicht (n = 84); B: Gesamt seit Anschnallpflicht (n = 54); C: PKW-Insassen vor Anschnallpflicht (n = 36); D: PKW-Insassen seit Anschnallpflicht (n = 23)

Frakturlokalisation	A	B	C	D
dorsaler Pfannenrand, kleines Randfragment	7	0	3	0
dorsaler Pfannenrand, großes Randfragment	1	9	12	6
dorsaler Pfeiler	5	2	0	2
ventraler Pfeiler	13	9	2	1
Querfraktur des Pfannenbodens	11	13	3	6
Querfraktur + dorsokran. Pfannenrandfraktur	18	6	10	2
Fraktur beider Pfeiler	10	6	6	3
dorsale Pfeilerfraktur + Querfraktur des ventralen Pfeilers	4	3	0	1
ventrale Pfeilerfraktur + Querfraktur des dorsalen Pfeilers	4	6	0	2
n =	84	54	36	23
Zusätzlich				
ausgeprägte Fragmentdislokation	31	10	11	3
keine Fragmentdislokation	53	44	25	20

Bei ähnlichen Untersuchungen bezüglich distaler Femurfrakturen standen 33 derartig verletzten PKW-Insassen nach Einführung der Gurtanschnallpflicht noch 19 gegenüber (Abb. 1), wobei diese Gruppe weiterhin den stärksten Anteil bei den Unfallursachen besitzt (Abb. 2). Ähnlich den Acetabulumfrakturen hat sich auch hier der prozentuale Anteil der Motorradfahrer erhöht, von zuvor 24,1% auf 39,6%.

Zur Beurteilung der Frage, ob auch der Schweregrad von distalen Femurfrakturen durch Einführung der Gurtanschnallpflicht verändert wurde, schlüsselten wir jene nach der AO-Einteilung der Frakturen Nr. 33 auf [4].

Von Gruppe A nach C im Schweregrad ansteigend wurden die Frakturen der PKW-Insassen vor und nach Gesetzeseinführung verglichen.

Hierbei kam es zu einem deutlichen Shift von der Gruppe C nach A, was den Rückgang in der Schwere von distalen Femurfrakturen dokumentiert (Tab. 2).

Tabelle 2. Frakturlokalisationen bei distalen Femurfrakturen 1979–1989. V: PKW-Insassen vor Anschnallpflicht (n=33); N: PKW-Insassen seit Anschnallpflicht (n=19)

	V	N
Gruppe A: extraartikuläre Frakturen	36,1%	53,6%
* A1 einfach		
* A2 mit metaphysärem Keil		
* A3 metaphysär komplex		
Gruppe B: partielle Gelenkfrakturen	6,4%	13,7%
* B1 unikondylär lateral, sagittal		
* B2 unikondylär medial, sagittal		
* B3 Frontalebene		
Gruppe C: vollständige Gelenkfrakturen	57,5%	32,7%
* C1 artikulär einfach, metaphysär einfach		
* C2 artikulär einfach, metaphysär mehrfragmentär		
* C3 mehrfragmentär		

Unumstritten ist der Straßenverkehr der Hauptverursacher von Unfällen mit sich dabei ereignenden Acetabulum- und distalen Femurfrakturen – Knochenbruchformen, welche vor dem 2. Weltkrieg als Raritäten galten.

Kuntz und Fux [2] berichten sogar, daß Verkehrsunfälle für 92% der von ihnen behandelten Acetabulumfrakturen verantwortlich waren. Vor allem in der Altersgruppe der 20–29jährigen war fast in allen Fällen ein PKW-Unfall Ursache der Fraktur. Opitz, Vécsei, Wagner und Trojan [5] beschreiben 75% PKW-Insassen bei ihren Patienten mit Hüftpfannenfraktur.

Die Frage, ob die Einführung der Gurtanschnallpflicht für PKW-Insassen seit dem 1.8.1984 zu einem Rückgang der Häufigkeit und des Schweregrades von Acetabulum- und distalen Femurfrakturen führte, muß nach Aufschlüsselung des Krankengutes unserer Unfallchirurgischen Klinik bei insgesamt zunehmenden Patientenzahlen bejaht werden. Es scheint, daß das moderne 3-Punkte-Gurtsystem mit dazu beiträgt, daß die Folgen eines Frontalunfalles mit Knieanprall im PKW im Durchschnitt nun milder ausfallen und insgesamt seltener werden.

Literatur

1. Judet R, Judet J, Letournel E (1964) Fractures of the Acetabulum: Classification and Surgical Approaches for Open Reduction. J Bone Jt Surg 46-A:1615–1646
2. Kuntz M, Fux HD (1985) Operative und konservative Therapie von Acetabulumfrakturen – Indikation und Ergebnisse. Unfallchir 11:84–88
3. Kurock W, Schweikert Ch, Weigand H (1977) Die verzögerte Diagnostik bei Acetabulumfrakturen. Unfallheilkd 80:85–88
4. Müller ME (1980) Klassifikation und internationale AO-Dokumentation der Femurfrakturen. Unfallheilkd 83:251–259
5. Opitz A, Vécsei V, Wagner W, Trojan E (1982) Acetabulumfrakturen – Ergebnisse operativer Therapie. Unfallchir 8:14–16
6. Straßenverkehrsordnung (1984) Siebte Verordnung zur Änderung der Straßenverkehrsordnung vom 14. Juli 1984. VkBl – Amtlicher Teil 13:306–308

Effektivität von Sicherheitsmaßnahmen im Straßenverkehr – eine Analyse von 1.120 Unfallprotokollen

V. Rehli[1], B. Simeon[2], E. Fritsche[2] und M. Fornaro[2]

[1]Klinik für Orthopädische Chirurgie (Prof. Dr. R. Ganz), Inselspital Bern, CH-3010 Bern
[2]Klinik für Chirurgie (Dr. B. Simeon), Kantonales Spital Walenstadt, CH-8880 Walenstadt

Einleitung

Bekannt und relativ gut belegt sind die positiven Auswirkungen von allgemeinen Tempolimiten, Sicherheitsgurten sowie Helmtragobligatorium. Dabei eindrücklich verändert hat sich der Verletzungscharakter und auch die Verletzungsschwere der Unfallopfer. Weniger bekannt und recht schwierig zu analysieren sind die Verbesserungen der Unfallbilanz durch sogenannte „verkehrsentflechtende Maßnahmen", in unserem Fall das Umlenken von großen Verkehrstransitströmen von Hauptstraßen mit Mischverkehr auf richtungsgetrennte Fahrspuren (Autobahn). Zusätzliche bauliche kanalisierende Maßnahmen wie zum Beispiel spezielle Leitplanken oder entsprechende Zaun- und Gitterstrukturen haben ihren Einfluß bei Verkehrsunfällen.

Zwar bestehen Analysen der einzelnen Straßenkategorien in bezug auf ihre Sicherheit. Das Resultat sind die bekannten sogenannten Schadenpyramiden oder die Unfallraten (Verunfallte oder Todesrate pro 100 Millionen Fahrzeugkilometer, aus H. Jung: „Möglichkeiten, Grenzen und Erfolge der Unfallverhütung im Straßenverkehr"). Hingegen mangelt es an Gesamtvergleichen aller Straßenverkehrsträger zusammen in einem begrenzten Raum.

Hefte zu der Unfallchirurg, Heft 230
6. Deutsch-Österr.-Schweiz. Unfalltagung

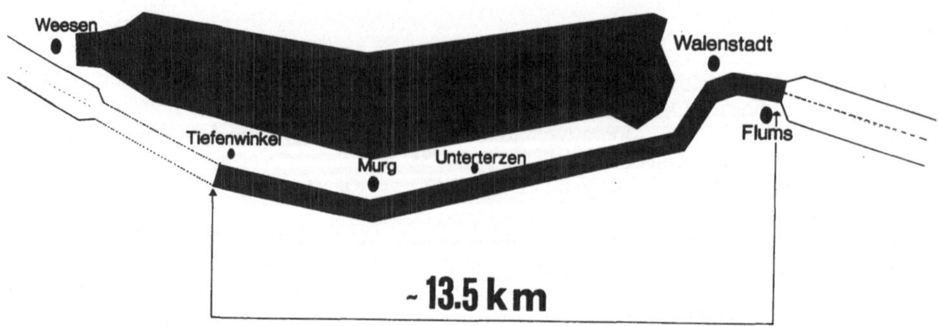

Abb. 1. Die Walenseestraße

Ziel der Arbeit

Das Ziel der vorliegenden Arbeit ist die möglichst genaue Unfallerfassung auf einem gesamten Streckenabschnitt vor und nach Eröffnung eines neuen Autobahnabschnittes im November 1987 (Abb. 1). Man könnte in diesem Zusammenhang von einer knapp 14 km langen „Teststrecke" am Walensee sprechen.

Datenmaterial und Analyse

Seit der Eröffnung dieser Walensee-Autobahn rollt der Verkehr beinahe reibungslos über die neue Straße und die kilometerlangen Staus sowie die regelmäßigen Unfall-Schreckensmeldungen auf der Walenseestraße sind schon fast vergessen.

In den 8 Jahren vor der Autobahneröffnung ereigneten sich 935 Unfälle mit 280 Verletzten und 23 Unfalltoten. Eine Ausnahme bildet das Jahr 1985, ohne einen einzigen Unfalltoten auf diesem Streckenabschnitt (1.1.1985: Einführung der allgemeinen Tempolimiten). Dem gegenüber besteht eine klare Reduktion der Unfallzahlen seit dem 27.11.1987, dem Eröffnungsdatum dieses Autobahnabschnittes: 176 Unfälle mit 44 Verletzten und bisher 1 Unfalltoten auf allen Straßen unseres Gebietes. Gleichzeitig hat jedoch während dieser Zeit eine Verkehrszunahme stattgefunden (entsprechende Verkehrszählungen wurden im Herbst 1990 durchgeführt) (Abb. 2–4).

Vergleichsparameter der Verkehrsunfallanalyse innerhalb der erwähnten beiden Zeiträume waren:

1. Saisonale Unfallhäufung (nach Monaten)
2. Unfallereignis nach Tageszeiten
3. Personenanalyse der Unfallopfer:
   a) Frauen, Kinder, Männer
   b) Ausländer, Schweizer
4. Lokalisation der Verletzungen

Die Analyse der Kriterien 1–3 ergibt in den beiden verglichenen Zeiträumen nur ganz unwesentliche Unterschiede (maximal 2% Veränderung). Der etwas

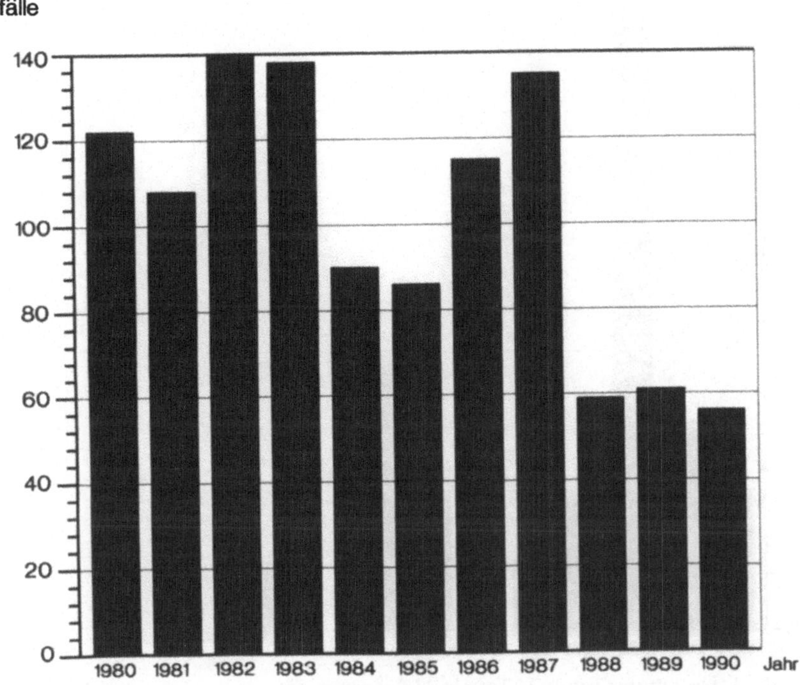

Abb. 2. Gesamtunfallzahlen. Total: 1120 Unfälle in 11 Jahren

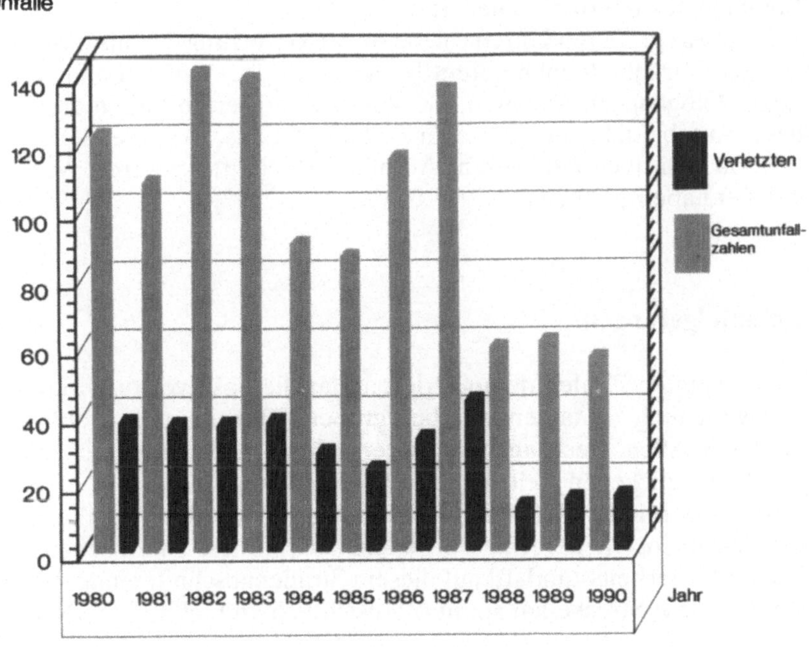

Abb. 3. Unfälle mit Verletzten. Total: 324 Unfälle mit Verletzten

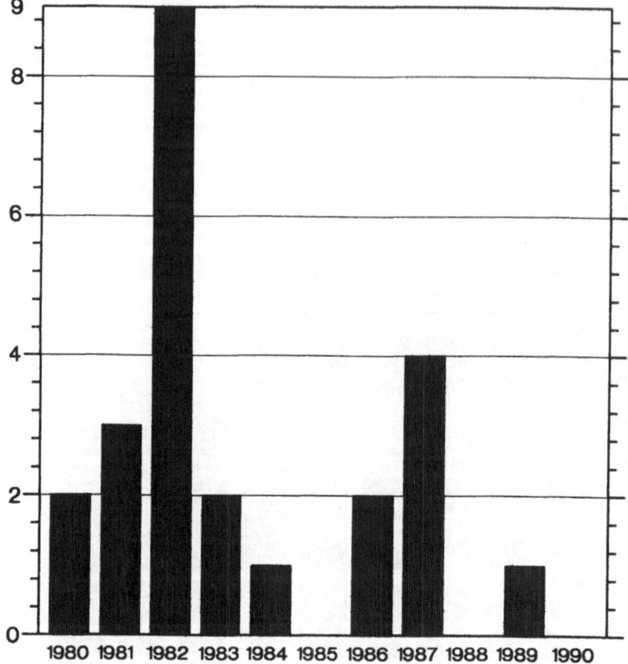

Abb. 4. Unfalltote. Total: 24 Tote in 11 Jahren

größere Ausländeranteil (Zunahme von 23% auf 26%), widerspiegelt die Zunahme des internationalen Transitverkehrs.

Die etwas größeren Unterschiede in der Verletzungslokalisation ergeben sich aus der Verkehrsteilnehmerentflechtung (Velo, Mofa, Landwirtschaftsfahrzeuge, Fußgänger). Machten die polytraumatisierten Patienten vor Bestehen dieser Autobahn knapp 10% aller Unfallopfer aus, so sind es seither unter 5%, obschon sich auch auf diesem Autobahnabschnitt schwerere Verkehrsunfälle ereignet haben (Abb. 1).

Schlußfolgerungen

Die erwähnten Zahlen demonstrieren klar die positive Auswirkung einer Verkehrsverlegung – namentlich bei großem Transitanteil – auf verkehrsentmischte Straßen, wenn auch der untersuchte Streckenabschnitt relativ kurz ist und die verglichenen Zeiträume nicht gleich lang sind.

Trotz des immer wieder erhobenen Argumentes der Verkehrszunahme und Sogwirkung bei neueröffneten Straßenabschnitten kann behauptet werden, daß der Sicherheitsstandard auf diesem Straßenabschnitt eindeutig erhöht worden ist. Diese Strecke hat somit offensichtlich an Gefährlichkeit verloren.

Literatur

1. Jung H (1990) Möglichkeiten, Grenzen und Erfolge der Unfallverhütung im Straßenverkehr. Z Unfallchir Vers Med 83:14–29
2. BfU Jahresberichte 1982–1991 Ergebnisse der Statistik
3. Horn R, Bernoulli L Präklinische notärztliche Versorgung in der Schweiz
4. Quadri B, Casabianca A, Martinoli S (1989) Traumatologie routière au Canton du Tessin en 1982 et en 1985 épidémiologie, chirurgie et aspects socio-économiques. Z Unfallchir Vers med Berufskr, Bd 82, 3:191–197
5. Kantonspolizei St. Gallen Unfallstatistiken 1981–1990

Randomisierte Studie zur Epidemiologie des Verkehrsunfalls einer Großstadt aus chirurgischer und rechtsmedizinischer Sicht

E. Schenk[1], D. Krause[2] und M. Klingbeil[3]

[1] Abteilung für Unfallchirurgie der Klinik für Chirurgie (Direktor: Prof. Dr. P. Heinrich)
[2] Institut für Gerichtliche Medizin, Medizinische Akademie Magdeburg, Leipziger Straße 44, D-O-3090 Magdeburg
[3] Polizeiklinik, G. Hauptmann-Straße, D-O-3080 Magdeburg

Pressemeldungen mit einem rapiden Anstieg der Verkehrunfälle auf 114 Verkehrunfälle pro Tag in Magdeburg, einer Großstadt mit ca. 300.000 Einwohnern, lassen aufhorchen. Die bisher in dieser Stadt als kritische Grenze bezeichnete Zahl 100 wurde überschritten. Die Motorisierungskennziffer für diese Stadt ist von 220 auf 330 PKW/TEW von 1989 bis 1990 gestiegen, das entspricht einer vergleichbaren Motorisierungsentwicklung der deutschen Altbundesländer der Jahre 1970 bis 1976, und die ersten Hinweise und Analysen der Unfallentwicklung des 1. Quartals 1991 zeigen ein weiteres Ansteigen mit einer Zunahme vor allem der schweren Verletzungen.

Diese steigende Entwicklung des Verkehrsunfallgeschehens, die sich schon im Ansatz seit mehreren Jahren zeigt, war Anlaß zu versuchen, die Epidemiologie dieses Geschehens genauer zu analysieren und speziell die Situation in der Verkehrsunfallentwicklung vor und nach der Wiedervereinigung Deutschlands in dieser Stadt genauer zu betrachten. Dabei ergibt sich folgende Übersicht:

Tabelle 1. Verkehrsunfälle Magdeburg 1989 und 1990

	1989	1990
Unfälle	1.192	2.032
Verletzte	775	1.044
Verkehrstote	16	28

Hefte zu der Unfallchirurg, Heft 230
6. Deutsch-Österr.-Schweiz. Unfalltagung

Im Vergleich der Jahre 1989 und 1990 ändert sich die Verteilung der verletzten Personen. Während 1989 die Fußgänger mit 24,6% vor den PKW-Fahrern mit 23,5% dominierten, findet sich 1990 ein Fußgängeranteil von 24,3% gegenüber 30,3% PKW-Fahrern. Die anderen Verkehrsteilnehmerarten verhalten sich annähernd gleich. Bei den tödlichen Unfällen aber steigt deutlich der Fußgängeranteil mit 52%, gefolgt von PKW-Fahrern mit 32% und Radfahrern mit 16%.

Betrachtet man die Altersgruppen hierzu, so dominieren in der Altersgruppe bis 16 Jahre und über 70 Jahre die Fußgänger, zwischen 16 und 20 Jahren finden sich vorwiegend Zweiradfahrer und zwischen 20 und 60 Jahren sind die PKW-Fahrer überrepräsentiert. Die Geschlechter verteilen sich auf einen Anteil von 64% des männlichen und 36% des weiblichen Geschlechts. Die Unfallverteilung nach Gefahrenschwerpunkten jedoch zeigt keine wesentlichen Veränderungen. Im Vordergrund stehen hier unverändert Straßenkreuzungen und Straßeneinmündungen vorwiegend im Bereich des Hauptstraßennetzes der Stadt, Kurven, Haltestellenbereiche und Fußgängerüberwege sind von untergeordneter Bedeutung.

Bei der Übersicht über die Unfallverursacher wird der zunehmende Anteil der PKW-Fahrer deutlich, während Fußgänger und Zweiradfahrer rückläufige Tendenz zeigen:

Angaben in %	1989	1990
PKW-Fahrer	40,8	58,1
Fußgänger	24,8	17,5
Zweiradfahrer	17,4	9,3
LKW-Fahrer	10,5	9,3
Radfahrer	5,2	4,8
Bus/Straßenbahn	1,2	1,0

Die Verteilungsänderung der Wochentage am Unfallgeschehen mit Zunahme am Montag, Freitag und Sonntag ist sicher Ausdruck des gestiegenen Anteils an Berufspendlern und zunehmender Handels- und Geschäftstätigkeiten. Die Unfallaufteilung auf die Tageszeiten aber zeigt relative Konstanz mit Häufung auf die Tageszeit zwischen 15 und 18 Uhr mit 26,8% Anteil. Als Schwerpunktmonate wurden die Monate Juli, Oktober und November gefunden.

Der Vergleich der aus verkehrspolizeilicher Sicht ermittelten Unfallursachen der Jahre 1989 und 1990 (in Klammern, alle Angaben in %) ergab für

	1989	%	1990
vorschriftswidriges Überqueren der Fahrbahn durch Fußgänger	22,1		(16,1)
Nichtbeachten der Vorfahrt	19,5		(24,0)
Geschwindigkeitsüberschreitungen	13,1		(13,9)

(Tabelle Fortsetzung)	1989	%	1990
Alkoholeinwirkung	9,8		(8,5)
falsche Fahrbahnnutzung	4,8		(4,4)
ungenügender Sicherheitsabstand	4,2		(6,9)
falsches Überholen	3,5		(2,4)

Der mit 8,5% gefundene Rückgang des Alkoholeinflusses wird nur für scheinbar gehalten, da sicherlich die Erfassungsquote zu wünschen übrig läßt und vor allem 1990 durch verringerte polizeiliche Präsenz weniger Alkoholproben veranlaßt wurden. Das zeigen auch Angaben des Instituts für Gerichtliche Medizin an der Medizinischen Akademie Magdeburg mit einem erneuten Anstieg der Zahlen im Jahre 1991 auf das Niveau der Vorjahre hinsichtlich der prozentualen Beteiligung der alkoholisierten Verkehrsteilnehmer sowie der Anzahl der durch Polizei eingesandten Blutproben. Grundsätzlich aber ist der Anteil alkoholisierter PKW-Fahrer im Unfallgeschehen von 38% auf 72% gestiegen, während im Verhältnis dazu die anderen Teilnehmer deutlich zurücktreten. Auch die Gegenüberstellung der Behandlungsdauer, Verletzungsfolgen und Letalität bestätigen die größere Gefährdung des alkoholisierten Verletzten.

Ich darf zusammenfassend feststellen, daß im Jahresvergleich 1989 und 1990 eine Zunahme der Verkehrsunfälle um 70% vorliegt und die Anzahl der Verletzten um 30% und der Verkehrstoten um 40% anstieg. Der zunehmende Motorisierungsgrad aber zeigt den zu erwartenden Anstieg an PKW-Fahrern am Patientengut. Den höchsten durchschnittlichen ISS mit 8,5 fanden wir bei der Gruppe der Fußgänger. Insgesamt 41% der Unfallverletzten mußten stationär behandelt werden. Ziehen wir Resümee, dann glauben wir nicht an eine Besserung des Geschehens durch Erziehung zur Vernunft, sondern glauben, daß nur erzieherische polizeiliche Präsenz, Verbesserung des Straßennetzes, der Verkehrssicherheitseinrichtungen und der Verkehrsführung die für uns notwendige Korrektur der augenblicklichen Situation erwarten läßt.

Gibt es altersabhängige prädisponierende Risikofaktoren für Polytraumen im Straßenverkehr?

F. Bäumer

Unfallchirurgische Klinik im Zentrum für Chirurgie am Städtischen Klinikum Nürnberg (Leiter: Priv.-Doz. Dr. H.W. Stedtfeld), Flurstraße 17, D-W-8500 Nürnberg

Glaubt man der Schätzung der Bundesanstalt für Straßenwesen, so wird die Verkehrsstatistik 1990 eine deutlich steigende Unfalltendenz aufweisen. Während im Gebiet der alten Bundesrepublik Deutschland die Zahl der Verkehrsunfälle erneut die 2-Millionen-Grenze übersteigen wird, wobei ca. 343.000 Personenschäden mit ca. 8.100 Getöteten geschätzt werden, zeichnet sich in den neuen Bundesländern eine Zunahme der Unfallschäden um 40% auf insgesamt etwa 47.000 Opfer ab.

Die straßenverkehrsbedingten Todesfälle dort werden schätzungsweise mit 3.200 Getöteten um 80% über den Zahlen des Vorjahres liegen. Polytraumatisierte Patienten sind in diesem Krankengut keine Seltenheit. Ca. 90% der Unfälle ereignen sich entsprechend der durchgesehenen Literatur durch sogenanntes „menschliches Fehlverhalten" [2]. Dabei sind bestimmte Altersgruppen wie etwa motorisierte jugendliche Verkehrsteilnehmer [6] und Senioren über 65 Jahre [4] verglichen mit den übrigen Altersgruppen überproportional beteiligt.

Die Häufigkeit sogenannter „schwerer Verkehrsunfälle" wurde im Zusammenhang mit den verschiedenen betroffenen Altersgruppen am eigenen Krankengut (Chirurgische Universitätsklinik Würzburg) über einen Zeitraum von 6 Jahren untersucht [1].

Eigenes Krankengut und Ergebnisse

Die insgesamt 101 motorisierten verunfallten Fahrzeuglenker wurden in die Altersgruppe 16–25, 26–35, 36–45, 46–55, 56–64 und über 65 Jahre eingeteilt. Der Anteil von Motorradfahrern wurde gesondert berücksichtigt. Für die retrospektiv festgestellte Schwere des Polytraumas diente der Polytraumaschlüssel der Medizinischen Hochschule Hannover. Neben der Ermittlung der Ursache für letale Ausgänge war vor allem wegen der volkswirtschaftlichen Konsequenzen die Feststellung des Grades der Minderung der Erwerbsfähigkeit wichtig. Diese wurde entsprechend der Literatur in 3 Gruppen, nämlich weniger als 20%, zwischen 20% und 50% und über 50% (entsprechend Invalidität) eingeteilt [3]. Im eigenen Krankengut stellte der Anteil der verunfallten 16–25jährigen mit über 55% (n = 56) das größte Kontingent dar. Die Zahl der polytraumatisierten Patienten in den übrigen Altersjahrgängen war wesentlich geringer. Auch die über 65jährigen waren als Vielfachverletzte nach Verkehrsunfällen nur in 5 Fällen (entsprechend 4,9%) vertreten, wie sie insgesamt im eigenen Krankengut lediglich sogenannte „leichtere Unfälle" verursachten.

Hefte zu der Unfallchirurg, Heft 230
6. Deutsch-Österr.-Schweiz. Unfalltagung

Auffallend war ein steiler Anstieg der straßenverkehrsbedingten Polytraumata bei Patienten ab dem 17. bis zum 25. Lebensjahr. Männer überwogen die Frauen mit 78% (n=79). Vor allen Dingen stellten die Männer mit 25 (89%) gegenüber 3 (11%) Frauen die Mehrheit der verunfallten Kraftradfahrer dar, welche insgesamt nahe 28% der Verunfallten ausmachten. Dies entspricht einem extrem hohen Fahrleistungsanteil in der Relation Moped/Motorrad – Kraftwagen. Die retrospektive Feststellung des Schweregrades des Polytraumas ergab in 52% (n=53) eine Zuordnung zur Gruppe III, in 35% (n=35) eine Zuordnung zur Gruppe II, in 10% (n=10) zur Gruppe IV und lediglich in 2,9% (n=3) zur Gruppe I. 23 Verunfallte starben (entspricht 23%). Dabei fanden sich 3 Motorradfahrer (entsprechend 10,7%) in dieser speziellen Gruppe. Die häufigste Todesursache war der hämorrhagische Schock (n=10, entsprechend 43,4%), gefolgt vom septisch-toxischen Herz-Kreislaufversagen im posttraumatischen Verlauf (n=7, entsprechend 30,4%) und von den Folgen einer unfallbedingten Schädelverletzung (n=6, entsprechend 26,2%). Der durchschnittliche stationäre Aufenthalt nach dem Unfall betrug 11,6 Wochen, der auf der Intensivstation 13,3 Tage. Informationen über die unfallabhängige MdE existieren von 78 Überlebenden in 50 Fällen. 20 Patienten (40%) wiesen zum Zeitpunkt der Erhebung leichte Unfallfolgen (entsprechend einer Minderung der Erwerbsfähigkeit von weniger als 20%) auf. 15 Patienten (30%) eine MdE zwischen 20 und 50% und 15 Personen (30%) wurden als Invalide (entsprechend einer MdE von über 50%) eingestuft.

Resümee

Hinsichtlich der polytraumatisierten Lenker von Krafträdern oder Kraftwagen bestätigt die Auswertung der Ergebnisse aus dem eigenen Krankengut eindeutig die hohe Inzidenz in der Altersgruppe der 16–25jährigen, wie sie in der Literatur beschrieben wird. In dieser Altersgruppe ist das Risiko um das bis zu 11fache im Vergleich zu den anderen Gruppen erhöht. Besonders auffallend ist der steile Anstieg der Polytraumafrequenz zwischen dem 17. und 18. Lebensjahr. Eine abfallende Tendenz setzt in unserem Krankengut erst nach dem 25. Lebensjahr ein. Altersbedingte Gründe für sogenannte schwere Verkehrsunfälle bei Jugendlichen sind zu suchen im Führerscheinneuerwerb, erhöhter Risikobereitschaft besonders bei jungen Männern, übermäßigem Selbstvertrauen, im hohen Anteil an Kraftradfahrern und in der relativen Unerfahrenheit. Entsprechend der Literatur würden 4% der 18–21jährigen Inhaber eines Führerscheins der Klasse III beschuldigt, einen Verkehrsunfall mit Personenschaden verursacht zu haben. Im Vergleich dazu trifft dieser Vorwurf die Altersgruppe der 35–45jährigen nur in 0,5% der Fälle [5]. Kraftradfahrer sind im eigenen Krankengut in 22,7% der Unfälle vertreten, wobei der Anteil der Motorräder unter dem Kraftfahrzeugen lediglich etwa 10% beträgt. Die Verletzungs- bzw. Tötungswahrscheinlichkeit ist entsprechend der Literatur 40mal höher pro gefahrenem Kilometer im Vergleich zum Autofahrer. Betrachtet man die Altersgruppe der über 65jährigen, so stellt diese im eigenen Krankengut nur 4,9% (n=5) dar. Im Gegensatz zu den jugendlichen motorisierten Verkehrsteilnehmern verursacht sie in der Mehrzahl die sogenannten „leichten Unfälle". Gründe dafür werden in der Literatur folgendermaßen angegeben: Verminderung des Seh- und Hörvermögens, Verminderung der Muskelkraft, Blutdruckinstabilität, Verlangsamung des Stoffwechsels, Verminderung der Beweglichkeit der Gelenke.

In Übereinstimmung mit der übrigen Literatur zeigt unser Krankengut eine eindeutige Prädisposition vor allem der jugendlichen Jahrgänge als motorisierte Verkehrsteilnehmer für schwere Unfälle im Sinne von Polytraumen. Mögliche Gründe wurden erörtert. Betrachtet man den volkswirtschaftlichen Schaden der untersuchten Unfälle für die Gesellschaft wie Kosten für Heilverfahren, Produktionsausfälle, Aufwendungen für juristische Verfahren, Verwaltungs- und Versicherungskosten, vor allen Dingen bei unfallbedingtem Tod oder bleibender Minderung der Erwerbsfähigkeit bis zur Invalidität, so muß man sich zwangsläufig Präventivmaßnahmen zur Verhinderung von Unfällen überlegen, außerdem Möglichkeiten zur materiellen Deckung der Risikofolgen der beschriebenen Gruppen.

Die Rolle der Traumatologie beschränkt sich hier zunächst auf Analysen und Aufklärung. Gefordert werden muß eine enge Zusammenarbeit zwischen Traumatologen, Technikern, Juristen, Psychologen und Soziologen.

Literatur

1. Bäumer F, Dimitriadis K, Höcht B, Stedtfeld HW (1991) Polytraumen motorisierter Straßenverkehrsteilnehmer – zur Coinzidenz mit Jugend- und Seniorenalter. Zschr f Versicherungsmedizin 43:41
2. Danner M (1981) Der Mensch im Gesamtsystem Fahrzeug/Umwelt. Zschr f Verkehrssicherheit 27:52
3. Enzler M, Stöhr S, Harder F (1987) Unfälle mit Zweiradfahrzeugen. Studie über 224 Verunfallte, die 1984 im Kantonspital Basel stationär behandelt wurden. Zschr f Verkehrssicherheit 32:48
4. Luff K, Lutz FU (1986) Altersbedingtes typisches Fehlverhalten. Die Problematik der medizinisch-psychologischen Untersuchung von auffällig gewordenen älteren Autofahrern. Zschr f Verkehrssicherheit 32:48
5. Schilberg F (1981) Nachrichten über Unfälle. Zschr f Verkehrssicherheit 27:111
6. Vaaje T (1982) Redusert risikoi traffiken men den er stadig hoy. Samferdsel 1982 Nr. 1 Transportokonomisk Institut

Epidemiologische und öko-soziale Aspekte des motorisierten Zweiradunfalles

K.H. Winker, H.U. Leisner, M. Hansis und S. Weller

Berufsgenossenschaftliche Unfallklinik Tübingen (Ärztl. Direktor: Prof. Dr. Dr.h.c. S. Weller), Schnarrenbergstraße 95, D-W-7400 Tübingen

Die Morgenvisite auf Wach- oder Intensivstation einer traumatologischen Abteilung beschert während Schönwetterperioden fast täglich dasselbe Bild: Neuzugang, männlich, Alter etwa 25 Jahre, schwerverletzt oder polytraumatisiert, Opfer eines motorisierten Zweiradunfalles (MZR). In der Klinik entsteht phasenweise der Eindruck, die Hauptaufgabe bestünde in der Versorgung verletzter Motorradfahrer. Entspricht dieser Eindruck der Realität? Ist während der vergangenen Jahre eine Veränderung bezüglich Unfallhäufigkeit und Verletzungsschwere eingetreten? Ist ein typisches Verletzungsmuster erkennbar? Wie bedeutend ist der öko-soziale Aspekt des MZR-Unfalles? Wir messen der konsequenten Koordination in der oft notwendigen interdisziplinären Behandlung, Nachbetreuung sowie Rehabilitation des MZR-Unfallpatienten eine außerordentliche Wichtigkeit bei. Börner, Feldkamp oder Suren und Otte haben Studien über den MZR-Unfall bis Ende der 70er Jahre veröffentlicht. Erfahrungen und die Entwicklung der vergangenen 80er Jahre sind nur von statistischer Seite (Statistisches Bundesamt in Wiesbaden, Kraftfahrt-Bundesamt in Flensburg) verfügbar: Von 1970 bis 1980 hat sich der Gesamtbestand aller motorisierten Zweiräder (MZR) auf ca. 2,8 Mio. Fahrzeuge verdoppelt. Von 1980 bis 1989 verdoppelte sich nochmals lediglich die Zahl der Motorräder auf 1 Mio., während die anderen MZR-Typen (Mofa, Moped, Leichtkraftrad) eher eine fallende Tendenz aufwiesen.

Bezüglich der Anzahl der verletzten Personen beim MZR-Unfall verlief die Entwicklung zwischen 1970 und 1980 parallel zum Fahrzeugbestand. Von 1980 bis 1983 stiegen die MZR-Unfälle nochmals um das 1 1/2fache an, von 1983 an war dann eine stete Abnahme der Unfallzahlen und der Anzahl der hierbei verletzten und getöteten Personen zu verzeichnen. Diese positive Entwicklung bundesweit rührt nicht nur von einem Rückgang der Bestandszahlen, auch die Anzahl der verletzten bzw. getöteten Personen pro 1.000 zugelassener MZR war seit 1983 rückläufig.

Wie steht es nun um das Unfallrisiko des einzelnen MZR-Fahrers? Unter Zugrundelegung der Fahrleistung pro Jahr in km ergibt sich für das Jahr 1988, daß das Risiko, bei einem Unfall verletzt zu werden, 10mal höher ist als bei einem PKW-Fahrer.

Patientenkollektiv – Begleitumstände

Von 1981–1988 wurden primär an der BGU Tübingen 443 Patienten stationär nach einem MZR-Unfall behandelt. Aus der Fülle der erhobenen Daten kann

Hefte zu der Unfallchirurg, Heft 230
6. Deutsch-Österr.-Schweiz. Unfalltagung

in der Kürze der Zeit nur ein Auszug mitgeteilt werden: Die Hälfte unserer Patienten war zwischen 16 und 25 Jahre alt, der Altersdurchschnitt nahm während der Jahre von 22,5 auf 25,6 Jahre zu. Am häufigsten verunfallten Personen mit einem Motorrad (53%). Bei der Analyse der Fahrerfahrung zum Zeitpunkt des Unfalles zeigte sich bei 40% der MZR-Fahrer eine Fahrpraxis von unter 2 Jahren. Zum Unfall führte bei 56% der MZR-Fahrer die Kollision mit einem PKW oder LKW. Als Schutzkleidung trugen 91% unserer Patienten einen Helm, 50% Lederjacken, lediglich 17% Lederkombis.

Die öko-sozialen Aspekte gewinnen in den letzten Jahren auch bei der epidemiologischen Betrachtung des MZR-Unfalles an Bedeutung. So ist es bemerkenswert, daß 40% unserer Patienten (n = 170) eine Minderung der Erwerbsfähigkeit (MdE) von mindestens 20% auf Dauer behielten, 31 Patienten sogar von über 80%. Die Entwicklung der durchschnittlichen MdE zeigt jedoch einen positiven Trend: Lag sie 1982 noch bei 26,5% so sank sie bis 1988 auf 10,2%. Bei der mittleren stationären Behandlungsdauer der Patienten konnte ebenfalls ein Rückgang um 40% von ca. 55 Tagen während dem Anfang der 80er Jahre auf 33,5 Tage im Jahr 1988 gesenkt werden. Dies bedeutet parallel hierzu einen Rückgang der durchschnittlichen stationären Behandlungskosten auf ca. DM 12.000,- pro Patient im Jahr 1988. Die mittlere Dauer der Arbeitsunfähigkeit lag 1981 noch bei ca. 16 Wochen, 1988 bei 11 Wochen.

Zusammenfassung – Schlußfolgerung

MZR-Unfälle sind nicht zu vermeiden. Zur optimalen Betreuung und Rehabilitation ist eine interdisziplinäre Kooperation von größter Wichtigkeit.

Die Gesamtzahl der MZR-Unfälle und der dabei verletzten oder getöteten Personen geht seit 1983 bundesweit und regional zurück, das Risiko – vornehmlich des Motorradfahrers – steigt jedoch, bei einem Unfall verletzt oder getötet zu werden.

Die Behandlungs- und öko-sozialen Daten zeigen einen positiven Trend.

Zu einer weiteren Verbesserung der Gesamtbilanz kann die Intensivierung von aktiven (Aufklärung, Ausbildung) und passiven (Fahrzeuge, Kleidung, Straße) Sicherheitsmaßnahmen beitragen.

Literatur

1. Börner M , Soldner E (1983) Verletzungsrisiken von motorisierten Zweiradfahrern. Unfall- und Sicherheitsforschung Straßenverkehr 42:78–80
2. Feldkamp G (1978) Zur Epidemiologie des motorisierten Zweiradunfalles. Unfallheilkd 130:45–48
3. Statistisches Bundesamt Wiesbaden (1989) Verkehrsunfälle 1988, Fachserie 8:Reihe 7. Metzler-Poeschl, Stuttgart
4. Suren EG, Otte D (1980) Interdisziplinäre Analyse motorisierter Zweiradunfälle. Unfallheilkd 83:315–325

Unfälle mit Zweiradfahrzeugen: Verletzungsmuster und Kosten in Abhängigkeit vom Fahrzeugtyp

M. Enzler[1] und F. Harder[2]

[1] Chirurgische Abteilung, Spital Limmattal, Urdorferstraße 100, CH-8952 Schlieren
[2] Allgemeinchirurgische Klinik, Kantonsspital Basel, Spitalstraße 21, CH-4031 Basel

Zusammenfassung

In den Jahren 1976, 1980 und 1984 wurden im Kantonsspital Basel 641 Patienten nach Unfällen mit Zweiradfahrzeugen stationär behandelt. Das Studium ihrer Krankengeschichten, ergänzt durch telefonische Anfragen, führte zu folgenden Ergebnissen:

Unfälle mit Fahrrädern und Motorfahrrädern betrafen alle Altersgruppen, Unfälle mit Motorrädern dagegen ausnahmslos jüngere Personen.

Motorradunfälle ereigneten sich größtenteils auf Vergnügungsfahrten, Fahrrad- und Motorfahrradunfälle dagegen mehrheitlich auf dem Arbeitsweg.

Die Unfallfrequenz war in den Sommermonaten sowie zu den Stoßzeiten über Mittag und nach Feierabend am höchsten.

Motorradunfälle führten zu schwereren Verletzungen, längeren Spitalaufenthalten, längerer Erwerbsunfähigkeit und zu höheren Kosten als Unfälle mit Fahrrädern und Motorfahrrädern.

Nach Fahrrad- und Motorfahrradunfällen standen – mehrheitlich banale – Schädelverletzungen im Vordergrund, nach Motorradunfällen dagegen Extremitätenverletzungen.

Der Straßenverkehr verursacht in der Schweiz jährlich rund 75.000 Unfälle mit 30.000 Verletzten und 1.000 Toten (1,6% aller Todesfälle). Verkehrsunfälle mit Zweiradfahrzeugen fordern 10.000 Verletzte und 300 Tote. Unfälle mit Zweiradfahrzeugen betreffen weit überwiegend jüngere Menschen und die Zahl der zugelassenen Motorräder und Fahrräder steigt. Dies war uns Anlaß, anhand unseres Patientengutes die bei Unfällen mit Zweiradfahrzeugen auftretenden Verletzungen sowie deren Folgen zu untersuchen.

Material und Methode

Die drei Jahre 1976, 1980 und 1984 wurden arbiträr als Stichproben gewählt. Von allen im Departement Chirurgie des Kantonsspitals Basel stationär behandelten Patienten wurden die Diagnosen auf den Deckblättern der Krankengeschichten durchgesehen. Bei stationären Aufnahmen infolge Unfall wurde der Unfallhergang anhand der Anamnese eruiert. Alle Unfälle mit Zweiradfahrzeugen wurden in unsere Untersuchung einbezogen.

Den Krankengeschichten entnahmen wir Personalien, Verletzungen und operative Eingriffe sowie Verlauf und Dauer der Hospitalisation. Die Verletzungen wurden sieben topographischen Bereichen zugeordnet: Neurocranium,

Hefte zu der Unfallchirurg, Heft 230
6. Deutsch-Österr.-Schweiz. Unfalltagung

Gesichtsschädel, obere Extremitäten inklusive Schultergürtel, Wirbelsäule, Thorax, Abdomen, untere Extremitäten inklusive Beckengürtel. Banale Verletzungen wie Commotio cerebri sowie kleinere Wunden und Prellungen wurden nur berücksichtigt, falls sie den Hospitalisationsgrund darstellten.

Die Patienten wurden 1985 oder 1986 (ein bis zehn Jahre nach dem Unfall), telefonisch befragt: Über das beim Unfall benützte Fahrzeug, den Zweck der Fahrt, weitere auf den gleichen Unfall zurückgehende Spitalaufenthalte, die Dauer der Arbeitsunfähigkeit, über Beschwerden und Behinderungen zum Zeitpunkt der Befragung sowie bleibende Einschränkungen der Erwerbsfähigkeit. Aus dem geschilderten Zustand ergab sich die Einteilung in folgende Gruppen: Patienten ohne Unfallfolgen, solche mit leichten Unfallfolgen (z.B. gelegentliche Schmerzen, Wetterfühligkeit u.ä.), mit ernsthaften Beschwerden oder Behinderungen (z.B. erhebliche Bewegungseinschränkungen, chronische Schmerzzustände, Invalidität $<50\%$) und Invalide ($\geq 50\%$).

Alle Daten wurden mit Hilfe eines Personal-Computers gesammelt, ausgewertet und grafisch dargestellt. Prozentangaben wurden entweder auf die Gesamtzahl der erfaßten Patienten oder auf diejenigen bezogen, die telefonisch erreicht werden konnten, je nachdem, ob das entsprechende Kriterium jeweils der Krankengeschichte entnommen oder im telefonischen Gespräch erfragt wurde.

Die Unfallkosten des Jahres 1984 wurden approximativ berechnet durch Addition der Spitalkosten, der Taggelder, des geschätzten Produktionsausfalles, der kapitalisierten Renten sowie der Sachschäden. Die Spitalkosten berechneten wir durch Multiplikation der Spitaltage mit den durchschnittlichen Kosten pro Patiententag. Diese betrugen im Jahr 1984 für die Intensivbehandlung sfr. 2.800,- [25] und für den übrigen Spitalaufenthalt sfr. 715,- [25]. Für die Arbeitsunfähigkeit berechneten wir den durchschnittlichen Taggeldansatz der SUVA (Schweizerische Unfallversicherungsanstalt) für das Jahr 1984, nämlich sfr. 81,65. Der Produktionsausfall wurde nach Quadri et al [18] auf das Doppelte der Taggelder geschätzt. Invaliden- und Hinterbliebenenrenten wurden nach sogenannten Barwerttafeln [21] kapitalisiert. Zur Einschätzung der Sachschäden dienten uns vom Schweizerischen Bundesamt für Statistik publizierte Durchschnittswerte. Durch Vergleich der drei „Stichjahre" wurde untersucht, inwiefern sich das Unfallgeschehen zwischen 1976 und 1984 gewandelt hat und ob etwa Auswirkungen der in der Schweiz seit 1982 für Motorradbenützer geltenden Helmtragpflicht erkennbar sind.

Im Interesse der Übersichtlichkeit verwenden wir in der Folge für „Motorfahrrad" gelegentlich die Abkürzung „Mofa" und für „Fahrrad" gelegentlich das französische Synonym „Velo", das auch in der deutschsprachigen Schweiz gebräuchlich ist.

Resultate

Unsere Untersuchung umfaßt 641 Patienten, davon 163 Frauen (25,4%) und 478 Männer. 31 Patienten wurden als Fußgänger von Zweiradfahrzeugen angefahren, 610 benutzten selber Zweiradfahrzeuge, 21 davon als Beifahrer. Die größte Gruppe bildeten die 296 mit Motorfahrrädern verunglückten Personen, gefolgt von 186 Radfahrern. 128 Personen verunglückten mit Motorrädern (davon 21 als Beifahrer).

Im untersuchten Zeitraum blieb die Gesamtzahl der Zweiradunfälle pro Jahr ungefähr gleich (1976: 221, 1980: 196, 1984: 224), jedoch verzeichneten wir eine deutliche Zunahme der Fahrradunfälle (1976: 46, 1980: 51, 1984: 88) und andererseits eine Abnahme der Unfälle mit Motorfahrrädern und Kleinmotorrädern unter 125 ccm Hubraum (1976: 141, 1980: 80, 1984: 78). Von 641 Patienten sind 30 an den Unfallfolgen gestorben. Von den 611 Überlebenden konnten 483 (79%) telefonisch erreicht und befragt werden.

Fahrrad- und Mofafahrer waren durchschnittlich 36,6 (16–80) Jahre alt, Motorradbenützer 22,9 (18–41) Jahre. Die Altersverteilung der verunglückten Fahrrad- und Mofafahrer zeigt einen Gipfel bei den 16 bis 20jährigen (Kinder unter 16 fehlen in unserem Krankengut, weil für sie andere Spitäler zuständig sind). Ein zweiter, weniger ausgeprägter Gipfel liegt bei 46 bis 50 Jahren. Demgegenüber waren alle mit Motorrädern Verunglückten unter 45 Jahre alt, die große Mehrheit unter 30.

Knapp zwei Drittel (63%) aller Unfälle ereigneten sich im Sommerhalbjahr. Unfälle mit Motorrädern häuften sich zudem an Samstagen ($p<0{,}01$). Im Tagesverlauf wurden durchschnittlich 27 Unfälle pro Stunde registriert. Die höchsten Unfallfrequenzen beobachteten wir am späten Nachmittag (50 Unfälle pro Stunde) und zur Mittagszeit (35 pro Stunde). Die Aufgliederung nach Fahrzeugklassen zeigt die höchste Frequenz von Fahrradunfällen zur Mittagszeit, während sich Unfälle mit schweren Motorrädern vorwiegend am Abend ereigneten.

Bezogen auf die Unfälle von 1984 befanden sich 41% der Befragten zum Zeitpunkt des Unfalles auf einer Vergnügungsfahrt, 35% der Unfälle ereigneten sich auf dem Arbeitsweg, 24% bei Fahrten, die einem anderen Zweck dienten. Unfälle mit Fahrrädern, Motorfahrrädern und Motorrädern bis und mit 125 ccm Hubraum ereigneten sich etwa je zu einem Drittel auf dem Arbeitsweg oder auf Fahrten, die dem Vergnügen oder einem anderen Zweck dienten. Bei Motorrädern mit über 125 ccm Hubraum überwogen Vergnügungsfahrten im Verhältnis drei zu eins.

Im Durchschnitt wurden pro Patient 1,7 Verletzungen diagnostiziert und rund 0,7 operative Eingriffe durchgeführt (ohne Wundversorgungen in Lokalanästhesie). Verletzungen des Neurocraniums kamen am häufigsten vor (369), gefolgt von Verletzungen der unteren Extremitäten inkl. Beckengürtel (230), der oberen Extremitäten inkl. Schultergürtel (181), Gesichtsverletzungen (108), Thoraxverletzungen (89), Wirbelsäulenverletzungen (41) und Abdominalverletzungen (29).

Die Anzahl der Verletzungen und Operationen pro Patient war bei Fahrrad- und Mofafahrern am tiefsten und bei Motorradfahrern am höchsten (Abb. 1). Bei verunglückten Radfahrern wurden durchschnittlich 1,5 Verletzungen registriert, bei Mofafahrern 1,66 und bei Motorradfahrern 2,4 (Abb. 1). Nach Motorradunfällen waren Verletzungen der Extremitäten wesentlich häufiger als nach Fahrrad- und Mofaunfällen, Schädelverletzungen waren hingegen etwas weniger häufig (Abb. 1).

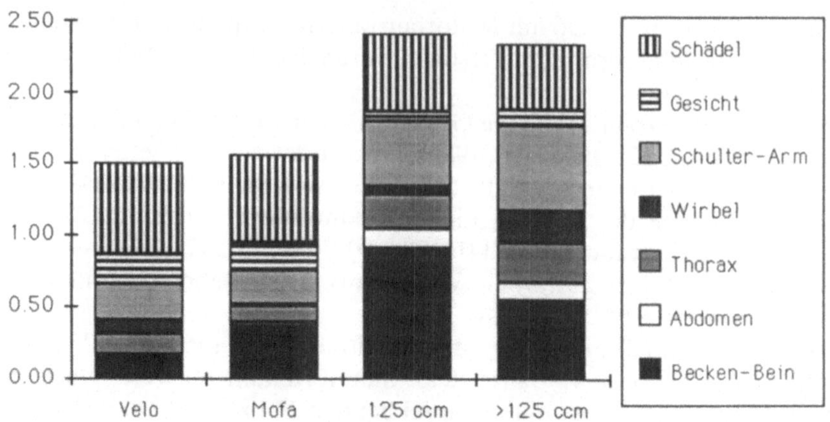

Abb. 1. Durchschnittliche Anzahl und Lokalisation von Verletzungen pro Unfallopfer. Vergleich verschiedener Fahrzeugkategorien

Die Verunglückten (inkl. Beifahrer, jedoch ohne Fußgänger) waren im Durchschnitt der drei untersuchten Jahre und aller Fahrzeugtypen 11,4 Tage lang im Kantonsspital Basel hospitalisiert. Dabei war die Dauer der Hospitalisation stark abhängig vom Fahrzeugtyp. Sie betrug bei Fahrrad- und Mofafahrern durchschnittlich 9,6 Tage, bei Motorradfahrern dagegen 18,0 Tage. Die Hospitalisation im Kantonsspital Basel betrug 1976 durchschnittlich 13,7 Tage, 1980 10,5 Tage und 1984 9,75 Tage. Dieser Abnahme steht eine Zunahme der auswärtigen „Spitalaufenthalte" im selben Zeitraum gegenüber. Entsprechende Informationen stammen größtenteils von den Patienten, so daß auswärtige Spitalaufenthalte nicht sicher von Rehabilitations- und Erholungsaufenthalten abgegrenzt werden können.

Die Verunglückten (inkl. Beifahrer, jedoch ohne Fußgänger) waren im Durchschnitt der Jahre 1980 und 1984 und aller Fahrzeugtypen während 88,5 Tagen arbeitsunfähig. Die Dauer der unfallbedingten Arbeitsunfähigkeit variierte je nach Fahrzeugtyp. Sie betrug bei Fahrrad- und Mofafahrern durchschnittlich 57,9 Tage, bei Motorradfahrern 173,9 Tage.

Von allen 641 Patienten sind 30 (4,7%) an den Unfallfolgen verstorben. Von 483 in den Jahren 1985 oder 1986 befragten Patienten waren 19 (4%) invalid (Invalidität 50% oder darüber), 36 (7,5%) gaben ernsthafte Behinderungen oder Beschwerden an (z.B. erhebliche Bewegungseinschränkungen, chronische Schmerzzustände, Invalidität unter 50%), 146 (30%) leichtere Beschwerden (z.B. gelegentliche Schmerzen, Wetterfühligkeit u.ä.), die übrigen Personen bezeichneten sich als beschwerdefrei. Die beklagten Beschwerden nahmen mit dem zeitlichen Abstand zum Unfall ab. Von den 1976 Verunglückten bezeichneten sich 90% zehn Jahre nach dem Unfall als beschwerdefrei von den 1980 Verunglückten gaben fünf Jahre nach dem Unfall 56% keine Beschwerden an. Von den 1984 Verunglückten bezeichneten sich ein bis zwei Jahre nach dem Unfall nur 40% als beschwerdefrei.

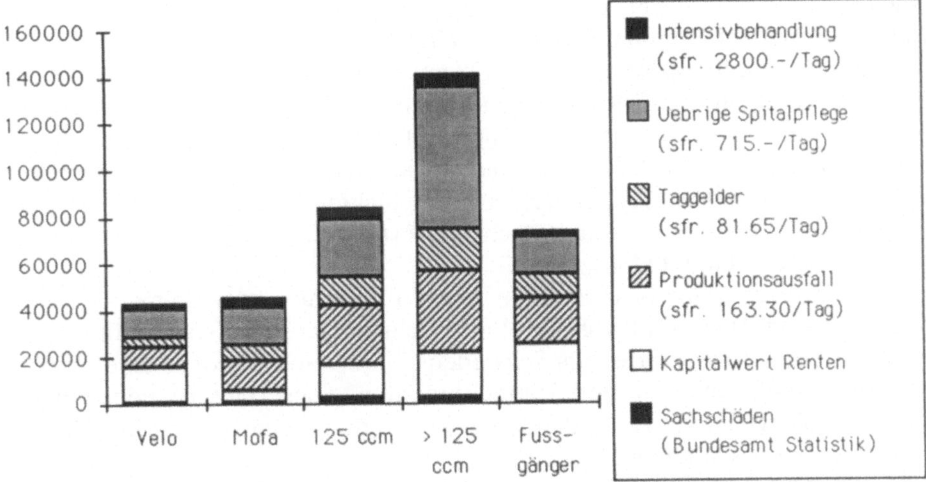

Abb. 2. Geschätzte durchschnittliche Unfallkosten (in Schweizer Franken) pro Unfallopfer und ihre Zusammensetzung. Vergleich verschiedener Fahrzeugkategorien

Die Kosten für Spitalbehandlung, Taggelder, Renten und Sachschäden betrugen 1984 pro Fahrradunfall rund sfr 43.000,- und pro Unfall mit einem Motorfahrrad sfr 46.000,-, mit einem 125 ccm-Motorrad rund sfr 84.000,- und mit einem größeren Motorrad über sfr 141.000,- (Abb. 2). Die größten Kostenanteile wurden durch die Spitalpflege und durch den Produktionsausfall verursacht. Von den Spitalkosten entfällt ein wesentlicher Anteil auf auswärtige Spitalaufenthalte. Angaben unserer Patienten über auswärtige Spitalaufenthalte sind jedoch nur beschränkt zuverlässig (s. oben) und deren Kosten dürften mehrheitlich unter dem von uns in Rechnung gestellten Tagesansatz des Kantonsspitals Basel (sfr 715,-/Tag) liegen. Dadurch könnten die Gesamtkosten in Wirklichkeit um 10% bis 15% tiefer ausfallen als in Abbildung 2 dargestellt.

Diskussion

Das von uns untersuchte Patientenkollektiv stellt in mehrfacher Hinsicht eine Selektion dar. Erstens sind Kinder unter 16 Jahren ausgeschlossen, da für ihre Behandlung andere Spitäler zuständig sind. Nach anderen Untersuchungen sind aber vor allem bei Fahrradunfällen meistens Kinder die Opfer, nach McDermott et al. [15] zu 69%. Zweitens haben wir uns auf stationär behandelte Patienten beschränkt. Nach McFarlane et al [16] sowie Björnstig und Näslund [3] konnten aber beispielsweise nach Fahrradunfällen 85% bzw. 83% der Opfer ambulant behandelt werden. Drittens kommt dem Kantonsspital Basel eine Zentrumsfunktion zu. Schädelverletzte und Polytraumatisierte werden aus benachbarten Spitälern, Paraplegiker aus der ganzen Schweiz zugewiesen.

Im untersuchten Kollektiv waren drei Viertel der Patienten Männer. Dieser Befund stimmt mit anderen uns bekannten Statistiken [10, 11, 20] überein.

Nach Selbst et al [20] sind schon in Kindesalter rund drei Viertel der mit Fahrrädern Verunglückten männlichen Geschlechts.

In unserer Studie waren sämtliche 128 mit Motorrädern Verunglückten weniger als 42 Jahre alt. An Fahrrad- und Mofaunfällen waren hingegen alle Altersgruppen beteiligt. Die Altersverteilung weist zwei Gipfel auf, nämlich unter 20 sowie zwischen 46 und 50 Jahren. Eine fast identische Altersverteilung stellten Gennari und Laudano [11] bei tödlich verunglückten Fahrern von Zweiradfahrzeugen fest. Andererseits waren nach McDermott et al [15] vor allem Kinder an Fahrradunfällen beteiligt.

Nach unserer Statistik ereigneten sich im Sommer etwa doppelt so viele Unfälle wie im Winter, obwohl im Winter schwierigere Straßenverhältnisse zu erwarten sind. Eine Studie aus Schweden [3] verzeichnet sogar eine viermal höhere Unfallfrequenz in den Sommermonaten. Diese Unterschiede zeigen, wie sehr die Benützungsfrequenz von Zweiradfahrzeugen von den klimatischen Verhältnissen abhängt.

Unsere Untersuchung ergibt eine Häufung von Unfällen zu den Stoßzeiten über Mittag und am Feierabend. Die Aufgliederung nach Fahrzeugklassen zeigt die höchste Frequenz von Fahrradunfällen zur Mittagszeit, während sich Unfälle mit motorisierten Fahrzeugen, insbesondere mit schweren Motorrädern, häufiger am Abend ereigneten. Nach Edna und Cappelene ereigneten sich Fahrradunfälle in Norwegen am häufigsten zwischen 16 und 17 Uhr, Motorradunfälle dagegen zwischen 19 und 20 Uhr. Dieser Befund sowie die beobachtete Häufung von Motorradunfällen an Samstagen und in den Abendstunden paßt zu den Angaben über den Zweck der Unglücksfahrt. Drei Viertel der mit schweren Motorrädern Verunglückten befanden sich laut eigenen Angaben auf einer Vergnügungfahrt. Mofaunfälle ereigneten sich dagegen nur zu einem Drittel auf Vergnügungsfahrten. Daraus kann in Übereinstimmung mit Börner et al [4] gefolgert werden, daß den schweren Motorrädern vorwiegend Freizeitcharakter zukommt, während Motorfahrräder vorwiegend als Nutzfahrzeuge betrachtet werden können.

Nach unseren Daten führen Motorradunfälle zu zahlreicheren und schwereren Verletzungen als Mofaunfälle und erfordern häufiger operative Eingriffe. Die Statistik der SUVA (Schweizerische Unfallversicherungsanstalt) [27] von 1983 zeigt, daß 2,5 Promille der Motorradunfälle und 1,24 Promille der Mofaunfälle, jedoch nur 0,76 Promille der Fahrradunfälle zu Tod oder Invalidität geführt haben. Aus Angaben von Langwieder [12] läßt sich ableiten, daß das Verletzungsrisiko pro Fahrkilometer beim Motorrad 2,8mal höher liegt als bei Mofa und Moped.

Björnstig und Näslund [3] berichten über eine durchschnittliche Hospitalisation verunglückter Radfahrer von 6 Tagen. Drysdale et al. [7] kommen auf einen durchschnittlichen Spitalaufenthalt von 12 Tagen nach Motorradunfällen. Die Hospitalisation im Kantonsspital Basel dauerte 1984 durchschnittlich 5,2 Tage nach Fahrrad- und 21,2 Tage nach Motorradunfällen ($\geq$125 ccm). In diesen zuletzt genannten Zahlen sind auswärtige Hospitalisationen sowie Rehabilitations- oder Erholungsaufenthalte allerdings nicht berücksichtigt.

In unserem Patientenkollektiv standen nach Fahrrad- und Mofaunfällen Kopfverletzungen mit 47% aller Verletzungen deutlich im Vordergrund.

McDermott und Klug [14] verzeichnen Schädelverletzungen bei 58,8% der verunglückten Radfahrer und betrachten sie als weitaus häufigste Todesursache nach Fahrradunfällen. Gennari und Laudano [11] beschreiben 83,5% Schädel- und Gesichtsverletzungen bei tödlichen Unfällen mit Zweiradfahrzeugen, in 58,5% betrachten sie diese Verletzungen als Todesursache. Nach Fife et al [10] sind bei 86% der Todesopfer nach Fahrradunfällen die schwersten Verletzungen an Kopf und Hals festgestellt worden. Im Gegensatz dazu überwiegen nach unserer Statistik bei den Motorradunfällen Verletzungen der unteren Extemitäten. Auch nach Drysdale et al [7] sowie nach Börner et al [4] stehen nach Motorradunfällen Verletzungen der unteren Extremitäten im Vordergrund.

Nach unserer Berechnung lagen die Kosten pro Fall um ein Vielfaches über den von der SUVA [27] für Motorradunfälle im Jahre 1983 auf sfr 8.000,- bezifferten Durchschnittskosten. Der Ausschluß ambulanter Patienten und Zuweisungen aus anderen Spitälern hatten zur Folge, daß schwere Verletzungen in unserem Kollektiv überdurchschnittlich stark vertreten sind, während Bagatellverletzungen fast vollständig fehlen.

Verschiedene Statistiken [9, 14] verzeichnen nach Motorradunfällen übereinstimmend weniger Schädelverletzungen als nach Fahrrad- und Motorfahrradunfällen. Wir sehen darin ein Indiz für die Wirksamkeit von Schutzhelmen. In der Schweiz sind sie für Motorradfahrer seit 1982 gesetzlich vorgeschrieben. Ihre Wirksamkeit ist allerdings nicht unbestritten [1, 2]. In unserer Statistik ist die Zahl der Schädelverletzungen nach Motorradunfällen von 1976 bis 1980 stärker zurückgegangen als vor 1980 bis 1984. Sie kann daher die Wirkung des 1982 eingeführten Helmobligatoriums nicht belegen. Asogwa [2] berichtet über eine paradoxe Entwicklung nach Einführung der Helmtragpflicht in Nigeria: Im Verhältnis zur Anzahl registrierter Motorräder wurden mehr Verletzte und mehr Tote registriert! Der Autor weist darauf hin, daß ein hoher Prozentsatz der Helme nicht korrekt gesichert war. Das Klima und vielleicht die Bedeutung akustischer Signale im nigerianischen Straßenverkehr mögen ebenfalls zu diesem Resultat beigetragen haben. In den USA haben in den Siebziger Jahren 26 Staaten das Helmobligatorium aufgehoben oder abgeschwächt. Während Adams [1] zum Schluß kommt, daß dieser Schritt ohne nachteilige Folgen geblieben sei, berechnen Chenier und Evans [5] eine Zunahme der Todesfälle um 25%. Eine Studie der Medizinischen Hochschule Hannover [17] zeigt Schädelverletzungen bei 73% der ohne Helm Verunglückten, jedoch „nur" bei 42% der Helmträger. Danner [6] gibt an, daß das Risiko einer tödlichen Verletzung durch einen Schutzhelm um 40 bis 50% reduziert wird.

Aufgrund dieser Indizien sind für alle Benützer von Zweiradfahrzeugen Schutzhelme zu empfehlen. Für motorisierte Fahrzeuge sind Integralhelme klar vorzuziehen, da sie zusätzlichen Schutz vor Gesichtsverletzungen bieten. Bei Radfahrern führen Integralhelme zusammen mit der Körperarbeit zu einem unzumutbaren Wärmestau. Als Kompromißlösung sind daher leichte Schalenhelme zu empfehlen.

Die Tatsache, daß Motorradunfälle sehr häufig zu Verletzungen der unteren Extremitäten führen, veranlaßt Suren [22], seitlich am Motorrad angebrachte Beinschutzbügel zu fordern. Eine retrospektive Untersuchung von Roß [19] hat ergeben, daß Metallbügel, die an einigen Motorradmodellen seitlich zum Schutz des Motors befestigt sind, auch einen gewissen Schutz vor Beinverletzungen bieten. Suren [22] weist in seiner Arbeit außerdem darauf hin, daß Lenker von Zweiradfahrzeugen nur rund die Hälfte ihrer Unfälle selber verursachen. Daß sie oft auch ohne Schuld an Unfällen beteiligt sind, führt er u.a. auf mangelhafte Sichtbarkeit zurück und empfiehlt deshalb, auch tagsüber das Abblendlicht einzuschalten. Weitere Möglichkeiten der Prävention bestehen in der Optimierung schockabsorbierender Zonen an Zweiradfahrzeugen, aber auch an Personen- und Lastwagen, die ihre potentiellen Kollisionspartner sind. Noch wichtiger scheint uns die Forderung nach einer möglichst weitgehenden Verkehrsentflechtung. Wo die Schaffung neuer Radwege aus Platz- oder Geldmangel oder aus Gründen des Umweltschutzes nicht möglich ist, sollten Teile der bestehenden Verkehrsflächen an die Radfahrer abgetreten werden. Radfahrer verdienen diese Förderung im Interesse der Unfallverhütung, aber auch aus verkehrs-, energie- und umweltpolitischen Gründen.

Literatur

1. Adams JG (1983) Public safety administration and the risk compensation hypothesis: The example of motorcycle helmet legislation. Env & Plan C: Gov & Pol 1:192–203
2. Asogwa SE (1980) The crash helmet legislation in Nigeria: A before-and-after study. Accid Anal Prev 12:213–216
3. Björnstig U, Näslund K (1984) Pedal cycling accidents – mechanisms and consequences. Acta Chir Scand 15 (5):353–359
4. Börner M, Klemm K (1982) Eine Analyse motorisierter Zweirad-Unfälle. Lebensversicherungsmedizin 34 (9):194–197
5. Chenier TC, Evans L (1987) Motorcyclist fatalities and the repeal of mandatory helmet wearing laws. Accid Anal Prev 19:(2):133–139
6. Danner M (1979) Schutz des Zweiradfahrens – Möglichkeiten aus technischer Sicht. Kongreßbericht d Dt Ges f Verkehrsmedizin eV
7. Drysdale WF, Kraus JF, Franti CE, Riggins RS (1975) Injury patterns in motorcycle collisions. J Trauma 15 (2):99–115
8. Edna Th, Cappelen J (1985) Head injury in road traffic accidents. Scand J Soc Med 13 (1):23–27
9. Enzler MA, Stöhr S, Harder F (1987) Unfälle mit Zweiradfahrzeugen. Studie über 224 Verunfallte, die 1984 im Kantonsspital Basel stationär behandelt wurden. Z Unfallchir 80 (2):93–100
10. Fife D, Davis T, Tate L, Wells JK, Mohan D, Williams A (1983) Fatal injuries to bicyclists. The experience of Dade Couty, Florida. J Trauma 23 (8):745–755
11. Gennari M, Laudano M (1986) Incidenti motociclistici, ciclomotoristici e ciclistici mortali. Casistica del seftorato medico-legale di Parma (1973–82). Acrta Biomed Ateneo Parmese 57 (1–2):53–61
12. Langwieder K (1978) Verletzungsrisiken von Motorrad- und Mopedfahrern und Verringerung der Kopfverletzungen. Kongreßbericht d Dt Ges f Verkehrsmedizin eV
13. Larsen CF, Hardt-Madsen MH (1987) Fatal motorcycle accidents and alcohol. Forensic Sci Int 33 (3):165–168
14. McDermott FT, Klug GL (1985) Head injury predominance: pedal-cyclists vs motorcyclists. Med J Aust 143 (6):232–234
15. McDermott FT, Klug GL (1985) Injury profile of pedal and motor cyclist casualties in Victoria. Aust NZ J Surg 55 (5):477–483
16. McFarlane JP, Jones JE, Lawson JS (1982) Injuries from bicycle accidents. The problem and recommended strategies for prevention. Aust Paediatr J 18 (4):253–254

17. Otte D, Suren EG, Appel H, Tscherne H (1985) Schutzhelme für motorisierte Zweiradfahrer. Forschungsbericht der Bundesanstalt für Straßenwesen. Bereich Unfallforschung. Bergisch Gladbach
18. Quadri B, Casabianca A, Martinoli S (1987) Epidemiologia, caratteristiche e costi delle ferite complesse agli arti inferiori nei traumatizzati della strada del Canton Ticino. Trib Med Ticinese 52:426–428
19. Roß DJ (1983) The prevention of leg injuries in motorcycle accidents. Injury 15 (2):75–77
20. Selbst SM, Alexander D, Ruddy R (1987) Bicycle-related injuries. Am J Dis Child 141 (2):140–144
21. Stauffer W, Schätzli T (1970) Barwerttafeln. Polygrafischer Verlag Zürich (Vergriffen)
22. Suren EG (1981) Verkehrsmedizinische Analyse zum Unfallgeschehen motorisierter Zweiradbenützer. Ergebnisse aus Erhebungen realer Verkehrsunfälle. Habilitationsschrift Hannover
23. Weber H und Otte D (1981) Unfallauslösende Faktoren bei motorisierten Zweirädern. Verkehrsunfall 9
24. Westman J, Morrow G (1984) Moped Injuries in Children. Pediatrics 74 (5):820–822
25. Persönliche Mitteilung der Spitalverwaltung des Kantonsspitals Basel (1986)
26. Persönliche Mitteilung der Statistischen Abteilung der Schweizerischen Unfallversicherungsanstalt SUVA (1986)
27. Schweizerische Unfallversicherungsanstalt SUVA (1983) Ergebnisse der Unfallstatistik.

Verletzungsmuster und Therapiekonzept bei Patienten nach Motorradunfall

K.H. Winker, H.U. Leisner, M. Hansis und S. Weller

Berufsgenossenschaftliche Unfallklinik Tübingen (Ärztl. Direktor: Prof. Dr. Dr.h.c. S. Weller), Schnarrenbergstraße 95, D-W-7400 Tübingen

In den Jahren 1981–1988 wurden in der Berufsgenossenschaftlichen Unfallklinik (BGU) Tübingen 443 Patienten behandelt, die innerhalb der ersten 48 Stunden nach einem motorisierten Zweiradunfall stationär aufgenommen wurden. Aufgrund einer bestehenden Spezialabteilung für die Behandlung Querschnittgelähmter wurden Patienten mit Wirbelsäulenverletzungen relativ häufig in der BGU versorgt. Patienten mit operationspflichtigen Schädel-Hirn-Traumen wurden nicht primär stationär in der BGU aufgenommen. Insgesamt wurden 1.071 Verletzungen diagnostiziert. 229 der Verletzungen (21,3%) traten an den oberen Extremitäten, bei 7,2% der Patienten fanden sich Verletzungen im Bereich des Schädels sowie bei 7,2% im Bereich des Rumpfes, bei 5,4% der Patienten ergab sich ein stumpfes Bauchtrauma. In der Klassifizierung nach Tscherne erlitt jeder 10. bei uns primär behandelte MZR-Fahrer ein Polytrauma, 75% dieser 46 polytraumatisierten Patienten waren Lenker eines Motorrades. Bei der Einordnung in einen Verletzungs-Score (Hannoveraner Poly-Trauma-Schlüssel, PTS) zur Ermittlung der Überlebenschance konnten 50% unserer Patienten der Gruppe II (Überlebenschance 75%) zugeordnet

Hefte zu der Unfallchirurg, Heft 230
6. Deutsch-Österr.-Schweiz. Unfalltagung

werden, 10 Patienten gehörten der Gruppe III und IV mit einer Überlebenschance von 50 (8 Patienten) bzw. 25% (2 Patienten) an. Verstorben sind drei Patienten.

Gibt es Verletzungsmuster oder sog. typische Verletzungen nach MZR-Unfall? 373 oder 70% aller Frakturen ereigneten sich an den unteren Extremitäten, 131 hiervon waren Unterschenkelschaftfrakturen, davon 60% offene Verletzungen, weitere 30% geschlossene Verletzungen mit Weichteilschaden (G2 + G3 in der Einteilung nach Tscherne). D.h. die typische Verletzung nach MZR-Unfall ist die offene oder schwer weichteilgeschädigte geschlossene Unterschenkelschaftfraktur. Neben der bevorzugten Betroffenheit der linken Körperseite zeigte sich eine Häufung in der Kombination mit einer Oberschenkel-, Knie- oder Schädelverletzung.

Therapie

Bei der Analyse der Primärbehandlung der verschiedenen Verletzungen, vornehmlich der Frakturen und Weichteilverletzungen, war über die Jahre seit 1981 – bei der operativen Behandlung – ein eindeutiger Trend zur Anwendung des Fixateur externe erkennbar. So wurde 1981 noch keine geschlossene Unterschenkelschaftfraktur mit Weichteilschaden mit einem äußeren Festhalter behandelt, seit 1985 nahezu alle. In der Folgezeit wurde ein Rückgang der Weichteil- und Infektkomplikationen deutlich.

Gesichtsverletzungen des Radfahrers: Epidemiologische Analyse und prophylaktische Konsequenzen*

R. de Roche[1], S. Schaub[1], N.J. Lüscher[1], B. Hammer[1] und P. Linder[2]

[1] Klinik für Wiederherstellungschirurgie (Chefarzt: Prof. J. Prein)
[2] Chirurgische Poliklinik (Leiter: Dr. P. Linder) am Chirurgischen Departement (Direktor: Prof. F. Harder), Universitätsspital, Spitalstraße 21, CH-4031 Basel

In den letzten Jahren ist in unserer Klinik bei der Versorgung von frischen Traumen des Gesichtsschädels zunehmend der Eindruck entstanden, daß nicht nur der Anteil verunfallter Radfahrer stets steige, sondern auch vermehrt schwere Folgen dieser Unfälle beobachtet würden. Dieser Eindruck mag noch akzentuiert worden sein durch die gleichzeitig abnehmenden Zahlen schwerer Schädel-Hirn-Verletzungen bei Motorradfahrern (Helmobligatorium) und die

*Herrn Prof. Dr. Dr. Bernd Spiessl zum 70. Geburtstag gewidmet

Hefte zu der Unfallchirurg, Heft 230
6. Deutsch-Österr.-Schweiz. Unfalltagung

sehr starke Verminderung der Gesichtsverletzungen, insbesondere der Glasschnittverletzungen, bei Autofahrern (Gurtentragpflicht) [5].

Tatsachen lassen den Radfahrer bei zunehmender Popularität und technischer Raffinesse dieses Verkehrsmittels auch im traumatologischen Krankengut relativ in den Vordergrund rücken. 1984 wurden im Universitätsspital Basel 224 stationär behandelte Zweiradfahrer analysiert [1]. 88 davon waren Radfahrer mit einem Durchschnittsalter von 38,8 Jahren, während die 50 verunfallten Motorradfahrer mit 23,5 Jahren im Mittel erheblich jünger waren. Die vorliegende Untersuchung soll nun das epidemiologische Aufkommen von Gesichtsverletzungen bei Fahrradunfällen im Einzugsgebiet des Universitätsspitals Basel analysieren und versuchen, aus unseren Erfahrungen einige prophylaktische Hinweise zu gewinnen.

Material und Methode

An sämtlichen Kliniken des Departementes Chirurgie am Universitätsspital Basel wurden im zweiten Halbjahr 1989 alle verunfallten Radfahrer prospektive registriert und die Verletzungsmuster sowie die Unfallursachen analysiert. Gleichzeitig stellten wir für die Fünfjahresperiode 1985 bis 1989 retrospektive alle Daten der Patienten zusammen, die wegen eines Radunfalls durch die Klinik für Wiederherstellungschirurgie im Bereich des Gesichtes operativ versorgt werden mußten.

Epidemiologischer Hintergrund

Der Bestand an Fahrrädern in der Schweiz mit ca. 6,5 Millionen Einwohnern ist von 1,6 Millionen 1975 auf 2,5 Millionen im Jahre 1987 angestiegen. In der Stadt Basel, die sich sowohl topographisch, wie mit einem sehr dichten Verkehrsnetz bei relativ geringer Flächenausdehnung sehr gut für das Radfahren eignet, nahm die Anzahl der Fahrräder von 315 pro tausend Einwohner im Jahre 1982 auf 433 pro tausend 1989 zu. Die Radler als gefährdetste Verkehrsteilnehmer überhaupt waren zwar 1989 immer noch bei nur 7% der polizeilich registrierten Verkehrsunfälle beteiligt, doch gilt es hier eine enorme Dunkelziffer von selbstverschuldeten Bagatellunfällen zu berücksichtigen. Nach Schätzungen werden jährlich ca. 1,2% der registrierten Räder in einen Unfall verwickelt, was sich auch mit Erhebungen aus Finnland deckt [6].

Radunfälle im 2. Halbjahr 1989

In dieser Periode versorgte das Universitätsspital Basel 216 verunfallte Radfahrer, nämlich 131 Männer, 82 Frauen und 3 Kinder. Kinder, die nicht einer neurochirurgischen oder kieferchirurgischen spezialisierten Behandlung bedürfen, werden im örtlich vom Komplex des Universitätsspitals getrennten Kinderspital behandelt und sind deshalb von dieser Erhebung ausgeschlossen. Das durchschnittliche Alter der erwachsenen Verunfallten betrug 37,1 Jahre und liegt damit erstaunlich hoch. Von den 369 festgestellten Verletzungen betrafen zwei Drittel die Weichteile, ein Drittel dagegen Skelett und innere Organe. 150 Verletzungen (40%) lokalisierten sich im Kopfbereich. 94 betrafen die obere Extremität (darunter 22 Frakturen), 64 die untere Extremität (10 Knochenbrüche) und 61 Stamm und innere Organe, darunter eine Leberruptur. Auffallend ist der extrem hohe Anteil von Kopfverletzungen, im Gegensatz etwa zu einer ähnlichen Studie aus Heidelberg [2], wo Verletzungen von oberer Extremität und Schulterregion dominierten. Ein Patient verstarb nach Kollision mit einem Lastwagen an seinem schweren Schädel-Hirn-Trauma; bei keinem der Überlebenden blieb ein schwerer Integritätsschaden zurück. Die mittlere Arbeitsunfähigkeit betrug 25,3 Tage. 56 Patienten (26%) mußten hospitalisiert werden, wobei der Spitalaufenthalt im Mittel nur 6,8 Tage dauerte.

Gesichtsverletzungen bei Radunfällen 1985–1989

85 verunfallte Radfahrer mit einem Durchschnittsalter von 31,7 Jahren – 52 Männer, 26 Frauen und 7 Kinder, die kieferchirurgisch durch unser spezialisiertes Team versorgt werden mußten – wurden in dieser Periode durch die Klinik für Wiederherstellungschirurgie stationär behandelt oder ambulant operiert. Von 234 Einzelverletzungen in diesem Kollektiv – also 2,75 Verletzungen pro Patient im Mittel – betrafen außerhalb des Gesichtsbereiches 28 Hirnschädel und Gehirn, aber nur 15 Stamm und Extremitäten. Begleitverletzungen außerhalb des Kopfes bildeten damit die Ausnahme. Von 191 Gesichtsverletzungen betrafen 64 – meist harmlos – die Weichteile. Die häufigsten Frakturen fanden sich im Bereich des Unterkiefers (51), dabei 28 Kieferköpfchenfrakturen (Tab. 1).

Tabelle 1. Verteilung von 127 Frakturen bei 85 Gesichtsverletzungen

Unterkiefer:	20	Collumfrakturen einseitig
	8	Collumfrakturen beidseits
	21	mediane/paramediane Unterkieferfrakturen
	2	Kieferwinkelfrakturen
Mittelgesicht:	26	Jochbeinfrakturen
	6	Jochbogenfrakturen
	6	Mittelgesichtsfrakturen
	8	Frakturen der Orbitawände
	4	Nasenbeinfrakturen
Kauapparat:	6	Alveolarfortsatz-Frakturen
	15	Zahnfrakturen
	5	Zahnluxationen

Operative Versorgung

Entsprechend diesen Verletzungsmustern waren von 121 durchgeführten Operationen neben 49 Weichteilversorgungen die funktionsstabile Osteosynthese des Unterkiefers (28) sowie die Miniplatten-Osteosynthese von Jochbein respektive Mittelgesicht (19) die häufigsten Eingriffe. Die intermaxilläre Drahtfixation (IMF) als alleinige Maßnahme (insgesamt 34) ging im Verlauf der Beobachtungsperiode in dem Maß zurück, als die stabile Osteosynthese nach den Prinzipien der AO zur Standard-Behandlung wurde.

Inzwischen beschränkt sich die Indikation zur IMF auf die Therapie der Collumfrakturen. Behandlungen von Mittelgesichtsfrakturen mittels Craniofixateur externe (2 Fälle), aber auch Drahtcerclage-Osteosynthesen des Jochbeins (4 Fälle), die zu Beginn der Beobachtungsperiode in Ausnahmefällen noch angewendet wurden, sind inzwischen durch die AO-Technik im Kiefer-Gesichts-Bereich [9, 7, 3] verdrängt und beinahe schon zur historischen Rarität geworden.

Die durchschnittliche Arbeitsunfähigkeit belief sich auf 44,6 Tage. Dennoch betrug die Hospitalisationsdauer auch hier nur 0,6 Tage im Mittel. Kürzere Spitalaufenthalte sind die Folge der stabilen Osteosynthese, die eine freie Mundöffnung schon unmittelbar postoperativ möglich macht, damit Selbständigkeit und Komfort für den Patienten bezüglich Ernährung und Mundpflege eindrücklich verbessert und eine wesentlich frühere ambulante Nachsorge erlaubt. Zudem lassen sich mit früher Stabilisation des Skelettes auch lebenslänglich auffällige, häßliche Weichteildeformitäten wie etwa Telecanthus oder Lidschrumpfung vermeiden (Abb. 1–3). Nach verpaßter primärer anatomischer Rekonstruktion und Stabilisation des Skelettes sind diese posttraumatischen Folgezustände wegen Weichteilschrumpfung nicht mehr befriedigend korrigierbar.

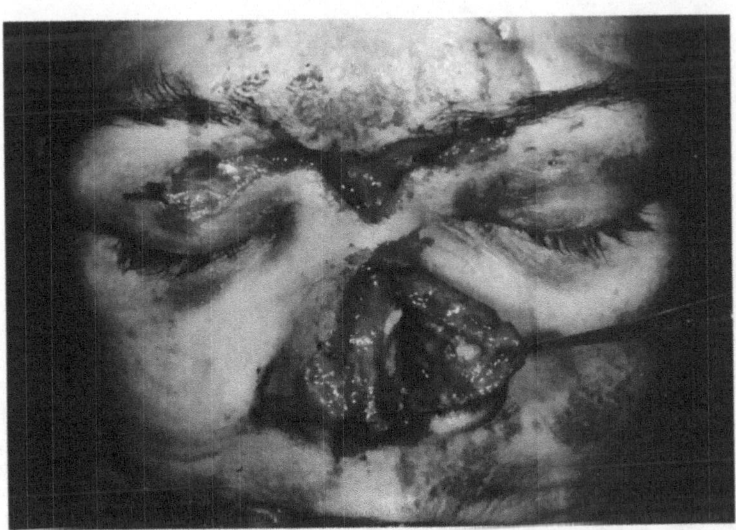

Abb. 1. Intraoperativer Befund bei einer 64jährigen Patientin, die mit dem Rad an einer Einfahrt einen übersehenen Lastwagen streifte: drittgradig offene Impressions-Trümmerfraktur des zentralen Mittelgesichts mit Zerstörung beider medialer Orbitawände, des Ethmoids, des knöchernen Nasenrückens und Abriß beider medialer kanthaler Ligamente mit erheblichem Telecanthus. Platzwunde über dem Nasenrücken mit Abriß beider Flügelknorpel vom Septum

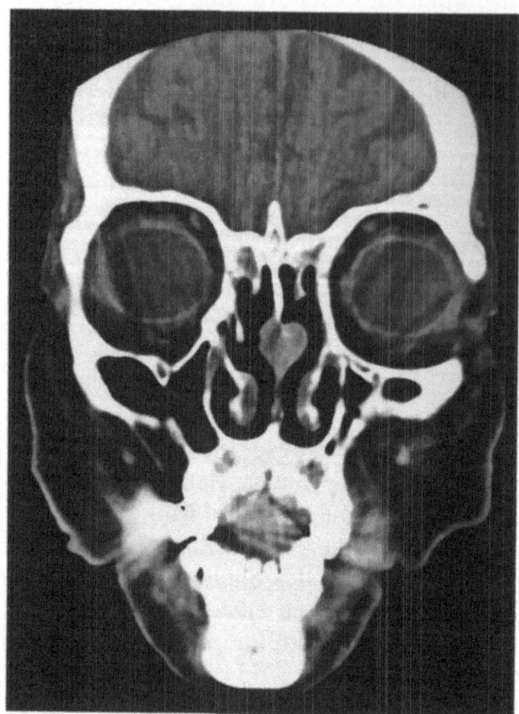

Abb. 2. Gleiche Patientin. Coronar geschichtetes Computertomogramm 3 Monate postoperativ. Man erkennt die perfekt integrierten Rippentransplantate zum Ersatz der dadurch verdickten medialen Orbitawände, rechtsseitig minimal in die Kieferhöhle hineinragend; eine kaum verbreiterte ossäre Basis der Nase nach dieser Rekonstruktion; die beiden Bohrkanäle durch die Rippentransplantate zur transnasalen Reinsertion der kanthalen Ligamente mittels Prolen-Nähten sowie den symmetrischen Stand der Bulbi

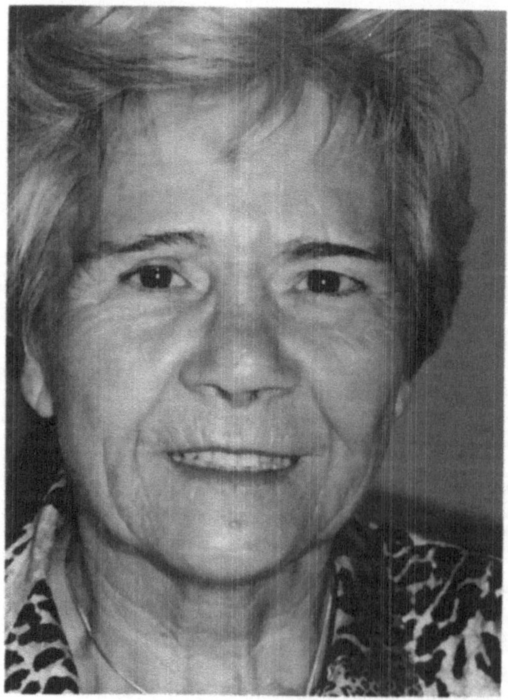

Abb. 3. Gleiche Patientin 18 Monate postoperativ. Kein Telecanthus kaum verbreiterte Nasenbasis; fast unsichtbare Narben. Die nicht ganz genügende Projektion der Nasenspitze durch ein etwas zu kurzes Rippentransplantat zum Nasenrücken-Aufbau – letzteres im Glabellabereich durch Schraubenosteosynthese stabilisiert – wollte die zufriedene Patientin sekundär nicht korrigieren lassen. Die Titan-Minischrauben verblieben in situ

Unfallmechanismus und Verletzungsmuster

Folgende charakteristische Verletzungsmuster des Gesichtes fanden sich regelmäßig im untersuchten Krankengut:

Sturz aufs Kinn, oft mit Rißquetschwunde sowie medianer oder paramedianer Unterkiefer- und/oder Kieferköpfchenfraktur.

Direktes Trauma auf das laterale Mittelgesicht mit einseitiger Impression oder Zertrümmerung von Jochbein und Orbitas.

Andere skelettäre Verletzungen, auch zentrale Mittelgesichtsfrakturen, waren dagegen selten.

Beim Unfallmechanismus springt in beiden Kollektiven der hohe Anteil von Unfällen ohne Fremdeinwirkung ins Auge: 64% aller Fahrradverletzungen des 2. Halbjahres 1989, sogar 87% der ausgewerteten Gesichtsverletzungen waren selbstverschuldete Stürze. Nur 6 der 216 Patienten im ersten Kollektiv waren eindeutig alkoholisiert. Auch wenn hier sicher eine hohe Dunkelziffer besteht – Laborbestimmungen erfolgen nur auf Verlangen der Polizei – , scheint der Alkohol bei den zahlreichen Selbstunfällen keine wesentliche Rolle zu spielen. Von den 216 Radfahrern von Juli bis Dezember 1989 kamen 78 durch äußere Einwirkung zu Fall. Bei 35 Unfällen (16% des Gesamtkollektivs) kam es zur Kollision mit einem PKW oder Lastwagen, 27mal zu Stürzen in den Schienen der Straßenbahn (Tab. 2).

Tabelle 2. Ursachen von 78 Radunfällen mit äußerer Einwirkung

35	Kollision mit Auto/Lastwagen
27	Sturz in den Straßenbahnschienen
8	Aufprall auf unvermittelt geöffnete Autotüre
2	Sturz nach erzwungenem Ausweichmanöver
2	Kollision mit Motorrad/Mofa
2	Kollision mit anderem Radfahrer
2	Kollision mit Fußgänger

Prophylaxe

Im Vordergrund der Diskussionen zur erhöhten Sicherheit für den Radfahrer im Straßenverkehr steht zur Zeit der Schutzhelm. Zahlreiche Autoren [10, 8, 4] setzen sich vehement für die Helmtragpflicht bei Radfahrern ein. Lediglich eine Studie [10] belegt aber die Effizienz derartiger Helme mit – allerdings eindrücklichen – Zahlen (88% weniger schwere Schädel-Hirn-Verletzungen!), wobei hier nur vom Neurocranium gesprochen wird und das Kollektiv zu 70% Kinder umfaßt, die bei unserer Untersuchung aus erwähnten Gründen weitgehend ausgeschlossen wurden. Für alle bei uns beobachteten ossären Verletzungen bietet der gängige Radhelm keinen Schutz. Lediglich ein Integralhelm könnte vor einem direkten Trauma des Gesichtes und Gesichtsschädels schützen. Wesentlichere prophylaktische Programme sind nach unserer Ansicht Informationskampagnen über adäquates Training und adäquate Ausrüstung des Radfahrers. Hoher technischer Stand und leichtes Fahrzeug führen zu gefährlichen Geschwindigkeiten und provozieren, zumal bei den oft älteren, schlecht trainierten Freizeitfahrern, Selbstunfälle. Weitere denkbare Vorbeugemaßnahmen sind vermehrte Information über die Verbindlichkeit der Verkehrsregeln auch für Radler, bei deren abbröckelnder Verkehrsdisziplin gegebenenfalls auch eine Kontrolle der Verkehrszulassung, sowie getrennt vom Autoverkehr geführte Radwege. Diese Maßnahmen bringen allerdings einen wesentlichen personellen und materiellen Aufwand mit sich.

Zusammenfassung

Velounfälle sind beim Erwachsenen häufig und Kopfverletzungen dabei die Regel. Die häufigen Gesichtsverletzungen sind zwar kaum lebensgefährlich und therapeutisch gut behandelbar, können aber durch die handelsüblichen Helme nicht verhindert werden. Der verkehrserzieherischen Prophylaxe kommt deshalb große Bedeutung zu. Technisch verbessertes Rollmaterial fordert auch vermehrtes Training, besonders beim Hobby-Rennfahrer mittleren Alters. Besseres Respektieren der Verkehrsregeln und vom Autoverkehr getrennte Radwege sind weitere prophylaktische Ansätze.

Literatur

1. Enzler M, Stöhr S, Harder F (1987) Unfälle mit Zweiradfahrzeugen. Studie über 224 Verunfallte, die 1984 im Kantonsspital Basel stationär behandelt wurden. Z Unfallchir Vers Med Berufskr 80 (2):93–100
2. Frobenius H, Betzel A (1987) Verletzungen und deren Ursache bei Fahrradunfällen. Unfallchir 13 (3):135–141
3. Hammer B, Prein J (1989) Entwicklung und Ziele der AO in der maxillofazialen Chirurgie. Schweiz Monatsschr Zahnmed 99 (2):248–250
4. Kuner EH, Gabelmann M, Schlickewei W (1990) Zweiradunfälle – Ursachen und Folgen. Eine Bilanz des Kalenderjahres 1986. Unfallchir 16:25–34
5. Lindqvist C, Sorsa S, Hyrkäs T, Santavirta S (1986) Maxillofacial fractures sustained in bicycle accidents. Int J Oral Maxillofac Surg 15:12–18
6. Olkkonen S, Lahdenranta U, Tolonen J, Slätis P, Honkanen R (1990) Incidence and characteristics of bicycle injuries by source of information. Acta Chir Scand 156:131–136
7. Prein J, Hammer B (1988) Stable internal fixation of midfacial fractures. Facial Plast Surg 5 (3):221–230
8. Schelp L, Ekman R (1990) Road traffic accidents in a Swedish municipality. Public Health 104:55–64
9. Spiessl B (1987) Osteosynthese des Unterkiefers. Springer, Berlin, Heidelberg New York Tokyo
10. Thompson RS, Rivara FP, Thomspson DC (1989) A case-control study of the effectiveness of bicycle safety helmets. New England J Med 320 (21):1361–1366

Kopfverletzungen bei Fahrradunfällen – wie sinnvoll ist ein Helmschutz?

W. Schlickewei, E.H. Kuner und M. Gabelmann

Abteilung Unfallchirurgie (Ärztl. Direktor: Prof. Dr. E.H. Kuner)
Chirurgische Universitäts-Klinik, Hugstetterstraße 55, D-W-7800 Freiburg

Während in Unfallstatistiken Motorradunfälle rückläufig sind, zeigen Fahrradunfälle eine ansteigende Tendenz. So wurden im Jahr 1986 [2] in der Bundesrepublik Deutschland fast ebenso viele Personen bei Fahrrad- wie bei Motorradunfällen verletzt (Tab. 1). Tödliche Verletzungen ereigneten sich im gleichen Zeitraum im Verhältnis 3:2. Die differenten Zahlen in anderen Ländern sind zum Teil durch unterschiedliche Unfallstatistiken zu erklären: Da Fahrradunfälle nicht in jedem Fall polizeilich erfaßt werden, ist die Dunkelziffer, die in den Verkehrsunfallstatistiken nicht erfaßt wird, nur zu schätzen.

Tabelle 1. Zweiradunfälle Unfallzahlen 1986

Verletzte	Motorrad	Fahrrad
BRD	68.652	61.917
Frankreich	48.756	9.277
Schweiz	9.269	2.823
Tote		
BRD	1.232	819
Frankreich	1.504	438
Schweiz	275	78

Anhand einer anamnestischen und katamnestischen Erhebung von Unfalldaten des Kalenderjahres 1986 (insgesamt 402 Patienten, die wegen eines Zweiradunfalles in der Chirurgischen Universitätsklinik Freiburg stationär behandelt wurden) wurden die unterschiedlichen Verletzungsmuster ausgewertet und bilanziert [1]. 151 stationär behandelten Motorradfahrern stehen 251 stationär behandelte Fahrradfahrer gegenüber. Während das Durchschnittsalter mit 25 bzw. 30 Jahren keine wesentlichen Unterschiede zeigt, zeigt die Altersverteilungskurve ein unterschiedliches Bild. 19,5% der verunfallten Fahrradfahrer sind zwischen 18 und 25 Jahren, gegenüber 45,7% der Motorradfahrer. Über 35 Jahre alt sind 35% der Radfahrer und lediglich 13% der Motorradfahrer. Auch die Anzahl der verunfallten Frauen ist mit 37,5% bei den Fahrradfahrern dreimal so hoch.

Betrachtet man das Verletzungsmuster und die Lokalisation der Verletzungen, dann sind schwere Verletzungen bei Motorradunfällen deutlich häufiger. Speziell schwere Thoraxverletzungen und intraabdominelle Organverletzun-

Hefte zu der Unfallchirurg, Heft 230
6. Deutsch-Österr.-Schweiz. Unfalltagung

gen wie Milzrupturen werden bei Motorradfahrern prozentual vermehrt beobachtet. Während Frakturen an der oberen Extremität bei Motorradfahrern häufiger registriert werden, sind Beinverletzungen bei beiden Patientengruppen prozentual gleich verteilt. Auch die Häufigkeit der Verletzungen einer oder mehrerer Körperregionen sowie die mittleren Liegezeiten zeigten im Vergleich, daß Fahrradfahrer im Durchschnitt leichtere Verletzungen erlitten als Motorradfahrer.

Ein ganz anderes Bild zeigt sich bei der Betrachtung der tödlichen Unfälle. Obgleich die Motorradfahrer deutlich schwerere Verletzungen erlitten, waren bei den tödlichen verunfallten 13 Patienten Fahrradfahrer mit 9:4 überrepräsentiert. Alle Patienten mit tödlichen Verletzungen im Beobachtungszeitraum hatten ein drittgradiges Schädel-Hirn-Trauma und verstarben an ihren schweren Kopfverletzungen (Tab. 2).

Tabelle 2. Tödliche Unfälle n = 13

	Fahrrad	Motorrad
insgesamt	9	4
3. gradiges SHT	9	4
Polytrauma	2	2
Durchschnittsalter	55,2	29,5
Altersgrenzen	42–79	16–58
Prozentanteil	3,5	2,6

Die Betrachtung der sozialen Unfallfolgen spiegelt ebenfalls die Verletzungsschwere wider. Insgesamt war eine dauernde berufliche und soziale Beeinträchtigung bei Fahrradfahrern in 7,4% der Fälle gegeben, während 22,9% der Motorradfahrer bleibende berufliche und soziale Folgen aufgrund der Verletzungsfolgen hatten. Betrachtet man die Kopfverletzungen, zeigt sich ein gegenläufiges Bild. Insgesamt 69,3% der Fahrradfahrer erlitten Kopfverletzungen gegenüber 45,7% der Motorradfahrer, demgegenüber war die Helmtragequote bei den Motorradfahrern bei 93,7%, Fahrradfahrer trugen im Beobachtungszeitraum bei keinem Unfall einen Helm (Abb. 1). Das Verletzungsmuster der Kopfverletzungen zeigt, daß vor allem leichtere Kopfverletzungen, wie Platzwunden, Commotiones und Contusionen bei Fahrradfahrern trotz leichterer Unfälle in etwa gleich häufig auftreten, während Mittelgesichts- und Unterkieferfrakturen sowie Subduralhämatome, welche für ein höheres Rasanzmoment im Unfallgeschehen sprechen, bei Motorradfahrern häufiger beobachtet werden (Abb. 2).

Während bei Motorradfahrern in Deutschland seit Jahren eine Helmpflicht besteht, die eine sehr hohe Akzeptanz findet, ist die Helmtragequote bei Fahrradfahrern praktisch zu sehr vernachlässigt. Die Auswertung der Verletzungsmuster und der Verletzungsschwere zeigt, daß Kopfverletzungen bei vom Mechanismus her einfacheren Unfällen aufgrund des fehlenden Helmschutzes bei Fahrradfahrern häufiger auftreten als bei den durch den Helm besser geschützten Motorradfahrern.

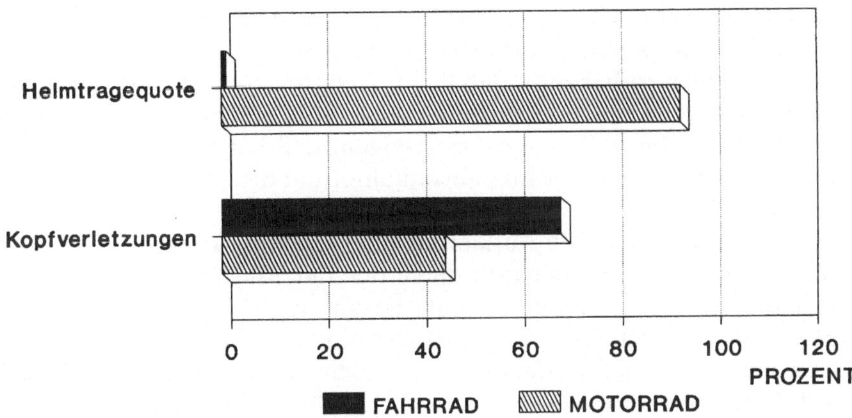

Abb. 1. Vergleich der Helmtragequote und der Kopfverletzungen bei insgesamt 402 Fahrrad- und Motorradunfällen

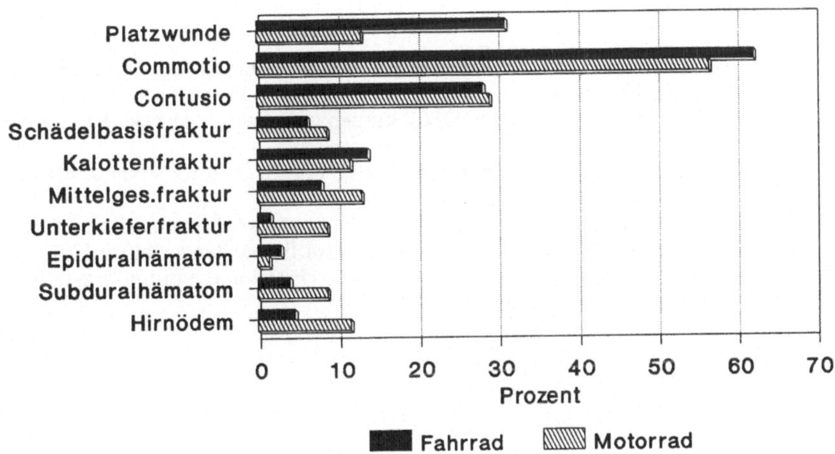

Abb. 2. Häufigkeit von Kopfverletzungen in Prozent bei Fahrrad- und Motorradunfällen (n = 402)

Die Unfallprävention bietet Möglichkeiten der aktiven und der passiven Sicherheit. Unfallverhütende Maßnahmen sind vor allem durch den in den letzten Jahren vermehrten Ausbau der Radwege zu erreichen, andere verkehrsschulende Maßnahmen werden begleitend durchgeführt. Die passive Sicherheit ist im wesentlichen durch Schutzkleidung oder Entschärfung von Fahrzeugkonturen zu erreichen. Ein Schutzhelm trägt zur Erhöhung der Verkehrssicherheit bei Fahrradfahrern bei.

Aus den erhobenen Daten kann gefolgert werden, daß durch einen Schutzhelm eine erhebliche Minderung des Risikos, eine Kopfverletzung zu erleiden, erreicht werden kann.

Kopfverletzungen sind die führenden Verletzungen bei Zweiradunfällen. In 70% der Unfälle mit tödlichem Ausgang sind Kopfverletzungen die alleinige

Todesursache. Mit modernen Mehrgangfahrrädern sind Geschwindigkeiten mit dem Fahrrad wie mit motorisierten Fahrzeugen zu erreichen. Aus diversen Untersuchungen ist bekannt, daß durch Helmtragen bei Motorradunfällen die Gefahr schwerer Kopfverletzungen um ca. 50% gesenkt werden kann. Untersuchungen aus Australien und USA zeigen, daß bei einer hohen Helmtragequote Kopfverletzungen beim Fahrradfahrer um bis zu 80% reduziert werden können [3, 5].

Neben einer vermehrten Aufklärung über Unfallrisiken und Forderung eines zweiradgerechten Ausbaues (vor allem der Innenstädte, da sich hier die meisten Unfälle ereignen) kann nicht nur aus der eigenen, sondern aus mehreren vorliegenden Untersuchungen gefolgert werden, daß das Risiko, eine Kopfverletzung bei einem Fahrradunfall zu erleiden, durch das Tragen eines Helms deutlich gesenkt werden kann [1, 2, 4, 5]. Ob hieraus eine Helmtragepflicht gefolgert werden soll, ist eine Frage, die sich dem Verkehrspolitiker stellt.

Literatur

1. Kuner EH, Gabelmann M, Schlickewei W (1990) Zweiradunfälle – Ursachen und Folgen. Eine Bilanz des Kalenderjahres 1986. Unfallchir 16:25–34
2. Statisches Bundesamt Wiesbaden (1986) Straßenverkehrsunfälle 1986. Fachserie 8 Verkehr, Reihe 3.3
3. Thompson RS, Rivara FP, Thompson DC (1989) A case-control study of the effectiveness of bicycle safety helmets. N Engl J Med 320:1361–1367
4. Waters EA (1986) Should pedal cyclists wear helmets? A comparison of head injuries sustained by pedal cyclists and motorcyclists in traffic accidents. Injury 17:372–375
5. Wood T, Milne P (1988) Head injuries to pedal cyclists and the promotion of helmet use in Victoria, Australia. Accid Anal Prev 20:177–185

Sterblichkeitsabnahme und Verletzungsverteilung beim Fußgängerunfall – eine 14-Jahres Analyse

M. Muggia-Sullam[2], M. Nerlich[1], M. Holch[1], D. Otte[1] und H. Tscherne[1]

[1] Unfallchirurgische Klinik (Direktor: Prof. Dr. H. Tscherne), Medizinische Hochschule Hannover, Konstanty-Gutschow-Straße 8, D-W-3000 Hannover 61
[2] Hadassah University, Department of Surgery, A.P.O.-Box 12000, IL-Jerusalem 91–120

Einleitung

Die alarmierend hohe Zahl der Verkehrsunfalltoten in den frühen 70er Jahren hatte zu einer Vielzahl von Maßnahmen zur Reduktion der Letalität im Straßenverkehr geführt. Der Rückgang der Letalität gerade beim verunfallten Straßenverkehrsteilnehmer ist, was z.B. den Autofahrer oder den Zweiradfah-

Hefte zu der Unfallchirurg, Heft 230
6. Deutsch-Österr.-Schweiz. Unfalltagung

rer betrifft, durch direkte und indirekte Sicherheitsmaßnahmen (Gurt, Helm, passive und aktive Rückhaltesysteme) eindeutig erklärbar. Für den Fußgänger trifft derartiges nicht zu. Unfallverhütungsmaßnahmen wie die Beeinflussung des Verhaltens der Straßenverkehrsteilnehmer ist in seinem Effekt schwer meßbar. Nach der statistischen Unfallbilanz, erstellt vom statistischen Bundesamt, hat sich die Zahl der verletzten Fußgänger von 1973 zu 1988 von 67.666 auf 42.057 reduziert [4]. Die Zahl der tödlichen Fußgängerunfälle gingen in demselben Zeitraum von 4.643 auf 1.732 zurück. Wenn man nun als Quotienten den „Pedestrian Death Index" erstellt (relativer Anteil Getöteter an der Zahl der Verletzten), so nimmt auch die Zahl der tödlichen Fußgängerunfälle überproportional von 0,068 (1973) auf 0,041 (1988) ab. Die Ursache dieser Reduktion der Sterblichkeit sollte daher in einer epidemiologischen Studie untersucht werden.

Material und Methodik

An der Unfallchirurgischen Klinik der Medizinischen Hochschule Hannover ist seit 1973 ein Verkehrsunfallforschungsprojekt der Bundesanstalt für Straßenwesen etabliert [2]. Zwischen März 1973 und Dezember 1989 wurden 6.778 Straßenverkehrsunfälle durch die kontinuierliche Unfallerhebung analysiert. Dabei wurden 9.097 Verletzte mit insgesamt 46.382 Verletzungen dokumentiert. Ein per Funk alarmiertes Einsatzteam, bestehend aus Technikern und Medizinern, fährt im Stadt- und Landkreis Hannover unmittelbar nach dem Unfallereignis die Unfallstelle an. Medizinische und technische Erhebungen werden am Unfallort begonnen. Die Verletzungen werden dabei nach Art, Lokalisation und Schwere erfaßt und mittels AIS klassifiziert [1]. Im Einzugsbereich des Großraums Hannover, der eine repräsentative Verkehrsstruktur aufweist und von verschiedenen Rettungsmitteln sowie von insgesamt 21 Kliniken versorgt wird, wird ein konstanter Anteil der polizeilich erfaßten Unfälle analysiert.

Das hier in Betracht kommende Patientenkollektiv (n = 675) beinhaltete alle mehrfachverletzten Patienten mit einem ISS von mindestens 20 Punkten, sowie alle dokumentierten Verletzungen mit Todesfolge. 570 Verletzte verstarben an den Folgen des Unfalles, 105 Überlebende mit einem mittleren Injury-Severity-Score (ISS) von 37,8 Punkten erfüllten jeweils die Kriterien. Bei den 675 Verletzten wurde am Unfallort die initiale Bewußtseinslage dokumentiert und mit den darauf beruhenden Entscheidungen in der präklinischen Versorgungsphase verglichen. Das Erhebungskonzept ist statistisch repräsentativ angelegt mit zeitlich und örtlich orientiertem Stichprobenplan.

Ergebnisse

Die Altersverteilung der getöteten 145 Fußgänger betrug für die Periode 1973 bis 1976 (n = 71) 56,2 Jahre im Mittel, für die Periode 1977 bis 1980 (n = 41) 57,8 Jahre, für die Periode 1981 bis 1984 (n = 36) 53,5 Jahre und für die Periode

1985 bis 1988 (n=27) 62,7 Jahre. Die Altersverteilung war damit über den gesamten Betrachtungszeitraum im wesentlichen unverändert, das hohe Durchschnittsalter von im Mittel über 55 Jahren weist auf den beträchtlichen Prozentsatz besonders alter Menschen hin.

Die Kollisionsgeschwindigkeit bei den tödlichen Fußgängerunfällen wurde am Unfallort rekonstruiert und ergibt folgendes Bild:

durchschnittliche Kollisionsgeschwindigkeit
1973–1976 54,5 km/h,
1977–1980 53,3 km/h,
1981–1984 48,6 km/h,
1985–1988 61,2 km/h.

Damit ist die Kollisionsgeschwindigkeit in den letzten Jahren eher wieder angestiegen. Ein Vergleich zu den nicht tödlichen Fußgängerunfällen zeigt eine höhere durchschnittliche Kollisionsgeschwindigkeit.

Als Todesursache standen eindeutig schwere Kopfverletzung (AIS-Kopf >=4) im Vordergrund. Die Schwere der Kopfverletzungen nahm im Vergleich der einzelnen Perioden in den letzten Jahren noch zu.

1973–1976 wiesen 63% eine schwere Kopfverletzung auf, 1977–1980 73%, 1981–1984 75% und 1985–1988 85%.

Die schwere Thoraxverletzung stellt die zweite Haupttodesursache dar. Sie ist im Verlaufe der beiden Dekaden relativ konstant geblieben mit einer prozentualen Häufigkeit von 39% (1973–1976), 51% (1977–1980), 41% (1981–1984), 44% (1984–1988).

Eine signifikante Reduktion der tödlichen abdominellen Verletzungen konnte festgestellt werden: während 1973–1976 war die schwere Bauchverletzung bei 41% der tödlichen Ausgänge nach Fußgängerunfall ursächlich beteiligt und auch in der Periode 1977–1980 mit 39% als unverändert nachweisbar. Zwischen 1981–1984 mit 25% und speziell 1985–1988 mit 15% ist eine signifikante Reduktion (p=0,02 im zweiseitigen Chi-Quadrat-Test) feststellbar.

Schlußfolgerungen

Die Reduktion der tödlichen Straßenverkehrsunfälle wird auf ein Bündel umfangreicher Sicherheitsmaßnahmen zurückgeführt. Es läßt sich auch in dieser Studie eine eindeutige Reduktion der Verletztenzahlen und überproportional der Getöteten feststellen. Verbesserungen der Verkehrswege im innerörtlichen Bereich haben offensichtlich nicht zu dieser relativ stärkeren Reduktion der tödlichen Verletzungen geführt, wie das über die Jahre hinweg relativ konstante Verhältnis zwischen innerorts bzw. außerorts getöteten Fußgängern anzeigt.

Auch läßt sich in dem von uns erarbeiteten Kollektiv von 145 getöteten Fußgängern eine wesentliche Verschiebung in der Altersverteilung im Zeitraum von 1973 bis 1988 nicht feststellen. Nach wie vor gehört der alte Mensch zur besonderen Risikogruppe unter den Fußgängern. Die Kollisionsgeschwindigkeit in unserem Kollektiv lag im Mittel zwischen 48,6 und 61,2 km/h. Aus früheren Untersuchungen von Otte läßt sich eine eindeutige Beziehung zwischen Verletzungsschwere (nach AIS) und Fahrzeugkollisionsgeschwindigkeit bei Fußgängerunfällen aufstellen. Tödliche Verletzungen werden zwar schon ab etwa 35 km/h verzeichnet, doch zeigt sich eine stark progressive (exponentielle) Zunahme der Verletzungsschwere ab etwa 50 km/h. Hier ist die Wahrscheinlichkeit getötet zu werden mit 40% anzunehmen. Das Verletzungsmuster bei den tödlichen Fußgängerunfällen zeigt eine eindeutige Dominanz der schweren Schädel-Hirn-Verletzungen auf. Hier ist eine stetige Zunahme über die Jahre zu verzeichnen, wie sich aus dem Aufschöpfungsmechanismus beim Anprall des Fußgängers und Aufschlag mit dem Schädel auf Kühlerhaube und Windschutzscheibe häufig erklären läßt. Die schweren Thoraxverletzungen rangiergen an zweiter Stelle und sind über die Jahre hinweg konstant geblieben. Die signifikante Reduktion der schweren abdominellen Verletzungen besonders in den beiden letzten Perioden von 1981 bis 1984 und 1985 bis 1988 lassen sich durch Veränderungen der Fahrzeugfrontgeometrie nicht erklären, da doch der Anteil abgeschrägter Fronten noch deutlich zugenommen hat. Von Otte und Mitarbeitern wurde eine Reduktion der schweren Beckenverletzungen mit Änderungen der Fahrzeugfrontkonstruktion in Beziehung gebracht [3]. Bei den schweren Bauchverletzungen konnte diese Beziehung allerdings nicht so deutlich festgestellt werden. Bei genauerer Analyse der Einzelfälle sind in den 70er Jahren eine ganze Reihe von prinzipiell überlebbaren Verletzungen offensichtlich nicht erkannt worden, wie z.B. eine isolierte Milzruptur, die bei Nichterkennen zum Tode durch Verblutung führte.

Als plausible Erklärung für den Rückgang der schweren Bauchverletzungen ist somit die Verbesserung der präklinischen Rettungskette mit aggressiver Schocktherapie und raschem Transport in geeignete Kliniken anzunehmen. Während die schwere Schädel-Hirn-Verletzung therapeutisch nur sehr begrenzt angehbar ist, ist bei intraabdominellen Blutungen sehr häufig eine chirurgische Blutstillung zu erzielen. Insofern sind schwere Bauchverletzungen chirurgisch besser therapierbar, vorausgesetzt, der Patient erhält suffiziente Schockbehandlung und erreicht rechtzeitig die Klinik. Zum anderen hat die Diagnostik der Bauchverletzung durch die Einführung der Sonographie zu Beginn der 80er Jahre eine wesentliche Beschleunigung in der Diagnosefindung erfahren. Insofern kann die Reduktion tödlicher Fußgängerunfälle unter anderem auch einer Verbesserung der präklinischen Notfallbehandlung und Fortschritten in Diagnostik und Management schwerverletzter Patienten zugesprochen werden.

Literatur

1. American association for automotive medicine (1985) The Abbreviated Injury-Scale. Morton Grove. Illinois (USA)
2. Dilling J, Otte D (1986) Die Bedeutung örtlicher Unfallerhebungen im Rahmen der Unfallforschung. Unfall- und Sicherheitsforschung Straßenverkehr, Heft 56:59, Bundesanstalt für Straßenwesen
3. Otte D (1989) Einfluß der Fahrzeugfrontgeometrie auf die Verletzungssituation von Fußgängern.
4. Statistisches Jahrbuch des Bundesamtes für Statistik 1973 bis 1988

Medizinische Auswertung des Straßenverkehrsunfalls in den Jahren 1989/90 des ÖAMTC-Notarzthubschraubers Christophorus III (Standort Wiener Neustadt)

K. Krischka

Allgemeines öffentliches Krankenhaus Wiener Neustadt, Unfallabteilung, Corvinusring 3–5, A-2700 Wiener Neustadt

Anhand einer Analyse aller Einsatzberichte in den Jahren 1989/90 wurde versucht, den Straßenverkehrsunfall genauer zu untersuchen. Bei insgesamt 1.590 Einsätzen war der Straßenverkehrsunfall mit 21% vertreten (426 Fälle).

Bei einer jahresdurchschnittlichen Einsatzzeit von 6.00 Uhr früh bis 20.00 Uhr abends fanden wir die Anforderungsspitze tageszeitlich zwischen 14.00 Uhr und 18.00 Uhr mit knapp 40% der Verkehrsunfälle. Die restlichen Einsätze verteilten sich nahezu gleichmäßig.

Nach der Alarmierung durch die Leitstelle und einer Startphase von 2 Minuten, erreichen wir durchschnittlich in 10 Minuten den Notfallort. Die Behandlung nimmt im Schnitt 14 Minuten in Anspruch, so daß nach weiteren 6 Minuten Flugzeit zum bestgeeigneten Zielspital die etwaige Gesamteinsatzdauer 30 Minuten beträgt. Vergleichend mit anderen Primäreinsätzen, wie z. B. dem internen Notfall, beträgt die Behandlungszeit vor Ort beim VKU etwa 6 Minuten länger, was sicherlich durch die erschwerten Bedingungen wie Sichtung, Ortung, Bergung und durch die Anzahl der Verletzten bedingt ist. Bei einer Gesamtzahl von 426 VKU wurden 584 Patienten in Zusammenarbeit mit bodengebundenen Fahrzeugen versorgt. Knapp 65% dieser Patienten wurden anschließend mit dem Hubschrauber geflogen.

Mehr als die Hälfte aller Unfälle ereigneten sich auf Überlandstraßen. Der Rest verteilte sich etwa gleich auf Autobahnen und Ortsgebiet. Der PKW-Unfall steht mit 65% weit an der Spitze des Straßenverkehrunfalles. Gefolgt wird die Unterteilung etwa in gleichen Größen von LKW und Zweiradunfall.

Bei allen behandelten und geflogenen Patienten war der durchschnittliche Verletzungsgrad nach der internationalen NACA-Skala zwischen 4 und 5 (65%). Knapp 20% der Verletzten wurden am Notfallort orotracheal intubiert. Genauer analysiert wurde das allgemeine Verletzungsmuster in einer Gegenüberstellung PKW gegen Motorrad. Dabei zeigte sich erstaunlicherweise, daß bei allen Verletzungsformen (SHT, Thoraxtrauma, Abdominaltrauma sowie Frakturen allgemein) der PKW-Insasse einer wesentlich höheren Traumatisierung ausgesetzt ist.

Aufgrund dieses Ergebnisses haben wir 1990 alle schweren Thoraxtraumen (NACA 4 und aufwärts) nachuntersucht. Wir stellten bei 3,5% aller Unfallverletzten am Unfallort die Diagnose Haemato(pneumo)thorax. Das Durchschnittsalter war mit 24 Jahren dem Trend entsprechend. Das männliche Patientengut war mit 90% dominant. Eine Thoraxentlastung am Unfallort wurde bei 12 Patienten durchgeführt. Die Lokalisation war 5mal beidseitig, 6mal links und erstaunlicherweise nur 1mal rechts (möglicherweise ein Hin-

Hefte zu der Unfallchirurg, Heft 230
6. Deutsch-Österr.-Schweiz. Unfalltagung

weis dafür, daß der linke Hemithorax beim PKW-Fahrer doch ungeschützter ist).

Bei einem sinnvollen Einsatzradius von maximal 20 min. Flugdauer (das entspricht einer Entfernung von 70 km) ergeben sich die neuralgischen Unfallhäufungspunkte:

1. A-2 Höhe Leobersdorf/B 18
2. Knoten Wiener Neustadt/Neunkirchner Allee
3. B 10 (Schwadorf bis Nickelsdorf)

An diesen Stellen waren nahezu 40% unserer Anforderungen lokalisiert. Abschließend muß zu dieser Statistik gesagt werden, daß sie nur eine relative sein kann, da sie den allgemein bekannten Anforderungskriterien des Hubschraubers unterliegt.

Biomechanische Aspekte bei Kollisionen im Straßenverkehr

F. Walz

Universität Zürich, Gerichtlich-Medizinisches Institut, Postfach, CH-8028 Bayreuth

1. Unfallstatistik

Die Anzahl der Getöteten und Verletzten hat in der Schweiz seit dem bedenklichen „Rekordjahr" 1971 mit insgesamt 1.773 Toten auf 923 im Jahre 1989 wie in anderen europäischen Ländern stark abgenommen. Ein beträchtlicher Teil der Abnahme geht jedoch nicht auf eine generell erhöhte Verkehrssicherheit, sondern auf eine raschere Rettungsorganisation und die verbesserten Therapiemöglichkeiten zurück. Die Autoinsassen sind zahlenmäßig ca. zur Hälfte, die Zweiradfahrer ca. zu einem Drittel und die Fußgänger ca. zu einem Fünftel beteiligt (Abb. 1). Die Kosten betragen in der Schweiz ca. 2 Milliarden Franken pro Jahr allein für Personenschäden und die Gesamtkosten ergeben ca. 3,3 Milliarden.

2. Biomechanik und Prävention

Allgemein ist zu unterscheiden zwischen
a) der Verhütung der Kollisionen an sich und
b) der Verhütung der Kollisionsfolgen.

Bei a) sind vor allem Geschwindigkeitslimiten, Gefahrenschulung, aktive Fahrzeugsicherheit und verkehrstechnische Maßnahmen zu nennen, bei b) denkt man z.B. an Sicherheitsgurten oder Schutzhelme (passive Sicherheit).

Hefte zu der Unfallchirurg, Heft 230
6. Deutsch-Österr.-Schweiz. Unfalltagung

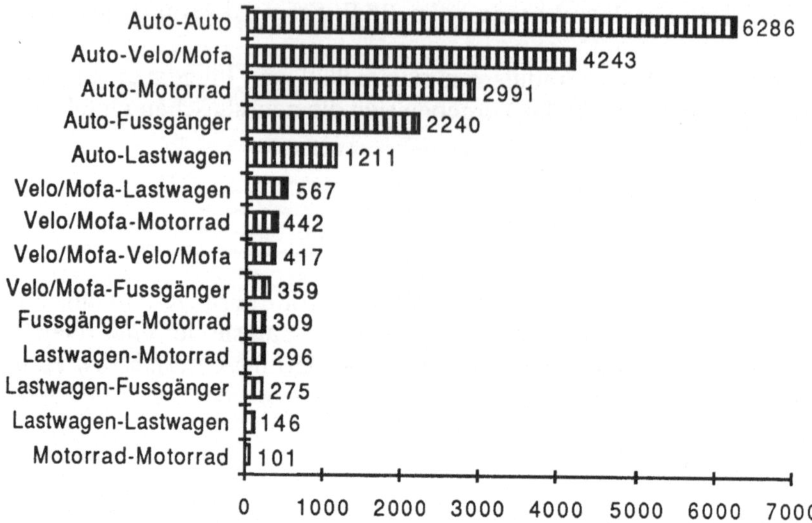

Abb. 1. Kollisionspartner und Verletzte und Getötete pro Jahr in der Schweiz (1988, ohne Alleinunfälle)

Die allgemeine Erfahrung, daß höhere Geschwindigkeiten größere Gefahren mit sich bringen, wird durch zahlreiche europäische und amerikanische Studien belegt. Grundsätzlich hat sich eine Faustregel als gültig erwiesen: Eine Erhöhung der Tempolimite um 10 km/h hat eine Erhöhung der Opfer um ca. 10% zur Folge. Diese Untersuchungen können in einem Satz zusammengefaßt werden: „Speed kills". Schon die allgemein als „langsam" angesehene Geschwindigkeit von 50 km/h entspricht einer Fallhöhe von fast 10 Metern und Tempo 30 einer solchen von 3,5 Metern.

Korrekt angelegte 3-Punktgurte bzw. auf richtiger Höhe eingestellte und möglichst nahe am Hinterkopf positionierte Kopfstützen können vor allem Kopf- bzw. Halswirbelsäulenverletzungen bis zu Kollisionsgeschwindigkeiten (gemessen als Delta-v[1] von ca. 60–70 km/h reduzieren – auch für Rücksitzpassagiere. Bereits bei Delta-v-Werten von 50 km/h sind die Verletzungen im Mittel aber auch bei Autoinsassen mit Gurt schwer (im Bereiche von ISS 30). Ab 80 km/h Kollisionsgeschwindigkeit steigt die Verletzungsschwere unverhältnismäßig stark an. Deshalb dürfen alle technischen Sicherheitseinrichtungen nicht vergessen lassen, daß es in erster Linie die Geschwindigkeit ist, die über Leben, Verletzung oder Tod entscheidet.

Unsere interdisziplinäre Untersuchung von 253 schwerverletzten und 157 getöteten Gurtenträgern in der Schweiz (IAU, 1977) ergab im wesentlichen, daß Halsschlagader- und Halswirbelsäulenverletzungen selten auftraten, daß Ursachen für eine unerwartet hohe Verletzungsschwere meist hohe Fahr- bzw. Kollisionsgeschwindigkeit, locker getragene Gurten, Überlastung durch nicht

1 Delta-v = Geschwindigkeitsänderung während der ca. 100 Millisekunden dauerden Kollisionsphase, entspricht hier ungefähr einer äquivalenten Wandaufprallgeschwindigkeit.

angeschnallte Rücksitzpassagiere (Partnerschutz!) und fortgeschrittenes Alter der Verletzten waren; allgemein waren in unter 1% der Kollisionen die Verletzungen infolge der Gurtwirkung schwerer als ohne Gurt. Mögliche Verbesserungen sind z.B. Integralsitze mit optimaler Geometrie der vollständig am Sitz befestigten Dreipunktgurte, Gurtstraffung am Gurtschloß, Airbag für beide vorderen Sitzplätze, optimal positionierte Kopfstützen, integrierte Sitze für Kinder (entgegen der Fahrtrichtung bis zu ca. 2 Jahren).

Die Öffentlichkeit hat sich in den letzten zwanzig Jahren etwas unberechtigterweise der Illusion hingegeben, die passive Fahrzeugsicherheit sei mittlerweile weitgehend gewährleistet. Sind die Insassen nicht durch Gurte gesichert, schlagen sie aber mit unverminderter „Vorkollisionsgeschwindigkeit" im Fahrgastraum auf. Bereits bei einer Anprallgeschwindigkeit von 20 km/h gegen eine harte Struktur ist ein Schädelbruch kaum zu vermeiden. Die Verzögerungen des schlagartig abgestoppten Kopfes erreichen nämlich wesentlich höhere Werte als diejenigen des durch die Deformationszone relativ „weich" aufgefangenen Fahrzeuges. Man geht heute von einer biomechanischen Belastungsgrenze des Kopfes von 80 g (während maximal 3 ms) aus; für den Brustbereich gelten heute Werte von maximal 60 g (1 g: 9,81 m/sec^2 – Erdbeschleunigung). Spätestens nach den von Verbraucherorganisationen in den USA und in Deutschland durchgeführten Crash-Tests mit 55 km/h, teilweise in Offset-Konfiguration (halbe Frontüberdeckung), zeigte sich, daß nicht alle Fahrzeughersteller mit der nötigen Sorgfalt vorgehen und daß auch mit korrekt getragenen Gurten bereits in diesen Geschwindigkeitsbereichen schwere Verletzungen entstehen können. Besonders von Bedeutung ist der Kopfanprall am Lenkrad und das „Submarinig", also das Untertauchen unter dem Gurt, was zu Knie,- Oberschenkel- und Bauchverletzungen führen kann.

Nachdem heute viele wissenschaftliche Erkenntnisse zum Insassenschutz bei Frontalkollisionen in die Autoproduktion eingeflossen sind, muß der Schutz bei Seitenkollisionen noch verbessert werden.

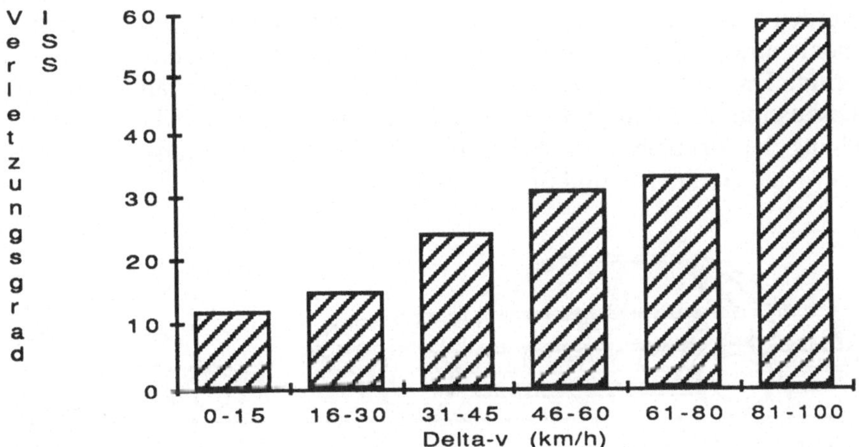

Abb. 2. Delta-v während der Kollision und Verletzungsschwere bei angegurteten Autoinsassen (IAU 1977)

Aus verschiedenen Gründen werden in den nächsten Jahren vermehrt Leichtmobile auf den Straßen zirkulieren (Cost 1987, Infra 1989, Vester 1990). Ein Schwerpunkt für die nächsten Jahre wird deshalb die Entwicklung von Schutzeinrichtungen bei Leichtfahrzeugen sein (z.B. Solar- oder Elektromobile von 400 bis 600 kg Gewicht). Aus Gründen des leichten Gewichtes und der geringen Abmessungen sind deren Insassen bei Kollisionen mit den heute üblichen Autos prinzipiell benachteiligt. Aufgrund von Analogieschlüssen aus der Unfallforschung bei Personenwagen muß angenommen werden, daß bei Leichtmobilen heutiger Konstruktion die kritische Grenze – mit Gurt – aufgrund der genannten Inkompatibilitäten zwischen dem Leichtmobil und dem PKW bei einem Delta-v von deutlich weniger als 50 km/h liegen dürfte. Ein solches Delta-v wird bei den leichten Fahrzeugen aber schon bei relativ geringen Kollisionsgeschwindigkeiten der unterschiedlich schweren Kollisionspartner erreicht. Deshalb sollte die Höchstgeschwindigkeit von Leichtmobilen 80 km/h nicht überschreiten. Mit dieser Beschränkung, die für Nahverkehrsfahrzeuge keine Nachteile bedeuten, setzt man sich prinzipiell einer wesentlich geringeren Gefahr aus als bei einer möglichen Eigengeschwindigkeit von 100 km/h. Hohe Fahrgeschwindigkeiten bringen statistisch gesehen auch höhere Kollisionsgeschwindigkeiten mit sich, die im Rahmen der Gewichte und Abmessungen bei Leichtmobilen sicherheitsmäßig kaum mehr zu kontrollieren sind (Walz 1990 und 1991). Wenn sich die Leichtmobile zu ihrer eigenen Sicherheit nun auf diese Maximalgeschwindigkeiten beschränken, ist weiter die Frage zu stellen, ob die anderen, schwereren und damit potentiell für andere Fahrzeuge gefährlicheren Fahrzeuge schneller fahren dürfen. Ein Tempolimit von 80 km/h außerorts ist somit generell sinnvoll.

Bereits in der Anlaufphase unseres Forschungsprojektes „Passive Sicherheit von Leichtmobilen" (1991–1994) ist erkennbar, daß bei Verwendung von neuartigen Technologien und Sicherheitskonzepten eine gegenüber heutigen Fahrzeugen dieser Größenordnung wesentlich erhöhte Sicherheit möglich ist. Da aber trotz überproportional großer Investitionen in die passive Sicherheit die Kollisionssicherheit eines 1.200 kg schweren Mittelklassewagens nicht erreicht werden kann, hat die Vermeidung der Kollisionen durch aktive Sicherheitselemente und optimierte ergonomische Gestaltung des Gesamtsystemes hohe Priorität. Das vermehrte Auftreten von kleinen, leichten Fahrzeugen muß die Diskussion über den Partnerschutz intensivieren; eine möglichst große Angleichung der zirkulierenden Fahrzeuge für den Personentransport in bezug auf Gewicht, Geometrie und Steifigkeit ist anzustreben.

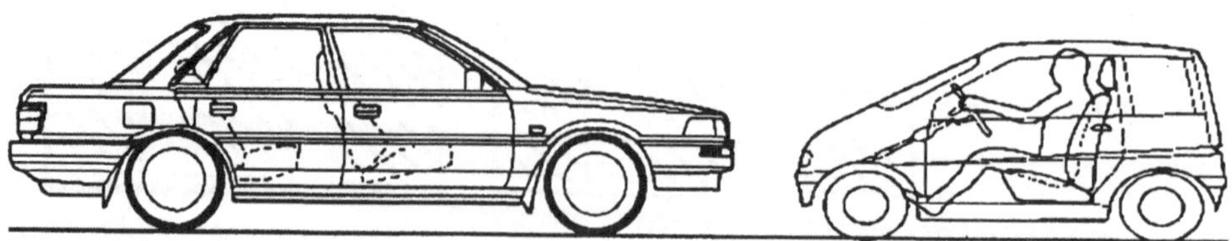

Abb. 3. Kleine Leichtmobile sind ohne neuartige passive Sicherheitselemente bei Kollisionen mit heute üblichen Personenwagen aufgrund der gewichtsmäßigen und der geometrischen Inkompatiblität prinzipiell im Nachteil

Die Gesamtzahl der getöteten Mofa- plus Fahrradfahrer ist größer als diejenige der getöteten Motorradfahrer. Die Wirksamkeit von Schutzhelmen zur Prävention von Kopfverletzungen ist heute allgemein anerkannt, Tragquoten von über 95% sind keine Seltenheit. Große Studien mit zusammen über 1.000 Kollisionsanalysen belegen zusätzlich, daß die Halswirbelsäule durch das Helmtragen nicht gefährdet wird. Beinverletzungen stellen die zweithäufigste Verletzungsart dar, die als Langzeitschäden von Bedeutung sind; gute Schutzkleidung kann offene Brüche und Verschmutzung von Wunden vermeiden.

Die biomechanisch gar nicht so „geringe" Eigengeschwindigkeit des Mofas führt nicht primär zu einem geringeren Verletzungsgrad, weil aufgrund der gegenüber dem Motorradlenker tieferen Sitzposition des Mofalenkers bei rechtwinkligen Kollisionen des Mofas gegen eine Autoseite eine erhöhte Gefahr des Kopfanpralles an den Dachrahmen besteht, während Motorradlenker – gerade bei höheren Kollisionsgeschwindigkeiten – allenfalls über das Auto fliegen, was im Regelfall weniger gefährlich ist. Die häufigste Todesursache ist auch bei Mofalenkern die Kopfverletzung. Deshalb sind Schutzhelme auch für Mofalenker von Bedeutung. Eine Tragpflicht besteht in der BRD seit Oktober 1985 und in der Schweiz seit Januar 1990.

Bei Fahrradlenkern gelten bezüglich Kopfverletzungen ähnliche Verhältnisse wie bei Mofalenkern (Walz 1982). Die involvierten Geschwindigkeiten können sogar noch höher als bei Mofas sein. Als Hauptlokalisation der Verletzungen haben wir in einer Analyse von Fahrradkollisionen in der Stadt Zürich vor allem den seitlichen Kopfbereich eruiert. Die Konstruktion eines Schutzhelmes, der an die speziellen Bedürfnisse der Fahrradfahrer angepaßt ist, kann darauf basieren: Gewicht maximal 500 Gramm, Schutz auch der oberen Gesichtsregion, Aussparung für Ventilationsöffnungen über dem Scheitel (kein Wärmestau). Auch in der Schweiz werden vor allem dank den Aktionen der Schweiz. Unfallversicherungsanstalt SUVA vermehrt Fahrradhelme getragen. Ein weiterer Schwerpunkt bei der Prävention im Zweiradbereich liegt beim Lastwagen-Seitenschutz, der ein Überrollen verhindern kann (Walz 1990).

Die Verletzungsschwere der Fußgänger steigt bei Kollisionsgeschwindigkeiten von über 30 km/h massiv an (IAU, 1985). Aufgrund der 1980 in der Stadt Zürich eingeführten Tempolimite von 50 km/h statt 60 km/h zählte man 20% weniger Verletzte, 80% weniger sehr schwer Verletzte und 25% weniger getötete Fußgänger. Eine relativ geringe Reduktion der Fahrgeschwindigkeit wirkt sich aufgrund des nichtlinearen Abbaues der Geschwindigkeit entlang der Anhaltestrecke in einer sehr deutlichen Reduktion der Kollisionsgeschwindigkeit aus. An der Stelle, wo ein mit primär 30 km/h fahrendes Auto gerade zum Stillstand gekommen ist, erfaßt ein Auto mit primär 50 km/h Fahrgeschwindigkeit einen Fußgänger mit immer noch 50 km/h Kollisionsgeschwindigkeit, da es den Fußgänger noch innerhalb der Reaktionsstrecke ohne Verminderung der Geschwindigkeit trifft! In den USA und in der BRD sind flächendeckende Zonen mit Tempo 30 immer häufiger anzutreffen; sie werden nach einer Angewöhnungsphase von den meisten Autofahrern akzeptiert. Auch in der Schweiz werden nun zunehmend Tempo 30-Zonen signalisiert; wichtig ist es jetzt, daß bisher kompromißlose Gegner und Befürworter vorurteilslos Erfahrungen darüber sammeln, wo und wie genau die Zonen im Einzelnen sinnvoll auszuscheiden und zu gestalten sind.

Schlußbetrachtung

Da die „Schallgrenze" sehr schwerer Verletzungen für angeschnallte Insassen konventioneller Autos bei ca. 80 km/h Kollisionsgeschwindigkeit (bei älteren Insassen schon darunter) und diejenige für Fußgänger bei ca. 30 km/h liegt, dürfen alle technischen Sicherheitseinrichtungen nicht vergessen lassen, daß es in erster Linie die Geschwindigkeit ist, die über Leben, Verletzung oder Tod im Verkehr entscheidet. Die in den letzten Jahrzehnten entwickelten sehr wirksamen Elemente der aktiven und passiven Sicherheit (Lenksysteme, Bremsen, Fahrzeugkonstruktion allgemein, Sicherheitsgurte, Kopfstützen, Schutzhelm etc.) haben uns aber ein Stück weit das gesunde Gefahrenbewußtsein vergessen lassen (Wilde 1987). Ausführlich zu diskutieren sind allfällige Effekte der Risikohomöostase bzw. der sogar kontraproduktiven Risikokompensation im Rahmen des Prometheus-Programmes der europäischen Autoindustrie, wo mittels High-Tech-Steuerungen der Fahrer „entlastet" und allfällige Fahrfehler automatisch korrigiert werden sollen (Chaloupka 1990). Hier müssen umsichtige Verkehrspsychologen den bisher meist nur isolierten und linearen Ansatz der Techniker und Biomechaniker in Zukunft wahrscheinlich in neue Bahnen lenken. Andernfalls wird der potentielle objektive Sicherheitsgewinn der jeweils teuer erkauften technischen Sicherheitspolster durch eine Zunahme des subjektiven Sicherheitsgefühles und damit durch eine risikoreichere Fahrweise wieder zunichte gemacht oder sogar überkompensiert.

Literatur

1. Chaloupka C, Hyden C, Risser R (1990) Die Pro-Gen Verkehrssicherheits-Checkliste. Z Verkehrssich 36:28–34
2. Cost 302 (1987) Technical and economic conditions for the use of electric road vehicles. Final report. Fabre F, Klose A, Somer ed. EUR 11.115 EN
3. Interdisziplinäre Arbeitsgruppe für Unfallmechanik (IAU), Universität und ETH Zürich (1977) Unfalluntersuchung Sicherheitsgurten im Auftrage des EJPD, Bern
4. Interdisziplinäre Arbeitsgruppe für Unfallmechanik (IAU), Universität und ETH Zürich (1985) Auto-Fußgängerkollision und Kopfverletzungen bei Zweiradkollisionen Zürich
5. Infras (1989) Perspektiven für Mini-Elektromobile in der Schweiz. Stab für Gesamtverkehrsfragen, Bundesamt für Energiewirtschaft, Bern
6. Vester F (1990) Ausfahrt Zukunft. Heyne
7. Walz F, Burkart F (1982) Fahrradunfälle; Kopfanprallstellen und Implikationen für die Schutzhelmentwicklung. Dtsch Ges Verkehrsmed, Jahrestagung, Berlin. Unfall- und Sicherheitsforschung im Straßenverkehr BASt, 36:143–147
8. Walz F, Niederer P et al (1985) Auto-Fußgängerkollision: Verletzungsreduktion, Unfallrekonstruktion, mathematische und experimentelle Simulation. Kopfverletzungen bei Zweiradkollisionen. Interdisziplinäre Arbeitsgruppe für Unfallmechanik, Universität/ETH Zürich, 1–207
9. Walz F, Strub C, Baumann U, Marty W (1990) Collisions of Heavy Trucks against Cars, Two-Wheelers and Pedestrians. Ircobi-Conference, Bron, Proceedings 37–44

10. Walz F, Hardmeier B (1990) Sicherheit von Leichtmobilen aus unfallmedizinischer Sicht. Mobile 3:12–15
11. Walz F, Kaeser R, Niederer P (1991) Collision safety of safe low mass cars (SLMC). Ircobi-Conference, Berlin
12. Wilde GJS (1987) Risk homeostasis theory applied to a fictitious instance of an individual driver's decision making. In: Rothengatter/Bruhin (Hrsg 1988) Road user behaviour – Theory and Researce, Van Gorcum, Assen-Maastricht, N. Hampshire

Beeinflussung der Verletzungsmechanik des Insassen durch das Abgleiten der Unfallfahrzeuge bei teilüberdecktem Stoß

F. Zeidler und D. Scheunert

Mercedes-Benz AG, Abteilung Unfallforschung, Postfach 226, D-W-7032 Sindelfingen

Der Frontalaufprall, mit ca. 60% die häufigste Kollisionsart, läßt sich aufgrund unterschiedlicher Überdeckungsgrade und Aufprallwinkel in verschiedene Aufprallkonfigurationen unterteilen (Barriere 0°, Barriere 30°, versetzter Aufprall mit 30%, 40% und 50% Überdeckung). Mit sinkendem Überdeckungsgrad kann es zunehmend zu einem Abgleiten der Fahrzeuge kommen, ein Vorgang, der aufgrund seiner speziellen und sehr komplizierten Verletzungsmechanik einer intensiven Betrachtung bedarf. Bei insgesamt 46% der frontal verunfallten Fahrzeuge sind die Überdeckungsverhältnisse kleiner oder gleich 40%, so daß prinzipiell ein Abgleiten an dem Unfallgegner möglich ist.

Der typische Abgleitunfall passiert meistens auf Landstraßen, wird häufig durch fahrlässige Überholmanöver verursacht und erweckt fast immer den Anschein eines äußerst schweren Unfalls, wobei der Abgleiteffekt im wesentlichen von der Relativgeschwindigkeit, dem Überdeckungsgrad sowie der Deformationscharakteristik der Kollisionspartner abhängt.

Entscheidend für die Insassenbelastung ist einerseits das Verzögerungsniveau des menschlichen Körpers, andererseits die unmittelbare Kontaktgeschwindigkeit, mit der Körperteile des Insassen getroffen werden, wobei hier auch die Größe und Eigenschaft der Kontaktoberfläche von erheblicher Bedeutung ist.

Da sich die verletzungskausalen physikalischen Parameter bei einem Unfall nicht bestimmen lassen, hat sich in der Unfallforschung die Anwendung von drei Unfallschwerekenngrößen durchgesetzt, die im folgenden erläutert werden:

– $\bar{a}$: Die mittlere Fahrzeugverzögerung $\bar{a}$ während der Aufprallphase kann anhand von Geschwindigkeitsänderungen und dabei zurückgelegten Wegen (Deformationen) bestimmt werden.

Hefte zu der Unfallchirurg, Heft 230
6. Deutsch-Österr.-Schweiz. Unfalltagung

– ΔV: Die Geschwindigkeitsänderung ΔV ist bestimmt durch die Differenz der Kollisionsgeschwindigkeit und der Auslaufgeschwindigkeit: $\Delta V = v - v'$ (1)

– EES: Bei der Energie-äquivalenten Geschwindigkeit (**E**nergy **E**quivalent **S**peed) EES handelt es sich um eine als Geschwindigkeitskenngröße formulierte Angabe einer Energie. Die an einem Unfallfahrzeug verrichtete Deformationsarbeit in der Einheit (Newton-Meter) ist selbst für den technischen Sachverständigen so unanschaulich, daß sich die Verwendung der EES aus der Überlegung heraus durchgesetzt hat, daß beim zentralen vollplastischen Stoß gegen ein starres Hindernis die EES der Aufprallgeschwindigkeit entspricht. Die Deformationsarbeit läßt sich dann nach der Formel $W_D = 0{,}5 \cdot m \cdot EES^2$ bestimmen, wobei m die Fahrzeugmasse ist.

Aus dem Energie-Erhaltungssatz folgt für den erwähnten zentralen plastischen Stoß gegen ein starres Hindernis $0{,}5 \cdot m \cdot v^2 - 0{,}5 \cdot m \cdot v'^2 = 0{,}5 \cdot m \cdot EES^2$, so daß sich

$$EES^2 = v^2 - v'^2 \text{ ergibt (2)}$$

Die hier abgeleiteten Abhängigkeiten – ΔV ist abhängig von der Differenz der Geschwindigkeiten, EES ist abhängig von der Differenz der quadrierten Geschwindigkeiten – gelten grundsätzlich. Daraus ergeben sich relativ komplizierte Einflüsse auf die Verletzungsmechanik im Realunfall.

Anhand der Bilder 1 und 2 sollen diese Einflüsse prinzipiell aufgezeigt werden. Es handelt sich um vier verschiedene Fallstudien, in denen jeweils ein Fahrzeug an ein Hindernis prallt und die entsprechenden Insassenreaktionen sichtbar werden. Zur Vereinfachung wird angenommen, daß es sich um ideal plastische Stöße handelt. Die Fälle 2 und 4 zeigen zusätzlich ein Überfahren des Hindernisses. Dieser Effekt ist mit dem Abgleiten eines Fahrzeuges an einem Hindernis gleichzusetzen.

Fall 1: Aufprall gegen ein starres unnachgiebiges Hindernis, das Fahrzeug bleibt unmittelbar am Hindernis stehen (kein Rückprall). Der Insasse beginnt unmittelbar nach dem Erstkontakt des Fahrzeugs mit dem Hindernis sich nach vorn zu bewegen und baut eine Relativgeschwindigkeit v_{REL} zur verzögernden Fahrgastzelle auf. Die Geschwindigkeit der Fahrgastzelle ist bereits Null, während sich der Insasse weiter mit v_{REL} nach vorn bewegt und schließlich auf das Lenkrad prallt bzw. im Gurtsystem abgebremst wird.

Die gesamte kinetische Energie wird in Deformationsarbeit umgewandelt. Die Auslaufgeschwindigkeit des Fahrzeugs ist Null. Nach Formel (2) ergibt sich, daß der EES-Wert gleich der Kollisionsgeschwindigkeit V ist. ΔV ergibt sich nach Formel (1) zu V, d.h. $\Delta V = V = EES$.

Fall 2: Aufprall gegen ein nachgiebiges undeformierbares Hindernis, das vom Fahrzeug überfahren wird. Die Geschwindigkeit ist höher als im Fall 1. Das Hindernis hält der hohen Belastung nicht Stand, kippt um und wird vom Fahrzeug überfahren. Es entstehen annähernd die gleichen Deformationen wie im Fall 1 ($EES_1 \approx EES_2$). Da das Hindernis nachgibt und das Fahrzeug nach der Kollision eine bestimmte Auslaufgeschwindigkeit hat, baut der Insasse durch die weniger starke Abbremsung der Fahrgastzelle eine geringere Relativgeschwindigkeit auf als im Fall 1, d.h. die Insassenbelastung ist kleiner, der

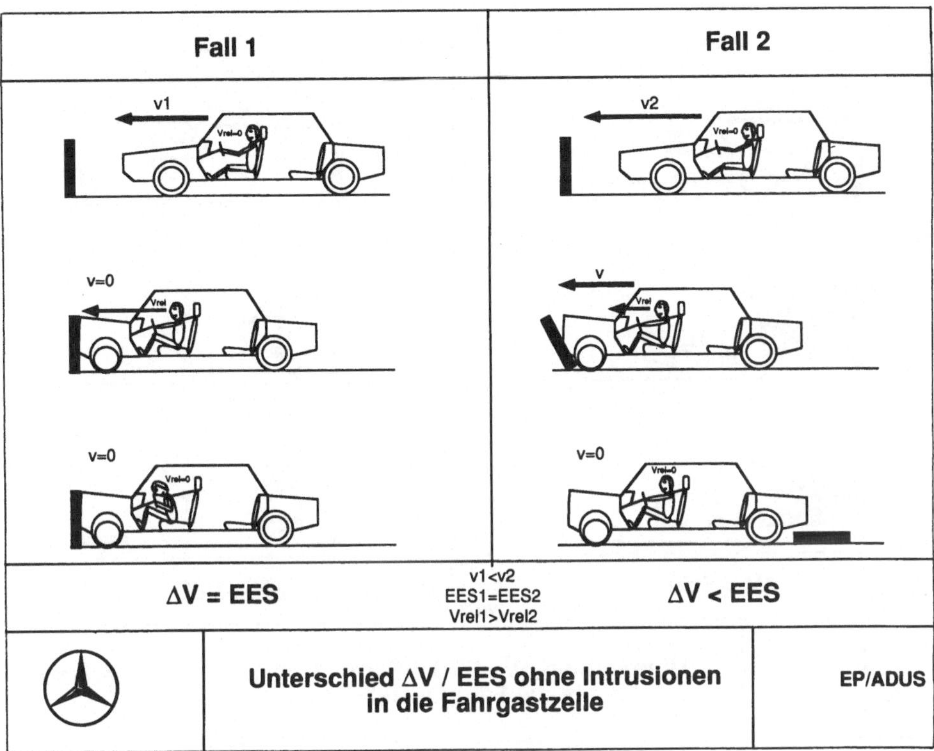

Abb. 1. ΔV/EES ohne Intrusionen

Insasse kann sich z.B. noch abstützen, ohne mit dem Kopf auf das Lenkrad zu prallen. Nach Gleichung (1) und (2) folgt, daß ΔV < EES ist.

Fall 3: zeigt aufgrund einer höheren Aufprallgeschwindigkeit stärkere Intrusionen bis in die Fahrgastzelle hinein. Es wurde eine höhere Deformationsarbeit verrichtet als im Fall 1 und 2, d.h. der EES-Wert ist höher. Die Bauteile dringen mit einer bestimmten Intrusionsgeschwindigkeit V_{INT} in die Fahrgastzelle ein, gleichzeitig verlagert sich der Insasse mit V_{Rel} nach vorn. Es entsteht eine resultierende Kontaktgeschwindigkeit V_c. Das Fahrzeug wird unmittelbar durch den Stoß auf den Wert Null verzögert, d.h. ΔV = EES.

Fall 4: Ein Fahrzeug fährt mit einer noch höheren Geschwindigkeit als im Fall 3 gegen ein Hindernis. Die entstandenen Deformationen sind mit Fall 3 annähernd identisch ($EES_3 \approx EES_4$). Das Hindernis bricht und das Fahrzeug überfährt es. Die Geschwindigkeitsänderung ist durch das Überfahren des Hindernisses mit anschließendem Auslaufweg geringer als im Fall 3 (ΔV < EES). Der Insasse entwickelt daher eine geringere Relativgeschwindigkeit. Die Körperteile, die nicht direkt von Intrusionen betroffen sind, erfahren daher eine geringere Belastung. Die von der Intrusion betroffenen Körperteile werden dagegen höher belastet. Beispielsweise schlägt der noch stehende Stumpf des

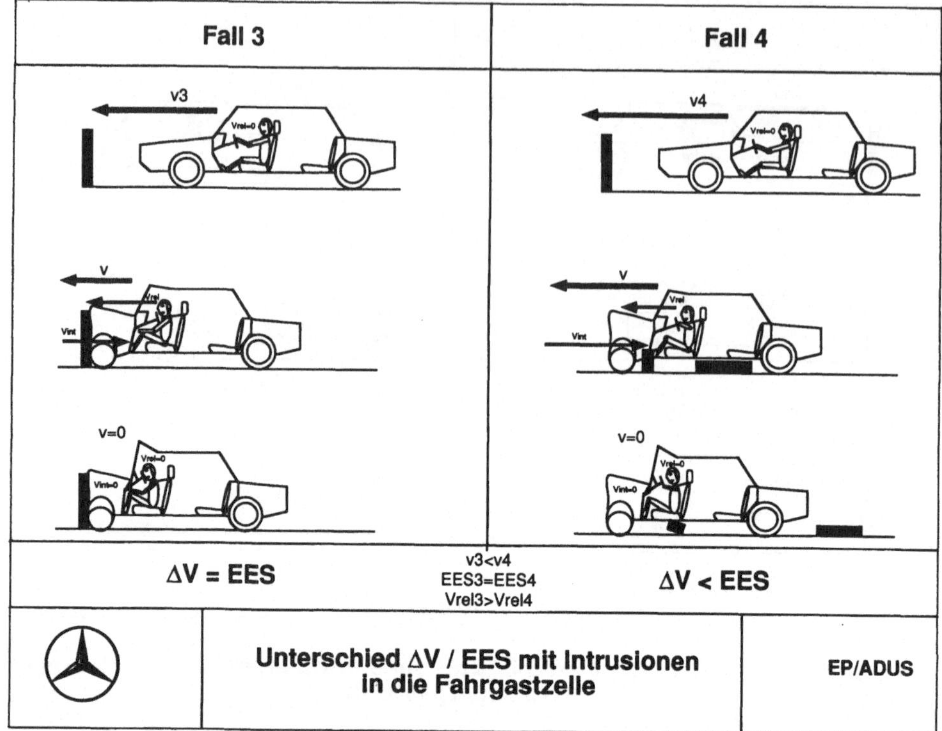

Abb. 2. ΔV/EES mit Intrusionen

überfahrenen Objektes in der Auslaufphase gegen die quasi mit Auslaufgeschwindigkeit fahrende Fahrgastzelle. Im Bereich der Stirnwand baut sich in sehr kurzer Zeit eine extrem hohe Kontaktgeschwindigkeit zwischen der Stirnwand und den unmittelbar dahinterliegenden Füßen auf. Dieser Effekt ist vergleichbar mit dem direkten Kontakt eines feststehenden Hindernisses mit einem herausragenden Körperteil.

Wie die Fallstudien zeigen, ist die Ausgangslage eines Körperteiles und der Abgleit- bzw. Überfahreffekt verantwortlich für die Beeinflussung der Verletzungsmechanik sowie die Größen V_{REL}, V_c, EES, ΔV und die mittlere Beschleunigung $\bar{a}$.

In der Unfallforschung werden überwiegend als Unfallschwereparameter ΔV und EES benutzt. Da im EES-Wert indirekt die Deformationen berücksichtigt sind, die in unmittelbarem Zusammenhang mit der Intrusion stehen, korrelieren Verletzungen bestimmter Körperregionen besser mit dem EES-Wert als mit dem ΔV-Wert.

In [2] wurden gut dokumentierte schwerste versetzte (Offset) Fahrzeug/Fahrzeug-Frontalkollisionen älterer Mercedes-Benz-Baureihen ausgewertet und aufgezeigt, daß die Verteilung der Verletzungsschwere der unteren Extremität des angegurteten Insassen mit dem Unfallschwereparameter EES besser korreliert als mit der Geschwindigkeitsänderung ΔV. Bei Kopf- und Thoraxverletzungen stellt sich die bessere Korrelation mit dem Unfallschwereparameter ΔV ein.

Die Ursache ist, daß bei schweren Offset-Kollisionen mit starkem Abgleiten, d.h. hohen EES-Werten, Verletzungen der unteren Extremitäten häufig im Vordergrund stehen und insgesamt die schwersten Verletzungen darstellen. Speziell bei diesem Unfalltyp zeigt sich ein bestimmtes Verletzungsmuster, das auch von Fallschirmspringern her bekannt ist.

Die Füße , die sich unmittelbar im Bereich der Stirnwand befinden, werden also durch die extrem hohe Kontaktgeschwindigkeit, die von sehr kurzer Dauer ist, stärker belastet als beispielsweise der Oberkörper, der vom Gurt zurückgehalten wird.

Der Verletzungsmechanismus wird mit dem Begriff „Prellschlagsyndrom" bezeichnet. Die häufigsten typischen Verletzungen sind Fersenbeinfrakturen, Sprungbein- und Sprunggelenkfrakturen, die vereinzelt, aber auch kombiniert auftreten und bis zur Zertrümmerung einzelner Knochen reichen können.

Man kann vermuten, daß die Verletzungsschwere mit steigender Unfallschwere zunimmt. Mit den üblichen Skalierungssystemen zur Einstufung der Verletzungsschwere, z.B. der „Abbreviated Injury Scale", kurz AIS läßt sich der Nachweis nicht vollständig führen, da die AIS die für den Prellschlag typischen Verletzungen maximal mit AIS 3 bzw. in der neuesten Revision [3] nur noch mit AIS 2 codiert und daher auch bei zunehmender Kontaktgeschwindigkeit die Verletzungseinstufung nicht größer wird. Eine andere Möglichkeit ist die Bewertung nach Verletzungsfolgekosten ICS (Injury Cost Scale). In [4] wird erstmalig die Anwendung dieses Skalierungssystems vorgestellt. Das Ergebnis dieser Studie zeigt, daß mit steigender Unfallschwere die Verletzungsfolgekosten höher werden. Eine Auswertung von Offset-Unfällen mit Verletzungen der unteren Extremität scheint die oben genannten Vermutungen zu bestätigen, jedoch ist eine statistisch abgesicherte Aussage derzeit nicht möglich.

Schlußfolgerung

Die Einzelfälle zeigen, daß aufgrund der hohen Verletzungsfolgekosten der unteren Extremität und möglicherweise der anschließenden Invalidität der Volkswirtschaft ein hoher Schaden entsteht und dem verletzten Insassen ein hohes Maß an persönlichem Leid. Aus diesen Gründen müssen hohe Intrusionen in die Fahrgastzelle im Bereich der Stirnwand vermieden werden, ebenso hohe Fußaufprallgeschwindigkeiten. Fahrzeugseitig wurde bei Mercedes-Benz ein Strukturkonzept erarbeitet, daß durch sogenannte Gabelträger den Fußraum schützt und durch zusätzliche Polstermaßnahmen im Bereich der Stirnwand den Prellschlag dämpft.

Literatur

1. Zeidler F (1982) Die Analyse von Straßenverkehrsunfällen mit verletzten PKW-Insassen unter besonderer Berücksichtigung von versetzten Frontalkollisionen mit Abgleiten der Fahrzeuge. Verlag Information Ambs, Kippenheim
2. Zeidler F (1985) Die Bedeutung der Verletzungen der unteren Extremitäten bei angegurteten Fahrern (Prellschlagsyndrom). In: Verkehrsunfall und Fahrzeugtechnik, Mai 1985 Heft 5:141–143

3. The Abbreviated Injury Scale 1990 Revision. Association for the Advancement of Automotive Medicine. Des Plaines, IL 60018 USA
4. Pletschen B, Scheunert D, Deubert M, Herrmann R, Zeidler F (1990) Application of the Injury Cost Scale (ICS) to Mercedes-Benz Accident Data. 34th Stapp Car Crash Conference. Orlando, Florida, 357–369

Der Unfallmechanismus als diagnostisches Hilfsmittel beim Verkehrsunfall

E. Ludolph und G. Hierholzer

Berufsgenossenschaftliche Unfallklinik Duisburg-Buchholz,
(Ärztl. Direktor: Prof. Dr. G. Hierholzer), Großenbaumer Allee 250, D-W-4100 Duisburg 28

Einleitung

Verletzungen setzen Verletzungszeichen, insbesondere, wenn ein eindrucksvolles Ereignis, ein Verkehrsunfall, die Ursache ist. Während beim Zweiradfahrer durch seine fehlende Fixierung am Fahrzeug Gesetzmäßigkeiten zwischen einwirkender Gewalt und Verletzungen nicht zu begründen sind, finden sich insbesondere bei den durch Sicherheitsgurte fixierten PKW-Insassen typische Verletzungsbilder. Unfallchirurgische Erkenntnisquelle sind in der Regel allein die klinischen Befunde, die sichtbaren Zeichen einer Gewalteinwirkung, die einen Rückschluß auf das Verletzungsbild insgesamt zulassen. Ihr Informationswert ist deshalb so groß, weil der Bewegungsausschlag des Körpers durch den Innenraum des Fahrzeugs begrenzt ist, wesentliche Belastungen körperlicher Strukturen ohne Konflikt mit Fahrzeugteilen also kaum möglich sind. Fehlen äußere Verletzungszeichen, rechtfertigt dies eine gesunde Skepsis. Die Akzeptanz eines Verletzungsbildes ohne Verletzungszeichen bedarf in Therapie und Begutachtung einer schlüssigen Begründung. Die Zielgruppe dieser Ausführungen ist das sog. Halswirbelsäulen-Schleudertrauma, ein Beschwerdebild ohne äußere Verletzungszeichen und ohne objektivierbares morphologisches Substrat. Weniger in der Diskussion sind Schadensbilder allein degenerativer Genese, die meist nach einem längeren, von subjektiven Klagen freien Intervall von den Betroffenen einem Verkehrsunfall zugeordnet werden.

Direkte Verletzungsmechanismen

Schadensbilder degenerativer Genese sind der Rotatorenmanschettenschaden und Knorpelveränderungen im Bereich des Kniegelenkes, insbesondere retropatellar. Diese werden typischerweise auf direkte Gewalteinwirkung, also auf den Anprall dieser Strukturen an Fahrzeugteilen, zurückgeführt. Da das Knie-

Hefte zu der Unfallchirurg, Heft 230
6. Deutsch-Österr.-Schweiz. Unfalltagung

gelenk nicht fixiert ist und die Schulter je nach Kollisionsart tatsächlich verletzungsgefährdet ist, kann unfallmechanisch einem Kausalitätsbedürfnis wenig entgegengesetzt werden. In Therapie und Begutachtung gilt aber die Regel, daß nach direkter Gewalteinwirkung Verletzungen tiefergelegener Strukturen Befunde an vorgelagerten Strukturen voraussetzen. Ohne eindrucksvollen Erstbefund ist ein Zusammenhang abzulehnen, abgesehen davon, daß isolierte Veränderungen nur einer einzelnen Struktur unter Aussparung benachbarter Strukturen durch direkte, stumpfe Gewalt kaum zu begründen sind.

Ebenfalls typischerweise in zeitlichem Abstand zum Verkehrsunfall werden isolierte Bandscheibenveränderungen im Bereich der Lendenwirbelsäule als Unfallfolge eingeschleust. Unfallmechanisch ist das sog. LWS-Schleudertrauma als Folge eines Heckaufpralls ausgeschlossen. Der Rumpf wird beim Heckaufprall mit beginnender Gewalteinwirkung in der Rückenlehne fixiert, die ihn wie eine Schale umgibt. Beim Seitaufprall fehlt ausreichender Bewegungsspielraum, um eine Bandscheibenverletzung ohne deutliche Begleitverletzungen zu erklären. Beim wuchtigen Frontalzusammenstoß ist zwar die Verletzung der Lendenwirbelsäule eine typische Gurtverletzung, nicht aber der isolierte Bandscheibenschaden.

Unter den Anpralltraumen finden sich auch sog. Halswirbelsäulen-Schleudertraumen. Dies ist insofern nicht überraschend, weil diese Diagnose grundsätzlich unreflektiert erfolgt. Eine direkte Gewalteinwirkung liegt z.B. einer kürzlich ergangenen Entscheidung des Bundesgerichtshofes in der Bundesrepublik Deutschland zugrunde, war also Gegenstand höchstrichterlicher Rechtsprechung. Nach einem unverschuldeten Frontalzusammenstoß führte der Kläger „Depressionen, Sehstörungen, Schlafstörungen, Angstzustände, ständige Kopf- und Schulterschmerzen und eine schwere Gehbehinderung" auf den Unfall zurück – zunächst als Folge hirnorganischer Veränderungen und, nachdem diese nicht objektiviert werden konnten, als Folge eines sog. Halswirbelsäulen-Schleudertraumas. Der Bundesgerichtshof spricht von einem „posttraumatischen Psychosyndrom" nach Schleudertrauma der Halswirbelsäule.

Das Beiwort „posttraumatisch" postuliert per definitionem ein Trauma, eine Verletzung. Läßt sich diese bei dem abgelaufenen Mechanismus überhaupt diskutieren, läßt sich insbesondere ein sog. Halswirbelsäulen-Schleudertrauma begründen? Unter Vernachlässigung des Belastungstyps „Frontalzusammenstoß" bedeuten Anprallverletzungen, daß der physiologische Bewegungsausschlag der Halswirbelsäule nicht ausgeschöpft ist, die unfallbedingte Energie wird nicht zu Lasten der Halswirbelsäule verbraucht. Eine abgelaufene Zerrung erklärt sich nicht.

Indirekte Verletzungsmechanismen

Eine indirekte Gewalteinwirkung erklärt sich als Ursache einer isolierten Verletzung im Bereich der Halswirbelsäule nur beim Heckaufprall. Der Rumpf, fixiert durch den Sitz, wird beim wuchtigen Anstoß nach vorne gestoßen, der Kopf schnellt, wenn Nackenstützen ihn nicht sichern, ungebremst, pfeilschnell nach hinten. Die beiden gegenläufigen Energien treffen in der Halswirbelsäule aufeinander. Erschwerend wirkt sich aus, daß der drohende Heckaufprall nicht stets wahrgenommen wird, der Betroffene wird also überrascht, der reflektorisch ausgelöste muskuläre Schutz greift nicht.

Ein vergleichbarer Mechanismus ist sowohl beim seitlichen Anprall als auch beim Frontalzusammenstoß nicht zu begründen. Zum Frontalzusammenstoß wird dies infrage gestellt. Es wird argumentiert, die Halswirbelsäulenzerrung erkläre sich aus der Rückhaltewirkung der Sicherheitsgurte. Dem ist entgegen zu halten, daß Halswirbelsäulenbeschwerden als Gurtverletzung untypisch sind. Dokumentiert sich die Gurtwirkung durch entsprechende Verletzungszeichen im Bereich von Brustkorb und Abdomen, gehören Halswirbelsäulenbeschwerden nicht zu dem zu erwartenden Verletzungsbild. Da Gurtverletzungen aber für die Beschleunigung indiziell sind, ist eine Verletzung der Halswirbelsäule bei Fehlen derartiger Verletzungszeichen nicht plausibel.

Folgende weitere Überlegungen sprechen gegen eine Gleichsetzung von Heck- und Frontalaufprall. Die einwirkenden Kräfte sind beim Frontalaufprall gleichgerichtet. Der Rumpf ist durch den Sicherheitsgurt nicht in gleicher Weise fixiert wie beim Heckaufprall durch die Rückenlehne des Sitzes. Der Bewegungsausschlag des Kopfes und der Halswirbelsäule nach vorne wird gebremst durch die obere Brustkorbbegrenzung. Die Gefahr wird beim Frontalzusammenstoß in aller Regel wahrgenommen, der reflektorische Muskelschutz kann also greifen.

Eine retrospektive Überprüfung von 150 Verläufen unter der Fragestellung, welche objektiven Kriterien als Entscheidungshilfen für das therapeutische Vorgehen und für die Begutachtung geeignet sind, ergab eine deutliche Relation zwischen Unfallmechanismus, Erstbefund und objektivierten Dauerschäden. Als bildgebende Verfahren brachten Computertomographie, Kernspintomographie, Sonographie und Myelographie keine weiterführenden Informationen gegenüber den Röntgen-Funktionsaufnahmen. In keinem der unerklärlich verzögerten Beschwerdeverläufe konnte ein krankhafter Befund auf nervenärztlichem Fachgebiet erhoben werden. Dennoch ist die unverzüglich ausgeführte nervenärztliche Konsiliaruntersuchung als Argumentationshilfe gegenüber eingeschleusten Beschwerden von großer Bedeutung. Die weiterführende bildgebende Diagnostik dient der Absicherung der Aussage zu einem fehlenden morphologischen Substrat des Beschwerdebildes. In der großen Zahl der verzögerten Heilungsverläufe mit unerklärlicher Beschwerdeausweitung läßt sich nach unfallmechanischen Erkenntnissen keinerlei Erstschaden begründen. Es handelt sich nicht um einen Heckaufprall, sondern um Unfallmechanismen, die andere Körperstrukturen signifikant stärker gefährden als die Halswirbelsäule. Dem entsprach regelmäßig der Erstbefund, zu dem zwingend in zeitlichem Zusammenhang die polizeiliche Unfallanzeige beizuziehen ist und bei Problemfällen das KFZ-Gutachten.

Literatur

BGH, Urteil vom 2.10.1990 in VersR. (1991) 11:432–433

Pathomechanismus und Verletzungsmuster beim sogenannten Prellschlagsyndrom des Fußes im Rahmen von KFZ-Unfällen

K. Weise und D. Kreeb

BG-Unfallklinik Tübingen (Ärztl. Direktor: Prof. Dr. Dr.h.c. S. Weller), Schnarrenbergstraße 95, D-W-7400 Tübingen

Einleitung, Definition

Der Frontalaufprall ist nach Zeidler mit ca. 60% die häufigste Kollisionsart bei schweren PKW-Unfällen, welche mit Verletzungen der Fahrzeuginsassen einhergehen. Zwar ist es in den letzten Jahren gelungen, durch eine Verbesserung der Sicherheitsvorkehrungen im Automobilbau (Sicherheitsgurt, Luftsack, Lenkungskonzeption usw.) eine Reduzierung schwerer Kopf- und Rumpfverletzungen herbeizuführen, wohingegen die Beteiligung der unteren Extremität mit 40% an der maximalen Verletzungsschwere unverändert hoch ist. Diesbezüglich kommt den frontalen Kollisionsarten mit asymmetrischem Aufprall, speziell in Kombination mit dem sogenannten Abgleiten des Fahrzeuges, eine besondere Bedeutung zu, da die charakteristische Verformung der Stirnwand, also des Bereichs vor den Füßen des Fahrers bzw. Beifahrers mit erhöhten Intrusionsgeschwindigkeiten abläuft und dadurch zu ansteigenden Kontaktkräften führt. Derart hohe Kontaktgeschwindigkeiten müssen als Auslöser für Verletzungen an der unteren Extremität angesehen werden, für deren ursächliche Entstehung der Begriff „Prellschlagsyndrom" oder im englischen Sprachgebrauch „impact shock syndrome" Anwendung findet.

Die versetzte Frontalkollision, infolge des hierzulande üblichen Rechtsverkehrs als Aufprall auf eine seitlich links versetzte Barriere zu verstehen, macht über die Hälfte der Unfälle mit frontalem Aufprallmechanismus aus. Dies wiederum bedeutet, daß vornehmlich der Fußraum auf der Fahrerseite von solchen Deformationsvorgängen betroffen ist. Durch das Nachvorneschleudern der Insassen mit oder ohne Abgleiten des Fahrzeuges sowie infolge elastischer oder bleibender Deformierung der Fahrzeugstirnwand mit Eindringen von Teilen der Vorderachse, der Räder bzw. des Motorraumes in diesen Bereich kommt es zu einer stoßartigen Krafteinwirkung auf die Füße. Nachdem praktisch keine Kollision ungebremst erfolgt, hat der rechte Fuß zum Zeitpunkt des Aufpralls bereits großflächigen Kontakt zur Stirnwand, welche entweder im Sinne der irreversiblen Intrusion verformt oder nur durch elastisches Ein- und Rückfedern reversibel deformiert wird. Letzteres ergibt einen „kurzen, trockenen Schlag" auf den rechten Fuß. Die einwirkende Kraft erfährt in Abhängigkeit von relevanten Kontaktpunkten eine Fortleitung über die Kette Calcaneus → Talus → Tibia, wobei der führende Kontaktpunkt durch die Ferse gebildet wird. Bei engem Kontakt von Fußwurzel/Mittelfuß zur Fahrzeugstirnwand kommen auch Frakturen bzw. Luxationen dieser anatomischen Strukturen

Hefte zu der Unfallchirurg, Heft 230
6. Deutsch-Österr.-Schweiz. Unfalltagung

zustande; beim Abrutschen des Fußes vom Pedal sind Sprunggelenkverletzungen im Sinne von Pro- bzw. Supinationstraumen möglich.

Der linke Fuß liegt zum Zeitpunkt des Aufpralles entweder der Stirnwand bereits auf oder er wird in Richtung der schon intrudierten Stirnwand geschleudert. Hierbei sind im Prinzip alle Verletzungskombinationen möglich. Sowohl von seiten der Unfallforschung als auch im Hinblick auf Diagnostik und Therapie wurden Verletzungen des Fußes über viele Jahre hinweg stiefmütterlich behandelt, was eine bestmögliche Wiederherstellung von Form und Funktion vereitelte. Häufig standen am Ende der Rehabilitation von Verkehrsunfällen mit Mehrfachverletzungen bzw. Polytraumen Belastungsbeschwerden und eine Gangunsicherheit durch nicht ausreichend behandelte Fußverletzungen im Vordergrund. Daraus ergab sich das Paradoxon, daß schwere Verletzungen am Schädel, Rumpf, den langen Röhrenknochen und den großen Gelenken optimal versorgt und rehabilitiert wurden, die vergleichsweise aber als harmlos angesehene Verletzung des Fußes einen erheblichen und den Patienten stark beeinträchtigenden Dauerschaden hinterließ. In den letzten Jahren zeigt sich ein Trend zu adäquater Behandlung von Fußverletzungen, so daß diese nicht mehr als schicksalhaftes Geschehen angesehen werden.

Die von einem auf dem Gebiet der Sicherheitsforschung im Automobilbau führenden Unternehmen vorgenommenen Studien zum sogenannten Prellschlagsyndrom und die katamnestische Untersuchung der in unserer Klinik behandelten Fälle von Fuß- und Sprunggelenkverletzungen bei PKW-Unfällen werden im Rahmen einer Dissertationsarbeit erstmals miteinander in Beziehung gebracht, so daß über die Feststellung der Verletzungsmuster und die Verfolgung der jeweils vorhandenen pathomechanischen Abläufe eine Optimierung der Sicherheitsvorkehrungen im Sinne der Prävention angestrebt wird. Dazu gehört eine seitenbezogene Auflistung einzelner Verletzungsmuster, die Erfragung von Unfallhergang und Fahrzeugtyp, die Erfassung typischer Deformationen der Fahrgastzelle sowie schließlich die Untersuchung der Behandlungsresultate in Abhängigkeit von der jeweils durchgeführten Therapie. Aus diesen Behandlungsresultaten soll ein Rückschluß auf pathomechanische Gesetzmäßigkeiten abgeleitet und präventiv auf den Fahrzeugbau Einfluß genommen werden.

Die von der Firma Daimler-Benz ermittelten Daten bezüglich des EES (Energie äquivalente Geschwindigkeit, „energy equivalent speed") und deren Beziehung zum ICS (Injury-Cost-Scale) sowie Korrelationen zu den in der BG-Unfallklinik festgestellten Verletzungen am Fußskelett lassen ergänzende Hinweise zur Optimierung der passiven Sicherheit im Automobilbau erwarten.

Material und Methode

Zur Auswertung gelangten 192 Patienten mit insgesamt 285 Fußverletzungen aus den Jahren 1980–1990. Differenziert nach dem anatomischen Ort waren jeweils ca. 1/4 der Verletzungen an MFK bzw. der Fußwurzel lokalisiert, der Calcaneus war in 20%, der Talus in 16% und die Zehen in 12% an der Gesamtzahl der Verletzungen beteiligt. Betrachtet man die jeweiligen anatomischen Strukturen gesondert, so ist bei den Verletzungen der MFK in ca. 60% die linke Seite, in 35% die rechte Seite betroffen, in 5% sind beide Seiten verletzt. Fußwurzelverletzungen ohne Talus bzw. Calcaneus sind zu gleichen Teilen rechts und links lokalisiert, nur in 3 Fällen sind beide Seiten gleichzeitig betroffen. Auf der rechten Seite stehen Verletzungen im Lisfranc-Gelenk mit 29% am Naviculare mit 26% und am Cuboid mit 18% im Vordergrund, wohingegen linksseitig das Lisfranc-Gelenk mit gut 38%, das Cuboid mit knapp 30% und das Os navikulare mit ca. 18% zu Buche stehen. 59% der Talus- und 51% der Calcaneus-Verletzungen finden sich rechts, in nahezu 10% sind Fersenbeinfrakturen bds. zu verzeichnen.

Diskussion

Versucht man aus diesen Zahlen eine Information bezüglich typischer Verletzungsmuster bzw. -gefährdung abzuleiten, so ist der rechte Fuß durch Auflage auf dem Bremspedal vor allem im rückwärtigen Bereich, d.h. an Talus und Calcaneus, weniger auch am Os navikulare, von einer Verletzung betroffen, während am linken Fuß Frakturen der MFK mit oder ohne Luxation im Lisfranc-Gelenk an Häufigkeit überwiegen. Früheren Erkenntnissen der Firma Daimler-Benz wird hinsichtlich der Konzeption für den Fahrzeugvorbau insofern Rechnung getragen, als bei einem nach seitlich links versetzten Frontalaufprall mit einem Überdeckungsgrad von 40% der Fahrzeugbreite das Bremspedal abhängig von der eingetretenen Deformation nach vorne geschwenkt wird. Fraglich ist, ob alleine dadurch die einwirkende, sich überwiegend auf den Rückfuß erstreckende Kraft ausreichend verringert werden kann. Auf der linken Seite wurden Schaumauflagen im Fußbereich bzw. an der Fußstütze angebracht, von welchen Maßnahmen eine Dämpfung des Aufpralls und dadurch eine Verringerung der Verletzungsgefahr erwartet wird. Es wird in Zukunft weiterhin erforderlich sein, sowohl über Crash-Tests als auch durch Ermittlungen bei exemplarischen Unfällen den Versuch zu unternehmen, die Vorkehrungen im passiven Sicherheitskonzept großer Automobilfirmen zu optimieren und dadurch zu einer Verringerung von Fußverletzungen aufgrund des Prellschlagsyndromes beizutragen.

Über die Biomechanik der Decollementverletzung, neue Aspekte

R. Inglis, J. Windolf und A. Pannike

Klinikum der Johann-Wolfgang-Goethe-Universität, Unfallchirurgische Klinik
(Leiter: Prof. Dr. A. Pannike), Theodor Stern Kai 7, D-W-6000 Frankfurt/Main

Einleitung

Eine Stichwunde ist nur dann eine Stichwunde, wenn sie durch ein entsprechend spezifisches Ereignis entstanden ist, eine alte Schürfverletzung ist nur dann eine Schürfverletzung, wenn sie nicht nur so aussieht, sondern außerdem durch eine Schürfung hervorgerufen wurde; dieses ist scheinbar trivial. Dennoch, das wissen wir alle, gehen wir mitunter etwas sorglos mit diesen Begriffen um.

Wie aber ist es mit der sogenannten Decollementverletzung? Diese Verletzung stellt in den Lehrbüchern ein eigenes Kapitel und beschreibt einen hochspezifischen Vorgang mit ebenso spezifischen Folgen. Anhand zweier Fallbeispiele versuchen wir nachzuweisen, daß trotz der spektakulären Umstände dieser Verletzung, diese keinesfalls die ihr beigemessene Bedeutung verdient, weil sie in der Entstehungsweise nur ein Beispiel für eine Verletzungsfolge ist, die großflächige Zerstörung von Teilen des Integumentes.

Mechanismus und Folgen der „typischen" Decollementverletzung

Die Decollementverletzung ist definiert als flächige Trennung der Haut zusammen mit dem Unterhautgewebe von der Unterlage, bedingt durch eine Scherkraft, die das Unterhautfettgewebe zerstört. Mechanisch gesehen tritt dieser Verletzungstyp dann ein, wenn die Reibung zwischen der Hautoberfläche und einem Fremdkörper so groß ist, daß die resultierende Kraft ein Gleiten unmöglich macht und deswegen das betroffene Hautareal parallel zur Unterlage so weit bewegt, bis die im Fettgewebe resultierende Kraft dieses tangential zerreißt. Die Folgen dieses Traumas sind dabei abhängig von der Größe der Kraft und deren Dauer und von dem resultierenden Vektor aus einer Reihe von unterschiedlichen Bewegungen.

Wir sehen die Bewegung der Achse des Fahrzeugs als Translation, die Bewegung des Autoreifens als Rotation und die Bewegung der Hautoberfläche über der verletzten Extremität. So wurde und wird dieser Vorgang bisher beschrieben.

Was aber geschieht, wenn das Moment der Abwehrbewegung des Verletzten hinzukommt? Hierzu müssen wir uns zwei wiederum verschiedene Mechanismen vorstellen. Der typische Unfall am Beispiel des Autoreifens dargestellt, besteht in einem Überrollen. Dabei endet die schädigende Kraft aus Gewicht

Hefte zu der Unfallchirurg, Heft 230
6. Deutsch-Österr.-Schweiz. Unfalltagung

des Kfz und Haftreibung des Reifengummis, wenn der Überrollvorgang endet, die Extremität also vollständig überrollt worden ist. In diesem Fall ist ein rechtzeitiges Bremsen nicht mehr möglich, und das Fahrzeug kommt nach Abschluß des Überrollvorgangs zum Stehen. Hier ist eine Abwehrbewegung des Unfallopfers entweder nicht möglich oder wegen der Schnelligkeit des Vorgangs nicht effektiv.

Der zweite Fall betrachtet ein sehr langsam rollendes Fahrzeug wie bei unserem ersten Patienten. Ein nicht vorfahrtberechtigter LKW war nach rechts abgebogen, der Patient als Fahrradfahrer parallel in die gleiche Richtung fahrend unter die Zwillingsreifen geraten. Wegen des Abbiegevorgangs war der LKW so langsam gefahren, daß ein frühzeitiges Halten möglich wurde, der Wagen kam offensichtlich zunächst auf den lateralen Oberschenkelweichteilen der jungen Patientin zum Stehen. Die schmerzbedingte Abwehrbewegung, die engrammgesteuert reflektorisch als frustrane Fluchtreaktion gedeutet werden muß, führte zu einer panikartigen Rotation des liegenden Körpers weg von den Zwillingsreifen, die wie gesagt, die lateralen Oberschenkelweichteile auf dem Boden fixierten, eine Femurfraktur war dabei nicht entstanden, die Bekkenfraktur war Folge eines Überrollens der spina iliaca anterior superior. Die den Verlauf dieses Polytraumas entscheidende Verletzung war bis zu diesem Zeitpunkt noch nicht entstanden, eine weitere Fremdeinwirkung trat nicht auf.

Bei der durch die Fluchtreaktion ausgelösten Rotationsbewegung weg vom schädigenden Objekt riß durch den Rotationsimpuls zunächst die Haut auf der Medialseite des Oberschenkels in einer Länge von etwa 30 cm auf; von diesem Zeitpunkt an traten Scherkkräfte nicht mehr auf, der Decollementmechanismus war beendet. Durch die wegen der Wunde in diesem Bereich aufgehobene Elastizität der Haut konnten die Weichteile bei der Rotationsbewegung weiter im Unterhautfettgewebe als der mechanisch am wenigsten festen Schicht von der Unterlage getrennt werden, jetzt aber, mechanisch gesehen, im Sinne eines Schälmechanismus, im Aspekt ähnlich dem Abheben des Deckels einer Konservendose oder wie bei der stumpfen Skalpierung. Die hier wirkende Kraft wirkt nicht mehr parallel zur Köperoberfläche sondern im Winkel dazu. Der Sinus dieses Winkels stellt die senkrechte Kraftkomponente dar, die für das Trennen der Schichten die Resultierende ist. Da der Sinus eines Winkel von angenommen 30 Grad größer ist als der eines Winkel von 3 Grad bei einer fast parallel wirkenden Kraft, ist infolgedessen eine als gleich groß angenommene Kraft, die in größerem Winkel wirkt, eher in der Lage, Gewebeschichten voneinander zu trennen. Anders formuliert bedarf es bei einer Decollementverletzung wesentlich größerer Kräfte, Gewebeschichten voneinander zu trennen. Andererseits ist die erhebliche tangentiale Komponente bei parallel wirkenden Kräften für die intracutane Gefügetrennung verantwortlich, deren schädigende Wirkung bei der Decollementverletzung einen Versuch des Wiederanschlusses abgerissener Gefäße unsinnig erscheinen läßt.

Die eigentliche, das Leben der Patientin bedrohende Verletzung schließlich bestand in der Trennung der Haut in gesamter Dicke in der Circumferenz beider Oberschenkel von den Kniebeugen an mit einer Ausdehnung über die Nates hinweg bis zu beiden caudalen Scapulapolen. Dieses entsprach dem funktionellen Verlust von mindestens 40 % der Körperoberfläche. 4/5 der abgelösten Haut ging wegen fehlender Durchblutung zugrunde. Diese Ausdehnung der Verletzung war bei Einlieferung in die Klinik deswegen nicht sichtbar und auch nicht zu vermuten, weil zusätzliche Wunden – außer der am Oberschenkel beschriebenen – nicht bestanden. Damit wurde die Ausdehnung der Verletzung erst im Operationssaal bei der Wundrevision am Oberschenkel erkannt.

Zusammengefaßt war in der Verletzungssumme die Decollementverletzung der Trigger für eine viel ausgedehntere Verletzung, die Patientin verließ die Klinik nach etwa 9 Monaten.

Der zweite Patient gibt Anlaß zur Überlegung, wieweit bei einer Weichteilverletzung darunterliegende Knochen die Ausdehnung und Auswirkung der wirkenden Kraft verstärken können. Eine Decollementverletzung ist ohne unter dem geschädigten Areal befindliches Hartgewebe also Knochen nicht denkbar, weil sonst für die einwirkende Kraft die Gegenkraft fehlen würde. Eine Decollementverletzung etwa der Bauchdecke ist also aus biomechanischer Sicht unmöglich. Dennoch ist eine Verletzung dieser Strukturen möglich, die vom Aspekt und von den Folgen einer Decollementverletzung entsprechen, außer, daß ein Decollementmechanismus nicht stattgefunden hat.

Zur Klärung noch einmal zurück zur Mechanik: Allgemein formuliert wird die Art, die Form und die Ausdehnung einer Schädigung von Teilen der Körperoberfläche durch eine mechanische Gewalt von folgenden Faktoren und nur von diesen bestimmt:

1. Fläche und
2. Geschwindigkeit des Fremdkörpers;
3. Dauer der Einwirkung und
4. Beschaffenheit der betroffenen Anteile der Körperoberfläche sowie
5. der Unterlage unter der geschädigten Struktur im Sinne des Vorhandenseins oder Fehlens einer Gegenkraft (Knochen).

Je nach Analyse des Unfallhergangs werden die Punkte 1–3 in ihrer schädigenden Wirkung als Kraft auf einer Fläche, also als Druck oder als Impuls gegen eine Fläche, also als Kraft auf einer Fläche in einer bestimmten Zeit umzurechnen sein.

Die Punkte 4 und 5 müssen relativ gesehen werden, je nach der Differenzgeschwindigkeit der reagierenden Partner.

Ein Projektil wird wegen der hohen Geschwindigkeit jede Körperstruktur durchdringen können, während der Puffer eines Eisenbahnwagens andersgeartete Verletzungen hervorruft.

In unserem speziellen Fall war bei einem Arbeitsunfall dem zweiten Patienten ein etwa 4 Tonnen schweres schrankförmiges großes Metallteil auf den Unterleib caudal des Nabels gefallen und dort bis die Entfernung möglich wurde, mindestens minutenlang verblieben. Bis auf eine vordere Beckenringfraktur und eine Dehnung der Ileosakralfugen war das Becken unverletzt. Auf der Medialseite des linken Oberschenkels fand sich eine ausgedehnte Wunde mit Durchtrennung der Beingefäße und des Nervus ischiadicus, zu deuten als Guillotineverletzung der Weichteile über dem im proximalen Schaft frakturierten Femur. Außerdem fand sich eine bläuliche Verfärbung der gesamten caudalen Bauchwand vom Nabel abwärts. Diese Region verfärbte sich in den folgenden vier Tagen tiefdunkelblauschwarz im Sinne einer vollständigen Nekrose von Haut, Unterhautfettgewebe und der Bauchwandmuskulatur.

Als Ursache dieser Verletzung kann wegen des fehlenden Widerlagers ausschließlich der Impuls des auftreffenden Fremdkörpers angesehen werden. Ein Decollementmechanismus scheidet aus. Wegen fehlender Verletzungen im Abdomen oder an der Wirbelsäule kann auch trotz des großen und über längere Zeit einwirkenden Gewichts eine Druckwirkung der großen Fläche ausgeschlossen werden. Der Aspekt der verletzten Fläche war initial und im Verlauf mit der beim oben genannten Decollement identisch!

Zusammenfassung

Das Decollement ist eine für einen ganz bestimmten Unfallmechanismus typische Bezeichnung und in der medizinischen Nomenklatur bisher typisch für eine flächige Schädigung von Teilen der Körperoberfläche bis ins subcutane Fettgewebe hinein. Die resultierende Schädigung, also die Störung der Durchblutung infolge direkter Quetschung oder durch Gefäßabriß hingegen ist für das Decollement keineswegs typisch.

Es besteht also kein Grund, das Decollement weiter als spezielle Verletzungsform anzusehen. Wichtiger vielmehr ist für die chirurgische Didaktik eine Einteilung möglicher schädigender Mechanismen, die auf die oben genannten fünf Punkte und deren Kombinationen zurückgeführt werden kann.

Wie eingangs für die Schürfwunde bereits formuliert, ist also eine Verletzung trotz gleichen oder ähnlichen Aspekt nur dann Folge eines Decollements, wenn der Unfallmechanismus entsprechend abgelaufen ist.

Analyse der PKW-Fußgängerunfälle

T. Varga[1] und G.J. Szabó[2]

[1] Justizministerium, Postfach 54, H-1363 Budapest
[2] Zentralinstitut für Traumatologie, Abteilung für Unfallchirurgie, Chefarzt Dr. Győző J. Szabó, Mező I. 17, H-1082 Budapest

Die Analyse des Entstehungsmechanismus von Verkehrsunfällen übt unter anderem auf die Verhütung von Unfällen eine günstige Wirkung aus. Die Untersuchungen der Versuchsreihen können allerdings nicht direkt auf den in Ungarn zu findenden Fahrzeugbestand bezogen werden. Auch die Ergebnisse der Versuchsreihen von mit Toten oder Puppen durchgeführten Zusammenstößen sind nicht unbedingt gleichzusetzen damit, was bei wirklichen Unfällen entsteht. Aus diesen Gründen versuchen wir bei unserer gegenwärtigen Arbeit

Hefte zu der Unfallchirurg, Heft 230
6. Deutsch-Österr.-Schweiz. Unfalltagung

auf der Grundlage der nachträglichen Auswertung wahrhafter Unfälle, Schlußfolgerungen in bezug auf den Entstehungsmechanismus bei Personenkraftwagen-Fußgänger-Unfällen zu ziehen.

Material und Methode

Wir überprüften insgesamt 234 solcher Unfälle, bei denen sowohl die Daten des Unfallortes als auch die technischen und medizinischen Daten ausgewertet werden konnten. Die Angaben des Unfallortes werteten wir anhand der Daten der Verkehrspolizei aus, die technischen Daten auf der Grundlage der im Laufe der Ermittlungen eingeholten technischen Gutachten. In jedem Fall berücksichtigten wir die Fahrt- und Aufprallgeschwindigkeit des überfahrenden Fahrzeuges, sowie welche Deformationen beim Zusammenstoß mit dem Fußgänger entstanden. Die Verletzungen der Fußgänger werteten wir auf der Grundlage der Anamnesen bzw. der Obduktionsbefunde gemäß der AIS 80 bzw. ISS-Skala aus.

Ergebnisse

Bei der Untersuchung der auf die Geschwindigkeit bezogenen technischen Daten und der Zusammenhänge zwischen Verletzungsgrad der Verletzten haben wir je nach Unfallmechanismus abweichende Werte erhalten.

Bei den frontalen und den beinahe frontalen Unfällen besteht zwischen der Aufprallgeschwindigkeit der anfahrenden Fahrzeuge und dem Gesamt-Schweregrad (ISS) der eingetretenen Verletzungen ein sehr signifikanter Zusammenhang. Trotz einer sehr großen Streuung bedeutet dies, daß der Ausgang des Unfalls in erster Linie von der Geschwindigkeit des anfahrenden Fahrzeugs abhängt. Bei der Kollision mit der Seite des Fahrzeuges (Wegschleudern) konnte kein statistisch bewertbarer Zusammenhang zwischen dem Schweregrad der eingetretenen Verletzungen und der Fahrzeuggeschwindigkeit festgestellt werden. Dies ist aller Wahrscheinlichkeit nach darauf zurückzuführen, daß die am Fußgänger tangential auftretende Krafteinwirkung hinsichtlich der Verletzungen eine geringere Rolle spielt als bei Frontalkollisionen.

Hinsichtlich der Lokalisierung der eingetretenen Verletzungen konnte man – mit Ausnahme von gewissen Weichteilverletzungen – mit guter Näherung differenzieren, ob sie beim Zusammenstoß mit dem Fahrzeug oder beim Sturz auf die Fahrbahn entstanden sind.

Es soll geprüft werden, ob bei einem frontalen Zusammenstoß bei der Berührung mit dem Fahrzeug wesentlich gravierendere Verletzungen entstehen, als beim Sturz auf die Fahrbahn und beim Wegschleudern die durch Hinstürzen eintretenden Verletzungen im allgemeinen gefährlicher sind als durch den bloßen Kontakt mit dem Fahrzeug.

Nach Geschwindigkeitskategorien untersucht, ist der im vorhergehenden angeführte Zusammenhang eindeutig nachweisbar. Gleichzeitig fällt auf, daß bis zu einer Geschwindigkeit beim Zusammenstoß von 44 km/h die durchschnittliche Schwere der Verletzungen gering ist. Schon bei einer höheren Geschwindigkeit beim Zusammenstoß erreicht auch die durchschnittliche Schwere der Verletzungen den lebensgefährlichen Wert. Wenn die Untersuchungen auch unter Bezugnahme des Lebensalters durchgeführt werden, so entstehen bei der Altersgruppe über 60 Jahre bei genau denselben Aufprallgeschwindigkeiten wesentlich schwerere Verletzungen.

In bezug auf die Todesfälle kommt bei einer Aufprallgeschwindigkeit unter 30 km/h ein Todesfall am Unfallort oder innerhalb von 24 Stunden sehr selten vor, bei verletzten, alten Menschen dominieren Komplikationen. Bei größeren Aufprallgeschwindigkeiten dominiert der innerhalb von 24 Stunden eintretende Todesfall, bei Aufprallgeschwindigkeiten über 60 km/h verstirbt fast jeder Verletzte am Unfallort oder kurze Zeit danach. Die Häufigkeit der Todesfälle bei alten Menschen ist nicht nur infolge des häufigen Auftretens von Komplikationen größer. Zu den schweren Verletzungen kommt auch eine größere Häufigkeit des Versterbens am Unfallort hinzu.

In den einzelnen Geschwindigkeitskategorien wurde die Verteilung der einzelnen Verletzungen auch nach Körperregionen untersucht. Bei der Auswertung wurde berücksichtigt, ob die Verletzungen beim Berührungskontakt (primäre Verletzung) oder beim Fall auf die Fahrbahn (sekundäre Verletzung) entstanden.

Bei Frontalkollisionen im Falle der geringen Geschwindigkeiten beim Zusammenstoß betreffen die durch das Fahrzeug verursachten Verletzungen ausschließlich das Becken und die unteren Gliedmaßen. Die Häufigkeit der Verletzungen der Bauch- und Brustorgane sowie des Schädels treten im Falle einer Geschwindigkeit beim Zusammenstoß von 15–29 km/h auf und bei Geschwindigkeiten beim Zusammenstoß von über 60 km/h bleibt die Häufigkeit von Verletzungen des Beckens und der unteren Gliedmaßen praktisch unter 50%.

Bei der Untersuchung der Häufigkeit der Ausbildung der einzelnen Verletzungstypen im Zusammenhang mit der Aufprallgeschwindigkeit erhalten wir im wesentlichen ein ähnliches Bild. Die Häufigkeit des Vorkommens von schweren Verletzungen steigt bei einer Aufprallgeschwindigkeit über 45 km/h bedeutend an. In sämtlichen Geschwindigkeitskategorien ist das Vorkommen von Verletzungen alter Menschen größer. Das kann bei den schweren Schädelverletzungen beobachtet werden, sowohl vom Standpunkt der durchschnittlichen Häufigkeit aus als auch bei der Untersuchung je nach Altersgruppen. Die Anhäufung von Wirbelsäulen- und Rippenbrüchen sowie Brustkorbverletzungen sind in erster Linie in höheren Geschwindigkeitskategorien bei der Altersgruppe über 60 Jahre bedeutend. Die Verhältnisse sind bei der Ausbildung von Beckenbrüchen ebenfalls ähnlich.

Gleichzeitig erscheint die Bruchhäufigkeit der Röhrenknochen der unteren Extremitäten bei den höheren Geschwindigkeitskategorien geringer und dies ist in erster Linie bei den jüngeren Verletzten bedeutend. Der Grund der Erscheinung kann nicht eindeutig geklärt werden; es kann sein, daß es sich hier nur um einen statistischen Fehler handelt, doch es ist auch vorstellbar, daß die flexibleren Knochen auf die sehr kurze Zeit dauernde Einwirkung anders reagieren als die porösen Knochen älterer Menschen.

Zusammenfassend kann festgestellt werden, daß beim Überfahren von Fußgängern mit in Osteuropa hergestellten Personenkraftwagen der Ponton-Form die Bildung lebensgefährlicher Verletzungen bei Aufprallgeschwindigkeiten über 45 km/h erwartet werden kann. Im Falle der gleichen Aufprallgeschwindigkeit treten bei alten Menschen schwerere Verletzungen auf, und Todesfälle am Unfallort oder infolge von Komplikationen kommen häufiger vor. Die Anhäufung von Verletzungen bei alten Menschen sind in erster Linie im Bereich des Schädels, der Wirbelsäule und des Brustkorbes bedeutend. Mit der Steigerung der Aufprallgeschwindigkeit verändert sich die Verteilung der Verletzungen wesentlich. Während sich diese bei langsameren Aufprallgeschwindigkeiten im Prinzip ausschließlich am Becken und an den unteren Extremitäten lokalisieren, häufen sich bei über 45 km/h auch die schweren Verletzungen der oberen Körperregionen, die für das Entstehen der größeren Häufigkeit von Todesfällen verantwortlich zu machen sind.

Zur Biomechanik des PKW-Fußgänger-Unfalls unter Berücksichtigung verschiedener Stoßfängermodifikationen

G. Schroeder, U. Bosch und J. Eidam

Medizinische Hochschule Hannover, Unfallchirurgische Klinik,
Konstanty-Gutschow-Straße 8, D-W-3000 Hannover 61

Einleitung

Nach Berechnungen des Statistischen Bundesamtes in Wiesbaden wird die Zahl der .Verkehrstoten im vereinigten Deutschland im Jahr 1990 mit fast 11.400 um 17% über dem Vorjahresergebnis liegen. Auch die Zahl der Verletzten wird um ca. 4% auf etwa 510.000 angestiegen sein.

In den vergangenen Jahren stellte der PKW-Fußgänger-Unfall in der Verkehrsunfallstatistik der Bundesrepublik Deutschland einen bemerkenswerten Schwerpunkt dar. An jedem zehnten Verkehrsunfall mit Personenschaden war ein Fußgänger beteiligt.

Etwa 90% aller Fußgängerunfälle im Straßenverkehr ereigneten sich innerhalb geschlossener Ortschaften. Nach Auswertungen solcher Unfälle [6] kollidierten 80% der verletzten Fußgänger mit einem PKW; davon wurden 80% von der Fahrzeugfront erfaßt. In 80% dieser Fälle wiederum wurde der Fußgänger beim Überqueren der Straße, also seitlich, von einem gebremsten Fahrzeug angefahren. Über 80% aller so Verunfallten erlitten Beinverletzungen.

Bei Kollisionsgeschwindigkeiten bis zu 30 km/h lag der Schwerpunkt der beobachteten Verletzungen im Unterschenkelbereich. Eine Analyse dieser Verletzungen zeigte eine deutliche Beeinflussung durch die äußere Formgebung der Stoßstange [2].

Hefte zu der Unfallchirurg, Heft 230
6. Deutsch-Österr.-Schweiz. Unfalltagung

Die Verletzungsmechanik der unteren Extremität durch den seitlichen Anprall eines PKWs mit einer Kollisionsgeschwindigkeit von ca. 32 km/h wurde im Rahmen der biomechanischen Forschung an unserem Institut zum PKW-Fußgänger-Unfall analysiert. Der Einfluß verschiedener Modifikationen des Stoßfängers bezüglich Formgebung und Nachgiebigkeit auf eine mögliche Variation der Verletzungsmechanismen und somit auf Art und Schwere der Verletzungen war Ziel einer ersten Untersuchungsreihe.

In einer weiterführenden Versuchsserie wurden ausgewählte Serienstoßfänger verschiedener Fahrzeughersteller und -typen sowie Variationen dieser Stoßfänger verwendet und an die zur Verfügung stehende Fahrzeugkarosserie angepaßt.

Versuchsdaten

Die PKW-Fußgänger-Unfälle bei Kollisionsgeschwindigkeiten von ca. 32 km/h wurden mit der Karosserie eines Mittelklasse-PKWs auf der Schlitten-Beschleunigungsanlage des Instituts für Rechtsmedizin der Medizinischen Hochschule Hannover [9] durchgeführt.

Für diese Versuche standen insgesamt 26 PMTS (Postmortale Testsubjekte) des Instituts für Rechtsmedizin der MHH zur Verfügung.

Das Lebensalter der Verstorbenen lag bei der ersten Versuchsserie zwischen 17 und 68 Jahren, im Mittel bei 47 Jahren, die Körpergröße zwischen 160 und 192 cm, im Mittel bei 175 cm und das Körpergewicht zwischen 52 und 90 kg, im Mittel bei 71 kg. Es handelte sich um 16 männliche und 2 weibliche PMTS.

In der zweiten Untersuchungsreihe beschränkten wir uns auf ältere, männliche PMTS um vergleichbarere Ergebnisse zu erhalten. Das Lebensalter lag zwischen 48 und 67 Jahren, im Mittel bei 57 Jahren, die Körpergröße zwischen 170 und 184 cm, im Mittel bei 177 cm und das Körpergewicht zwischen 64 und 89 kg, im Mittel bei 79 kg.

Die Todesursachen waren Herzversagen (13x), Erhängen (10x) und Vergiftungen (3x). Vor den Versuchen wurden die Totenstarre der Bein- und Gesäßmuskulatur gebrochen, die Achillessehnen beidseits durchtrennt und die Füße mit handelsüblichen Turnschuhen versehen.

Am Anfang der Meßstrecke der Anlage war eine automatisch auslösbare Haltemechanik installiert, durch die der Fußgänger über eine im Schädeldach angebrachte Knochenschraube und über ein 20 cm langes Stahlseil in einer aufrechten Position gehalten wurde. Die Freigabe des Stahlseils erfolgte 60 ms vor dem Kollisionszeitpunkt (t_0), so daß der Fußgänger im Zeitpunkt des Anfahrvorganges mit seinem Eigengewicht auf dem Boden stand und eine statische Vorbelastung von Gelenken und Fußsohlen gewährleistet war [10].

Der Fußgänger wurde in Schrittstellung in einer seitlichen Kollisionsstellung zur Fahrzeugfront ausgerichtet, wobei das zum Fahrzeug weisende Bein nach vorn gesetzt war. Auf diese Weise konnte der Aufschöpfvorgang insoweit standardisiert werden, daß eine Rotation des Oberkörpers um seine Längsachse mit Aufprall des Hinterkopfes auf das Fahrzeug erfolgte.

Für die quantitative Filmauswertung wurden seitliche 16 mm-Filmaufnahmen mit 1.000 Bildern pro Sekunde und für eine Detaildarstellung des Kniegelenkes 16 mm-Filmaufnahmen mit 500 Bildern pro Sekunde angefertigt. Für die qualitative Analyse des Bewegungsablaufs bereits für den Zeitpunkt der Obduktion wurde Videotechnik (Video 8-Kamera und Videoprinter-Bildsequenzen) eingesetzt.

Die Obduktionen erfolgten im Anschluß an die Versuche unter besonders sorgfältiger Präparation der unteren Extremität mit Fotodokumentation der Befunde. Die knöchernen Verletzungen wurden mit Hilfe der von der Arbeitsgemeinschaft für Osteosynthese (AO) empfohlenen Klassifikation nach Müller [4] eingeteilt.

Nach diesem Schema wird für das entsprechende Knochensegment der unteren Extremität (41 = Tibia/Fibula, Tibia proximal; 42 = Tibia/Fibula, Tibia Diaphyse; 43 = Tibia/Fibula, Tibia distal; 44 = Tibia/Fibula, Malleolen) eine Einteilung nach Frakturtyp (A–C = einfache bis komplexe Fraktur) und Untergruppe (1 bis 3, je nach Einfach-/Mehrfachfraktur, Dislokation, Einstauchung etc.) vorgenommen, wobei der Schweregrad der Fraktur der aufsteigenden Reihenfolge von Buchstaben und Zahlen entspricht.

Es wurden zunächst 5 Stoßfänger-Modifikationen getestet (Abb. 1a). Ausgehend vom Standardstoßfänger (SF 0), dessen vertikale Stoßfläche einen Höhenbereich von 32 bis 43 cm abdeckte und einen mittleren Überhang von 6 cm hatte, wurde dieser dann mit einer 25 mm starken Styropor-Auflage versehen (SF 1). Weitere Versuche erfolgten unter Angleichung der frontalen Kon-

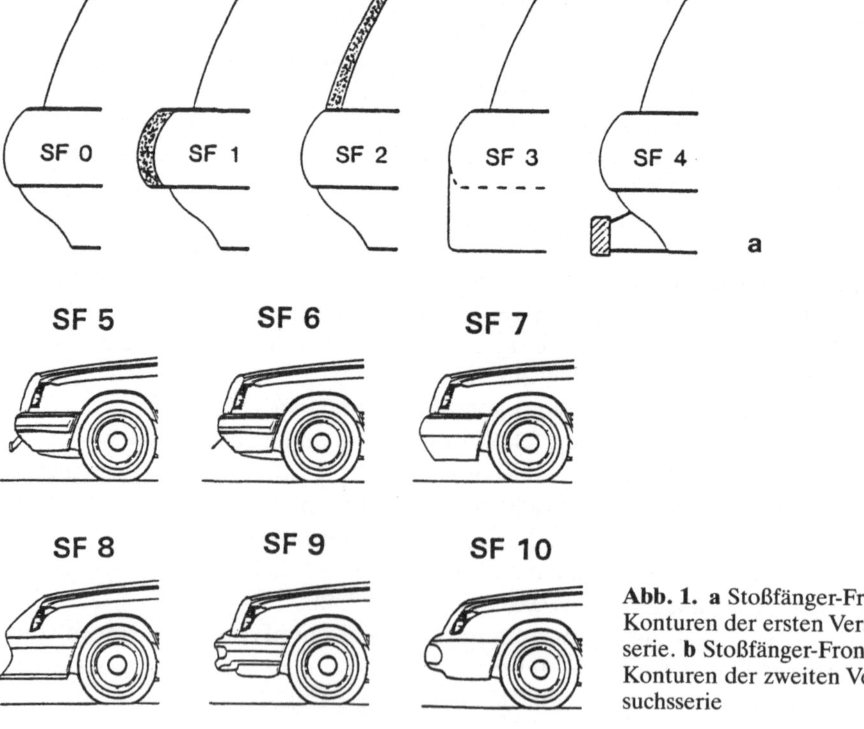

Abb. 1. a Stoßfänger-Front-Konturen der ersten Versuchsserie. **b** Stoßfänger-Front-Konturen der zweiten Versuchsserie

turen. Hierzu wurde zum einen die Fahrzeugfront mit Polyurethan-Schaum bis in das Stoßfängerniveau aufgepolstert (SF 2); zum anderen wurde die Fläche des Stoßfängers nach unten hin vergrößert (SF 3). Der Stoßfänger SF 4 besteht aus der Variante SF 0 mit einem zusätzlich angebrachten, relativ leicht deformierbaren Stoßfänger in einer Höhe von 24 cm mit einem zusätzlichen Überhang von 3 cm gegenüber SF 0.

Abb. 1b zeigt die Fahrzeugfrontkonturen der zweiten Versuchsserie mit zwei Varianten der zuvor getesteten Modifikation SF 4 (SF 5 und SF 6) sowie vier an die Karosserie angepaßte verschiedene Serienstoßfänger (SF 7 bis SF 10).

Bewegungsanalyse des angefahrenen Unterschenkels

Im folgenden soll der prinzipielle Bewegungsablauf während der Kollisionsphase dargestellt werden, wie er mit der oben beschriebenen Versuchsanordnung bei einem primären Anstoß des Unterschenkels im oberen Drittel (z.B. SF 0, SF 1 und SF 7) zu beobachten ist. Die Zeitangaben (ms = Millisekunden) entsprechen den Intervallen zwischen dem ersten Kontakt des Stoßfängers mit dem Fußgänger ($t_0 = 0$ ms) und dem Beginn der beschriebenen Phase. Die einzelnen Phasen gehen fließend ineinander über:

a) Während der ersten 2 bis 3 ms dringen die vorderen Anteile der Stoßstange in die den knöchernen Strukturen vorgelagerten Weichteile (Haut, Fettgewebe, Muskulatur) ein.

b) Die auf die Weichteilkompression folgende Beschleunigung des knöchernen Unterschenkels, vor allem des Schienbeins, wird erkennbar an einer beginnenden seitlichen Verschiebung des Schienbeinkopfes (Beginn nach ca. 3 ms), wohingegen die übrigen Körperteile, insbesondere der Oberschenkel, weiter in ihrer Ausgangsposition verbleiben.

c) Mit Hilfe der Filmauswertung konnte in diesen Versuchen nach 6–8 ms ein Versatz des Schienbeinkopfes im Kniegelenk gegenüber den unteren Anteilen des Oberschenkelknochens um bis zu 30 mm gemessen werden. Diese seitliche Verschiebung des Schienbeinkopfes erreicht nach etwa 9 ms ihr Maximum. Der knienahe Oberschenkelanteil wird dabei indirekt ebenfalls in Fahrtrichtung beschleunigt. Zu diesem Zeitpunkt hat der Karosserievorbau noch nicht die Ebene des Oberschenkel-Hüftbereiches erreicht.

d) Durch den seitlich versetzten Unterschenkel und den noch in der Ausgangsposition verharrenden Oberkörper wird ein seitliches Einknicken (Valgusstreß) des Kniegelenkes induziert. Infolge der Schrittstellung bei Kollisionsbeginn wird diese Bewegung von einer zusätzlichen Beugung (Flexion) im Gelenk überlagert. Der Beugevorgang wird durch die Motorhaubenvorderkante begrenzt, die in dieser Phase mit dem Oberschenkel-Hüft-Gesäßbereich in Berührung kommt. Die seitliche Einknickung im Kniegelenk beträgt bis zu 30 Grad; sie wird nach etwa 20 ms erreicht.

e) Durch den einsetzenden Aufschöpfvorgang des Fußgängers wird eine Bewegung zunächst des primär angefahrenen Beines nach schräg oben eingeleitet. Während dieser Phase wird der Unterschenkel des zweiten Beines angefahren (nach 30–40 ms) und zeitgleich nach schräg oben gezogen.

Verletzungsbefunde

Im Verhältnis zum Serienstoßfänger (SF 0) war kein günstiger Einfluß auf den Schweregrad der Verletzungen durch die in der Variante SF 1 in Stoßfängerbreite aufgebrachte Styropor- bzw. Hartschaumauflage erkennbar. Es entstand vielmehr der Eindruck, daß die damit verbundene Vorverlagerung der Anstoßkante sogar einen noch größeren Valgus-Streß für das Kniegelenk des angefahrenen Beines bedeutete, der sich trotz der weichen Polsterung verschlimmernd auf den Verletzungsgrad auswirkte.

Durch die nach unten verbreiterte Stoßfängerfront (SF 3) wurde der Verletzungschwerpunkt entsprechend verlagert. Die Resultate waren Brüche des Fibulaköpfchens und des proximalen bis mittleren Fibulaschaftes, ausnahmslos mit Beteiligung des knienahen Fibula-/Tibia-Gelenkes, in 2 Fällen ganz ohne Beteiligung des Schienbeins, in einem Fall aber mit zusätzlicher Innenknöchelfraktur (43-B2).

Bei Vergrößerung der Stoßfängerfront nach oben (SF 2) kommt es zu einem indirekten Bruchmechanismus. Dabei traten Brüche z.T. unter Beteiligung der Kniegelenkfläche (41-B1) auf, z.T. in Kombination mit Sprunggelenkfrakturen vom Typ Weber C (44-C2), also Befunde, die vom herkömmlichen Bild der Anfahrverletzungen (z.B. 42-B2) abweichen.

Durch Anfahren des Beines mit dem zusätzlich unterhalb angebrachten zweiten Stoßfänger (SF 4) wurden keine nach diesem Schema klassifizierbaren Brüche hervorgerufen. In einem Fall trat lediglich auf Höhe der Unterkante des Standardstoßfängers ein Wadenbein-Schaftbruch auf.

In der zweiten Versuchsserie wurde neben den in Abb. 1b dargestellten Fahrzeugfrontkonturen auch eine weitere Kollision mit dem Serienstoßfänger SF 0 durchgeführt. Erste Phasen dieses Kollisionsablaufes sind in Abb. 2a dargestellt. Als Verletzungen wurden ein komplexer Bruch des Schienbeinschaftes (42-C3), ein isolierter Außenknöchelbruch (44-A1) sowie eine zusätzliche Wadenbein-Schräg-Fraktur auf Höhe Stoßfänger-Oberkante festgestellt.

Nicht weniger schwerwiegende Verletzungen wurden auch bei Verwendung der Serienstoßfänger SF 7 (41-B2, 42-C2 und Wadenbeinköpfchen-Trümmerbruch) und SF 10 (42-A2, 42-B2 und Wadenbein-Schaftbruch) beobachtet.

Beim Serienstoßfänger SF 9 wurden die Verletzungen vom Schienbein in die benachbarten Gelenkbereiche verlagert. Nach Müller klassifizierbare Verletzungen traten somit nicht auf. Neben einem Wadenbein-Schaftbruch kam es im Knie zu Einrissen medialer Kapselanteile, des Innenbandes sowie des vorderen Kreuzbandes. Zusätzlich wurde, infolge Valgisierung des oberen Sprunggelenkes, eine Knorpelquetschung des Sprungbeines (Talus) in seitlichen Anteilen beobachtet.

Da nach den ersten Versuchen die Variante SF 4 offenbar zu einer merkbaren Verringerung der knöchernen und Band-Verletzungen geführt hatte, wurden weiterhin zwei ähnliche Stoßfängerkonturen, allerdings mit höherer Nachgiebigkeit des unten vorgelagerten Zusatzstoßfängers, überprüft (SF 5 und SF 6).

Die erhobenen Befunde zeigten, daß eine deutliche Nachgiebigkeit des Zusatzstoßfängers, wie erwartet, keinen positiven Einfluß auf die kollisionsmechanisch bedingte Verletzungsschwere hatte. Es traten Schienbein-Schaftbrüche (42-B2 bzw. 42-B3) sowie Wadenbein-Brüche auf Hauptstoßfängerhöhe auf.

Der Serienstoßfänger SF 8 weist am ehesten nach seiner äußeren Formgebung das Prinzip des tiefer vorgelagerten Zusatzstoßfängers in der Art des SF 4 auf. Obwohl es sich offensichtlich um einen in die Fahrzeugfront integrierten Spoiler handelt, der allerdings deutlich weniger nachgiebig als der Zuatzstoßfänger der Varianten SF 5 bzw. SF 6 ist, scheint diese Stoßfängervariante einer verletzungsbegrenzenden Fahrzeugfront am nächsten zu kommen, da bei diesen Versuchen keine knöchernen oder Band-Verletzungen an den unteren Extremitäten festzustellen waren.

Abb. 2b zeigt den hierbei gegenüber dem Serienstoßfänger SF 0 (Abb. 2a) einen Aufschöpfvorgang, bei dem das zunächst sprunggelenknahe angefahrene Standbein bereits zu einem sehr frühen Zeitpunkt auf die Geschwindigkeit des Fahrzeugs beschleunigt wird, wodurch eine frakturerhebliche Durchbiegung des Unterschenkels nicht auftrat.

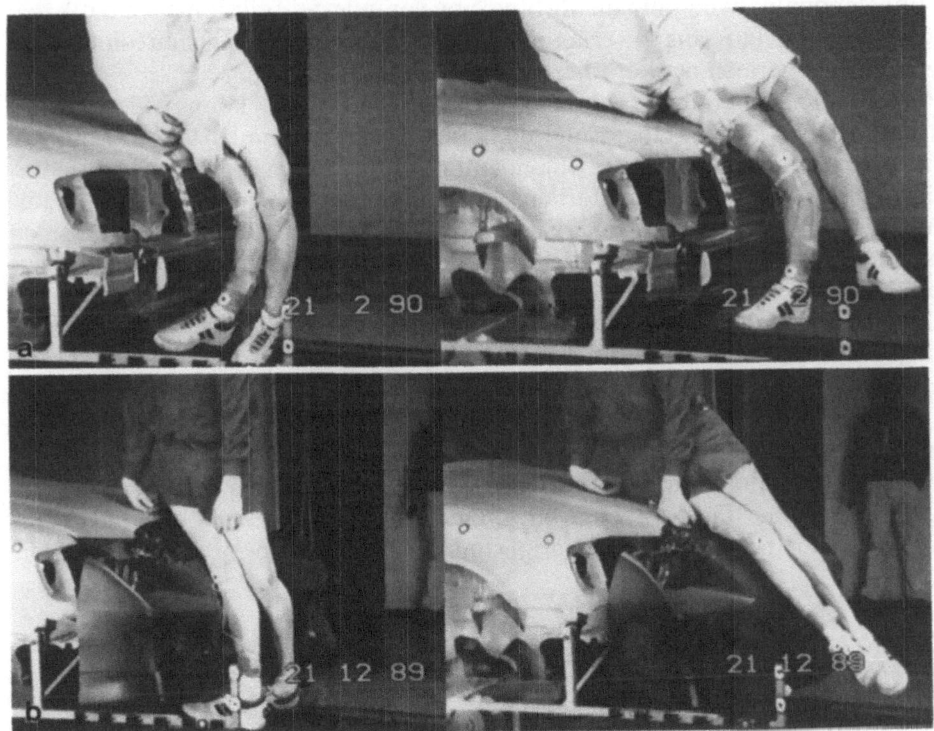

Abb. 2a, b. Vidoestandbilder: **a** Anstoß mit SF 0; Δt: 40 ms. **b** Anstoß mit SF 8; Δt: 40 ms

Kollisionsmechanismus

Beim PKW-Fußgänger-Unfall ist die untere Extremität primär einer komplexen Kombination von Weichteil-, Knochen- und Gelenkbelastungen ausgesetzt, die zu den entsprechenden Verletzungsmustern führt.

Beim Anstoß mit einem Stoßfänger auf Höhe des Kniegelenkbereichs (z.B. SF 0) kommt es zu einer Valgisierung der unteren Extremität um das vordere Profil der Stoßfängerkante (Abb. 2a).

Erfolgt der Anstoß deutlich unterhalb des Gelenkspaltes, wird zunächst der Unterschenkel gegenüber dem Oberschenkel transversal in Fahrtrichtung verschoben. Hierbei wird das Kniegelenk luxiert mit Überdehnung und Zerrung des Bandapparates sowie der ansetzenden großen Sehnen [5]. Unberücksichtigt bleiben zunächst die Mikroverletzungen, die in jeder überdehnten Sehnen- und Bandstruktur zu finden sind, denn auch bei Auftreten eines Muskel-, Sehnen- oder Bänderrisses dürfen die bis zum Zeitpunkt der Entlastung durch die Ruptur an den übrigen Anteilen der Sehne oder des Bandes ebenfalls angreifenden Kräfte nicht unterschätzt werden.

Bei einem primären Kontakt mit einem unterhalb des Standardstoßfängers angebrachten, nachgiebigen und vorstehenden Zusatzstoßfänger läßt sich mit Hilfe der qualitativen Filmauswertung eine veränderte Kollisionskinematik des angefahrenen Fußgängers erkennen, die bei unseren Versuchen ohne eine erkennbare Verletzung der unteren Extremität einherging.

Der erste Kontakt des Fahrzeugs mit dem Fußgänger kommt hierbei zwischen dem Zusatzstoßfänger und dem angefahrenen Bein zustande, wodurch die nunmehr beginnenden Beschleunigungskräfte am Unterschenkel auf Höhe des unteren Drittels, also unterhalb des Unterschenkelschwerpunktes, angreifen. Damit werden die Kräfte in diesem Kontaktbereich reduziert, was zu einer Minderung der Weichteilkompression und den damit einhergehenden Weichteilschaden beiträgt [7, 8]. Gleichzeitig wird bei dieser Kollisionsmechanik der Unterschenkel derart in Fahrtrichtung beschleunigt, daß ein frühzeitiges Abheben des Fußes bewirkt und damit eine Pendelbewegung des Beines von der Fahrzeugfront weg eingeleitet wird.

Sind die Konturen der Stoßfänger und der Motorhaubenvorderkante so aufeinander abgestimmt, wie dies z.B. beim SF 8 gegeben ist, geht die Pendelbewegung des Beines fließend in den Aufschöpfvorgang des Beckens und des Oberkörpers auf die Fahrzeugfront über (Abb. 2b), was nach unserer Erfahrung in der Regel mit der geringsten Verletzungsschwere einherzugehen scheint.

Schlußfolgerungen

Die Fahrzeugfront besteht in der Regel aus einer dem Fahrzeug vorgebauten stabilen Stoßfängerkonstruktion, um die gesetzlichen Mindestanforderungen (FMVSS 581: keinerlei Beschädigungen bei einem 4 km/h-Wandaufprall) zu erfüllen. Damit können zwar Krafteinwirkungen, die beim Anstoß gegen Hindernisse im untersten Geschwindigkeitsbereich auftreten, aufgenommen werden, ohne daß Schäden an der Karosserie oder gar an den Aggregaten des Fahrzeuges entstehen, jedoch aus der Sicht des angefahrenen Fußgängers sind derartige Konstruktionen in der Regel nicht als „fußgängerfreundlich" zu beurteilen.

Gerade auch unter Betrachtung volkswirtschaftlicher Gesichtspunkte (Gesamtkosten pro Fall für einen Kreuzbandriß bis zu 176.000,– DM, für eine geschlossene Unterschenkelfraktur bis zu 140.000,– DM [1, 3]) sind auf diesem Gebiet unseres Erachtens weitere Untersuchungen erforderlich.

Die Ergebnisse zeigen, daß die den z.Zt. gültigen Vorschriften entsprechende Stoßfängerkonstruktionen aus der Sicht des Fußgängers durchaus verbesserungswürdig sind, und daß eine weniger aggressive Gestaltung der Fahrzeugfront durchaus auch unter Beibehaltung der gesetzlichen Vorgaben möglich ist.

Literatur

1. AIS: The Abbreviated Injury Scale – Revision 1980. American Association for Automotive Medicine, Illinois USA,
2. Haas N, Otte D (1986) Weichteilschädigungen und Frakturformen von Unterschenkelschaft-Frakturen in Abhängigkeit vom Unfallmechanismus. Unfall- und Sicherheitsforschung Straßenverkehr 56:119–123
3. Mattern R (1988) Verletzungsfolgekosten nach Straßenverkehrsunfällen. FAT 73
4. Müller ME, Nazarian S, Koch P (1987) Classification AO des Fractures. Springer-Verlag, Berlin-Heidelberg-New York
5. Müller W (1982) Das Knie: Form, Funktion und ligamentäre Wiederherstellungschirurgie. Springer-Verlag, Heidelberg
6. Otte D (1989) Einfluß der Fahrzeuggeometrie auf die Verletzungssituation vom verunfallten Fußgänger. Interne Mitteilung
7. Tscherne H, Gotzen L (1984) Fractures with soft tissue injuries. Springer-Verlag, Heidelberg
8. Tscherne H, Oestern HJ (1982) Die Klassifizierung des Weichteilschadens bei offenen und geschlossenen Frakturen. Unfallheilkd 85:111–115
9. Zink P, Schroeder G (1982) Planung und Aufbau einer 30 m langen Crashanlage für Geschwindigkeiten bis zu 100 km/h. Beitr Gerichtl Med 40:283–285
10. Zink P, Schroeder G (1983) Mechanische Belastung im Bereich des Halses beim Fußgängerunfall – Ergebnisse von Crash-Versuchen Fortschritte der Rechtsmedizin. (Festschrift für G. Schmidt), Springer-Verlag, Heidelberg, 204–208

Die kombinierte Gefäß-Plexus-Läsion des Armes als typische Folge nach Zweiradunfall

I. Marzi, Ch. Braun, A. Olinger und V. Bühren

Abteilung Unfallchirurgie (Komm. Direktor: Priv.-Doz. Dr. V. Bühren), Chirurgische Universitätsklinik, D-W-6650 Homburg/Saar

Schon Demmer hat 1929 die Verletzung des Plexus brachialis in der Wiener Medizinischen Wochenschrift als für Motorradfahrer typisch beschrieben [3]. Schwere Verletzungsformen mit Komplettläsionen der nervalen Wurzeln in Kombination mit einer Unterbrechung des arteriellen Einstroms sind eher selten, die Häufigkeit in zentralen unfallchirurgischen Einrichtungen ist mit etwa 2 bis 3 Fällen pro Jahr zu veranschlagen. Im eigenen Patientengut fanden sich ganz überwiegend männliche Motorradfahrer der 3. Lebensdekade. Die Verletzungsmuster und die rekonstruierte Pathomechanik der Traumaeinwirkung werden im folgenden wiedergegeben.

Patientengut und Verletzungsmuster

Narakas berichtete über ein Kollektiv von 1.078 Patienten mit Läsionen des Plexus brachialis und gab dazu eine 70%-Regel an: 70% entstehen in der Folge eines Verkehrsunfalls, davon sind in 70% Motorradfahrer betroffen, von denen wiederum 70% polytraumatisiert sind. 23% der operierten Patienten dieses Kollektivs wiesen Begleitläsionen der Armstammarterien A. subclavia oder A. axillaris auf [6]. Das eigene Patientengut aus den Jahren 1977 bis 1990 umfaßt 21 kombinierte Gefäß-Plexus-Läsionen, davon in 4 Fällen nach penetrierendem Trauma. Die verbleibenden 17 stumpfen Verletzungen betrafen eine 67jährige Frau nach häuslichem Sturz sowie 16 Verkehrsunfallopfer. In dieser Gruppe waren 13 Motorradfahrer mit einem Durchschnittsalter von 23,2 Jahren, entsprechend 81%, vertreten. 10 dieser 13 Patienten, entsprechend 77%, mußten bei einem ISS über 30 als polytraumatisiert eingestuft werden.

Die häufigsten Begleitverletzungen fanden sich regelhaft bei allen Patienten lokal am gleichseitigen Thorax-Schulter-Arm-Skelett als Rippen-, Clavicula-, häufiger Scapula- und proximale Humerusfrakturen. Schwere Schädel-Hirn-Traumata der Grade II und III wiesen 9 Patienten auf, häufigste sonstige Extremitätenfraktur war die des Femurs. Die arterielle Läsion fand sich in 5 Fällen im Verlauf der A. subclavia, in 12 Fällen im definierten Bereich der A. axillaris. 6 Komplettrupturen stehen dabei 11 inkompletten Dissektionen mit zumindest noch erhaltener Adventitia gegenüber. Begleitende venöse Hauptstammrupturen sind für 7 Patienten dokumentiert.

Die Plexusläsion war primär ganz überwiegend komplett ausgebildet, lediglich in 3 Fällen bestand ein unterer Partialtyp. Wurzelausrisse konnten in allen bis auf 2 Fällen myelographisch nachgewiesen werden. Schwierig ist die Dia-

Hefte zu der Unfallchirurg, Heft 230
6. Deutsch-Österr.-Schweiz. Unfalltagung

gnose der Mehretagenverletzung vor allem im Zusammenhang mit Frakturen des gleichseitigen Armes, die bei 7 Patienten bestanden.

Die Versorgung erfolgte unter dem Primat der vitalen Funktionen bei dem hohen Anteil Mehrfachverletzter. Zur Lebenserhaltung wurde eine primäre sowie eine früh sekundäre Amputation bei drohendem ARDS durchgeführt. Als minimal belastende Alternativmethode wurde 6mal lediglich ein Embolektomie-Manöver vorgenommen, das überraschend gute Ergebnisse lieferte. In den 10 verbliebenen Fällen wurde die Strombahn mittels Interponat vorzugsweise mit autologer Vene wiederhergestellt. In Übereinstimmung mit anderen Autoren war der weitere Verlauf im Hinblick auf die Durchblutung durchwegs unproblematisch [5].

Anders hingegen gestaltete sich die Funktionswiederkehr trotz aufwendiger rekonstruktiver Maßnahmen bei den meist noch jungen Patienten ungünstig. In 12 Fällen wurde eine immer sekundäre, im Abstand von 1 bis 7 Monaten, Plexusrevision mit nervalen Überleitungen und Interponaten durchgeführt. Gute oder befriedigende Ergebnisse bezüglich der Handfunktion wurden bisher nur bei 3 Patienten, zudem in 2 Fällen bei konservativem Vorgehen, beobachtet. Diese im Vergleich mit isolierten Plexusschäden relativ unbefriedigenden Ergebnisse nach kombinierter Gefäß-Plexus-Verletzung des eigenen Patientengutes werden auch in der Literatur für diese spezielle Verletzungsform bestätigt und sind Ausdruck der exzeptionellen Schwere des Traumas [2].

Pathomechanik der Verletzungen beim Motorradfahrer

Die Befragung der verletzten Zweiradfahrer sowie die Analyse der lokalen Verletzungsmuster im Schulter-Arm-Bereich bei diesen Patienten deckte zwei charakteristische Pathomechanismen für die Gefäß-Plexus-Läsion des Armes auf. Prinzipiell kann das Gefäß-Nerven-Bündel durch direkten Schlag oder plötzlichen forcierten Zug geschädigt werden. Letzterer Mechanismus kann zum einen durch eine plötzliche Abstandsvergrößerung von Schulter und Kopf (Typ I: Kopf-Schulter-Distraktion) oder durch eine schnelle passive Armelevation (Typ II: Arm-Hyperextension) zustande kommen. Die zugrunde liegende Rasanz des Traumas wurde durch die Angaben zur gefahrenen Geschwindigkeit unterstrichen, die in allen Fällen über 80, in 4 Fällen über 120 km/h lag.

Die Typ I-Verletzung konnte für 9 Patienten nachgewiesen werden. 7 Patienten hatten schwere Schädel-Hirn-Traumata erlitten, in lediglich einem Fall war ein isolierter Schulteranprall an einem Pfahl vorhanden (Tab. 1). Soweit eruierbar erfolgte der Anstoß je dreimal am Fahrzeug des Unfallgegners bzw. auf dem Straßenbelag. Das Verletzungsmuster ergab regelhaft Frakturen des Schultergürtels, vorzugsweise der Scapula im Halsbereich, aber auch Luxationen der Clavicula in der zentralen wie lateralen Artikulation (Abb. 1). Hohe Rippenfrakturen fanden sich bei 6 Patienten, jeweils mit einer wesentlichen Lungenkontusion vergesellschaftet. 8 Patienten wiesen eine Verletzungsschwere über ISS 30 auf. Die Plexusläsionen waren sämtlich klinisch komplett. Die arterielle Gefäßläsion befand sich 5mal im Bereich der A. subclavia und 4mal an der A. axillaris.

Tabelle 1. Verletzungskonstellationen bei Typ I- (Schulter-Kopf-Anprall) und Typ II- (Arm-Elevation) Traumen

	SHT	Frakturen			Gefäßläsion		Plexusläsion	
		Rippen	Clavic./ Scapula	Humerus	A. subclavia	A. axillaris	komplett	partiell
Typ I (n=9)	7	6	9	2	5	4	9	0
Typ II (n=4)	1	0	1	4	0	4	2	2

Der Typ II zeigte eine deutlich mindere globale Verletzungsschwere. Die arterielle Läsion war immer im axillären Abschnitt lokalisiert. In zwei Fällen resultierte primär eine Teilparese des unteren Plexusabschnittes vom Typ Klumpke bzw. zeigte sich eine spontane Erholung der oberen Abschnitte (Tab. 1). Zum Pathomechanismus konnten 3 Patienten in der Tat über eine stattgehabte forcierte Elevation des Armes berichten. Wesentliches Kennzeichen des Typ II war die regelmäßig vorhandene quere Fraktur des proximalen Humerusschaftes (Abb. 1).

In der Zusammenschau resultiert die Gewalteinwirkung auf das Gefäß-Nerven-Bündel des Armes in den vorliegenden Fällen nicht durch direkten Druck sondern vielmehr übermäßigen Zug. Dabei kommt es zu einer ligamentären und/oder knöchernen Separation des Armes vom Rumpf (gedeckte Amputation, „forequarter-amputation"). Für die abrupte Abstandsvergrößerung zwischen Schulter und Kopf ist insbesondere die Rolle des regelmäßig getragenen Schutzhelms zu diskutieren, der den Schädelaufprall in eine Lateraldrift umlenkt [4]. Der Typ II resultiert aus dem für Zweiradfahrer typischen Hängenbleiben einer Extremität bei sich weiterbewegender Körpermasse. Zwischenformen dieser beiden beschriebenen Typen sind denkbar. In einem hier beobachteten Fall, der allerdings im Schockraum verstarb und im präsentierten Kollektiv deshalb nicht enthalten ist, zeigte sich das typische knöcherne Verletzungsmuster beider Formen kombiniert.

Fazit

Die kombinierte Gefäß-Plexus-Verletzung des Armes ist eine typische Traumafolge nach Zweiradunfällen hoher Rasanz und betrifft auch in Übereinstimmung mit anderen Kasuistiken überwiegend junge Männer [1]. Die Gefäßkomponente des Verletzungsmusters ist Ausdruck einer Desintegration der oberen Extremität vom Rumpf und regelmäßig von fünftgradigen Schäden der den Plexus bildenden Nervenwurzeln begleitet. Therapeutisch bedeutet dies trotz des meist möglichen Extremitätenerhalts schlechte Ausheilungsergebnisse ohne Wiederkehr der Handfunktion. Konsequent sollte bei vitaler Bedrohung die Indikation zur primären Amputation nicht zu eng gestellt werden. Eine Prävention erscheint nur durch Vermeidung der hohen Rasanz bzw. der Unfallsituation möglich und läuft damit dem Trend des Freizeiterlebnisses „Motorradfahren" entgegen.

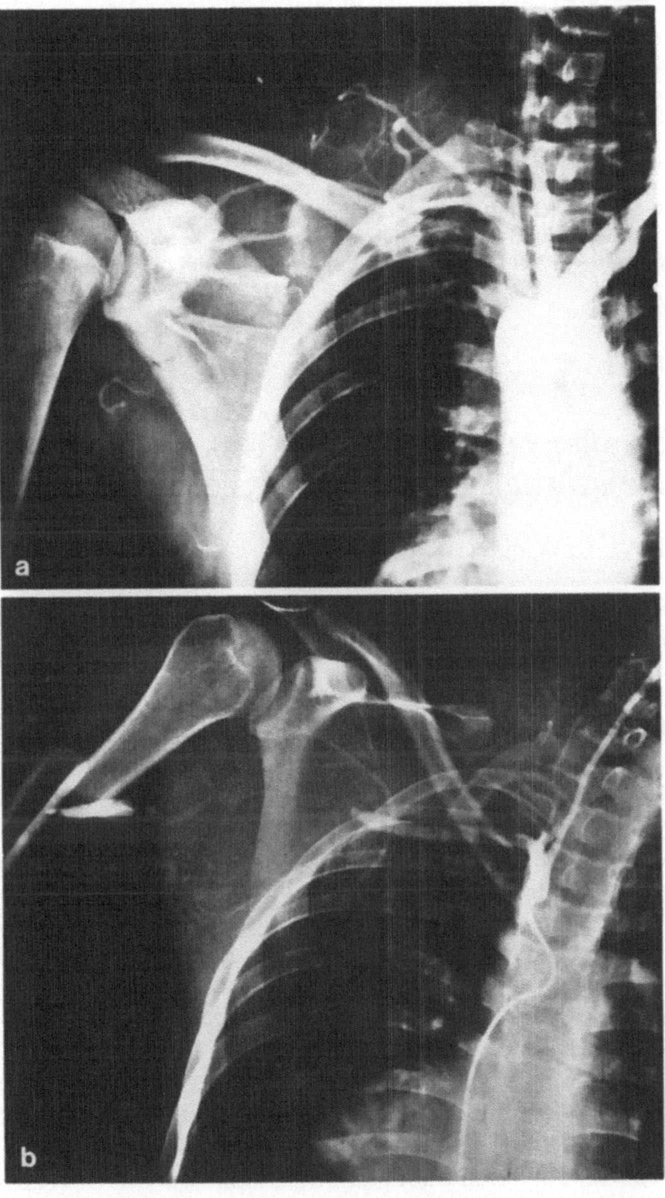

Abb. 1. **a** Verletzungsmuster Typ I bei Schulter-Kopf-Anprall: Scapulafraktur und A. subclavia-Schaden (a); **b** Verletzungsmuster Typ II bei Arm-Elevation: quere proximale Humerusschaftfraktur und A. axillaris-Schaden (b).

Literatur

1. Batey NR, Makin GS (1982) Neurovascular traction injuries of the upper limb. Br J Surg 69:35
2. Bühren V, Braun C, Seiler H, Potulski M (1987) Management der stumpfen Gefäß-Plexus-Läsion des Armes. Unfallchir 90:448
3. Demmer F (1929) Die Verletzungen des Plexus brachialis bei Motorradfahrern. Wien Med Wschr 20:652
4. Leffert RD (1974) Brachial-plexus injuries. N Engl J Med 291:1059
5. Loeprecht H (1982) Gefäßverletzungen an der Schulter. Unfallheilkd 160:267
6. Narakas AO (1985) The treatment of brachial plexus injuries. Int Orthop 9:29

Straßenverkehrsunfall – Das Schleudertrauma der Halswirbelsäule aus versicherungsmedizinischer Sicht

E.W. Ramseier

Schweizerische Unfallversicherungsanstalt, Abteilung Unfallmedizin
(Chefarzt Dr. E.W. Ramseier), Postfach 4358, CH-6002 Luzern

Das sogenannte Schleudertrauma der Halswirbelsäule hat in letzter Zeit vermehrt an Aktualität gewonnen. Trotz Einführung der Nackenstützen beim Automobil haben wir in den letzten 10 Jahren keinen Rückgang der gemeldeten Unfälle unter diesem Titel feststellen können. Eine korrekte Positionierung der Nackenstützen vorausgesetzt, ist theoretisch ein deutlicher Rückgang der Anzahl Schleuderverletzungen und der Schwere ihrer Folgen zu erwarten. Wir können nur vermuten, daß durch die vermehrte Sensibilisierung der Ärzte in den Fachzeitschriften, aber auch der Patienten und ihrer Rechtsvertreter durch die Medien und Patientenorganisationen Unfallmeldungen mit dem Verdacht nach Schleuderverletzung gehäuft eingebracht werden.

Der Begriff „Schleudertrauma" und seine Synonyma werden häufig unkorrekt verwendet. Er beschreibt im wesentlichen einen Mechanismus und nicht einen Verletzungszustand: Dabei darf kein Kopfanprall nachweisbar sein. Für die Verletzung selber sollen die morphologisch-medizinischen Begriffe wie Fraktur, Luxation/Subluxation, Distorsion als Oberbegriff für Bandläsionen und andere Weichteilverletzungen im weiteren Sinne verwendet werden.

Nach Walz [13] sollen die indirekten HWS-Verletzungsmechanismen unterteilt werden in Schleudertrauma, definitionsgemäß ohne Kopfanprall, und Abknickmechanismen mit Kopfanprall. Der Terminus „Schleudertrauma" hat sich fest eingebürgert, ist aber unglücklich, weil er die Bezeichnung eines Unfallmechanismus und eines Verletzungszustandes vermengt und zu Mißverständnissen führen kann. Von den diversen Synonyma (Tab. 1) sollten jene Begriffe vermieden werden, die auf die Biphasigkeit der Schleuderverletzung bezug nehmen (Peitschenschlagverletzung, Akzelerations/Dezelerations-

Tabelle 1. Synonyma „Schleudertrauma"

Schleudertrauma (der HWS) – einfaches – mit reiner Weichteilverletzung
Soft tissue neck injury
Peitschenschlagverletzung
Whiplash injury
Coup du lapin
Hyperextension/-flexion injury
Akzelerations/Dezelerationstrauma
Zervicocephales Trauma

trauma, whiplash injury etc.). Das typische Schleudertrauma betrifft Fahrzeuginsassen, die von einer Auffahrkollision ins Heck ihres Fahrzeuges überrascht werden, wodurch es zu einer massiven und ungebremsten Hyperextension der Halswirbelsäule kommt (Abb. 1).

Definitionsgemäß gehört dazu die sagittale Anstoßrichtung bei freier Kopfbeweglichkeit. Die sekundäre Ventralflexion ist energiearm und für die Pathogenese von Schleuderverletzungen an der Halswirbelsäule ohne Relevanz. Von der Definition des Schleudertraumas ausgenommen sind Mechanismen mit Kopfanprall, weil bei diesem die kinetische Energie durch den Kopfanprall vernichtet wird und sich somit nicht als Schleuderverletzung an der Halswirbelsäule auswirken kann (Tab. 2). Ein wichtiger und pathogenetisch sehr relevanter Unterschied zwischen HWS-Distorsionen und dem eigentlichen Schleudertrauma bedeutet die Tatsache, daß der Patient bei Stürzen und Frontalkollision

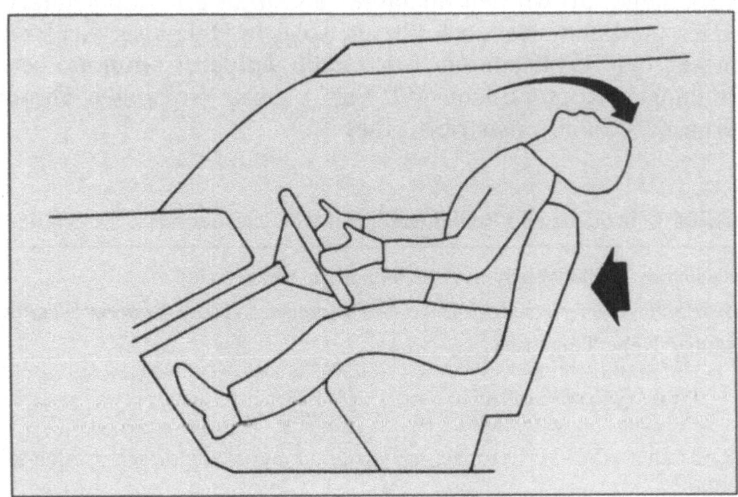

Abb. 1. Hyperextension bei fehlender Kopfstütze als klassischer Verletzungsmechanismus bei Heckanprall

anläßlich der HWS-Distorsion in der Regel die Gefahr erkennt und somit seine Halswirbelsäule muskulär stabilisieren und schützen kann. Im Gegensatz erfolgt beim echten Schleudertrauma der HWS (Heck-Auffahrkollision) die Gewalteinwirkung meistens völlig unerwartet, die Hyperextension trifft mit ganzer Wucht eine muskulär nicht ausreichend gestützte Halswirbelsäule [10].

Tabelle 2. Elemente zur Definition Schleudertrauma

Sagittale Autosicherung	
freie Kopfbewegung	
„non contact":	Keine Kopfverletzung Kein Zweirad
Überraschend:	Keine protektive Muskelreaktion
Hyperextension entscheidend (keine Biphasigkeit: sekundäre Flexion ist energiearm)	
Minimale Anprallgeschwindigkeit (8–30 km/h: leichtes Schleudertrauma)	

Epidemiologische Aussagen zur Häufigkeit des Schleudertraumas der HWS sind vorsichtig zu beurteilen, da in der medizinischen Statistik der Begriff Schleudertrauma/Schleuderverletzung der Halswirbelsäule in seiner semantischen Unschärfe teilweise als medizinische Diagnose, teilweise als Pathomechanismus verwendet wird.

Die Schweizerische Unfallversicherungsanstalt SUVA versichert rund 2/3 der erwerbstätigen Bevölkerung der Schweiz und ist damit der größte Träger der obligatorischen (sozialen) Unfallversicherung der Schweiz. Von jährlich 570.000 Unfallmeldungen betreffen ca. 3.000 reine Weichteilverletzungen (Code: sog. Distorsionen/Verstauchungen/Stauchungen der HWS) der Halswirbelsäule. So wurden im Jahre 1988 total 2.161 Schleuderverletzungen der HWS anerkannt, davon 1.120 als isolierte Diagnose. Als häufigste Nebendiagnosen der verbleibenden 1.041 Fälle wurden Commotio cerebri (210 Fälle), Prellungen Kopf/Gesicht (170 Fälle) sowie Prellungen Thorax, Schulter und Arme (250 Fälle) registriert (Tab. 3).

Tabelle 3. Inzidenz und Rentenhäufigkeit von Schleuderverletzungen der HWS

Jährlich ca. 3.000 Weichteilverletzungen der HWS	
2.161 Schleuderverletzungen HWS (1988) davon 1.120 als isolierte Diagnose	
Häufige Nebendiagnosen:	
– Commotio cerebri	210 Fälle
– Prellung Kopf/Gesicht	170 Fälle
– Prellung Thorax/Schulter	250 Fälle
12,6% aller HWS-Verletzungen haben eine Fraktur von diesen wurden später 20% berentet.	
87,4% aller HWS-Läsionen sind reine Weichteilverletzungen von diesen wurden später 1% berentet.	

Die medizinische Statistik der SUVA* basiert auf den Unfallmeldungen und Attesten der behandelnden Ärzte. Daß letztere den Begriff Schleudertrauma nicht sensu strictu benützen, zeigt die Tatsache der Häufigkeit von Kopfprellungen und Hirnerschütterungen als Nebendiagnose. Wir müssen also feststellen, daß ein nicht unwesentlicher Teil des vorgestellten Zahlenmaterials der oben erwähnten korrekten Definition des Schleudertraumas HWS nicht entspricht. Es ist deshalb nicht möglich, aufgrund unserer Statistik die wirkliche Häufigkeit des echten Schleudertraumas zu ermitteln.

Aus einer retrospektiven Untersuchung des SUVA-Krankengutes [2] gehen 12,6% aller Verletzungen der Halswirbelsäule mit einer Fraktur einher; von diesen Patienten sind insgesamt 20% später berentet worden. Von den 87,4% der Patienten mit reinen HWS-Weichteilverletzungen wurden nur 1% berentet.

Aus diesen statistischen Ergebnissen folgt, daß reine Weichteilverletzungen der Halswirbelsäule häufig sind und daß die große Mehrheit dieser Verletzungen ohne rentenbegründende Beschwerden ausheilen. Als weiteres Ergebnis der gleichen Studie wurde festgehalten, daß 1/4 der nicht berenteten Patienten noch nach Jahren an Beschwerden uncharakteristischer Art leiden soll. Falls diese Quote von Patienten mit langdauernden Restbeschwerden zutrifft – sie ist nicht unbestritten geblieben – , so stimmt sie bedenklich und hat zu einer kritischen Überprüfung der Gutachterpraxis und auch der schweizerischen Rechtsprechung geführt.

Als initiales Beschwerdebild findet man eine schmerzhafte Bewegungseinschränkung im Nacken-/Kopfbereich (Zervikalsyndrom), manchmal mit Schmerzprojektion in die Schultern und Arme. Echte radikuläre Zeichen sind Hinweise auf schwerere Verletzungen (hier lassen sich strukturelle Läsionen an der HWS meistens nachweisen). Nicht seltene Begleitsymptome sind Schwindel, Nausea und Tinnitus. Schluckstörungen können Ausdruck eines retropharyngealen Hämatoms oder eines Zungenbeinbruchs sein [4].

Im Normalfall – als typischer Verlauf – klingen die Beschwerden nach Tagen, Wochen und Monaten ab, wobei Nacken-/Kopfschmerzen in der Regel am längsten verbleiben.

Es darf nicht übersehen werden, daß im allgemeinen Folgezustände nach leichtem und mittelschwerem Schleudertrauma ohne wesentliche Residuen zur Ausheilung kommen. Eine einfache Ruhigstellung mit Halskragen und antiphlogistischer/analgetischer Medikation reichen in der Regel aus. Häufig besteht keine Arbeitsunfähigkeit. Nicht zuletzt aus versicherungsmedizinischen und forensischen Gründen empfehlen wir dem erstbehandelnden Arzt, die Anamnese (genauer Unfallhergang? Kopfstützen? Sicherheitsgurten? Echtes Schleudertrauma oder Kopfanprall? Initiale Beschwerdesymptomatik? Freies Intervall? Dauer desselben?) zu eruieren und mit dem klinischen Untersuchungsbefund sorgfältig zu dokumentieren, in jedem Fall eine initiale Röntgendokumentation (HWS ap und seitlich) durchzuführen, wobei auf ausreichende Bildqualität insbesondere auch im kraniozervikalen und zervikothorakalen Übergangsgebiet geachtet werden muß. Beim leichten und mittelschweren

* SUVA Medizinische Statistik: 10% Stichprobenstatistik aller anerkannten ordentlichen Fälle, Vollerfassung aller Rentenfälle.

Schleudertrauma erübrigen sich weitergehende diagnostische oder therapeutische Maßnahmen. Insbesondere soll in der Frühphase auf manualmedizinische Impulstherapie verzichtet werden [12].

Die Häufigkeit des Schleudertraumas und die relativ geringe Anzahl von Fällen mit Spätfolgen bestätigen die günstige Prognose. Der schlechte Ruf und die düstere Prognose des Schleudertraumas, wie es durch vermehrte Aktualisierung und Publizität (Medien, Patientenorganisationen) dargestellt wird, widersprechen den Tatsachen und sind nicht berechtigt. Schlechte Verläufe betreffen häufig schwere Distorsionen der Halswirbelsäule mit Abknickmechanismen und Kopfanprall und entsprechen nicht der Definition des Schleudertraumas. Vermutungen und Hinweise auf Schleudertrauma sind deshalb in den Akten und gegenüber dem Patienten nur mit Vorsicht zu äußern.

Dauern Beschwerden länger als 6–8 Wochen nach dem Unfall an, fehlt eine Besserungstendenz, ist eine erweiterte Diagnostik zu prüfen. Problematisch sind die nicht so seltenen Fälle von Schleuderverletzungen, die primär als banale Distorsionen imponieren, in der Folge aber langdauernde und schwer objektivierbare Beschwerdebilder entwickeln. Häufig lassen sich hier mit den klassischen diagnostischen Maßnahmen der Radiologie, Orthopädie und Neurologie keine objektiven Befunde erheben. Diese schwer leidenden Patienten geraten rasch in den Verdacht der Simulation, Aggravation oder der Rentenneurose. Bevor sich der behandelnde Arzt, aber auch der Experte auf psychosomatische, respektive rein psychogene Störungen festlegt, ist nochmals sorgfältig nach algogenen und irritativen Ursachen wie zum Beispiel verborgenen Instabilitäten zu suchen (Tab. 4). Dazu steht eine große Palette von möglichen Untersuchungsmethoden zur Verfügung, von denen einige allerdings in ihrer Indikation, Untersuchungstechnik und Interpretation des Ergebnisses noch nicht definitiv etabliert sind. Eine sinnvolle Auswahl der Untersuchungsmethoden und eine konklusive und integrative Beurteilung des Ergebnisses ist nur durch den Spezialisten möglich. Eine geeignete Auswahl dieser Spezialabklärungen dient der Suche nach einer zervikalen Diskushernie oder Myelopathie (zervikobrachiales Syndrom) oder einer verborgenen Instabilität durch Pseudarthrose oder Ligamentschaden (zervikovertebrales Syndrom). Manchmal gibt eine sorgfältige manualmedizinische Untersuchung (Irritationszonen, pathologisches joint play) diskrete aber reproduzierbare Hinweise auf eine Instabilität [10].

Tabelle 4. Langdauernde Beschwerden nach Schleuderverletzung

organische Ursachen	psychische Ursachen
– verborgene Instabilität (Pseudarthrose, rein ligamentär) zervicovertebrales Syndrom – zervikale Diskushernie Myelopathie zervikobrachiales Syndrom – organischer Hirnschaden? zervikoencephales Syndrom	– rein psychogene Störungen nach Unfall? – somatopsychische Störungen z.B. bei verborgener Instabilität? – psychosomatisches Syndrom? – Hirnstammläsion? (neuropsychologische Testung)

In wenigen Fällen gelingt es, die vermutete Instabilität nachzuweisen; die probatorische Ruhigstellung kann die Diagnose bestätigen, die Spondylodese Heilung bringen.

Bei der Mehrzahl dieser langdauernden Fälle hingegen lassen sich weder durch orthopädische, neurologische noch durch manualmedizinische Untersuchungen Unfallfolgen feststellen. Hier lassen sich durch die neuropsychiatrische Untersuchung häufig Störungen nachweisen. Diese neuropsychologischen Defizite können sowohl algogen wie psychogen bedingt sein; die für die Kausalitätsbeurteilung wichtige Unterscheidung ist in der Regel aufgrund dieser Testergebnisse allein nicht möglich. Daß sie Ausdruck einer traumatischen Hirnstammläsion seien, konnte bis heute wissenschaftlich nicht belegt werden und muß deshalb als Hypothese bezeichnet werden [1, 7, 9].

Als hauptsächlichste Beschwerden nach Schleuderverletzungen der HWS treten in den Vordergrund Kopfschmerzen, Schwindel, Konzentrationsmangel, Müdigkeit und Vergeßlichkeit. Die Genese dieses Beschwerdebildes ist unklar, es handelt sich um eine bunte Mischung unspezifischer Symptome, wie man sie auch bei psychischen Störungen nach anderen Unfällen, aber auch nach Krankheiten (zum Beispiel larvierte Depression) sieht. Obwohl diese Beschwerden bei den langdauernden Fällen häufig vorgebracht werden, kann man deshalb nicht von einem typischen Beschwerdebild sprechen.

Tabelle 5. Schleudertrauma der HWS – Das freie Intervall

mehrere Stunden	vereinbar mit „schwerem“ Schleudertrauma
nach mehreren Tagen	ernste Schädigung kaum mehr anzunehmen
nach Wochen	ernste Schädigung fällt außer Betracht

Das freie Intervall zwischen Unfallereignis und Wiederauftreten von Beschwerden ist als Zeitfaktor von großer Bedeutung für die Beurteilung der natürlichen (biologisch-naturwissenschaftlichen) Kausalität. Die in Tabelle 5 angegebenen Kriterien nach Jenzer [4] stehen strengeren Ausführungen in der Literatur gegenüber. So wird nach gängiger Praxis die natürliche Unfallkausalität von Nackenbeschwerden ausgeschlossen, sobald diese später als 3 Tage oder 72 Stunden nach dem Unfall auftreten. Wiesner/Mumenthaler [14] stellen fest, daß bei ihren insgesamt 104 Fällen nach indirekter Halswirbelsäulenverletzung die entscheidenden Beschwerden zeitlich entweder sofort oder spätestens innerhalb 48 Stunden aufgetreten waren. Mumenthaler und Regli [8] haben dies kürzlich wiederum bekräftigt: „Der hierbei wirksame Mechanismus (Schleuder- oder Abknickmechanismus) führt sofort oder innerhalb von Stunden, höchstens einem Tag, zu eindrücklichen lokalen Nackenbeschwerden mit blockierter Beweglichkeit“. Schröter [11] findet zu dieser Frage ein maximales beschwerdefreies Intervall nach leichten Schleuderverletzungen bei 24 Stunden, nach mittelschweren Verletzungen nach wenigen Stunden und nach schweren Verletzungen nach 1 Stunde. Krämer [6] beurteilt die Schleuderverletzung sogar dann bereits als leicht, wenn das beschwerdefreie Intervall über

1 Stunde beträgt. Kamieth [5] stellt fest: „Die Angaben über die Latenzzeit nach Schleudertraumen sind in der Literatur insgesamt ziemlich einheitlich". Die echtzeitliche Bestimmung (aufgrund gleichzeitiger Arzt-, Patienten- oder Zeugenberichte) des Intervalls zwischen Unfallzeitpunkt und erstem Auftreten von Nackenschmerzen ist somit ein wichtiges Kriterium in der medizinischen Beurteilung der natürlichen Kausalität: Mehrfachverletzungen und längere Bettlägrigkeit sind bei der Beurteilung des freien Intervalls gebührend zu berücksichtigen.

Für die Beurteilung der Schwere des Schleudertraumas [4] bedarf es einer gutachterlichen Synthese zwischen Quantifizierung der mechanischen Gewalteinwirkung und des medizinischen Befundes (Tab. 6). Ob es sich überhaupt um ein Schleudertrauma handelt, ist anhand der vorstehenden Definition durch Analyse der Unfallsituation zu überprüfen. Wichtige Beurteilungselemente sind ferner die Fahrzeugausrüstung und der Fahrzeugschaden. Wurden keine Gurte getragen, ist bei höheren beteiligten Geschwindigkeiten kaum je ein Schleudertrauma maßgeblich, sondern – als schwerere Verletzungsart – ein Schädel-Hirn-Trauma mit oder ohne Abknickverletzung der HWS.

Tabelle 6. Die Schwere des Schleudertraumas

- wichtig für die medizinische Kausalitätsbeurteilung
- entscheidend bei der juristischen Adäquanzbeurteilung

Quantifizierung der *mechanischen* Gewalteinwirkung:
- Unfallsituation
- Fahrzeugausrüstung: Gurte, Kopfstützen
- Fahrzeugschaden

Der *medizinische* Befund:
- Unfallhergang und initiales Beschwerdebild (Polizeirapport; erste Arztkonsultation)
- Freies Intervall?
- Die korrekte medizinische Diagnose (Schleudertrauma)

Kopfstützen finden sich heute fast in jedem Wagen. Nur wenn sie korrekt auf Augenhöhe eingestellt sind, bieten sie einen guten, aber nicht vollständigen Schutz vor Schleuderverletzungen. Jenzer bestätigt unsere Erfahrung, wonach trotz wesentlich verbesserter Fahrzeuginnenräume und Autositze sowie geringerer Fahrgeschwindigkeiten die schon von Gay und Abbott [3] beschriebenen psychopathologischen Folgezustände unverändert respektive unbeeinflußt geblieben sind.

Die unfalltechnischen Gegebenheiten wie beteiligte Geschwindigkeit, Art der Deformation und Ausmaß der Fahrzeugschäden sind für die Beurteilung der medizinischen Unfallkausalität wichtig, müssen aber vorsichtig interpretiert werden. Der sogenannte „Totalschaden" ist eine technisch-wirtschaftliche Größe und kann bedeuten, daß ein großer Teil der Aufprallenergie durch Fahrzeugdeformation vernichtet wurde. Dies beweist nicht, daß in jedem Fall auch ein heftiges Schleudertrauma stattgefunden hat. Umgekehrt darf als Faustregel gelten, daß leichte Fahrzeugschäden wie lediglich zerbrochene Lampengläser

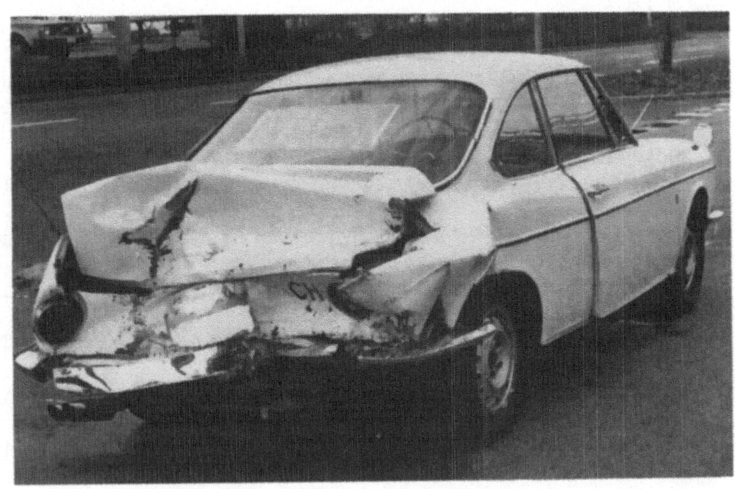

Abb. 2. Heckkollision als häufigste Ursache der Schleuderverletzung der Halswirbelsäule

und für das Funktionieren unbedeutende Deformationen der Karrosserie eine geringe Kollisionsschwere bedeuten und eine schwere Traumatisierung der Halswirbelsäule durch Schleudertrauma ausschließen (Abb. 2).

Für die medizinische Beurteilung der Schwere eines Schleudertraumas stützen wir uns auf die echtzeitlichen Angaben über Unfallhergang, initiales Beschwerdebild und freies Intervall im Polizeirapport und bei der ersten Arztkonsultation (spätere anamnestische Angaben sind weniger zuverlässig) sowie auf die genaue medizinische Definition der Unfallfolgen (nicht Angabe Schleuderverletzung als Diagnose!). Diese Beurteilungen der mechanischen und medizinischen Elemente zur Schwere des Schleudertraumas sind wichtig für die medizinische Stellungnahme zur Beurteilung der natürlichen Kausalität und entscheidend bei der juristischen Adäquanzbeurteilung.

Die gutachterliche Beurteilung von Unfallfolgen nach Schleuderverletzungen ist anspruchsvoll. Gerade bei Problemfällen, bei denen eine Diskrepanz zwischen den geklagten langdauernden, erheblichen Unfallfolgen und deren mangelnder Objektivierbarkeit besteht, ist durch den gezielten Einsatz aufwendiger diagnostischer Maßnahmen zu versuchen, das Beschwerdebild ausreichend abzugrenzen und zu objektivieren. Das Abstellen auf die anamnestischen Angaben und Klagen sowie die Beurteilung der Glaubwürdigkeit des Patienten allein entspricht nicht den Anforderungen einer naturwissenschaftlich fundierten Expertentätigkeit und ist als Hauptelement einer Begutachtung unzulässig.

Die versicherungsmedizinische Kausalitätsbeurteilung setzt sauber etablierte Diagnosen und zuverlässig objektivierbare Beschwerden voraus. Nur auf dieser Basis kann der mit Wahrscheinlichkeit geforderte Kausalzusammenhang zwischen den Unfallfolgen und dem angeschuldigten Ereignis mit der notwendigen Zuverlässigkeit nachgewiesen werden.

Literatur

1. Delank HW (1988) Das Schleudertrauma der Halswirbelsäule. Unfallchir 91:384
2. Dvorak J, Valach L, Schmid S (1987) Verletzungen der HWS in der Schweiz. Orthopäde 16:2–12. Stützt sich auf die Inaugural-Dissertation von Schmid Stefan: Weichteilverletzungen der HWS in der Schweiz. Bern 1988
3. Gay JR, Abbott KH (1953) Common whiplash injuries of the neck. Amer J med Ass 152:1698–1704
4. Jenzer G, Walz F (1991) Die „Schwere" des ST der HWS (im medizinischen und rechtlichen Gebrauch). Zeitschr f Unfallmed und Berufskrankheiten
5. Kamieth H (1990) Das Schleudertrauma der HWS. In: Die Wirbelsäule in Forschung und Praxis. Hrsg Schulitz, Bd III, 97 f, Hippokrates-Verlag Stuttgart
6. Krämer G (1986) Bandscheibenbedingte Erkrankungen. 2. Auflage, Thieme-Verlag Stuttgart
7. Kügelgen B, Hillemacher A (1989) Problem Halswirbelsäule, Aktuelle Diagnostik und Therapie, Klinik Taschenbücher, 36–39, Springer-Verlag Berlin
8. Mumenthaler M, Regli F (1990) Der Kopfschmerz. 104, Thieme Verlag Stuttgart
9. Perret E (1987) Neuropsychologische Folgen von STs der HWS. Manuelle Medizin 25:122
10. Ramseier EW (1989) Schleuderverletzungen der Halswirbelsäule. Medizinische Mitteilungen SUVA Nr 62:22–28
11. Schröter F (1989) Begutachtungsprobleme bei Halswirbelsäulenerkrankungen. In: Problem Halswirbelsäule. Hrsg. Kügelgen B, Hillemacher A, Kliniktaschenbücher, 232, Springer Verlag Berlin
12. Schwarz H (1987) Zur konservativen Behandlung frischer Weichteilverletzungen der Halswirbelsäule. Manuelle Medizin 25:116–119
13. Walz F (1987) Das Schleudertrauma der HWS im Straßenverkehr: Biomechanische und gutachterliche Aspekte. Schweiz med Wschr 117:619–523
14. Wiesner H, Mumenthaler M (1975) Schleuderverletzungen der HWS. Eine katamnestische Studie. Arch orthop Unfallchir 81:13–76. Dazu die vororientierende Kurzfassung in Therap Umschau 31:640–649, 1979

Geschwindigkeitsbezogene Verletzungsmechanismen an der Brust- und Lendenwirbelsäule im Straßenverkehr

L. Sándor[1] und D. Otte[2]

[1] Medizinische Universität Albert Szent-Györgyi, Abteilung für Unfallchirurgie (Leiter: Univ.Doz. Dr. L. Sándor), Semmelweis u. 6, H-6720 Szeged

[2] Verkehrsunfallforschung Medizinische Hochschule Hannover, Unfallchirurgische Klinik (Direktor: Prof. Dr. H. Tscherne) Konstanty-Gutschow Straße 8, D-W-3000 Hannover 61

In einem Kollektiv von 4.888 im Straßenverkehr verletzten Personen, deren Daten im Großrechner der Verkehrsunfallforschung der MHH gespeichert sind, fanden wir lediglich 96 Verkehrsteilnehmer (1,96%) die Verletzungen der Brust- und Lendenwirbelsäule erlitten haben. Es war von Interesse zu analysieren, welche Zusammenhänge zwischen Kollisionsgeschwindigkeit, Verletzungsmechanismus und Verletzungsschwere bei diesen Verletzten bestanden.

Hefte zu der Unfallchirurg, Heft 230
6. Deutsch-Österr.-Schweiz. Unfalltagung

Material

Die 96 Verletzten erlitten insgesamt 170 Wirbelbrüche. Die Art und Lokalisation der Frakturen bzw. die Art des Verkehrsteilnahmemodus ist aus den Tabellen 1–2 zu entnehmen.

Tabelle 1. Wechselbeziehung zwischen Art der Verkehrsteilnahme/Verletzungsmechanismus

Verletzungs-mechanismus	Wirbelverletzungen (BWS + LWS)											
	Art der Verkehrsteilnahme											
	gesamt		Fahrzeuginsassen				Aufsassen mot. Zweiräder		Fahrrad-fahrer		Fußgänger	
			mit Gurt		ohne Gurt							
	(n)	(%)	(n)	(%)	(n)	(%)	(n)	(%)	(n)	(%)	(n)	(%)
gesamt	170	100,0	37	100,0	46	100,0	25	100,0	32	100,0	30	100,0
Biegung/ Beugung	74	43,6	16	43,3	28	60,9	12	48,0	8	25,0	10	33,3
Translation/ Abscherung	25	14,7	5	13,5	7	15,2	3	12,0	4	12,5	6	20,0
Zug/ Zerreißung	14	8,2	–	–	3	6,5	–	–	4	12,5	7	23,4
Druck/ Stauchung	7	4,1	1	2,7	–	–	3	12,0	–	–	3	10,0
Psoaswirkung	50	29,4	15	40,5	8	17,4	7	28,0	16	50,0	4	13,3

Tabelle 2. Lokalisation der Wirbelverletzungen n = 170

Verletzungsart	Brustwirbelsäule						Lendenwirbelsäule				
	1/2	3/4	5/6	7/8	9/10	11/12	1	2	3	4	5/S
Kompressions-fraktur	1	2	4	9	5	12	12	6	5	5	2
Distraktions-fraktur	2	–	1	2	–	–	–	1	–	–	1
Berstungsfraktur	–	2	–	3	–	1	–	–	–	1	–
Abscherung der Deckplatte mit Luxation	2	–	–	1	–	1	2	–	–	–	1
Chance-Fraktur	4	4	1	3	–	–	1	–	–	–	1
Bandscheiben-zerreißung mit Luxation	4	6	2	2	2	4	1	1	–	–	–
Abrißfraktur Querfortsätze	–	–	–	–	–	–	6	12	14	11	7

Ergebnisse

Die biomechanische Analyse der erlittenen Brust- und Lendenwirbelsäulenfrakturen ergab grundsätzlich drei charakteristische Arten der Verletzungsmechanismen:

Beim Typ A: Der Bruch tritt unter meist axialer Beanspruchung bei einer Kombination von Kompression und Biegung der einzelnen Wirbelkörper auf.

Beim Typ B: Der Bruch tritt unter Biege- und Scherkraftwirkung mit Abscherung von Wirbelsegmenten auf.

Beim Typ C: Der Bruch ist eine indirekte Fraktur, wobei infolge einer plötzlichen Muskelkraft Spitzenbelastungen und dadurch Abrißbrüche der Querfortsätze auftreten.

In der Tabelle 3 wird die Wechselbeziehung zwischen Verletzungsmechanismus und Art der Verkehrsteilnahme wiedergegeben.

Die Tatsache, daß von den 96 Verunfallten, die sich Brust- und Lendenwirbelsäulenfrakturen zugezogen haben, 53 Personen die Unfälle nicht überlebt haben und wegen Polytraumatisation 47 davon noch am Unfallort oder unmittelbar nach der Einlieferung verstarben, zeigt, daß diese Verletzten im Unfallmoment sehr große Energiemengen absorbiert haben. Die Energiemenge mußte dabei nach physikalischen Gesetzen aus der hohen Kollisionsgeschwindigkeit stammen. Bei den 43 Überlebenden fanden wir dagegen meistens nur leichte Kompressionsfrakturen, Vorderkantenbrüche und sehr oft Querfortsatzabrisse. Alle Daten sprachen dafür, daß in diesen Fällen die absorbierende Energiemenge, d.h. die Kollisionsgeschwindigkeit, wesentlich kleiner war. Es lassen sich also geschwindigkeitsbezogene Verletzungsmechanismen zwischen Verletzungsart, Verletzungsschwere und Verkehrsteilnahme herausarbeiten.

Die Wirbelsäule angreifende Kraft im Falle eines Verkehrsunfalles ist als positive oder negative Beschleunigungskraft anzusehen, die in Abhängigkeit der Unfallart mit der Kollisionsgeschwindigkeit in gerader Wechselbeziehung steht. Wie groß müssen also jene Kräfte sein, die eine ernsthafte Wirbelsäulenverletzung (größer als AIS 2) hervorrufen? Schneider gibt für die dynamische Belastung der gesamten Wirbelsäule als Grenzbeschleunigung für Druck 18 g, für Zug 12 g an. Bei anteiligem Körpergewicht errechnet Ziffer daraus die Bruchlast für Druck mit 810 kp. Für Zug kommen nach dieser Berechnung 840 kp bei 70 kg Körpergewicht in Betracht. Torsionskräfte von 4,5 mkp Drehmoment verursachten im gleichen Versuch in Höhe von L3/L5 Torsionsbrüche in der Verbindungsstelle zwischen Bandscheibe und Deckplatte. Im Falle eines Mittelklassenwagen-Frontalzusammenstoßes bei 50 km/h Kollisionsgeschwindigkeit beträgt nach Gögler bei einem Kraftfahrzeuggewicht von 1.500 kp die maximale Stoßkraft 53.000 kp und die maximale, auf die Insassen wirkende Verzögerung ist 355,6 m/sec^2, d.h. 36,2 g. Die natürlichen Grenzwerte der Wirbelsäule werden demnach bei dieser „relativ geringen" Geschwindigkeit schon dreifach überschritten, wobei zu beachten ist, daß die Kräfte sogut wie nie nur in eine Richtung wirksam sind. Die positiven und negativen Beschleunigungskräfte wirken naturgemäß in Abhängigkeit der Verkehrsteilnahme, wobei die den Körper und dadurch die Wirbelsäule angreifende Kraft besonders bei äußeren Verkehrsteilnehmern (Fußgängern und Radfahrern) sehr gut an der

Tabelle 3. Wechselbeziehung zwischen Art der Verkehrsteilnahme/Verletzungsmechnismus

Verletzungs-art	Art der Verkehrsteilnahme											
	gesamt		Fahrzeuginsassen mit Gurt		Fahrzeuginsassen ohne Gurt		Aufsassen mot. Zweiräder		Fahrrad-fahrer		Fußgänger	
	(n)	(%)	(n)	(%)	(n)	(%)	(n)	(%)	(n)	(%)	(n)	(%)
gesamt	170	100,0	37	100,0	46	100,0	25	100,0	32	100,0	30	100,0
Kompressionsfraktur mit Abscherung der unteren Vorderkante	20	11,8	4	10,8	9	19,6	5	20,0	1	3,1	1	3,3
Kompressionsfraktur mit Keilbildung <20°	36	21,2	9	24,3	18	39,1	2	8,0	5	15,6	2	6,7
Kompressionsfraktur mit Keilbildung >20°	7	4,1	3	8,1	1	2,2	1	4,0	–	–	2	6,7
Distraktionsfraktur mit Abriß der oberen Unterkante	2	1,2	–	–	–	–	2	8,0	–	–	–	–
Distraktionsfraktur mit Zerreißung der Bandscheibe	5	3,0	–	–	–	–	–	–	2	6,3	3	10,0
Berstungsfraktur	7	4,1	1	2,7	1	2,2	4	16,0	–	–	1	3,3
Abscherung der Deckplatte mit Luxation	7	4,1	–	–	1	2,2	–	–	2	6,3	4	13,3
Chance-Fraktur	14	8,2	2	5,4	5	10,8	1	4,0	–	–	6	20,0
Bandscheibenzerreißung mit Luxation	22	12,9	3	8,1	3	6,5	3	12,0	6	18,7	7	23,4
Abrißfraktur Querfortsätze	50	29,4	15	40,6	8	17,4	7	28,0	16	50,0	4	13,3

Kollisionsgeschwindigkeit des PKWs gemessen werden konnte. 85% der wirbelverletzten Fußgänger waren von PKWs angefahren, die eine Kollisionsgeschwindigkeit um 78 km/h aufwiesen. Der gleiche Wert konnte bei Radfahrern mit 74 km/h ermittelt werden. Wirbelsäulenverletzungen größer als AIS 2 traten grundsätzlich erst oberhalb der Geschwindigkeitsgrenze von 50 km/h

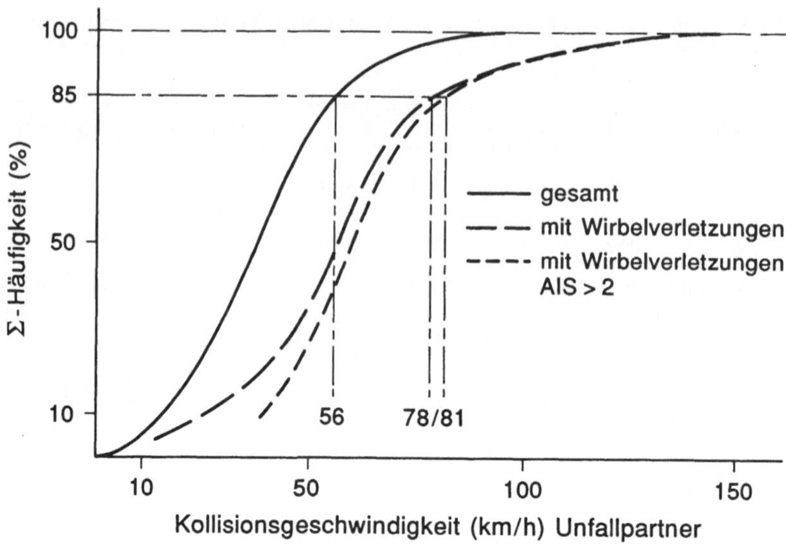

Abb. 1. Ermittelte Kollisionsgeschwindigkeit von PKW bei Fußgängerkollisionen

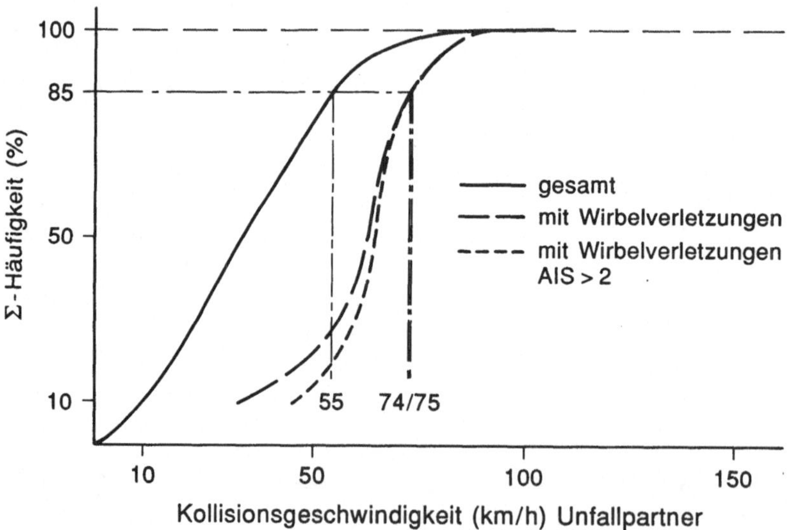

Abb. 2. Ermittelte Kollisionsgeschwindigkeit von PKW bei Fahrradkollisionen

sowohl bei Fußgängern wie auch bei Radfahrern auf (Abb. 1 und 2). Bei diesen Fällen kommt es im Rahmen der Kollision und des darauffolgenden Aufschöpfvorganges zu einer erheblichen Biegung der Wirbelsäule insbesondere im LWS-Bereich. Bei Fußgängern ist festzustellen, daß im Rahmen eines direkten Anfahrvorganges die Bein- und Beckenregion in der Regel translatorisch durch den kollidierenden PKW beschleunigt wird, während die Trägheit des Oberkörpers und damit die Hals- und Brustwirbelsäule neben einem Biegemoment und wahrscheinlicher Torsion (im Bereich von 4,5 mkp Drehmoment), eine Abscherung im unteren BWS- und LWS-Bereich erfährt. Eine mögliche abwärts gerichtete Bewegungskomponente (Zugbelastung) kann dabei auch nicht ausgeschlossen werden.

Das Risiko für Fahrzeuginsassen, Wirbelsäulenverletzungen zu erfahren, wird entscheidend von der Möglichkeit der Biege- und Scherkräfte bestimmt (Typ B). Da die Insassen auch bei Frontalkollision zwangsläufig Beschleunigungen in mehreren Richtungen ausgesetzt sind, wird das Risiko, Wirbelverletzungen an BWS und LWS zu erleiden, entsprechend groß. Eine ähnlich genaue Kollisionsgeschwindigkeit im Moment der Wirbelverletzung, wie bei den äußeren Verkehrsteilnehmern, ließ sich zwar bei den wesentlich komplizierteren Insassenunfällen nicht ermitteln (die Fahrzeuge selbst absorbieren einen wesentlichen Teil der Energie), beim Überschlagen treten zwangsläufig Beschleunigungen kurz nacheinander in mehreren Richtungen auf, grundsätzlich ließ sich aber feststellen, daß bei den Verletzungstypen A und B auch hier solche Kräfte vorhanden waren, die die natürlichen Grenzwerte der Wirbelsäule überschritten haben.

Bei PKW-Insassen im hohen Geschwindigkeitsbereich konnten wir in mehreren Fällen sogenannte Etage-Verletzungen an der Wirbelsäule nachweisen. Diese kombinierten Verletzungen mit Aussparung von meist 4–5 Wirbelsegmenten waren besonders häufig bei nicht gurtgeschützten PKW-Insassen zu vermerken. Der wahrscheinliche Unfallmechanismus dieser in den Typ B einzuordnenden Verletzungen wird damit erklärt, daß der nach vorn geschleuderte Körper z.B. am Steuerrad hängen bleibt, wobei augenblickliche Verzögerungskräfte mit 36,2 g wirksam sein können. Die oberen und unteren nicht abgebremsten Körperteile bewegen sich zwangsläufig weiter nach vorn und aus der Wirbelsäule wird so ein unterschiedlich großes Segment „ausgestanzt“. Die dabei besonders im unteren Körperteil wirkenden Torsionskräfte können die Wirbelsäulenzerreißung wesentlich erleichtert haben. Etage-Verletzungen der BWS und LWS waren grundsätzlich über die Geschwindigkeitsgrenze von 50 km/h und insbesondere bei Frontalkollision anzutreffen.

Diskussion

Die geschwindigkeitsbezogenen Verletzungsmechanismen an der Brust- und Lendenwirbelsäule im Straßenverkehr können wie folgt charakterisiert werden:

Unter 50 km/h meistens nur „bagatelle“ Verletzungen, wie leichte Kompressionsfrakturen, Vorderkantenbrüche und besonders häufig Querfortsatzabrißbrüche (Typ A und C). Über 50 km/h meistens schwere Wirbelsäulenverletzungen, größer als AIS 2 (Typ A und B), im Rahmen der Polytraumatisation, wobei das Überleben wegen Mitverletzung lebenswichtiger Organe in zahlreichen Fällen sehr fragwürdig ist.

Für die einzelnen Verkehrsteilnehmer können zusammenfassend folgende Verletzungsmechanismen charakterisiert werden:

Motorisierte Zweiradbenutzer: besonders häufig Berstungs- und Kompressionsbrüche wegen Stauchung, Biegung nach vorn oder rückwärts (Typ A).

Fahrradfahrer: Distraktionsfrakturen, Bandscheibenzerreißungen über 50 km/h und Abrißfrakturen von Querfortsätzen durch Biegung nach vorn oder rückwärts und durch Zugkräfte (Typ A, B, C).

Fußgänger: Kompression und Distraktionsfrakturen, Abscherungen der Deckplatte mit Luxation, Chance-Frakturen und Bandscheibenzerreißungen durch Biegung nach vorn, seitlich und insbesonders nach hinten, Abscherung in der Kollisionsphase (Typ A und B).

PKW-Insassen mit Gurt: Querfortsatzabrißbrüche durch Psoaswirkung (Typ C).

PKW-Insassen ohne Gurt: Kompressions-, Chance-Frakturen und Translationsverletzungen durch Biegung nach vorn und hinten, vereinzelt auch seitlich, verbunden mit axialer Druckbeanspruchung, Torsion und Abscherung (Typ A und B).

Zusammenfassung

Wir berichten über eine computergestützte Analyse der Brust- und Lendenwirbelsäulenverletzungen, die bei Rasanztraumen im Straßenverkehr zustandegekommen sind. Anhand von 96 detailliert dokumentierten Fällen werden jene Verletzungsmechanismen und Verletzungsfolgen vorgestellt, die bei den Verkehrsteilnehmern zu beobachten waren, die als PKW-Fahrer, als Zweiradfahrer und als angefahrene Fußgänger im Unfallgeschehen verwickelt waren. Es konnten drei typische Verletzungsmuster herausgearbeitet werden: Typ A = Kompression und Biegung, Typ B = Abscherung und Typ C = Psoaswirkung. Die schweren Wirbelsäulenverletzungen waren immer bei Polytraumatisierten zu beobachten. Wir konnten desweiteren nachweisen, daß die Verletzungsschwere AIS in gerader Wechselbeziehung mit der Energiemenge stand, die als Verzögerungskraft in der Sekundärphase des Unfalles auf dem menschlichen Organismus wirksam war. Das Vorhandensein einer AIS 2 oder schwerer Brust- und Lendenwirbelsäulenverletzung, wenn diese im Straßenverkehr zugezogen wurde, spricht dafür, daß die Verletzung bei einem Rasanztrauma entstanden war.

Literatur

1. American Association of automotive Medicine Abbreviated injury scale-Revision 1985: AAAM. Morton Grove, Illinois (USA)
2. Gögler E (1968) Chirurgie und Verkehrsmedizin. Klinik, Mechanik und Biomechanik des Unfalls 417 in Wagner K, Wagner HJ (1968) Handbuch der Verkehrsmedizin Springer Verlag Berlin-Heidelberg-New York
3. McAffee PC, Yan HA, Frederickson BE, Lubicky JP (1983) The value of computer tomography in thoracic-lumbar fractures. J Bone Joint Surg 65-A:461
4. Schneider J (1952) Einführung in die Elemente der anatomischen Physik der Unfälle als Grundlage der unfallschützenden Konstruktion von Flugzeugen. Referat am IVe Congr. de l'Organisation Scientifique et Technique Internationale du vol à voile (O.S.T.I.V.) Madrid
5. Wagner K, Wagner HJ (1968) Handbuch der Verkehrsmedizin Springer Verlag Berlin-Heidelberg-New York

6. Wagner HJ, Krenscher H (1984) Handbuch der Verkehrsmedizin Springer Verlag Berlin-Heidelberg-New York
7. Ziffer D (1965) Beitrag über die Probleme der mechanischen Widerstandsfähigkeit des menschlichen Körpers und seiner Gewebe. Die Anwendung der Festigkeitsbetrachtung auf Konstruktionsfragen von Schutzhelmen und Sicherheitsgurtzeugen für Automobilisten. Technical aspects of road safety. Brüssel

Der Straßenverkehrsunfall: Die Femurschaftfraktur als Leitsymptom einer Komplexverletzung der unteren Extremität

M. Dickob[1] und U. Mommsen[2]

[1] Rehabilitationskrankenhaus Ulm, Orthopädische Klinik, Lehr- und Forschungsbereich der Universität (Direktor: Prof. Dr. W. Puhl), Oberer Eselsberg 45, D-W-7900 Ulm
[2] Klinik für Unfall-, Hand- und Wiederherstellungschirurgie (Direktor: Prof. Dr. U. Mommsen), Städtische Kliniken Osnabrück, Natruper-Tor-Wall 1, D-W-4500 Osnabrück

Einleitung

Die Femurschaftfraktur ist eine typische Verletzung beim Verkehrsunfall [2], wobei sich Frakturtypus und Begleitschäden an der unteren Extremität je nach Unfallmechanismus unterscheiden. In der Literatur finden sich Hinweise auf die Femurschaftfraktur und begleitende Kniebandschäden im Rahmen der Armaturenbrettverletzung [6, 7]. Die gleichseitige Femur- und Tibiafraktur wird als sogenannte Floating-knee-Verletzung bezeichnet, entsprechende Veröffentlichungen diskutieren auch hierbei in erster Linie Begleitschäden am Kniegelenk [1, 4]. Übersichtsarbeiten über die Therapie der Femurschaftfraktur gehen selten auf die komplexen Verletzungsmuster der unteren Extremität ein [2, 5].

Die vorliegende Arbeit zeigt, daß die Femurschaftfraktur im Rahmen des Verkehrsunfalls häufig als Leitsymptom einer Komplexverletzung der unteren Extremität anzusehen ist, die eine subtile Diagnostik und Therapie erfordert.

Patientengut und Methodik

Aus dem Krankengut der Städtischen Kliniken Osnabrück konnten 59 Fälle operativ versorgter Femurschaftfrakturen der Jahre 1985 bis 1988 durchschnittlich 22,6 Monate nach dem Unfallereignis nachuntersucht werden.

54 Fälle an 49 Patienten traten im Rahmen von Verkehrsunfällen auf, was einem Anteil von 91,5% entspricht. Betroffen waren in 48,1% Autofahrer, in 31,5% motorisierte Zweiradfahrer, in 14,8% Fußgänger sowie in 5,6% Rad-

Hefte zu der Unfallchirurg, Heft 230
6. Deutsch-Österr.-Schweiz. Unfalltagung

fahrer, wobei die unmotorisierten Unfallopfer jeweils nach Kollision mit einem Kraftwagen verunglückten.

Das Durchschnittsalter der Verkehrsopfer lag bei 21,7 Jahren, in 34 Fällen waren die Unfallopfer männlich (69,4%) und in 15 Fällen weiblich (30,6%). 30 von 49 Patienten waren polytraumatisiert, dies entspricht einem Anteil von 61,2%. Hierbei waren die Autofahrer mit einem Anteil von 73,9% Polytraumen deutlich über-, die Motorradfahrer mit 43,8% unterrepräsentiert. Die Frakturbehandlung erfolgte in 57,4% mittels Marknagelung, in 42,6% wurde eine Plattenosteosynthese durchgeführt.

Ergebnisse

Die Verteilung der Femurschaftfrakturen auf die unterschiedlichen Frakturtypen gemäß der AO/ASIF-Klassifikation nach Müller et al (1987) kann Tabelle 1 entnommen werden. Mit einem Anteil von jeweils 40,7% waren Quer- (A 1) bzw. Keilfrakturen (B 2–3) die häufigsten Bruchformen. Autofahrer erlitten 5 der 6 problematischen Trümmerfrakturen, Fußgänger hingegen fast ausschließlich Querfrakturen (87,5%).

Tabelle 1. Verteilungsmuster von 54 Femurschaftfrakturen nach der AO/ASIF-Klassifikation in Abhängigkeit von der Verkehrsteilnahme.

AO-Klass.	Auto	Mot. Zweirad	Fahrrad	Fußgänger	total
A 1	1				1
A 2	2		1		3
A 3	5	8	2	7	22
B 1					0
B 2	7	4			11
B 3	6	4		1	11
C 1		1			1
C 2	2				2
C 3	3				3
Summe	26	17	3	8	54

Eine Acetabulumfraktur, die nach Lehrbuchmeinung eine typische Begleitverletzung der Femurschaftfraktur bei der Armaturenbrettverletzung darstellt, beobachteten wir nur in einem Fall. Weiterhin wiesen zwei Autoinsassen eine mediale Schenkelhalsfraktur zusätzlich zum Oberschenkelbruch auf.

Eine begleitende Kniebandverletzung zeigten 20,3% sämtlicher Patienten mit Femurschaftfrakturen, wobei die Autoinsassen mit einem relativen Anteil von 72,7% deutlich überwogen. Die Wahrscheinlichkeit eines Autofahrers, im Rahmen einer Femurschaftfraktur auch einen Kniebandschaden zu erleiden, lag bei 30,8% (Abb. 1). In jedem Fall war mindestens eines der Kreuzbänder geschädigt, isolierte Seitenbandrupturen beobachteten wir nicht.

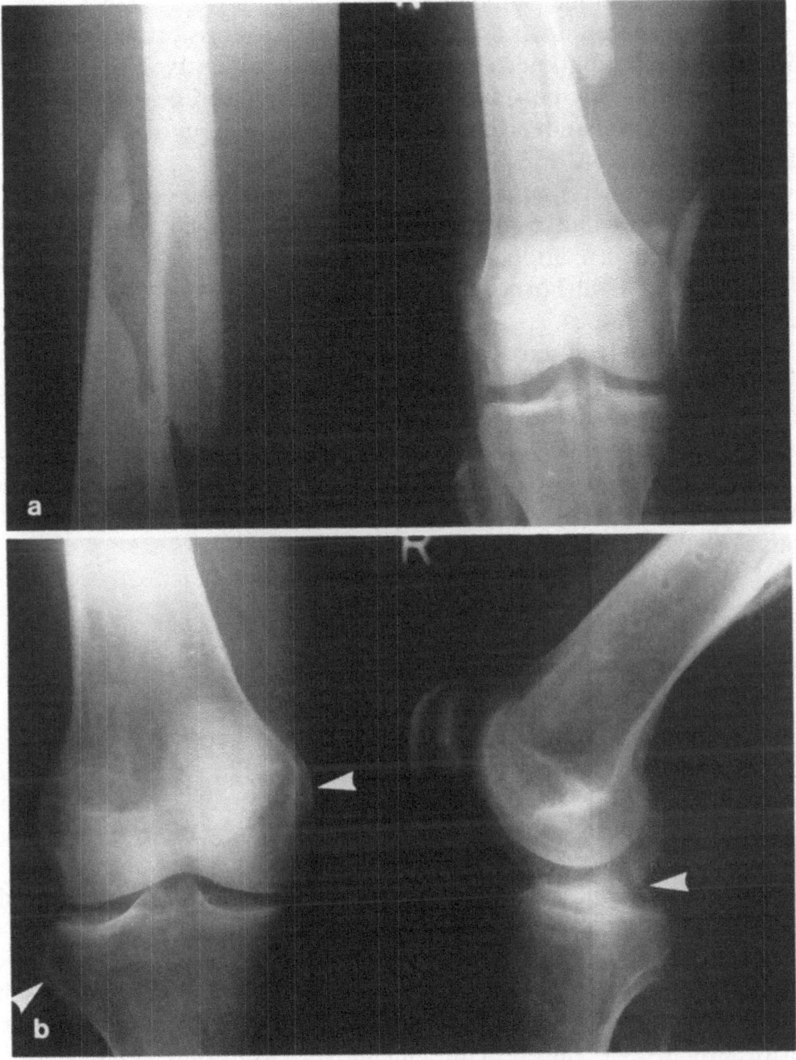

Abb. 1. a Femurspiralfraktur im distalen Schaftdrittel mit kleinem Drehkeil (AO 32 B 13), keine knöchernen Verletzungen am Kniegelenk. **b** Gleicher Patient wie in 1a zwei Jahre nach dem Unfallereignis. Als Hinweis auf Bandläsionen zeigen sich Verkalkungen in Projektion auf beide Seitenbänder und das hintere Kreuzband (Pfeile). Auch das vordere Kreuzband war in diesem Fall rupturiert

16,7% der Unfallopfer erlitten einen Knorpelschaden retropatellar und/oder am medialen Femurkondylus, der Anteil der Autoinsassen betrug hier 2/3. 9 von 12 Knorpelschäden wurden arthroskopisch gesichert, 8 traten unabhängig von Kniebandverletzungen auf. Weichteilverletzungen am Kniegelenk hatten keinen erkennbaren Vorhersagewert bezüglich erlittener Kniebinnenschäden.

Eine gleichseitige Unterschenkelfraktur erlitten 18,5% der Verletzten. Dabei beobachteten wir 8 von 10 Fällen an motorisierten Zweiradfahrern, das Risiko des Floating-knees betrug für dieses Kollektiv 47,1%. Aus der Gruppe der gleichseitigen Ober- und Unterschenkelfrakturen wies nur ein Patient eine zusätzliche Kniebandverletzung auf, was unter dem allgemeinen Risiko eines Bandschadens von 20,3% lag.

An Fußraumverletzungen traten 3 Frakturen und eine Luxation des oberen Sprunggelenkes auf, betroffen waren ausschließlich Autoinsassen. 8 von 10 Frakturen und Luxationen im Fußbereich wurden ebenfalls bei Autofahrern festgestellt, z.T. in Form schwerer Kombinationsverletzungen der Fußwurzel und des Mittelfußes.

Insgesamt betrug der Anteil von Patienten mit mindestens einer gleichseitigen Begleitverletzung der unteren Extremität bei vorliegender Femurschaftfraktur 59,3%, an der Gegenseite zeigten sich nur 29,5% entsprechende Zusatzverletzungen. Die Rate der Begleitschäden lag in der Gruppe der Polytraumen mit 60% nur unwesentlich über dem Durchschnitt, so daß aus dem Vorliegen eines Polytraumas kein Rückschluß auf das Vorliegen einer Komplexverletzung der unteren Extremität möglich ist.

Diskussion

In unserem Krankengut von 59 Fällen operativ versorgter Femurschaftfrakturen wurden 91,5% durch Straßenverkehrsunfälle verursacht. Von diesen wiesen 59,3% mindestens eine schwere Begleitverletzung der gleichseitigen unteren Extremität auf, was die Bedeutung der Femurschaftfraktur als Leitsymptom einer Komplexverletzung unterstreicht.

Bei den Autoinsassen zeigten sich im Rahmen der Armaturenbrettverletzung häufiger Knieband- und Knorpelschäden als z.B. Acetabulum- und Patellafrakturen. Wie bereits an anderer Stelle ausgeführt [3], ist durch die Schädigung mindestens eines der Kreuzbänder in 30,8% der Autoinsassen eine sorgfältige Abklärung mit klinischer Prüfung und gegebenenfalls Arthroskopie erforderlich. Wie unsere Untersuchungen weiterhin zeigten, ist auch ohne Kniegelenkinstabilität mit der Entwicklung einer posttraumatischen Chondromalazie bevorzugt retropatellar und am medialen Femurkondylus binnen einem Jahr nach dem Unfallereignis zu rechnen. Weiterhin wiesen 30,8% der Autoinsassen eine Fußraumverletzung in Form von z.T. schweren Kombinationen von OSG-und Fußwurzelfrakturen und -luxationen auf.

Die Floating-knee-Verletzung hingegen trifft meist motorisierte Zweiradfahrer, in diesem Kollektiv mit einer Wahrscheinlichkeit von 47,1%. Im Gegensatz zur Literaturmeinung, wonach gleichseitige Ober- und Unterschenkelfrakturen häufig zusätzliche Kniebandschäden aufweisen sollen [1, 4], fand sich in unserem Krankengut mit 10% nur ein unterdurchschnittlicher Anteil. Dies erscheint jedoch biomechanisch einleuchtend, da dem kompletten Ausbruch des Kniegelenkes en bloc eine protektive Wirkung auf den Kniebandapparat zugebilligt werden kann.

Die hohe Anzahl an schweren Komplexverletzungen der unteren Extremität mit Kniebinnenschäden und Fußraumverletzungen bei Autoinsassen trotz Einführung der Anschnallpflicht unterstreicht die Notwendigkeit einer weiteren Entschärfung von Armaturenbrett und Bodengruppe. Noch problematischer gestaltet sich ein wirksamer Schutz von Fußgängern und Zweiradfahrern.

Literatur

1. Bansal VP, Singhal M, Mam MK, Gill SS (1984) The Flaoting Knee. 40 Cases of Ipsilateral Fractures of the Femur and the Tibia. Int Orthop 8:183–187
2. Born CT, DeLong WG, Shaik KA, Moskwa CA, Schwab CW (1988) Early Use of the Brooker-Wills Interlocking Intramedullary Nail (BWIIN) for Femoral Shaft Fractures in Acute Trauma Patients. J Trauma 28:1515–1520
3. Dickob M, Mommsen U (im Druck) Der Kniebandschaden als Begleitverletzung bei Femurschaftfrakturen
4. Frazer RD, Hunter GA, Waddell JP (1978) Ipsilateral Fracture of the Femur and Tibia. J Bone Jt Surg 60-B:510–515
5. Gärtner J, Rudolph H (1987) Die Femurschaftfraktur. Behandlung und Ergebnisse von 209 Frakturen. Unfallchir 13:99–105
6. Nagel DA, Burton DS, Manning J (1977) The Dashboard Knee Injury. Clin Orthop 126:203–208
7. Ritchey SJ, Schonholtz GJ, Thompson MS (1958) The Dashboard Femoral Fracture. J Bone Jt Surg 40-A:1347–1358

Bedeutung, Charakteristik und Erscheinungsbild des Sicherheitsgurttraumas

D. Otte, M.L. Nerlich, M. Holch und H. Tscherne

Unfallchirurgische Klinik der Medizinischen Hochschule Hannover, Konstanty-Gutschow-Straße 8, D-W-3000 Hannover 61

1. Einleitung

Der Sicherheitsgurt ist wohl die bedeutendste Erfindung einer Sicherheitsmaßnahme, um den Körper im Falle eines Unfalles zurückzuhalten und damit die normalerweise auftretenden Verletzungen zu vermeiden, respektive die Verletzungsschwere zu mindern. Heutzutage schnallen sich im Durchschnitt 96% der Fahrer und auch der Beifahrer im PKW an (Bundesanstalt für Straßenwesen [1]). Eine zeitreihenanalytische Untersuchung von Ernst und Brüning [2] in den Jahren 1984 bis 1989 über „Die Auswirkungen des Tragens von Sicherheitsgurten bei PKW-Insassen" zeigt eine erhebliche Reduzierung des Risikos schwerer Verletzungen. Ohne die Nutzung der Gurte wäre die Anzahl der Getöteten im PKW um 28% höher ausgefallen, die der Schwerverletzten um

Hefte zu der Unfallchirurg, Heft 230
6. Deutsch-Österr.-Schweiz. Unfalltagung

21%. Auch in eigenen Studien zeigte sich immer wieder die hohe Schutzwirkung des Sicherheitsgurtes [3]. 70% der Fahrer und 65% der Beifahrer blieben mit Gurt im Rahmen eines Frontalanpralles unverletzt, ohne Gurt dagegen blieben nur 33% der Beifahrer und 54% der Fahrer unverletzt. Südkamp und Otte [4] weisen besonders darauf hin, daß mit Gurtbenutzung die Anzahl der getöteten Personen signifikant niedriger ist und die Gesamtzahl von Einzelverletzungen, die Anzahl kopfverletzter Personen und das Ausmaß der Kopfverletzungen sowie schwere Lungen- und Leberverletzungen und Knie- und Armverletzungen signifikant gemindert werden. Es wird allerdings auch darauf hingewiesen, daß mit Sicherheitsgurt nicht alle Verletzungen gemindert werden, sondern einige vermehrt auftreten, u.a. HWS-Distorsionen. Da auch mit Sicherheitsgurt noch einige schwere Verletzungen beobachtet wurden, gelangte der Sicherheitsgurt während der Implementierungsphase immer wieder in die öffentliche Diskussion der Abschätzung des realen Nutzens. Dabei wurden in der Regel die mit Sicherheitsgurt auftretenden schweren Verletzungen in den Vordergrund gestellt und dabei oftmals vergessen, daß bei gleicher Unfallschwere ohne Gurt schwerste Verletzungen aufgetreten wären. Im wesentlichen waren die dem Gurt zugeordneten Verletzungen HWS-Distorsionen und intraabdominelle Läsionen, die bei Belastung der Abdominalregion durch das den Unterkörper zurückhaltende Beckengurtband auftraten. Tarriere [5] bezifferte im Rahmen einer Studie aus dem Jahre 1982 den Anteil dieser Verletzungen noch mit ca. 8,5% der frontalkollidierten, gurtgeschützten PKW-Fahrer. Als Ursache wird ein Abtauchen des Körpers relativ unter das Beckengurtband genannt, die sogenannte „Submarining"-Bewegung. Beeinflußt wird diese Bewegung durch die Sitzsteifigkeit und Gurtanbringungsgeometrie. Herstellerseitig konnte man diesem negativen Effekt begegnen, in dem die Gurtgeometrie an den Sitz gebunden und die Sitzsteifigkeit optimiert wurde. So konnten intraabdominelle Verletzungen in den folgenden Jahren deutlich seltener beobachtet werden. In einer Einzelfallanalyse von 67 im Abdomen verletzten Gurtbenutzern wies Otte [6] nach, daß von diesen lediglich 12 Personen eindeutig im Rahmen einer Submarining-Bewegung verletzt wurden, bei allen anderen eine Verletzungsinduzierung nicht durch den Gurt, sondern durch die umfangreichen Fahrzeugdeformationen eingetreten war. Der Anteil von möglichen gurtspezifischen Abdomenverletzungen wird damit heute bei 0,65% aller verletzten, gurtgeschützten Frontinsassen erwartet.

2. Zielsetzung

Es kann somit eindeutig postuliert werden, daß dem Gurt zugeordnete Verletzungen im Rahmen eines Verkehrsunfalles ein sehr seltenes Ereignis darstellen. Der Terminus „Sicherheitsgurttrauma" sollte demzufolge unbedingt umbenannt werden in „dem Sicherheitsgurt zugeordnete Verletzungen bzw. Verletzungsmuster". Dabei darf allerdings die hohe Schutzwirkung des Gurtes nicht übersehen werden, denn diese sogenannten Gurtverletzungen sind die bei Gurt übrig gebliebenen Verletzungen. Sie zu diskutieren, beinhaltet eine Gefährlichkeit, nämlich, daß die Bedeutung übergewichtet wird. Zielsetzung vorstehender Studie muß deshalb sein, diese Verletzungen unter folgenden Gesichtspunkten zu analysieren:

Um die Verletzungen, die im Rahmen der Belastung durch das Gurtband am Körper auftreten, von seiten des Technikers gänzlich zu vermeiden bzw. sehr gering zu halten, bedarf es einer kontinuierlichen Unfallbeobachtung. Insbesondere die Gefährlichkeit von inneren Verletzungen, speziell der intraabdominellen Verletzungen, erfordern von seiten der Medizin schnelle und sichere Rettungsmaßnahmen. Diese sind möglich, wenn das Verletzungsbild schnell erkannt wird. Wichtig hier: Welche Arten von Verletzungen sind hinsichtlich der Traumafolge beim Verkehrsunfall zu erwarten?

3. Datenmaterial

Um Verletzungen, hervorgerufen durch den Sicherheitgurt, zu analysieren, bedarf es einer sehr in die Tiefe gehenden Unfalldokumentation. Um statistisch repräsentative Ergebnisse zu erzielen, bedarf es darüber hinaus einer kontinuierlichen Unfallerhebung. Diesen Anforderungen gerecht werden Unfalldokumentationen der Verkehrsunfallforschung Hannover, die seit 1973 kontinuierlich durch ein wissenschaftliches Team vor Ort durchgeführt werden [7].

Dieses Team, bestehend aus Technikern und Medizinern, fährt im Stadt- und Landkreis Hannover unmittelbar nach einem Unfallereignis die Unfallstelle an. Mit einer Stereomeßkamera werden die Unfallspuren fotografisch erfaßt und durch fotogrammetrische Auswertung eine maßstäbliche Zeichnung erstellt. Hierdurch ist es möglich, das Kollisionsverhalten der Fahrzeuge zu rekonstruieren. Medizinisch werden die Verletzungen nach Art, Lokalisation und Schwere erfaßt und mittels AIS klassifiziert [8].

Für vorliegende Studie wurden 3.402 Insassen von PKW betrachtet, die einen Sicherheitsgurt benutzten. 1.430 der gurtgeschützten Insassen wurden verletzt. Als Verletzungen durch den Sicherheitsgurt wurden alle Arten von Verletzungen, von der leichten Weichteilläsion bis hin zur schweren inneren Organverletzung zugelassen, sofern sie der Gurtbelastung eindeutig zugeordnet werden konnten. Es handelte sich um 520 Personen, die eine Verletzung durch den Sicherheitsgurt erlitten. Dies entspricht einem Anteil von 15,3% der gurtgeschützten Insassen bzw. 36% der verletzten, gurtgeschützten Insassen, Prozentanteile, die wegen der vielen Weichteilverletzungen, der sogenannten Gurtprellmarken derart hoch ausfallen.

4. Patienten mit Gurtverletzungen

4.1. Unfallsituationen

Etwa die Hälfte der Insassen mit Gurtverletzungen verunfallten im Rahmen einer Frontalkollision (52,1%), lediglich 11,7% bei einer Seitkollision und nur 2% erfuhren eine Gurtverletzung bei Heckkollision (Tab. 1).

Tabelle 1. Unfallsituationen von PKW-Insassen im Straßenverkehr

	alle Insassen (gewichtet n = 1.647)	mit Gurtverletzung (n = 520)
Kollisionsart		
– Frontal	48,9%	52,1%
– Seite	19,9%	11,7%
– Heck	6,8%	0,2%
– Mehrfach	24,3%	36,0%
Sitzplatzverteilung		
– Fahrer	71,4%	62,7%
– Beifahrer	24,2%	35,0%
– Fondinsasse	4,4%	2,3%

Im Vergleich zur allgemeinen Unfallsituation von PKW-Insassen im Straßenverkehr zeigt sich damit eine hohe Auftretenswahrscheinlichkeit für Gurtverletzungen, besonders bei Frontalkollisionen. Erklärbar ist dies aus der Belastungsrichtung des Oberkörpers, der einer Relativbewegung im Innenraum unterliegt. Einerseits ist die Frontalkollision im Unfallgeschehen am häufigsten, andererseits die Belastung im Gurt bei Frontalkollision am ausgeprägtesten. Demzufolge sind diese Verletzungen im Rahmen von Heckkollisionen selten. Auffallend hoch ist der Anteil von Gurtverletzungen mit 36% bei Mehrfachkollisionen. Wenn auch 2/3 aller Personen mit Gurtverletzungen Fahrer von PKWs waren, so ergibt sich hinsichtlich der Sitzposition keine auffallende Risikoexposition für Gurtverletzungen.

4.2. Verletzungsschwere

Die Hälfte aller Insassen mit Gurtverletzungen waren leicht verletzt (MAIS 1). Verletzungsschweregrade über MAIS 3 besaßen 11,7% der Personen (Tab. 2).

Im Vergleich zur Verletzungssituation von PKW-Insassen im Straßenverkehr zeigt sich hier für Insassen mit Gurtverletzungen ein überdurchschnittlich hoher Gesamttraumatisierungsgrad. Damit wird deutlich, daß Gurtverletzungen fast ausnahmslos bei den Schwerverletzten des Straßenverkehrs vorgefunden werden. So erfahren 78,6% der PKW-Insassen leichte Verletzungsschweren MAIS 1 und lediglich 2,1% der PKW-Insassen Verletzungsschweregrade von mehr als MAIS 3.

Mit dem Gesamttraumatisierungsgrad nimmt auch die Schwere der Gurtverletzungen zu. So findet man bei Personen mit MAIS 2 noch in 67,9% Gurtverletzungen des Schweregrades AIS 1, bei Personen mit dem MAIS 4 bis 6 dagegen sind noch lediglich 18,4% der Gurtverletzungen AIS 1 leichterer Art, hingegen auch 60% einem AIS von über 3 zuzuordnen.

Tabelle 2. Verletzte PKW-Insassen

allgemeine MAIS Verletzungssituation (gewichtet n = 649)				
1	2	3	4–6	
78,6%	15,1%	4,2%	2,1%	
mit Gurtverletzungen (n = 520)				
51,2%	25,2%	11,2%	11,7%	
AIS durch Gurt	MAIS			
1	2	3	4–6	
1	100%	67,9%	63,8%	18,4%
2	–	32,1%	20,7%	13,3%
3	–	–	15,5%	8,3%
4–6	–	–	–	60,0%

5. Erscheinungsbild von Gurtverletzungen

5.1. Lokalisation von Gurtverletzungen

Die Gurtverletzungen finden sich überwiegend im Thoraxbereich (63,9%). Im Abdomen und Beckenbereich sind sie deutlich seltener, allerdings in gleicher Häufigkeit mit 15% am Abdomen und 14,1% am Becken festzustellen. Überwiegend handelt es sich dabei um Weichteilverletzungen. Gurtverletzungen am Hals sind mit 6,5% sowie am Arm mit 0,1% und am Bein – hier ausschließlich des Oberschenkels – mit 0,2% sehr selten. Diese Körperbereiche entsprechen im wesentlichen der Gurtbandanlage am Körper und der aufgrund der Kinematik resultierenden Belastungspunkte.

Der Insasse bewegt sich im Rahmen eines Unfallereignisses nach physikalischen Gesetzmäßigkeiten und wird bei einer Kollision unter der vorhandenen Eigenbewegung relativ in den Innenraum bewegt. Grundsätzlich ist zwischen Frontal-, Seit- und Heckkollision zu unterscheiden, da die Insassenrelativbewegung, je nach Kollisionsform, unterschiedlich gerichtet ist. So bewegt sich der Insasse bei Frontalkollision nach vorn hin weiter vor und prallt mit den exponierten Körperteilen an denjenigen Fahrzeugstrukturen an, die sich in der Bewegungsbahn befinden. Dies ist in der Regel der Kniebereich, der zu einer Anlage im Armaturenbrettbereich führt und dann den unteren Teil des Körpers abbremst, während der obere Teil sich noch weiter nach vorn bewegt. Der durch den Beckengurt zurückgehaltene untere Körperbereich erfährt bereits eine Belastung durch den anliegenden Beckengurt, während der Oberkörper sich noch relativ dazu nach vorn bewegt. Da Becken- und Schultergurt lediglich durch eine Umlenköse miteinander verbunden sind, führt dies zu einer Längung des Schultergurtbandes bei gleichzeitiger Zugbeanspruchung im Bekkenbereich. Der Oberkörper wird erst später durch den Schultergurt ebenfalls zurückgehalten. Belastungen treten hier im Brustkorb- und Schulterbereich des vorgelagerten Oberkörpers auf. Grundsätzlich treten hohe Belastungen zwischen Körper und Gurtband erst bei hohen Anprallenergien und damit großer Unfallschwere auf.

Wie die Unfallanalyse zeigt, erfahren 39,7% der frontal kollidierten Insassen eine dem Gurt zugeordnete Verletzung am Thorax, 7,5% am Abdomen sowie 8,2% im Beckenbereich.

Bei einer Seitkollision ist die resultierende Insassenbewegung zunächst in Richtung zum Stoßangriffspunkt ausgerichtet und wird erst später durch die Fahrzeugbewegung weiter beeinflußt. So erfährt ein stoßseitig sitzender Insasse eine Relativbewegung in Richtung zur Stoßzone, eine Belastung durch den Sicherheitsgurt ist für diesen infolge der unmittelbaren Oberkörperanlage an den Seitenstrukturen meist nicht so ausgeprägt. Belastungen durch das Gurtband werden im Rahmen einer Seitkollision demzufolge seltener und wenn, dann verstärkt für den Oberkörper auftreten, da eine ausgeprägte Bewegung des Oberkörpers sowohl für den stoßseitig Sitzenden wie auch den stoßabgewandt Plazierten nahezu immer vorliegen wird. So zeigt auch die Unfallanalyse bei Seitkollisionen eine, im Vergleich zur Frontalkollision generell niedrige Häufigkeit von Gurtverletzungen, zusätzlich mit Dominanz der Thoraxregion. 18,5% der Insassen unter Seitanprall erlitten hier Gurtverletzungen.

5.2. *Arten von Gurtverletzungen*

3/4 aller Verletzungen durch den Sicherheitsgurt sind Weichteilläsionen (74,2%). Frakturen bilden 14% und sind im wesentlichen am Thorax anzutreffen (Tab. 3).

Tabelle 3. Verletzungsarten durch Gurt

	gesamt n=926	Thorax n=592	Abdomen n=139	Becken n=131
Weichteilverletzung	74,2%	77,2%	43,2%	93,1%
Fraktur	14,0%	20,3%	2,2%	3,8%
Luxation	0,2%	–	–	0,8%
Organverletzung	9,8%	3,2%	50,3%	–
Gefäßverletzung	0,8%	0,3%	3,6%	0,8%
Bandverletzung	1,0%	–	0,7%	0,8%

Im weiteren können festgestellt werden
- Luxationen 0,2% (im Beckenbereich)
- Organverletzungen 9,8% (im abdominellen Bereich)
- Gefäßverletzungen 0,8%
- Bandverletzungen 1%

Damit wird nochmals deutlich, daß Gurtverletzungen hauptsächlich leichte äußerliche Läsionen darstellen. Das Auftreten einer Gurtverletzung wird von

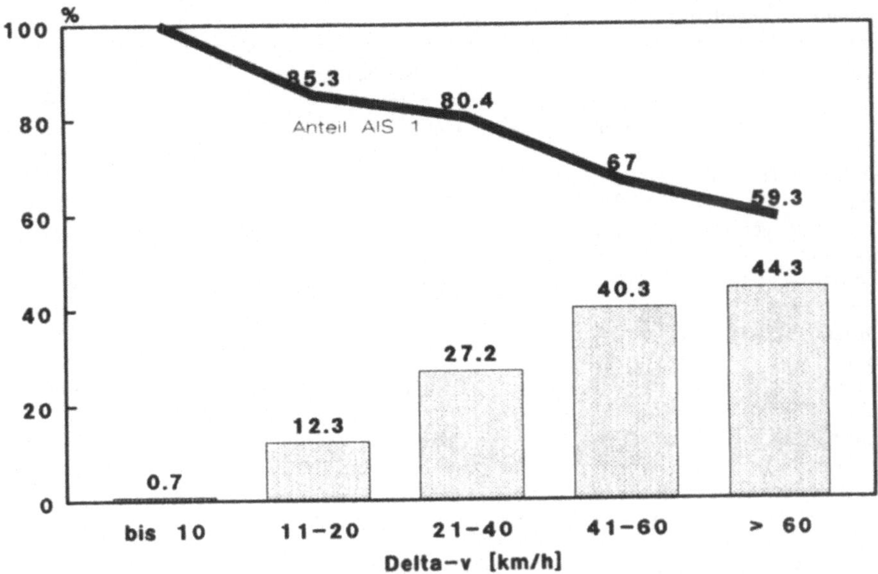

Abb. 1. PKW-Insassen mit Sicherheitsgurt bei Frontalkollision. Die Säulen geben den Anteil der Personen mit Gurtverletzungen wieder, die Linie zeigt den Anteil AIS 1 unter den Personen mit Gurtverletzungen

der Unfallschwere beeinflußt. Ein Maß für die Unfallschwere ist u.a. die Fahrzeugdeformation und damit eng verbunden die bei einem Fahrzeug infolge der Kollision stattgefundene Geschwindigkeitsänderung Delta-v. Mit Zunahme des Delta-v-Wertes (Abb. 1) steigt der Anteil der Insassen mit Gurtverletzungen an. Während lediglich 0,7% der mit Geschwindigkeiten von Delta-v bis 10 km/h frontal kollidierten Insassen eine Gurtverletzung erlitten, waren dies immerhin 27,2% der Personen mit Geschwindigkeiten Delta-v von 21–40 km/h, 40,3% bei Delta-v von 41–60 km/h und nahezu die Hälfte aller Insassen der mit noch höheren Geschwindigkeitsänderungen verunfallten Fahrzeuge.

Die dem Sicherheitsgurt zugeordneten Thoraxfrakturen beziehen sich in 62,2% auf Rippen (Tab. 4).

In 22,7% ist das Sternum betroffen und 14,3% sind Claviculafrakturen.

Die Lokalisation der Rippenfrakturen läßt die Gurtanlage erkennen. So sind beim Fahrer häufiger der linke obere sowie rechte untere Brustkorb und beim Beifahrer der rechte obere sowie linke untere Brustkorb betroffen. Erkennbar ist auch, daß der Fahrer eine relativ gleichmäßige Verteilung der links und rechtsseitigen Rippenfrakturen besitzt (Abb. 2). Oftmals ist somit für den Fahrer der Einfluß eines Lenkradkontaktes gegeben. So sind auch Rippenserienfrakturen bei Fahrern häufiger anzutreffen. Im Brustraum waren häufig Lungenkontusionen, die auch in Verbindung mit Herzkontusion und Sternumprellung bzw. -fraktur anzutreffen waren. Die Patienten klagten in der Regel über erhebliche spontane und atemabhängige Schmerzen im Brustkorb. Lungenkontusionen bilden etwa 2/3 der inneren Brustkorbverletzungen (61,9%). Sie treten in der Regel bei hohen Haltekräften des Gurtes in Verbindung mit Rip-

Tabelle 4. Verletzungen durch Gurt im Thorax

	Kollisionsart			
	gesamt	frontal	seitlich	mehrfach
Frakturen (n = 119)				
Clavicula	14,3%	17,6%	12,0%	7,7%
Acromiocl.gel.	0,8%	–	4,0%	–
Sternum	22,7%	29,4%	16,0%	11,5%
Rippen	62,2%	53,0%	68,0%	80,8%
Organ/Gefäß (n = 21)				
Herz	14,3%	–	20,0%	25,0%
Lunge	61,9%	71,4%	60,0%	50,0%
Aorta	9,5%	–	20,0%	–
Zwerchfell	14,3%	28,6%	–	25,0%

penfrakturen insbesondere bei älteren Personen auf. Das Delta-v lag immer oberhalb 50 km/h. Bei Fahrern war die Lunge häufiger rechtsseitig verletzt, während Beifahrer ausschließlich linksseitige Lungenverletzungen aufweisen. Sternumfrakturen konnten für Fahrer wie Beifahrer in gleicher Häufigkeit registriert werden.

Im Rahmen der Studie wurden die am Körper festgestellten Weichteilverletzungen detailliert analysiert. Hierzu wurden die vom Forscherteam primär im Krankenhaus erhobenen Befunde und die dort gefertigten Fotoaufnahmen herangezogen, um die exakte Lokalisiation der äußerlich sichtbaren Weichteilläsionen zu analysieren. Es zeigte sich, daß häufig der mittlere Teil der Clavicula als typische Stelle einer Weichteilläsion anzusehen ist (Abb. 3). Lediglich 16,8% der Weichteilverletzungen waren mehr in Richtung des Halses und 10,3% in Richtung des Schultergelenkes plaziert. Verletzungen im Oberarmbereich, also an eindeutig nicht sachgerechter Stelle, konnten nur in 1,7% vorgefunden werden. Verletzungen der Carotis wurden als Gurtverletzung nicht vorgefunden. Auch beschränken sich die Verletzungen hinsichtlich der horizontalen Lage am Körper häufiger auf den oberen Teil der Schulter (33,6%) und noch auf den Bereich der Clavicula (etwa 23,7%). In Höhe des Sternums konnten noch 11,9% der Weichteilläsionen beobachtet werden. 52,9% aller Weichteilverletzungen durch den Sicherheitsgurt beschränken sich somit auf einen kleinen, eng begrenzten Bereich (Segmentbildung Abb. 3). Langgezogene Gurtmarken, die nahezu ein Abbild des gesamten Sicherheitsgurtes wiedergeben, sind im Brustkorb sowie im Beckenbereich selten anzutreffen.

Im Beckenbereich sind Weichteilläsionen besonders häufig im Bereich der Beckenkämme vorzufinden. Gurtmarken über den gesamten Körper sind am Becken mit lediglich 8,9% ermittelt worden. Intraabdominelle Organverletzungen durch den Gurt (Tab. 5) sind mit Ausnahme der meist leichten Verletzungen der Bauchmuskulatur Rupturen der Milz (20%), der Leber (18,7%), des Darmapparates (16%) und der Nieren (10,7%).

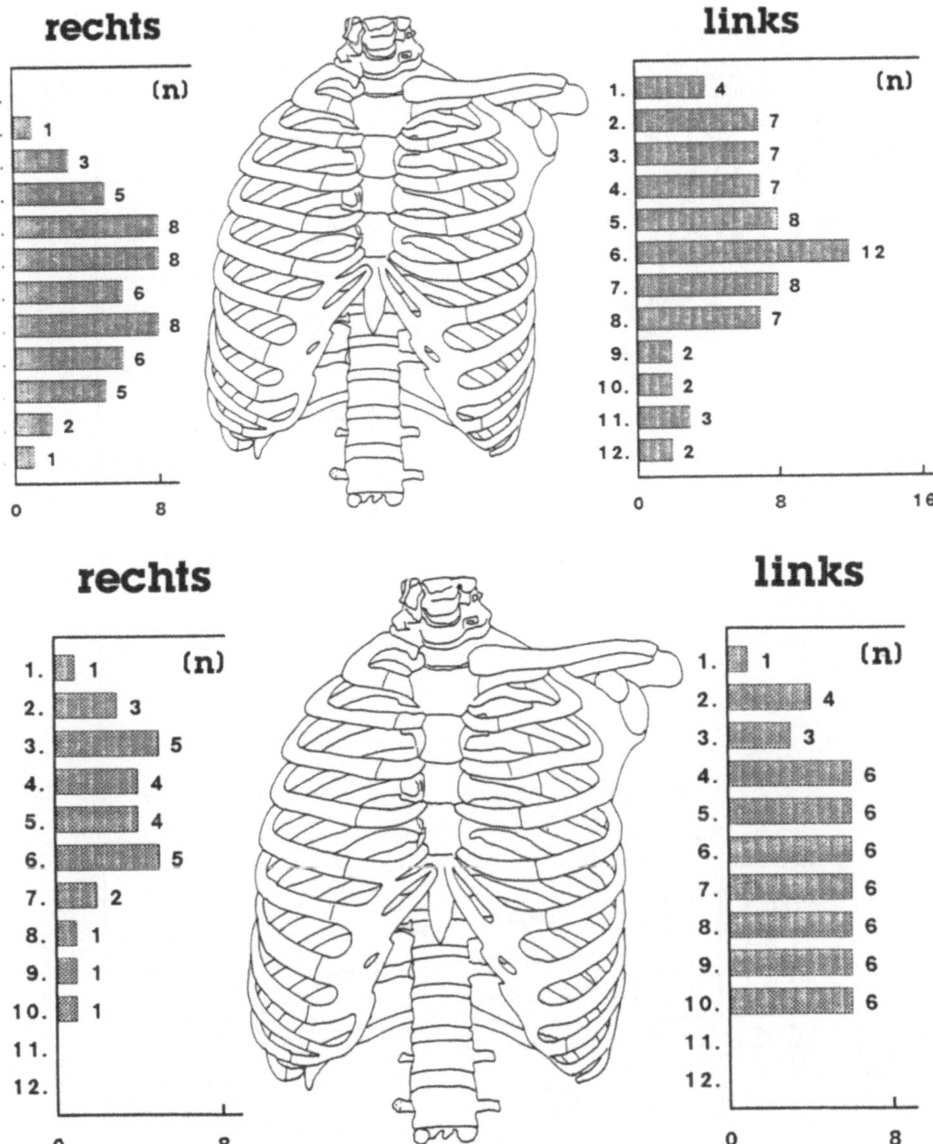

Abb. 2. Häufigkeit von Rippenfrakturen durch den Sicherheitsgurt. Im oberen Teil des Bildes sind die Fahrer (n = 29) und im unteren Teil die Beifahrer (n = 19) dargestellt

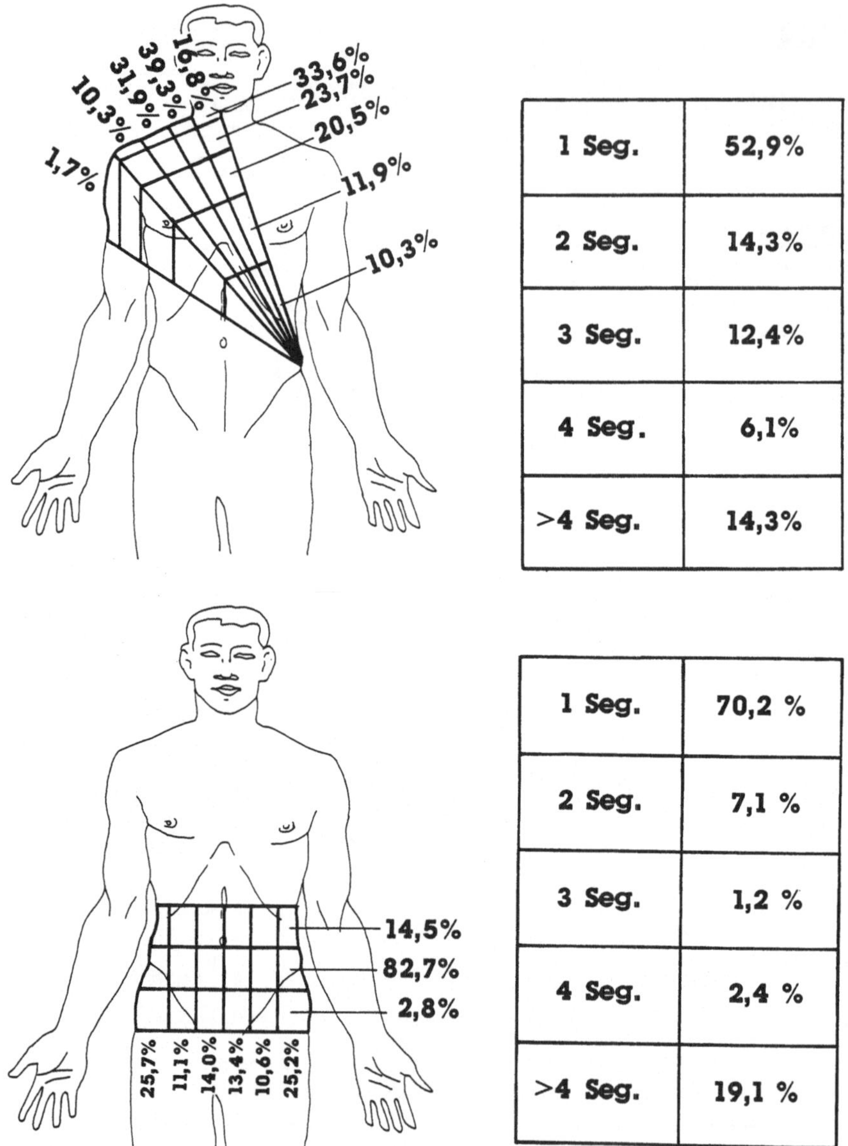

1 Seg.	52,9%
2 Seg.	14,3%
3 Seg.	12,4%
4 Seg.	6,1%
>4 Seg.	14,3%

1 Seg.	70,2 %
2 Seg.	7,1 %
3 Seg.	1,2 %
4 Seg.	2,4 %
>4 Seg.	19,1 %

Abb. 3. Häufigkeit und Lokalisation vorgefundener Gurtmarken, im oberen Bild des Schultergurtes und im unteren Bild des Beckengurtes. Analysiert wurde die Häufigkeit der durch Läsion (Gurtprellmarke) beaufschlagten Bereiche (Segmente)

Während Milzverletzungen in gleicher Häufigkeit bei Fahrern wie bei Beifahrern festgestellt wurden, traten Leberverletzungen häufiger bei Fahrern auf. Verletzungen der Niere sind häufig überlagert durch hohe Deformationen der Fahrgastzelle und im Rahmen eines massiven Seitanpralles entstanden. Als typische Gurtverletzungen können Nierenverletzungen damit nicht bezeichnet werden.

Tabelle 5. Organ-/Gefäßverletzungen durch Gurt im Abdomen (n = 75)

	Kollisionsart			
	gesamt	frontal	seitlich	mehrfach
Bauchfell	20,0%	25,0%	16,6%	16,0%
Mesenterien	8,0%	15,6%	–	4,0%
Leber/Galle	18,7%	9,4%	27,8%	24,0%
Milz	20,0%	18,8%	22,2%	20,0%
Pankreas	2,7%	3,1%	5,6%	–
Magen/Darm	16,0%	25,0%	–	16,0%
Nieren	10,7%	3,1%	27,8%	8,0%
Gefäße	4,0%	–	–	12,0%

5.3. Auftretenswahrscheinlichkeit einer Gurtverletzung

In Abbildung 4 ist die Verletzungswahrscheinlichkeit für unterschiedliche Delta-v-Gruppen dargestellt. Es zeigte sich, daß Weichteilverletzungen im Thoraxbereich durch den Sicherheitsgurt bereits bei geringen Delta-v-Bereichen bis 10 km/h auftreten können. Hier sind es im Erscheinungsbild der Verletzung allerdings geringgradig eng begrenzte Prellungen, die eine nur manchmal vorhandene Aufrauhung der Haut besitzen. Frakturen bzw. Organ- oder Gefäßverletzungen finden sich allerdings noch nicht. Diese treten vereinzelt erst ab Delta-v von 20 km/h und dann meist bei ungünstigen Kollisionsbedingungen, wie beispielsweise in Form einer Seitenkollision. Bezogen auf alle PKW-Insassen mit

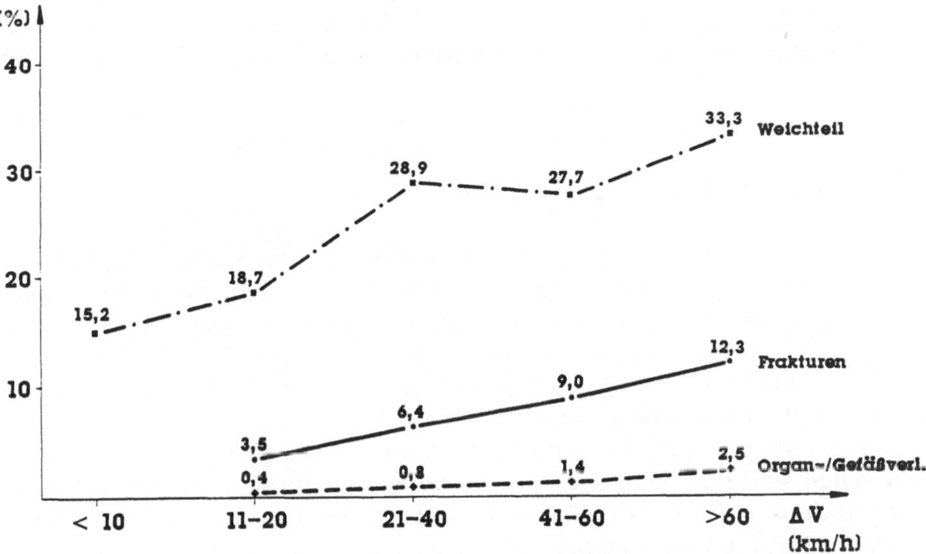

Abb. 4. Thoraxverletzungen durch den Sicherheitsgurt (alle Kollisionsarten) – 100% sind hier die in der jeweiligen Delta-v-Klasse verunfallten Personen

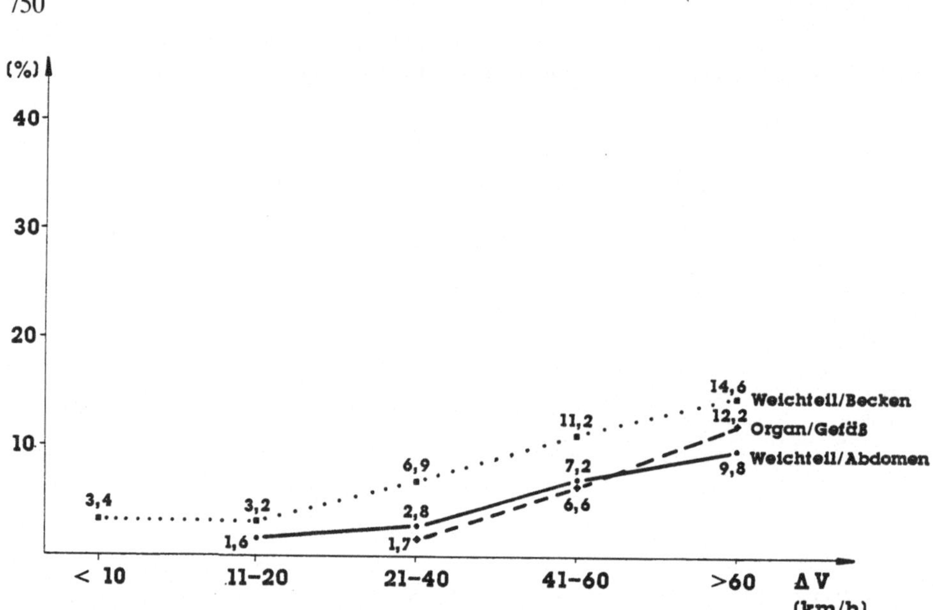

Abb. 5. Abdomenverletzungen bei Frontalkollision durch den Sicherheitsgurt – 100% sind hier die in der jeweiligen Delta-v-Klasse verunfallten Personen

Gurt zeigt sich im Delta-v-Bereich von 11 bis 20 km/h eine Verletzungswahrscheinlichkeit von 0,4% für Organläsionen und von 3,5% für Frakturen.

Auch für den Beckengurt zeigen sich Weichteilläsionen bereits bei Delta-v-Werten bis 10 km/h (Abb. 5), allerdings mit lediglich 3,4%. Frakturen im Becken werden erst bei Delta-v-Werten von über 20 km/h beobachtet.

Auch eine Zwerchfellruptur durch den Sicherheitsgurt konnte nur in Fällen mit alten Fahrzeugen beobachtet werden, in denen eine hohe Komprimierung von Thorax und Abdomen durch Deformation bzw. Intrusion des Lenkrades auftrat.

6. Schlußfolgerungen

Die vorstehende Studie von 520 Patienten, die eine dem Sicherheitsgurt zugeordnete Verletzung besaßen, zeigte, daß diese Verletzungen überwiegend leichter Art sind und häufig Weichteilläsionen darstellen, die sogenannten „Gurtprellmarken“. Diese Verletzungen treten erst bei höheren Anprallenergien des PKWs auf. Frakturen und innere Verletzungen sind erst bei erheblich angestiegener Unfallschwere zu beobachten.

Die Untersuchung ergab, daß intraabdominelle Verletzungen grundsätzlich sehr selten sind und dann auch nur auftreten, wenn die Gurtbandlage nicht sachgerecht über die Beckenkämme geführt ist. Dies tritt bei neueren Fahrzeugen kaum noch in Erscheinung.

Gurtverletzungen sind dem gesamten Verletzungsmuster einer Person überlagert und dabei in der Schwere meist bedeutungslos. Bei Vorliegen von Gurtprellmarken an korrekter Stelle ergeben für den Traumatisierungszustand des Patienten meist keine Besorgnis. Es zeigen sich selbst bei ausgeprägten Gurtmarken meist keine inneren Verletzungen.

Die Studie zeigt einige Verletzungsschwerpunkte durch den Gurt, nämlich Clavicula-, Rippen- und Sternumfrakturen, sowohl für Fahrer wie auch für Beifahrer. Innere Verletzungen sind selten. Unter diesen ist die Lungencontusion relativ häufig. Besonders Fahrer zeigten häufiger Rippenserienfrakturen. So ist das Gurttrauma für diesen häufig zusätzlich beeinflußt durch Kontakt des Brustraumes mit dem Lenkrad, welches aufgrund der massiven Fahrzeugdeformationen in den Innenraum intruierte. Isolierte, dem Gurt zuzuordnende Frakturen beschränken sich meist auf einzelne Rippen an der durch den Gurt beaufschlagten Stelle. Verletzungen im Abdominalbereich bei isoliertem Bekkengurt konnten in all den Jahren einer kontinuierlichen Unfallerhebung nicht erfaßt werden, eine Tatsache, die für ein geringes Risiko derartiger Verletzungen spricht.

Bei all dieser Diskussion um das Gurttrauma darf allerdings nicht vergessen werden, daß die mit vorstehender Studie dargestellten Erkenntnisse sich ausschließlich auf die wenigen, noch mit Sicherheitsgurt verbliebenen Verletzungen beschränken. So waren immerhin von den ca. 3.400 gurtgeschützten Insassen, die vom Forscherteam erfaßt wurden, ca. 2.000 Personen unverletzt, von denen hier nicht mehr gesprochen wird. Auch stammen die 520 mit Gurtverletzungen dokumentierten Personen ausschließlich aus dem schwerverletzten Kollektiv der Gurtbenutzer. Aus unfallanalytischer Sicht zeigt sich somit das „Gurttrauma“ nicht bei korrekter Gurtlage.

Literatur

1. Bundesanstalt für Straßenwesen (1990) Anlegequoten von Sicherheitsgurten und Benutzung von Kinder-Rückhaltesystemen in PKW. Ergebnisse der Erhebungen in den alten Bundesländern, Bergisch-Gladbach
2. Ernst G, Brüning E (1990) 5 Jahre danach – Wirksamkeit der Gurtanlegepflicht für PKW-Insassen ab 1.8.1984. Zeitschrift f Verkehrssicherheit, Heft 35:2–13
3. Otte D, Suren EG (1986) Welchen Nutzen bringt der Sicherheitsgurt den Fondinsassen? Unfall- und Sicherheitsforschung Straßenverkehr, Bundesanstalt f Straßenwesen, Heft 56:24–32
4. Südkamp N, Otte D (1986) Auswirkungen des Sicherheitsgurtes auf die Art und Schwere der Einzelverletzungen. Unfall- und Sicherheitsforschung Straßenverkehr, Bundesanstalt für Straßenwesen, Heft 56:13–16
5. Leung YC, Tarriere C, Lestrelin D (1982) Submarining Injuries of 3 Pt. Belted Occupants in Frontal Collisions – Description, Mechanismen and Protection. SAE-Paper 821158, 26th STAPP Car Crash Conference: 173–205
6. Otte D (1983) Evaluation of in-depth-accident investigations concerning submarining. TRANS/SC1/WF 29/GRCS/R. 46 Paper, 1–4
7. Dilling J, Otte D (1986) Die Bedeutung örtlicher Unfallerhebungen im Rahmen der Unfallforschung. Unfall- und Sicherheitsforschung Straßenverkehr, Heft 56:59–68, Bundesanstalt für Straßenwesen
8. American Association for Automotive Medicine (1985) The Abbreviated Injury Scale. American Ass f Autom Med, Morton Grove, Illinois (USA)

Die posttraumatische Carotisthrombose durch Sicherheitsgurt

M. Gabl[1], K.P. Benedetto[1], I. Mohsenipour[2], G. Flora[3], E. Beck[1] und K. Twerdy[2]

[1] Universitäts-Klinik für Unfallchirurgie Innsbruck, (Vorstand: Univ.Prof. Dr. E. Beck)
[2] Universitäts-Klinik für Neurochirurgie Innsbruck, (Vorstand: Univ.Prof. Dr. K. Twerdy),
[3] Universitäts-Klinik für Gefäßchirurgie Innsbruck, (Vorstand: Univ.Prof. Dr. G. Flora), Anichstraße 35, A-6020 Innsbruck

Einleitung

Durch die Verkehrserziehung und die Gurtenpflicht hat sich in den letzten Jahren die Anzahl schwerer Verkehrsunfälle verringert. Gleichzeitig konnten wir durch Anwendung des Sicherheitsgurtes aber auch Verletzungen der Halsweichteile beobachten, obwohl diese im Vergleich zu anderen Körperregionen selten sind [1, 2, 3].

Jährlich werden durchschnittlich 37.991 Frischverletzte an unserer Ambulanz behandelt. Darunter befanden sich durchschnittlich 1.424 Verletzte nach Verkehrsunfällen. 351mal war die Halsregion mitbetroffen. Das Gros bildete die Distorsion der Halswirbelsäule nach Auffahrunfällen. Nur selten, in durchschnittlich 8 Fällen, war ein Gurtenzeichen am Hals zu sehen. Trotzdem muß insbesondere bei Vorliegen von Gurtzeichen im Halsbereich an eine folgenschwere Verletzung der A. carotis gedacht werden.

Fallbericht

Wir wollen 2 Fälle einer traumatischen Carotisverletzung durch Sicherheitsgurte vorstellen, sowie prophylaktische Maßnahmen diskutieren.

Fall 1: Eine 49jährige Patientin wurde als Beifahrerin mehrfach verletzt. Neben einer Beckenringfraktur, einer Rippenserienfraktur, einer Seitenbandruptur des rechten Knies sowie einer Innenknöchelfraktur erlitt sie eine Sternumfraktur und eine Gehirnerschütterung. Im Bereich der rechten Halsseite war eine Gurtmarke zu sehen. Neurologisch ergab sich zunächst kein auffälliger Befund. Nach 6 Stunden bot sie jedoch eine Hemiparese links, sowie eine zunehmende Bewußtseinstrübung. Nach vorheriger Sonographie wurde eine Carotisangiographie durchgeführt, wobei eine Thrombosierung der A. carotis interna rechts nachgewiesen wurde. Bei der gefäßchirurgischen Versorgung zeigte sich ein Riß der Intima. Die postoperative CT-Untersuchung ergab eine Teilinfarzierung im Bereich der A. cerebri media rechts. Nach einem halben Jahr hatte sich die Hemiparese gebessert. Restbeschwerden sind verblieben.

Hefte zu der Unfallchirurg, Heft 230
6. Deutsch-Österr.-Schweiz. Unfalltagung

Fall 2: Eine 39jährige Fahrerin wurde bei einem Frontalzusammenstoß polytraumatisiert. Außer einer Rippenserienfraktur beidseits erlitt sie ein stumpfes Bauchtrauma. Während der Laparatomie wurde eine Ruptur des Ileum, des Colon ascendens, sowie ein Milzeinriß und ein subcapsuläres Leberhämatom festgestellt. Postoperativ trat eine zunehmende Hemiplegie rechts und eine Aphasie auf. In der durchgeführten Angiographie wurde eine Thrombosierung der A. carotis interna links festgestellt. Das Gefäß wurde im Bereich der Intimaläsion rekonstruiert, und der Thrombus entfernt. Die neurologischen Ausfälle haben sich zurückgebildet.

Diskussion

Pathogenese: Die Lage des Gurtes dürfte für die Risse der Intima ursächlich gewesen sein. Bei einem Frontalzusammenstoß kommt es außer zu einer Beschleunigung nach vorn auch zu einer Drehbewegung, die durch die einseitige obere Gurtfixation des Dreipunktgurtesystems bedingt ist. Verläuft der Gurt im Halsbereich, wird einerseits das Gefäß fixiert, andererseits werden durch Beugung und Drehung des Körpers Zugkräfte frei. Die Intima kann einreißen und durch Thrombenbildung zum Gefäßverschluß führen.

Prophylaxe

Um bei Dreipunktgurten die Verletzungsgefahr der A. carotis zu vermindern, sollte der aufsteigende Gurt über dem lateralen Anteil des Schultergürtels liegen. Probleme treten jedoch immer wieder bei kleineren Personen auf. Eine Anpaßung des Gurtverlaufes an die Körpergröße wird erreicht, indem der obere Fixierungspunkt vertikal verstellbar angebracht wird. Wird ein in der Höhe verstellbarer Sitz verwendet, erzielt man den gleichen Effekt. In diesem Fall kann auch gleichzeitig durch die höhere Sitzposition die Sicht verbessert werden. Der Pedalweg und der Lenkradabstand limitieren jedoch diese Möglichkeit. Auf jeden Fall soll der Wageninsasse über den idealen Gurtverlauf unterrichtet sein.

Nach Einführung der Gurtenpflicht für die vorderen Sitze richtet sich die Aufmerksamkeit der Sicherheitsexperten zunehmend auf die im Fond sitzenden Personen. Sind dort Gurte vorhanden, sind die Insassen verpflichtet sich anzugurten. Höhenverstellbare Sicherheitsgurte an den Rücksitzen sind jedoch noch nicht serienmäßig vorgesehen.

Da die Verletzungsgefahr für Kinder prinzipiell gleich ist, gelten auch für sie die zuvor erwähnten Überlegungen. Für Kinder zwischen 8 Monaten und 4 Jahren (18 kg), werden unter anderem Vierpunktgurte verwendet. Steht nur eine Höhe der proximalen Austrittspunkte der Gurten aus der Sitzlehne zur Auswahl, kann das System dem Wachstum der Kinder nicht angepaßt werden. Neuere Modelle haben bis zu 3 Wahlmöglichkeiten des proximalen Gurtansatzes. Es wäre für mich ein nicht nur in der Höhe, sondern auch in der Schulterbreite stufenlos verstellbarer Ansatz der oberen Fixpunkte wünschenswert. Ab dem 5.–6. Lebensjahr (ca. 18 kg) und einer entsprechenden Körpergröße könnten in der Höhe stufenlos verstellbare Unterlagen und Dreipunktgurte verwendet werden. Die Seitenstabilität muß jedoch bewahrt bleiben. Die Sitzposition des Kindes und der Gurtverlauf müssen, entsprechend dem Körperwachstum, immer wieder neu angepaßt werden.

Zusammenfassung

Insgesamt beobachten wir, daß vorbeugende Maßnahmen zur Vermeidung einer Gurtverletzung am Hals noch nicht zur Standardausrüstung im Fahrzeugbau gehören. Höhenverstellbare Sitze und variable Gurtansätze sollten nicht nur bei den Vorder-, sondern auch bei den Rücksitzen eingebaut werden. Wird bei Kindern ein Vierpunktgurtsystem verwendet, ist der Gurtverlauf der Körpergröße und der Schulterbreite stufenlos anzupassen. Bei größeren Kindern und bei Anwendung des Dreipunktgurtes sollten die Sitzuntersätze stufenlos höhenverstellbar sein, und der Gurtverlauf dem Wachstum angepaßt werden.

Literatur

1. Dempsey EF (1977) Seat belt injury of the colon. Med J N Sealand 86:92
2. Junghans K (1978) Abdominalverletzungen bei Sicherheitsgurtträgern. Langenbecks Arch Chir 347:373
3. Taylor TV, Torrance B (1978) Portal vein thrombosis following a seat-belt injury. J R Coll Surg Edinb 23:88

Die Sternumfraktur – ein leichtes und schweres Gurttrauma

H. Knaepler, T. von Garrel und L. Gotzen

Klinik für Unfallchirugie (Leiter: Prof. Dr. L. Gotzen), Klinikum der Philipps-Universität, Baldingerstraße, D-W-3550 Marburg

Einleitung

Durch die Einführung des Sicherheitsgurtes und der gesetzlichen Regelung seiner Benutzung konnte die Zahl der Unfälle mit schwerem oder tödlichem Ausgang in vielen Ländern signifikant gesenkt werden [8, 21, 35]. In der Bundesrepublik Deutschland fand die seit 1976 geltende Anschnallpflicht erst mit Einführung der Bußgeldpflicht 1984 allgemeine Akzeptanz und führte zu einer Abnahme von Verkehrsunfällen mit tödlichem Ausgang um 25% [22]. Gleichzeitig stieg die Zahl der Verletzungen, die ursächlich auf das Tragen eines

Hefte zu der Unfallchirurg, Heft 230
6. Deutsch-Österr.-Schweiz. Unfalltagung

Sicherheitsgurtes zurückgeführt werden können [1, 2, 4, 5, 8, 10, 20]. Der Begriff des „seat belt syndroms" wurde schon 1962 durch Garrett und Braunstein [12, 15] geprägt. Diese Definition beinhaltete ursprünglich eine Kombination von abdominellen Verletzungen mit Frakturen der LWS, hervorgerufen durch Zweipunkt-Beckengurte. Mit zunehmender Verbreitung des Dreipunkt-Schulter-Beckengurtes wurde der Begriff auf thorakale Verletzungen, wie ventrale Thoraxwandinstabilitäten mit bilateraler Rippenserienfraktur und Querfraktur des Sternums [32], Sternumfrakturen mit begleitenden thorakalen Wirbelsäulenverletzungen [19, 33], Myokardkontusionen [3, 16, 17] und Verletzungen arterieller Gefäße im Brust- und Halsbereich [28, 29, 34], ausgedehnt. Dabei schwanken die Häufigkeitsangaben stumpfer Thoraxverletzungen bei PKW-Unfälle zwischen 12–70% [1, 9, 11]. Ebenso widersprüchlich sind Angaben zur Häufigkeit dabei auftretender Sternumfrakturen mit 5–22% [7, 26, 37]. Nur wenige Untersuchungen mit zumeist kleinen Fallzahlen sind bisher gezielt auf die Fraktur des Sternums als gurtbedingtes Trauma eingegangen [6, 13, 26, 27]. Eine Klassifikation sternaler Frakturen existiert bislang nicht. Die Untersuchung, der uns vorliegenden 98 durch PKW-Unfälle verursachten Sternumfrakturen, soll daher Hinweise zum Unfallmechanismus, zur Diagnostik und Fraktureinteilung sowie zur Häufigkeit möglicher Begleitverletzungen und zur Therapie geben.

Material und Methode

Patientengut

Im Zeitraum Januar 1986 bis Dezember 1990 wurden in unserer Klinik 116 Patienten mit Sternumfrakturen behandelt. Die Alterspanne lag zwischen 15–98 Jahre, mit einem Altersdurchschnitt von 45 Jahren. Die Geschlechtsverteilung war mit 60 weiblichen und 56 männlichen Patienten etwa ausgeglichen. Als Unfallursache dominierten PKW-Unfälle mit 85%, andere Unfallursachen spielten zahlenmäßig eine untergeordnete Rolle. Die Nachuntersuchung beschränkte sich auf die 98 durch PKW-Unfälle verursachten Sternumfrakturen und erfolgte anhand eines Fragebogens sowie durch Auswertung der Krankenakten. Die Patienten wurden dabei nach dem genauen Unfallhergang (PKW-Typ, Sitzposition im Fahrzeug, Gurtbenutzung, Anprallrichtung) sowie nach dem posttraumatischen Schmerzzustand und aufgetretenen Komplikationen befragt. Die Krankenakten wurden hinsichtlich der klinischen und apparativen Diagnostik (Auswertung der radiologischen und sonographischen Befunde), den Begleitverletzungen, der Therapie und eventueller Komplikationen analysiert. Die Anzahl der beantworteten Fragebögen betrug 71, der Anteil der ausgewerteten Krankenakten lag bei 98%.

Die Auflistung der Unfallwagen ergab Fahrzeuge vom Kleinwagen bis zur schweren Limousine, ohne erkennbare typenspezifische Häufung. 92% Patienten waren als angeschnallte Fahrer (n = 50) oder Beifahrer (n = 40) verunfallt, nur fünf waren zum Zeitpunkt des Zusammenstoßes nicht angeschnallt gewesen. Unfälle mit frontalem Aufprall waren mit 68% am häufigsten vertreten, eine seitliche Krafteinwirkung fand sich in 18%, viermal wurde ein Überschlagen des PKWs angegeben und achtmal war der genaue Unfallhergang nicht zu rekonstruieren.

Diagnostik

1. Klinik

Bei der Erstellung der klinischen Diagnose war das Vorhandensein lokaler Schmerzen über dem Sternum, die sich bei ventraler Thoraxkompression verstärkten, als Leitsymptom der Brustbeinfraktur ausschlaggebend. So gaben 91% der Patienten initial starke bis sehr starke Schmerzen direkt über dem Brustbein an, 7% empfanden die Schmerzen als mäßiggradig bis leicht und nur 2% verspürten keine Schmerzen. Als weiteres diagnostisches Kriterium wurde das Vorhandensein typischer Gurtmarken, die sich als bandförmige Hämatome schräg verlaufend auf dem Thorax oder querverlaufend über dem Abdomen zeigten, gewertet. Eine Dokumentation solcher Befunde kann für spätere versicherungsrechtliche Belange von Bedeutung sein.

2. Bildgebende Verfahren

Zur Sicherung der klinischen Diagnose erfolgte die radiologische Untersuchung des Sternums im seitlichen Strahlengang. Nur in dieser Projektion lassen sich die ventrale und dorsale Kortikalis sicher beurteilen. Auf diese Weise konnten 95% der Frakturen diagnostisch gesichert werden. Bei der radiologischen Auswertung der Befunde nahmen wir eine Einteilung der Frakturen nach Lokalisation und Art des Bruches vor. Am häufigsten fanden sich Frakturen im mittleren Drittel des Corpus sterni (n = 57), gefolgt vom proximalen (n = 35) und distalen (n = 16) Anteil des Corpus. Verletzungen des Manubrium sterni (n = 3) und des Processus xiphoideus (n = 4) waren selten (Abb. 1).

- Manubrium sterni 3
- Corpus sterni prox. 1/3 35
- Corpus sterni mittl. 1/3 57
- Corpus sterni dist. 1/3 16
- Processus xyphoideus 4

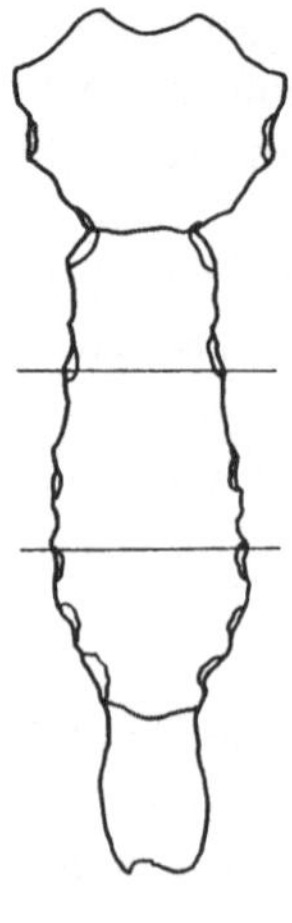

Abb. 1. Lokalisation der Sternumfrakturen

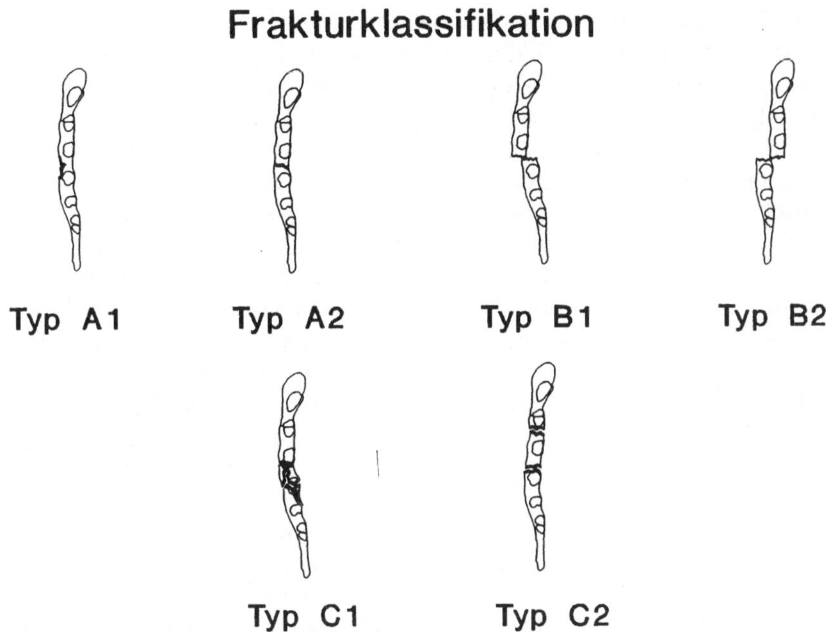

Abb. 2. Klassifikation der Sternumfrakturen

Die Einteilung der Frakturen erfolgte nach einem eigenen Klassifikation (Abb. 2). Dabei fanden wir Impressionsfrakturen der ventralen Kortikalis (34% – Typ A1), komplette Frakturen ohne Dislokation (38% – Typ A2), dislozierte Frakturen mit Versetzung des proximalen Anteils nach dorsal (23% – Typ B1), dislozierte Frakturen mit Versetzung des distalen Sternumanteils nach dorsal (2% – Typ B2), sowie Mehrfragment und Etagenfrakturen (2% – Typ C1–2) (Tab. 1).

Tabelle 1. Einteilung und Häufigkeit der sternalen Frakturtypen

A	A1	inkomplette Frakturen	43
	A2	komplette Frakturen ohne Dislokation	46
B	B1	Frakturen mit Dislokation des distalen Fragments nach dorsal	23
	B2	Frakturen mit Dislokation des proximalen Fragments nach dorsal	2
C	C1	Mehrfragmentfrakturen	1
	C2	Etagenfrakturen	1

In sechs Fällen konnte der sichere Nachweis einer Fraktur nur durch eine zusätzliche sonographische Untersuchung mit einem 5-mHz-Linearscannner geführt werden. Dabei war zwar nur die ventrale Kortikalis darstellbar, eine Frakturstufe oder ein Hämatom sowie Ausmaß der Dislokation und deren atemmechanische Bedeutung ließen sich jedoch gut beurteilen.

Gleichzeitig mit der seitlichen Röntgenaufnahme des Sternums erfolgte in jedem Fall eine Thoraxaufnahme im p.a. Strahlengang zum Ausschluß pulmonaler, cardialer und mediastinaler Begleitverletzungen. In fünf Fällen zeigte sich dabei ein verbreitertes Mediastinum, welches mittels thorakaler Computertomographie in zwei Fällen auf retrosternale Frakturhämatome und in weiteren zwei Fällen auf paravertebrale Hämatome aufgrund von BWK-Frakturen zurückgeführt werden konnten. In einem Fall lag eine Ruptur der thorakalen Aorta vor, an deren Folgen der Patient verstarb. Ein weiterer Todesfall ereignete sich 5 Tage nach dem Trauma aufgrund einer zweizeitigen Aortenruptur. Durch weiterführende radiologische Diagnostik ließen sich der Häufigkeit nach folgende Begleitverletzungen feststellen: 13 Rippenserienfrakturen, davon 2 bilaterale, 11 Lungenkontusionen, 15 Wirbelfrakturen, davon 5 im Bereich der HWS, 4 im Bereich der BWS und 6 im Bereich der LWS, 8 isolierte Rippenfrakturen und 4 Pneumothoraces. Zum Ausschluß einer cardialen Verletzung wurde bei allen Patienten eine zweimalige EKG-Kontrolle in 24stündigem Abstand durchgeführt. Bei pathologisch verändertem EKG schloß sich eine Ultraschallkardiographie (UKG) zur weiteren Beurteilung an. Eine Contusio cordis lag in fünf Fällen vor, wobei sich in allen Fällen ein nicht punktionswürdiger Perikarderguß zeigte. Bei einem Patienten kam es zum vorübergehenden Anstieg der herzspezifischen Enzyme (CfdHB).

Bei 53 Patienten (51%) konnte die Diagnose einer isolierten Sternumfraktur ohne Begleitverletzungen gestellt werden, wobei leichtere Verletzungen wie HWS-Distorsionen, Prellungen oder Schürfwunden unberücksichtigt blieben.

Therapie und Verlauf

Sämtliche Patienten mit gesicherter Sternumfraktur wurden für mindestens 24 Stunden zur stationären Beobachtung aufgenommen, um eventuelle sich sekundär manifestierende Begleitverletzungen wie Pneumothorax, Perikarderguß oder Milzruptur auszuschließen. Die Therapie der isolierten Sternumfraktur erfolgte konservativ symptomatisch durch Analgetikagabe und Atemgymnastik. Die Indikation zur osteosynthetischen Versorgung DC-Platten wurde in 4 Fällen gestellt. Zweimal bestand eine grobe Dislokation der Frakturenden und zweimal lag ein sich atemmechanisch auswirkender instabiler Thorax mit Rippenserienfraktur vor. Eine ältere Patientin verstarb postoperativ aufgrund ihres schweren Thoraxtraumas an kardialer Dekompensation. Die restlichen 3 Osteosynthesen heilten problemlos aus. Die durchschnittliche Dauer des stationären Aufenthaltes aller Patienten (auch mit schweren Begleitverletzungen) betrug 6 Tage. Die Dauer der Arbeitsunfähigkeit richtete sich nach dem Schmerzzustand des Patienten und betrug bei isolierten Sternumfrakturen im Durchschnitt 3,2 Wochen und bei Frakturen mit Begleitverletzungen im Schnitt 10,3 Wochen. Bis auf 3 Ausnahmen heilten die Sternumfrakturen problemlos aus. Bei einer Patientin mit einer primär nicht dislozierten Fraktur im oberen Drittel des Corpus sterni entwickelte sich eine kosmetisch störende sekundäre Trichterbrust, bei einer weiteren Patientin kam es zu einer nicht schmerzhaften Pseudarthrose und bei einem Patienten zeigte sich eine unter Verkürzung fehlverheilte Fraktur, bei gleichzeitiger Keilkompressionsfraktur des VI. Brustwirbelkörpers mit späterer Zwangskyphoskoliose. In der Befragung gaben 56% der Patienten an, nach dem Unfallereignis noch für durchschnittlich 4,3 Wochen sehr starke bis starke zumeist atemabhängige Schmerzen verspürt zu haben, 30% stuften die Schmerzen als mäßiggradig ein und nur 14% hatten leichte oder keine Schmerzen.

Diskussion

Die Einführung der Anschnallpflicht hat in vielen Ländern zu einer signifikanten Reduzierung von PKW-Unfällen mit schweren und tödlichen Verletzungsfolgen geführt, wie Unfallstatistiken eindrucksvoll belegen [7, 22, 30]. Mit Verringerung schwerer Thorax- und vor allem Schädeltraumen stieg gleichzeitig die Häufigkeit gurtbedingter Verletzungen an [30, 22]. So zeigte eine englische Studie aus dem Jahre 1985 eine Abnahme schwerer Thoraxverletzungen seit Einführung der Anschnallpflicht von 25%, gleichzeitig verdreifachte sich jedoch die Zahl der Sternumfrakturen [7].

Crash-Tests der Automobilindustrie ergaben, daß schon bei Geschwindigkeiten von 50 km/h und einem Körpergewicht von 36–93 kg Schultergurtkräfte von 270 – 820 kp bei abrupter negativer Beschleunigung auftreten. Dies entspricht einer bis zu 60fachen Fallbeschleunigung [14]. Daher ist es nicht verwunderlich, daß derartig hohe Kräfte im Kreuzungsbereich zwischen Gurt und ventraler Thoraxwand Frakturen des Sternums bewirken [31]. Der angelegte Gurt überkreuzt gewöhnlich die Manubrium-Korpusgrenze oder das proximale Drittel des Brustbeinkörpers. Die Frakturen treten dabei zumeist am Unterrand des Gurtes auf [31]. So fanden sich auch in unserem Patientengut die häufigsten Brüche im Bereich des mittleren (52%) und proximalen (26%) Korpusanteils. Frakturen des Manubrium sterni oder des Korpus-Manubrium-Überganges bildeten im Gegensatz zu den Beobachtungen anderer Autoren [13, 19] die Ausnahme. Bei der Auswertung der Unfallwagen nach Marken und Typen ergab sich keine auffällige Häufung. So waren Modelle vom Kleinwagen bis zur Luxuslimousine gleichmäßig vertreten. Aufgrund der Häufigkeit gurtspezifischer Verletzungen [1, 10, 30] sollte sich die Automobilindustrie auch weiterhin um die Entwicklung verbesserter Sicherheitssysteme, wie günstigere Gurtgeometrie, Airbag und energieabsorbierender Fahrgastzellen, bemühen.

Die Mehrzahl der Frakturen traten bei Frontalkollisionen auf (81%), wobei sowohl eine direkte ventrale Krafteinwirkung auf das Sternum als auch ein Flexions-Rotations-Mechanismus zu einer Fraktur führen kann [13, 18]. Nach Untersuchungen von Gopalakrishnan [13], Jones [19] und Zivorad [37] tritt gerade beim indirekten Flexions-Rotations-Mechanismus gehäuft eine Dislokation des proximalen Sternumanteils mit anhängenden Rippen nach dorsal auf. Bei dieser als Typ II bezeichneten Dislokation sollen thorakale Begleitverletzungen, insbesondere Wirbelkörperfrakturen der unteren BWS vermehrt auftreten. Diese Beobachtung konnten wir bei einer Gegenüberstellung des Frakturtyps und der thorakalen Begleitverletzungen in unserem Patientengut nicht nachvollziehen. Frakturlokalisation sowie Ausmaß der Dislokation erlauben keine Rückschlüsse auf das Vorhandensein und die Schwere thorakaler oder vertebraler Begleitverletzungen.

Daher sollten Sternumfrakturen auch ohne Dislokation niemals bagatellisiert werden, sondern Anlaß zu einer sorgfältigen diagnostischen Abklärung möglicher Begleitverletzungen geben. Bei der radiologischen Diagnostik muß neben der seitlichen Sternumaufnahme in jedem Fall eine Thoraxaufnahme im p.a. Strahlengang durchgeführt werden. Ein verbreitertes Mediastinum ist dabei als radiologisches Warnsignal zu deuten [4, 20, 36]. Differentialdiagnostisch kommen hier eine Ruptur der Aorta oder anderer größerer arterieller Gefäße, ein paravertebrales Hämatom bei Wirbelfrakturen, Herzbeutel- und Herzmuskelverletzungen sowie ein retrosternales Hämatom in Betracht. Die weitere Diagnostik bei einem verbreitertem Mediastinum sollte sich an diesen Differentialdiagnosen orientieren. Auch an Verletzungen abdomineller Organe infolge der Krafteinwirkung durch den Bauchgurt ist zu denken [2, 23, 35]. Hier empfiehlt sich in jedem Fall eine sonographische Kontrolle. Die Sonographie ermöglicht es auch, eine Sternumfaktur bei unklarem Röntgenbefund sicher zu diagnostizieren. Dabei sind Kontinuitätunterbrechungen der ventralen Kortikalis, Stufenbildungen bei Dislokation der Fragmentenden, prästernale Frakturhämatome sowie die Atemverschieblichkeit zu beurteilen. In unserem Patientengut konnte auf diese Weise in acht Fällen der Frakturnachweis bei unklarem Röntgenbefund geführt werden.

Um Begleitverletzungen auszuschließen, halten wir eine mindestens 24stündige stationäre Aufnahme auch bei isolierten Sternumfrakturen für notwendig. Während dieser Zeit sollte eine zweifache EKG-Kontrolle und bei Verdacht auf eine Herzkontusion eine Ultraschall-Kardiographie erfolgen [18, 24]. So konnten in unserem Patientengut fünf Perikardergüsse aufgrund von Herzkontusionen diagnostiziert werden, die jedoch in keinem Fall eine punktionswürdige Größe aufwiesen bzw. hämodynamische Auswirkungen zeigten. Zur Therapie der isolierten Sternumfraktur ohne ausgeprägte Dislokation ist eine konservativ symptomatische Analgetikagabe und Atemgymnastik ausreichend. Die Indikation zur operativen Osteosynthese ist nur bei atemmechanisch wirksamen Thoraxinstabilitäten und groben Dislokationen ohne Kontakt der Frakturenden zu stellen [25, 32, 37]. Dabei hat sich die Verwendung schmaler DC-Platten bewährt. Bei der Dauer der Arbeitsunfähigkeit sollte der relativ langanhaltende Schmerzzustand nach Sternumfrakturen berücksichtigt werden.

Literatur

1. Arajärvi E, Santavirta S (1989) Chest Injuries Sustained in Severe Traffic Accidents by Seatbelt Wearers. J Trauma 29:37
2. Asbun HJ, Irani H, Roe EJ, Bloch JH (1990) Intraabdominal Seatbelt Injury. J Trauma 30:189
3. Beresky R, Klingler R, Peaker J (1988) Myocardial Contusion: When Does it Have Clinical Significance? J Trauma 28:64
4. Besson A, Saegesser F (1983) Color Atlas of Chest Trauma and Associated Injuries. Medical Economic Dooks Vol. I
5. Blaisdell FW, Trunkey DD (1986) Cervicothoracic Trauma. Trauma management Vol. III
6. Buckman R, Trooskin SZ, Flanncbaum L, Chandler J (1987) The Significance of Stable Patients with Sternal Fractures. Sur Gyn Obstr 164:261
7. Budd J (1985) Effect of seat belt legislation on the incidence of sternal fractures seen in the accident department. Injury 16(7):485
8. Campell BJ (1987) Safety Belt Injury Reduction Related to Crash Severity and Front Seated Position. J Trauma 7:733

9. Carey J, Pezzella AT, Gilliam H (1988) Traumatic Sternal Fractures: Current Concepts in Diagnosis and Management. Military Medicine 153 9:451
10. Christian MS (1976) Non-fatal injuries sustained by seatbelt wearers: a comparative study. Br Med J 2:1.310
11. Evans L (1987) Fatality Risk Reduction from Safety Belt Use. J Trauma 7:746
12. Garret JW, Braunstein PW (1962) Seat belt syndrom. J Trauma 2:220
13. Gopalakrishnan KC, Elmasri WS (1986) Fractures of the sternum associated with spinal injury. J Bone Jt Surg 68-B:178
14. Grosch D, Katz E, Marwitz H, Kassing L (1986) New measurement methods to assess the improved injury protection of airbag system. 30th Annual Proceedings, American Association for automotive medicine. October 6–8, Montreal, Quebec
15. Gumley G, Taylor TKF, Ryan MD (1982) Distraction Fractures off the Lumbar Spine. J Bone Jt Surg 64-B:520
16. Hamilton JRL, Dearden C, Rutherford WH (1984) Myocardial contusion associated with fractures of the sternum: Important features of the seat belt syndrome. Injury 16:155
17. Harley DP, Mena J (1986) Cardiac and vascular sequelae of sternal fractures. J Trauma 26:533
18. Hiatt JR, Yeatman LA, Child JS (1988) The Value of Echocardiography in Blunt Chest Trauma. J Trauma 28:914
19. Jones HK, McBride GG, Mumby RC (1989) Sternal Fractures associated with spinal injury. J Trauma 29–3:360
20. Kemmerer WT, Eckert WG, Gathright JB (1961) Patterns of thoracic injuries in fatal traffic accidents. J Trauma 1:595
21. Mackay M (1987) Seat Belt Legislation in Britain. J Trauma 7:759
22. Marburger EA, Friedel B (1987) Seat Belt Legislation and Seat Belt Effectiveness in the Federal Republic of Germany. J Trauma 7:703
23. Miller MA (1989) The Biomechanical Response of the Lower Abdomen to Belt Restraint Loading. J Trauma 29:1.571
24. Muwanga CL, Cole RP, Sloan JP, Bruce E, Dove AF, Dave SH (1986) Cardiac contusion in patients wearing seat belts. Injury 17:37
25. Ockelmann M, Terbrüggen D (1979) Indikation und Möglichkeiten der operativen Stabilisierung von Rippen-Serien-Frakturen bei instabilem Thorax. Prax Pneumol 33:40
26. O'Malley MK, Duignan JP, Lavelle JSR (1983) Fractured sternum associated with the use of seat belts. Irish Med J 76:131
27. Otremski I, Wilde BR, Marsh JL, Smith ML, Newman RJ (1990) Fracture of the sternum in motor vehicle accident and its association with mediastinal injury. Injury 21:81
28. Reddy K, Furer M, West M, Hamonic M (1990) Carotid Artery Dissection Secondary to Seatbelt Trauma. J Trauma 30:630
29. Ruskey J, Liebermann ME, Skaikh KA, Talucci RC (1989) Unusal Subclavian Artery Laceration Resulting from Lap-Shoulder Seatbelt Trauma. J Trauma 29:1.598
30. Sleet DA (1987) Motor Vehicle Trauma and Safety Belt Use in the Content of Public Health Priorities. J Trauma 7:695
31. Schmidt G, Kalheris D, Barz J, Mattern R (1974) Results of 49 cadaver tests simulating frontocollosion of front seat passengers. Proc. of the 18th Stapp Car Crash Conf
32. Schmidt-Neuerburg KP, Zerkowski HR, Hanke J (1986) Stabilisierende Operationen am Thorax. Chirurg 57:1
33. Taylor TKF, Nade S, Bannister JH (1976) Seat Belt Fractures of the Cervical Spine. J Bone Jt Surg 58-B:328
34. Veress L (1965) Hauptschlagaderverletzungen infolge eines Brustbeinbruches. Dtsch Z ges gerichtl Med 56:10
35. Warrian RK, Shoenut JP, Iannicello CM, Sharma GP, Trenholm BG (1988) Seatbelt Injury to the Abdominal Aorta. J Trauma 28:1.505
36. Woodring JH, King JG (1989) Determination of Normal Transverse Mediastinal Width and Mediastinal-width to Chest-width (M/C) Ratio in Control Subjects: Implications for Subjects with Aortic or Brachiocephalic Arterial Injury. J Trauma 29:1.268
37. Zivorad Z (1975) Bruch des Sternums bei Autofahrern und seine Heilmethoden. Unfallheilkd 126:339

Bronchoskopische Beurteilung, Unfallmechanik und Gurteinfluß beim Thoraxtrauma des PKW-Unfallverletzten

M. Holch, G. Regel, M. L. Nerlich, D. Otte und J. Sturm

Unfallchirurgische Klinik (Direktor: Prof. Dr. H. Tscherne), Medizinische Hochschule Hannover, Konstanty-Gutschow-Straße 8, D-W-3000 Hannover 61

Einleitung

Die im Rahmen von Verkehrunfällen radiologisch zu beobachtende Lungenkontusion wird oftmals einem stumpfen „Gurttrauma" angelastet. Die fiberoptische Untersuchung des Bronchialbaumes erlaubt eine exakte Lokalisation der Kontusionzeichen und anderer Verletzungszeichen in der Lunge und ihre Zuordnung zum Unfallmechanismus.

Fragestellung

87 Verkehrsunfall(VU-)patienten, die ein stumpfes Thoraxtrauma erlitten hatten, wurden während der intensivmedizinischen Behandlung fiberbronchoskopisch untersucht. Der Befund des Bronchialbaumes wurde standardisiert auf einem Erhebungsbogen dokumentiert. Es wurde versucht, die pulmonale Läsion der Einwirkrichtung des Unfallereignisses zuzuordnen. Anhand des klinischen Verletzungsmusters erhob sich die Frage, ob Gurtprellmarken mit der Lokalisation der Lungenkontusion (LuKo) korrelieren. Bei zwölf VU-Verletzten, die durch ein Unfallforschungsteam medizinisch und technisch dokumentiert waren, konnte der genaue thorakale Anprallmechanismus und die Rolle des Sicherheitsgurtes analysiert werden.

Ergebnisse

6 PKW-Fahrer (F + G) und 3 Beifahrer (B + G) waren angeschnallt. 1 PKW-Fahrer (F–G) war nicht angeschnallt. 2 Rücksitzmitfahrer (R–G) waren nicht angeschnallt. (F–G) erlitt außer schweren Schädel- und Mittelgesichtsverletzungen eine Rippenserienfraktur rechts mit Hämatothoray und bronchialer Blutung sowie eine Leberruptur. Die (R–G) (hinten links) erlitten bei Frontalkollisionen Rippenserienfrakturen rechts (an der Beifahrersitzlehne) mit bronchialen Blutungen sowie eine Leberruptur. Die (F + G) erlitten bei mäßiger Kollisionsgeschwindigkeit (dv > 50 km/h) eine Lungenkontusion links ohne Hämatothorax; bei dv < 50 km/h entstanden außer mäßigen Schädel-Hirn-Traumata auch rechtsseitige Rippenfrakturen und Lungenkontusionen (bronchiale Petechien).

Hefte zu der Unfallchirurg, Heft 230
6. Deutsch-Österr.-Schweiz. Unfalltagung

Schlüsse

Der Sicherheitsgurt führt bei Vermeidung schwerer Schädel-Hirn-Traumata u.U. zu Lungenparenchymläsionen, die unter korrekter Beatmungstherapie keine Folgen haben. Bei hoher dv entstehen massivere Thoraxverletzungen, die jedoch beim nicht Angeschnallten noch schwerwiegender sind.

Literatur

1. Arajärvi E, Santavirta S (1989) Chest injuries sustained in severe traffic accidents by seatbelt wearers. J Trauma 29:37–41
2. Christian MS (1976) Non-fatal injuries sustained by seatbelt wearer: a comparative study. Br Med J 2:1310–1311
3. Regel G et al (1987) Bronchoskopie der Lungenkontusion bei schwerem Thoraxtrauma. Unfallchir 90:20
4. Regel G et al (1988) Die Bedeutung der Lungenkontusion für die Letalität nach Polytrauma. Möglichkeiten der Therapie. Chirurg 59:771–776
5. Regel G et al (1990) Bronchoscopy in blunt thoracic trauma. Surgical endoscopy
6. Tolonen J, Kiviluoto O, Santavirta S (1984) The effects of vehicle mass, speed and safety belt wearing on the causes of death in road traffic accidents. Ann Chir Gynaecol 73:14–20

Verletzungsmöglichkeiten durch den Sicherheitsgurt

G. Nemes[1], J. Glanz[2] und L. Zolczer[3]

[1] Zentralinstitut für Sportmedizin, Unfallchirurgische Abteilung, Alkotas Straße 48, H-1123 Budapest
[2] Bezirkskrankenhaus Janos, Unfallchirurgische Abteilung, XII. Diśŕok u 1, H-Budapest XII
[3] Zentralinstitut für Traumatologie, Mezö Imre 17, H-1430 Budapest

Zur Sicherung gegen Verletzungen im PKW hat sich der Dreipunktgurt bewährt.

Vor ein paar Jahren führten wir folgendes Experiment durch: Wir ließen ein Auto von 11 m Höhe herunterfallen, das entspricht einem Zusammenstoß bei etwa 50 km/h. Der Gurt schützte den Fahrer, der Mitfahrer ohne Gurt wurde durch die Windschutzscheibe geschleudert.

Wegen des kleineren Innenraumes der in Ungarn bisher benützten PKW kommt es oft zu Dashboard-Verletzungen, die durch den Gurt selbst nicht verhindert werden können.

Die verschiedenen Gurte haben ihre eigenen Verletzungstypen. In Ungarn tragen laut Statistiken der Polizei 40% der in PKW Verletzten einen Sicherheitsgurt. Immer öfter kommt es auch zu Verletzungen, die durch den Gurt selbst verursacht werden. Das sogenannte „seat belt syndrom" kommt fast aus-

Hefte zu der Unfallchirurg, Heft 230
6. Deutsch-Österr.-Schweiz. Unfalltagung

schließlich nur bei den Verletzten zustande, die nach eigenen Angaben ihren Gurt nicht richtig getragen haben. Beim Zusammenstoß haben sich die PKW-Insassen in Richtung der Kraft bewegt und wurden dann vom Gurt gehalten.

Bei einem locker angelegten Gurt bewegen sich die Insassen gleichzeitig vorwärts und nach unten. So wird eine Kompression des Bauches Richtung Thorax verursacht und damit können Rippen- und Sternumfrakturen mit/ohne Pneumothorax, Hämatothorax, Mesenterium-, Darm-, Milz- und Leberrupturen entstehen. Dieser Mechanismus heißt U-Boot-Effekt oder Submarining. Deswegen werden die Patienten mit „seat belt syndrom" immer in unserer Praxis stationär beobachtet und evtl. behandelt.

Ein „seat belt syndrom" konnte in unserem Krankengut in 0,6% der Fälle nachgewiesen werden. Dies ist eine Gesamtstatistik von drei Instituten in Budapest. Ein achtseitiges Protokoll ist seit 17 Jahren für PKW-Verletzte im Zentralinstitut für Traumatologie eingeführt, es haben auch andere Abteilungen übernommen. Die Daten sind mit Computertechnik aufgearbeitet.

Die Verletzungen durch den Gurt sind in den meisten Fällen nach AIS leicht. Trotz der verschiedenen Schäden können in vielen Fällen noch schwerere Verletzungen vermieden werden.

Aufgrund unserer Erfahrungen empfehlen wir folgendes:
1. Den Sicherheitsgurt genügend fest und ohne Drehung anlegen.
2. Den Gurt auch im Stadtgebiet tragen, weil 70% der Unfälle innerorts passieren.
3. Und nicht zuletzt: vorsichtig fahren!

Tabelle 1. 17 Jahre von 1974–1990

91.322 Verletzte
9,2% im PKW
0,6% (49) seat belt syndrom

Systeme zur Steigerung von Komfort und Schutzwirkung von 3-Punkt-Automatik-Sicherheitsgurten im PKW

J. Haberl

Bayerische Motoren Werke Aktiengesellschaft, Abteilung für Fahrzeugsicherheit, Petuelring 130, D-W-8000 München 40

In den sechziger Jahren wurden erstmals Sicherheitsgurte in PKW eingebaut. Seitdem wurden diese Rückhaltesysteme ständig verbessert. Heute gehören 3-Punkt-Automatikgurte sowohl auf den Vordersitzen als auch im Fond weltweit zur Standardausrüstung praktisch aller Neufahrzeuge. Ihre schützende Wirkung in fast allen Verkehrsunfällen ist unumstritten. Eine Vielzahl von Statistiken hat dies immer wieder unter Beweis gestellt. Besonders in Ländern mit hoher Gurtanlegequote, wie z.B. Deutschland, trugen diese Rückhaltesysteme wesentlich zu positiven Unfallstatistiken bei. So sank die Zahl der jährlich getöteten Fahrzeuginsassen in Deutschland seit Anfang der siebziger Jahre um mehr als die Hälfte auf ca. 4.000 Tote [1] – und dies trotz drastischer Zunahme des Fahrzeugbestands und leider auch der Zahl der Verkehrsunfälle. Aber auch in Ländern mit noch relativ geringer Akzeptanz des Sicherheitsgurts wie den USA (Anlegequote unter 50%) bestätigen die Verkehrsunfallstatistiken die hohe Schutzwirkung von Sicherheitsgurten. So zeigt sich bei Auswertung der in 1989 registrierten tödlichen Verkehrsunfälle, daß von den gurtgesicherten Insassen 27% getötet wurden, wogegen von den ungesicherten Insassen annähernd doppelt soviel, nämlich 50% tödlich verletzt wurden. Umgekehrt blieben bei diesen Unfällen nur 9% der ungesicherten Insassen fast unverletzt, wogegen angegurtete Insassen mit 29% ca. 3mal häufiger nicht verletzt wurden [2].

Diese Zahlen sprechen eine deutliche Sprache für die Wirksamkeit des Sicherheitsgurts. Es stellt sich nun die Frage: Kann die Effizienz dieses bewährten Rückhaltesystems noch weiter gesteigert werden? Und wenn ja, wie? Die Antwort ist ein klares Ja! Dabei sind es im wesentlichen zwei Zielsetzungen, die es zu erreichen gilt. Erstens: Eine noch höhere Akzeptanz des Sicherheitsgurts bei allen Fahrzeuginsassen auf allen Sitzplätzen. Denn nur ein akzeptierter, also angelegter Gurt hat überhaupt Schutzwirkung. Deshalb gilt es primär den Komfort der Sicherheitsgurte zu erhöhen, und zwar sowohl bezüglich Bedienbarkeit als auch im angelegten Zustand selbst. Zweitens: Eine weitere Erhöhung der Schutzwirkung im Moment des Unfalls, um die Belastung für die Insassen noch weiter zu reduzieren.

Im folgenden werden Systeme beschrieben, mit denen diese beiden Zielsetzungen zur Verbesserung der Effizienz von 3-Punkt-Automatik-Sicherheitsgurten erreicht werden können.

1. Sitzintegration der unteren Gurtpunkte

Die beiden unteren Gurtbefestigungspunkte, auch Verankerungspunkte des Beckengurts genannt, waren früher häufig und sind auch heute noch bei man-

Hefte zu der Unfallchirurg, Heft 230
6. Deutsch-Österr.-Schweiz. Unfalltagung

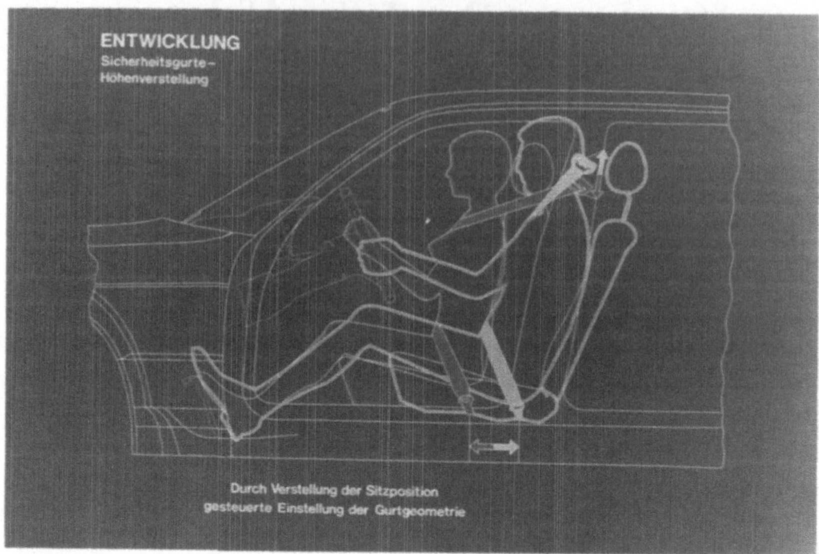

Abb. 1. Gurtbandverlauf in Abhängigkeit der Sitzeinstellung

chen Fahrzeugen direkt mit dem Bodenblech der Karosserie verschraubt. Dadurch ergeben sich – je nach Sitz-Längseinstellung – sehr unterschiedliche Lagen des Beckengurtbandes. Insbesondere in vorderster Sitzposition stellt sich ein sehr flacher Beckengurtverlauf ein, wobei das Gurtband häufig mehr über den weichen Abdomenbereich als über den harten Beckenkammbereich läuft. In frontalen Kollisionen führt dies zu unerwünschter Gurtkrafteinwirkung in wenig widerstandsfähige Körperbereiche (Abdomen) mit entsprechend hohem Verletzungsrisiko (Submarining). Diese Gefahr läßt sich drastisch reduzieren durch eine sitzpositionsunabhängige, steile Beckengurtführung. Erreicht wird dies durch eine Befestigung der Beckengurtpunkte nicht an der Karosserie, sondern am verstellbaren Teil der Sitzschiene (Abb. 1). Unterstützt wird das Verhindern des Submarining-Effekts durch Abstützung des Beckens über eine steife Sitzvorderkante (Sitzrampe).

Die Integration der unteren Gurtpunkte in den Sitz hat also primär eine Erhöhung der Schutzwirkung durch anatomisch richtige Krafteinleitung über das Gurtband zufolge. Jedoch wird auch eine gewisse Erhöhung des Komforts erreicht, da auch bei angelegtem Gurt eine unbehinderte Sitzlängsverstellung ohne Relativbewegung des Beckengurtbandes am Körper möglich ist.

2. Gurthöhenverstellung an der B-Säule

Der obere Schultergurtpunkt ist praktisch bei allen Fahrzeugen im oberen Bereich der B-Säule angebracht. Bei einer ortsfesten Verschraubung dieses Gurtumlenkpunktes ergeben sich folgende Nachteile: Im Idealfall sollte der Schultergurt stets über die Mitte des Schlüsselbeins mit leichter Umschlingung der Schulter nach hinten und oben verlaufen. In Abhängigkeit von Sitz- und Lehneneinstellung sowie der Schulterhöhe der Insassen ergeben sich nicht immer optimale Lagen des Schultergurts. Insbesondere kleinere, weit vorne sitzende Personen haben dann häufig Komfortprobleme durch einen zu nahe am Hals verlaufenden Schultergurt. Umgekehrt haben große, weit hinten sitzende Insassen zwar kein Komfortproblem, sind jedoch durch ein zu weit außen verlaufendes Schultergurtband im Falle eines Frontalunfalls eventuell nicht optimal geschützt. Ein dabei von der Schulter abgleitendes Gurtband führt zu einer erheblichen Reduzierung des Oberkörperrückhalts und damit zur Gefahr des Aufpralls auf Lenkung oder Instrumententafel.

Diese Problematik läßt sich weitestgehend durch eine Höhenverstellbarkeit des oberen Umlenkpunktes entschärfen. Derzeit findet man zwei Varianten von Höhenverstellsystemen in Serienfahrzeugen. Einmal die manuell einstellbare Ausführung, bei der die Insassen die richtige Einstellung nach subjektivem Empfinden selbst vornehmen müssen. Dabei kann es durchaus zu ungünstigen Einstellungen im Hinblick auf die Schutzwirkung kommen. Praktisch immer richtig stellt sich dagegen die zweite Variante, die automatische Gurthöhenverstellung ein. Hier sorgt ein Bowdenzug, der die Sitzverstellmechanik mit dem Gurthöhenversteller verbindet, für die stets bestmögliche Position (Abb. 1).

3. Ergonomische Fondgurtsysteme

Nicht nur auf den Vordersitzen, sondern auch auf den Fondsitzen gibt es Möglichkeiten zur Steigerung von Komfort und Schutzwirkung des 3-Punkt-Automatikgurtes. Die vielfach bekannten Problemstellen früherer Fondgurtausstattungen wie schlechte Bedienbarkeit, unzureichender Tragekomfort sowie erhöhte Submarininggefahr werden durch das sogenannte Ergonomische Fondgurtsystem zuverlässig beseitigt [3].

Durch Umdrehung des Schultergurtverlaufs von innen oben nach unten außen konnten die Gurtschlösser in einer nicht störenden Position außen an der Sitzbank integriert werden. Dadurch ist zuerst einmal die Unverwechselbarkeit mit dem Gurtschloß des mittleren Sitzplatzes gewährleistet und zum anderen ein komfortables Anlegen mit nur einer Hand analog zu den Vordersitzen möglich (Abb. 2). Die tiefe und relativ weit vorne liegende Schloßposition (bei konventionellen Systemen aus Komfortgründen nicht möglich) erlaubt eine optimale Beckengurtführung steil über den Beckenknochen, wodurch bei frontalen Kollisionen die Gefahr des Submarinings drastisch reduziert wird.

Bei seitlichen Kollisionen ergibt sich ein zusätzlicher Vorteil in der Schutzwirkung. Die innenliegende Position des oberen Schultergurtpunktes verhindert zuverlässig das Herausrutschen des Oberkörpers in Richtung Stoßeinwirkung und reduziert damit entsprechende Verletzungsgefahren aus Kontakten mit eindringenden Teilen oder benachbarten Insassen [4].

Weitere Pluspunkte des Systems sind aufgrund der gut zugänglichen Lage des Gurtschlosses die bei Notfällen erleichterte Insassenbergung sowie die

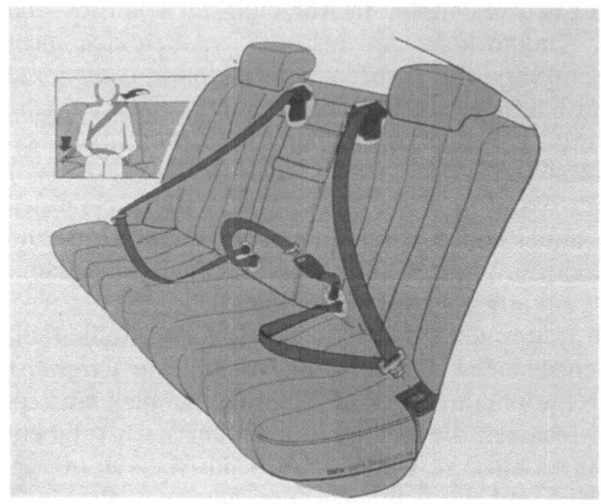

Abb. 2. Gurtbandverlauf beim Ergonomischen Fondgurtsystem

optimale Befestigungsmöglichkeit von Kinderrückhaltesystemen durch den serienmäßigen Sicherheitsgurt.

4. Sitzintegration des kompletten Gurtsystems (SGS)

Bereits unter Punkt 1 wurden die positiven Aspekte der Integration der unteren Gurtpunkte im Sitz erläutert. Das Optimum an Komfort und Schutzwirkung ist natürlich bei kompletter Integration aller Komponenten des Gurtsystems in den Sitz erreichbar, dem sogenannten Sitzintegrierten Gurtsystem (SGS) [5].

Absolut unabhängig von Sitz- und Lehneneinstellung sowie Insassengröße ist hier immer der optimale Gurtbandverlauf möglich. Die dafür entscheidenden Gurtbefestigungs- bzw. Gurtumlenkpunkte sind am Sitzrahmen bzw. an der Halterung der Kopfstütze positioniert (Abb. 3). Nicht nur Sitzlängseinstellung, sondern auch Verstellung von Sitzhöhe und Sitzneigung beeinflussen die Beckengurtlage nicht. Die Einstellung des Schultergurtpunktes erfolgt automatisch richtig in Abhängigkeit der Sitzhöhe. Dadurch ergibt sich für alle Personen ein stets störungsfreier Gurtverlauf (Tragekomfort) aber auch für alle Sitzpositionen immer gleich gute Erreichbarkeit der Gurtschloßzunge am Arm der Kopfstütze (Anlegekomfort).

Neben Komfortaspekten sind aber vor allem beträchtliche Steigerungen der Schutzwirkung möglich. Die ideale Gurtbandführung führt zu bestmöglicher Rückhaltewirkung für alle Insassengrößen. Ein überproportional hoher Sicherheitszuwachs ergibt sich vor allem bei großen, weit hinten sitzenden Insassen, da sich hier im Vergleich zur Gurtumlenkung an der B-Säule eine deutlich frühere und somit effizientere Rückhaltung ergibt. Zusätzlich wirkt die gezielte Verformbarkeit der Lehne unter hohem Kraftniveau zu einer gewünschten Begrenzung der durch den Gurt auf den Insassen wirkenden Kraftspitzen. Im

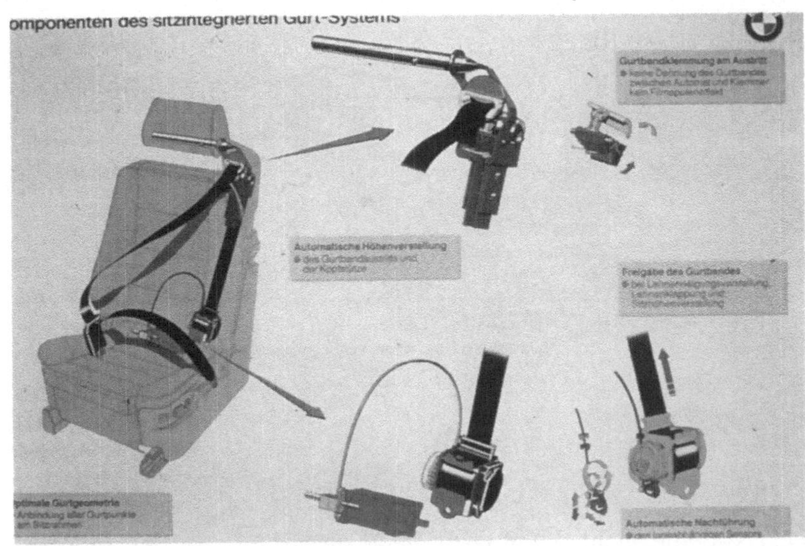

Abb. 3. Gurtbandverlauf und Komponenten des Sitzintegrierten Gurtsystems

Versuch konnten dabei für den 95% Mann-Dummy um bis zu 1/3 geringere Spitzenbelastungen registriert werden [6].

Aber nicht nur in frontalen Kollisionen bietet das SGS erhöhte Schutzwirkung. Durch die gurtkraftbedingten, extrem hohen Festigkeitsanforderungen an den gesamten Sitz sowie die Karosserie-Bodengruppe ergeben sich deutliche Vorteile auch bei allen anderen Unfallarten, insbesondere bei seitlichen und heckseitigen Kollisionen.

5. Gurtbandklemmsysteme

Eine Voraussetzung für höchstmögliche Schutzwirkung von Sicherheitsgurten ist die möglichst frühzeitige Rückhaltung in frontalen Kollisionen. Beim Übergang von Statikgurten zu Automatik-Aufrollgurten aus Komfortgründen ergab sich diesbezüglich ein geringer Nachteil aufgrund der Ansprechverluste der Automatensperre sowie des sogenannten Filmspuleneffektes (Abzug von Gurtband vom lockeren Wickel bei schon gesperrter Welle). Die Einsteuerzeiten konnten durch sehr schnell ansprechende Mechanismen auf ein äußerst geringes Maß zurückgeführt werden. Der Filmspuleneffekt läßt sich durch sogenannte Gurtbandklemmsysteme eliminieren. Diese sind in der Regel in die Gurtautomaten integriert und werden durch das Verriegeln des Automaten aktiviert. Dabei wird das Gurtband knapp über dem Gurtwickel festgeklemmt, wodurch kein Gurtband mehr vom Wickel abgezogen werden kann (Abb. 4). Die Klemmsysteme sind voll lasttragend und selbstverstärkend ausgeführt, d.h. die Klemmkraft nimmt automatisch mit steigender Gurtzugkraft zu. Ein weiterer Vorteil von Gurtbandklemmautomaten ist, daß die eigentlichen Gurt-

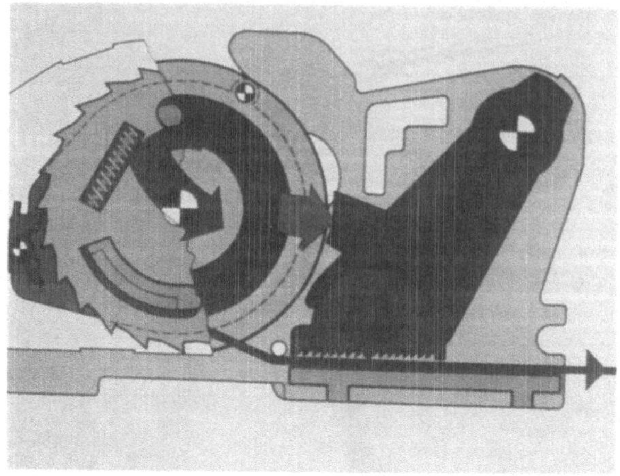

Abb. 4. Konstruktionsprinzip eines Gurtklemmautomaten

wickelsysteme nicht mehr lasttragend ausgeführt werden müssen und somit kleiner und leichter gebaut werden können. Ein Beispiel für einen Einsatz eines Gurtbandklemmsystems außerhalb des Gurtautomaten ist im SGS (siehe Punkt 4) gegeben. Hier befindet sich ein Gurtbandklemmer direkt hinter dem Gurtaustrittspunkt im Kopfstützenarm. Die noch verfügbare dehnbare Gurtbandlänge wird dadurch auf ein Minimum begrenzt.

6. Gurtstrammsysteme

Gurtbandklemmer können zwar den Gurtbandauszug minimieren, nicht aber eine vorhandene, z.B. durch Kleidung erzeugte Gurtlose herausziehen.

Dies ist Aufgabe von sogenannten Gurtstrammern, die bei frontalen Kollisionen im Moment des Aufpralls, noch bevor die Insassen eine merkliche Bewegung relativ zum Fahrzeug nach vorne machen, das Gurtband straff ziehen. Damit liefern sie, wie Gurtbandklemmer, einen wesentlichen Beitrag zur grundsätzlichen Forderung einer möglichst festen Bindung der Insassen an die Fahrgastzelle.

Derzeit sind zwei Prinzipien von Gurtstrammern bekannt. Dies sind zum einen Systeme, die das Gurtband durch Einzug über den Gurtautomatenwickel strammen. Ausgelöst werden diese entweder durch elektronische Sensoren oder durch Deformation. Die Strammenergie wird entweder über pyrotechnische Systeme bereitgestellt oder direkt aus der Vorderwagenverformung abgenommen. In beiden Fällen wird die Energie aber für die Rückstrammung des Gurtautomatenwickels eingesetzt.

Ganz anders dagegen arbeitet ein neues Strammsystem, das die Straffung von Schulter- und Beckengurt durch Rückzug des Gurtschlosses nach unten und hinten erreicht (Abb. 5). Es bezieht seine Strammenergie aus einer vorgespannten Schraubenfeder, die durch einen integrierten mechanischen Feder/Masse-Sensor ausgelöst wird [7].

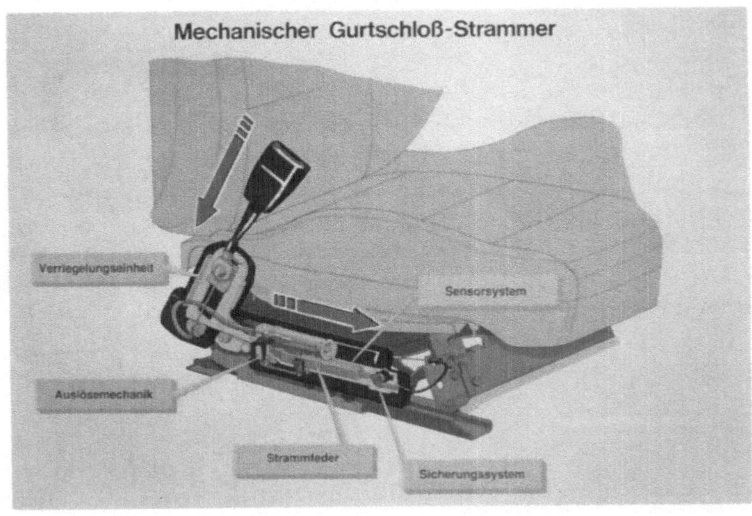

Abb. 5. Konstruktionsprinzip eines Gurtstrammsystems

Vorteile dieses Systems liegen einmal in seiner kompakten, integralen Bauweise ohne Bedarf an Elektrik, was sich primär in deutlich geringeren Kosten ausdrückt. Wesentlicher ist jedoch die Überlegenheit bei der sogenannten Gurtschloßstrammung in puncto Beckenrückhalt.

Da bei der Gurtschloßstrammung praktisch beide Gurtbandteile, also sowohl Schulter- als auch Beckengurt gleichzeitig und ohne Reibungsverluste über die obere Umlenkung in der B-Säule straff gezogen werden, ergibt sich ein überlegener Insassenrückhalt mit insgesamt gegenüber dem Automatenstrammer nochmals reduzierten Insassenbelastungen [8].

7. Airbagsysteme

Da auch die besten Sicherheitsgurte aufgrund der erforderlichen Dehnbarkeit des Gurtbandes bei extremen Frontalkollisionen den Aufprall des Kopfes auf das Lenkrad oder in noch schwereren Fällen des Beifahrers auf die Instrumententafel nicht vermeiden können, bieten hier Airbagsysteme für Fahrer und Beifahrer eine sinnvolle Ergänzung zur weiteren Reduzierung der Insassenbelastung.

Sowohl Fahrer- als auch Beifahrer-Airbagsysteme werden durch elektronische Sensoren ausgelöst. Das erforderliche Treibgas wird in der Regel durch chemische Umsetzung einer pyrotechnischen Substanz (Natriumazid) zu gasförmigem Stickstoff in einem Gasgenerator erzeugt. Der Aufblasvorgang von Fahrer- bzw. Beifahrerluftsack dauert dabei ca. 30 bzw. 50 ms. Kopf und Oberkörper werden relativ weich abgefangen, das N_2-Gas im Luftsack dabei durch spezielle Abströmöffnungen ausgepreßt.

Die derzeit in Serienfahrzeugen verfügbaren Airbagsysteme stammen prinzipiell aus den für US-Fahrzeuge entwickelten sogenannten Passiven Rückhalte-

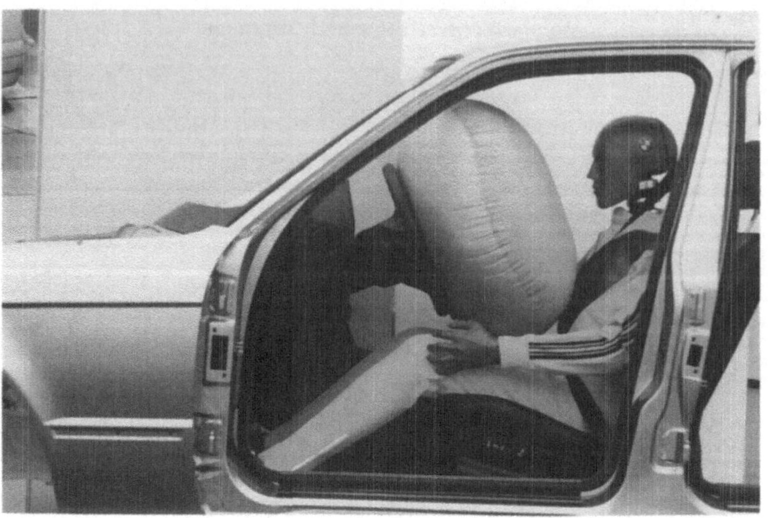

Abb. 6. Derzeit gebräuchliches Airbagsystem

systemen, bestehend aus großen Luftsäcken und massiven Kniepolstern (Abb. 6). Dabei sind US-Systeme bezüglich ihrer Dimensionierung auf nicht angegurtete Insassen ausgelegt.

Für gurtgesicherte Insassen werden im Vergleich dazu an ein Airbagsystem deutlich reduzierte Anforderungen gestellt, da ein Großteil der Insassenenergie bereits durch das Gurtsystem umgesetzt wird. Entsprechend dimensionierte, optimal auf den Zusatzschutz zum Sicherheitsgurt abgestimmte Airbagsysteme werden derzeit unter dem Begriff Eurobag entwickelt und sind voraussichtlich in wenigen Jahren serienreif (Abb. 7) [9].

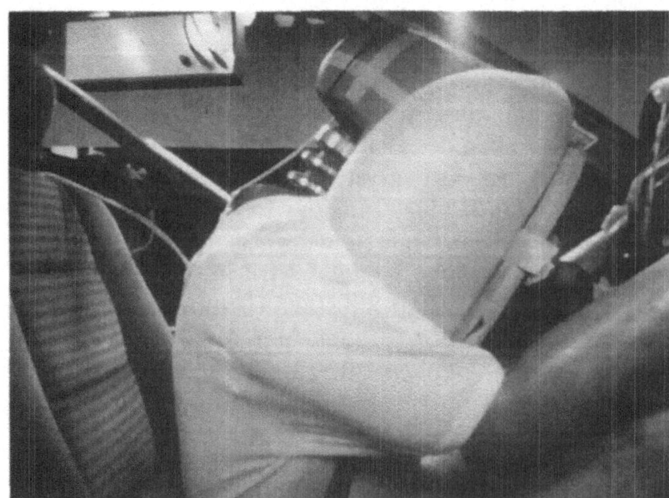

Abb. 7. Auf Sicherheitsgurte abgestimmtes Airbagsystem („Eurobag“)

Literatur

1. Bundesanstalt für Straßenwesen, Bereich Unfallforschung Statistik: Getötete im Straßenverkehr
2. US Department of Transportation/NHTSA National Center for Statistics and Analysis, Oct 90 1989 Traffic Fatality Facts
3. Haberl J, Eichinger S, Wintershoff W New Rear Safety Belt Geometry – A Contribution to Increase Belt Usage and Restraint Effectiveness SAE Congress 1987, Detroit (SAE-Paper 870488)
4. Schick G Schutzwirkung des BMW Fondgurtsystems bei seitlichen Kollisionen. Kollisionsschutztagung 18./19.02.1991 Haus der Technik, Essen
5. Jacob F, Hochmuth KH (1991) Das BMW Sitzkonzept mit sitzintegriertem Gurtsystem SGS für den BMW 850 i Automobiltechn Zeitschr 93:3
6. Haberl J, Ritzl F, Eichinger S The Effect of Fully Seat-Integrated Front Seat Belt Systems on Vehicle Occupants in Frontal Crashes. ESV-Conference May 1989, Göteborg
7. Hallweger B, Hochmuth KH (1990) Entwicklung mechanischer Gurtschloßstrammer für BMW Personenkraftwagen. Automobiltechn Zeitschr 92:11
8. Hallweger B Der neue BMW Gurtschloßstrammer – ein Beitrag zur Erhöhung des Insassenschutzes. Kollisionsschutztagung 18./19.02.1991 Haus der Technik, Essen
9. Schaper D (1990) „Aktiv“-Airbag, Ergänzender Kopfschutz zum Gurtsystem. Automobiltechn Zeitschr 92:11

V. Neue Konzepte in der Osteosynthese der Schaftfrakturen

Wissenschaftliche Grundlage zur biologischen Osteosynthese: Dehnungstheorie, vaskuläre Elemente

S.M. Perren[1], R. Ganz[2] und J. Cordey[1]

[1] Labor für experimentelle Chirurgie Davos, Obere Straße 22, CH-7270 Davos Platz
[2] Orthopädische Universitäts-Klinik, Inselspital, CH-3010 Bern

Problem

Während drei Dekaden ist die klassische AO-Plattenosteosynthese (Müller et al. 1963) neben anderen Methoden chirurgischer Behandlung der Frakturen mit Erfolg gelehrt und praktiziert worden. Sie besteht im wesentlichen in der chirurgischen Reposition und Stabilisation der Fraktur um frühe und vollständige Wiederherstellung der Gliedmaßenfunktion zu erreichen. Die unmittelbaren Folgen der Fraktur – eine mechanisch instabile Diskontinuität des Knochens – ließen sich so bis zur biologischen Rekonstruktion des Knochens durch das Implantat kompensieren. Die Nachteile einer weitgehenden Ruhigstellung der Gliedmaße, vor allem jene der an die Fraktur angrenzenden Gelenke, durch externe Schienung (z.B. Gips) konnten so vermieden werden.

Neben der „absolut" stabilen Platten-Schrauben Osteosynthese lehrte die AO die weniger stabilen Fixationen durch externe Schienen und medulläre Schienen. Seit Gründung der AO Bewegung hatten Gruppen um z.B. Weller die geschlossene Marknagelung gegenüber der damals stärker betonten, offenen propagiert. Dieses Vorgehen ersetzt die „schonende Behandlung der Weichteile" [1] durch vollständige Vermeidung der chirurgischen Traumatisierung der periossären Weichgewebe. Zusätzliches Trauma resultierte aber von der oft handfesten geschlossenen Reposition und relativ schwere medulläre Zirkulationsschäden setzte vor allem das Bohren bei der Nagelung. Die Frage stellt sich heute, unter welchen Umständen und mit welchen Methoden eine möglichst biologische d.h. für Weichteile und Knochen wenig traumatisierende Behandlung der Fraktur realisiert werden kann.

Erkenntnisse aus unüblichen Plattenosteosynthesen

Boitzy (pers. comm.), Blatter und Weber [2], Heitemayer und Hierholzer [4] haben gezeigt, daß Platten als überbrückende Schienen wenig reponierte multifragmentäre Frakturen erfolgreich zur Ausheilung bringen können. Die Aussage von M.E. Müller (pers. Mitt.), daß Platten nicht ohne Zugschrauben zu verwenden sind, trifft auf die einfache Fraktur nach wie vor zu, wird aber in Hinsicht auf die multifragmentäre Fraktur der Röhrenknochen relativiert.

Hefte zu der Unfallchirurg, Heft 230
6. Deutsch-Österr.-Schweiz. Unfalltagung

Erkenntnisse aus der Verriegelungsnagelung

Vor etwa 15 Jahren kam die Verriegelungsnagelung auf [7, 5]. Die wissenschaftliche Analyse auf Grund der sogenannten Dehnungstheorie [10] zeigte bald, daß die relativ unstabile Fixation einer Fraktur unter Vermeidung der chirurgischen Darstellung vor allem bei multifragmentären Brüchen Vorteile bieten kann. Damit wurde die erstarrte Denkweise, um die Stichworte „präzise Reposition" und „absolute Stabilität" und „primäre Knochenheilung" aufgelockert und befruchtet.

Biologische Osteosynthese oder Osteosynthese mit biologischer Abstützung?

Ein weiterer Schritt in der Entwicklung der Osteosynthese zeichnet sich heute ab. Die sogenannte „biologische" Platten-Osteosynthese (Abb. 1) zeigt eine neue interessante Möglichkeit auf. Wie immer aber bei der Einführung neuer Denkweisen und Methoden besteht eine erhebliche Konfusion. Wesen, Ziele und Methoden der sogenannten „biologischen" Osteosynthese sind noch schwer erkennbar. Der Fortschritt wird weiter gehemmt durch die unglückliche Interpretation des Begriffes „biologische Osteosynthese", als würde nun festgestellt, daß die bisherige Osteosynthese nicht biologisch gewesen wäre. Das Gegenargument war „man hätte schon immer weichteilschonend und biologisch operiert". Der Begriff „biologische" Osteosynthese greift zu weit und die defensiv konservative Denkweise der Anhänger klassischer Plattenosteosynthese hemmt zu stark. Der Begriff „biologische" Osteosynthese (Ganz) weist

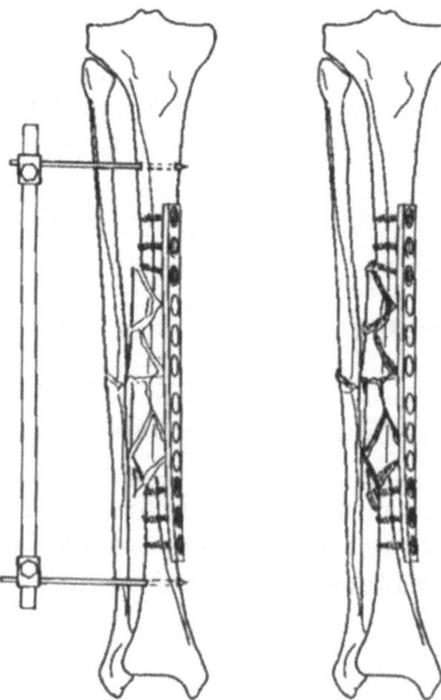

Abb. 1. Biologische Abstützung in der Osteosynthese, das linke Bild zeigt die peroperative Situation mit der möglichen externen Zusatzschiene. Rechts ist die biologische Reaktion, Kallusbildung plattenfern, zusehen

darauf hin, daß die Biologie hier nur ein Teil des Ganzen ist, er trifft unseres Erachtens aber nicht das Charakteristische des neuen Vorgehens. Wir glauben, daß der Begriff „bio-buttress" (biologische Abstützung) treffender ist. Die Analyse der Heilungsvorgänge bei unstabiler Osteosynthese und vor allem deren Grenzen könnte die etwas erstarrte Denkweise bewegen und verjüngen. Die Idee und einige wissenschaftliche Grundlagen der biologischen Abstützung bei der Osteosynthese sollen hier besprochen werden.

Unterschiedliche Ziele oder unterschiedliche Methoden?

Ziel der chirurgischen Knochenbruchbehandlung war und bleibt: die frühe und vollständige Wiederherstellung der Funktion der betroffenen Extremität. Die Akzente haben sich aber verschoben: vom zumindest temporären Ersatz der Knochenfunktion und vom Abwarten auf den langsamen biologischen Aufbau zur frühen biologischen definitiven Abstützung [11]. Es ist heute zu früh, die Methode zu werten, es fehlen die Langzeitresultate, die sich statisch auswerten lassen. Die frühen Resultate, die sich mit indirekter Reposition [9] und geringem Implantataufwand erreichen lassen, beeindrucken aber sehr.

Kallusbildung und Stabilität

Der Zusammenhang zwischen mechanischer Instabilität der Fraktur und Kallusbildung ist offensichtlich: vom vollständigen Fehlen des Kallus nach absolut stabiler Osteosynthese, über die ausgeprägte aber überbrückende Kallusbildung bei mäßiger Instabilität bis zur fehlenden Überbrückung bei zu ausgeprägter Instabilität mit Pseudarthrosenbildung.

Die nach stabiler Verbindung fehlende Kallusbildung ist früher irrtümlich als Resultat der Hemmung der Kallusbildung angesehen worden [3]. Wahrscheinlicher ist, daß der Stimulus zur Kallusbildung, die dynamische Gewebedehnung fehlt und logisch (aber daher nicht unbedingt zutreffend) wäre die Erklärung, daß unter stabilen Bedingungen der Kallus überflüssig ist. Der Vollständigkeit halber sei erwähnt, daß mechanische Instabilität nicht der einzige Induktor der Kallusbildung ist, Irritation durch Periostablösung, chemische Induktion etc. [8].

Knochenbildung und Dehnung

Das Verständnis, wieviel Bewegung was auslöse, wird durch den Ersatz des Begriffes der mechanischen Instabilität durch jenen der durch Unruhe ausgelöste Gewebedehnung erleichtert. Hierbei spielen 1. die dehnungsbedingte Induktion der Gewebsreparatur und 2. die Dehnungstoleranz der Gewebe eine wesentliche Rolle. Die erste Limite liegt zwischen direkter und indirekter Heilung [13], die zweite Limite liegt zwischen Heilung und Pseudarthrose.

Effekt der Spaltbreite

Die wesentliche Verbesserung des Denkprozeßes zwischen Bewegung und Dehnung ist, daß im Begriff neben dem Maß der Beweglichkeit auch jenes der Spaltbreite enthalten ist. Dies erklärt, warum eine sehr schmale, unsichtbare Spalte (Reposition ohne Kompression) auf minimale, unsichtbare Bewegung empfindlich ist. Der Begriff Dehnung erklärt auch, warum bei der spontanen unbehandelten Fraktur der wild lebenden Tiere eine solide Heilung möglich ist. In diesem Zusammenhang ist die Kompressionsosteosynthese ein sicheres Mittel, durch Kontakt und Abstützung die relative Bewegung der Fragmente in den Kontaktzonen zu vermeiden.

Effekt der Spaltenzahl

Im Zusammenhang mit der biologischen Abstützosteosynthese kommt nicht nur der Spaltbreite und Beweglichkeit der Fragmente sondern auch der Zahl hintereinander geschalteter Spalten eine wesentliche Bedeutung zu: die Beweglichkeit der Hauptfragmente gegeneinander verteilt sich bei zunehmender Zahl der Spalten und wird so kleiner und besser toleriert (Abb. 2).

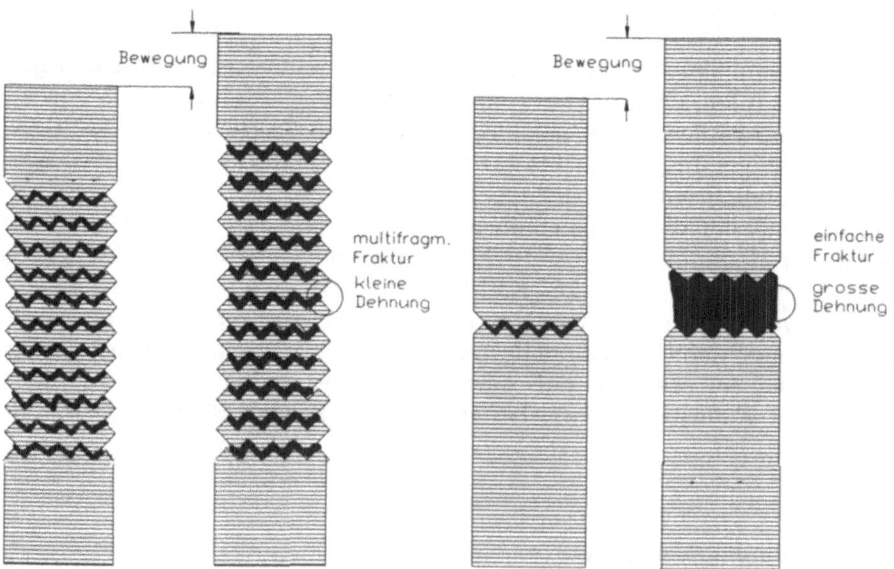

Abb. 2. Effekt der Spaltenzahl auf die Dehnung der reparativen Gewebe. Links multifragmentäre Fraktur, recht einfache Fraktur. Die Bewegung der Fragmente bewirkt bei der multifragmentären wenig Dehnung, während sie bei der einfachen Fraktur hohe Gewebsdeformation bewirkt, die unter Umständen nicht toleriert wird

Kallusbildung und Vaskularität

Der Zusammenhang zwischen Ausmaß der Kallusbildung und Störung der Durchblutung ist dann offensichtlich, wenn die räumliche Verteilung der Kallusbildung bei offener Marknagelung betrachtet wird. Die Kallusbildung ist auf der Seite des chirurgischen Zugangs meist deutlich eingeschränkt.

Implantatbelastung bei fehlender, plattenferner Abstützung

Die Implantatbelastung hängt weitgehend von der Abstützung plattenfern ab. Damit besteht vorerst die Gefahr der Plattenermüdung. Klaue hat gezeigt, daß die Implantatbelastung rasch abnimmt, wenn sich Kallus bildet. Ganz schlägt vor, in biomechanisch kritischer Situation mit Hilfe eines externen Fixators die Plattenosteosynthese zu überbrücken und so die Belastung des Implantats in Grenzen zu halten und allzugroße Instabilität temporär zu vermeiden.

Grenzen der biologischen Abstützung

Die Dehnungstheorie zeigt klar, daß bei einfachen und schmalen Spalten schon geringe Beweglichkeit zu hoher Gewebsdeformation führt. Damit sind zwei Bedingungen genannt, die bei der einfachen, reponierten Fraktur nicht zutreffen. Die Anwendung der biologischen Abstützung als Prinzip scheint daher aus heutiger Sicht nur bei multifragmentären Frakturen angezeigt und erfolgversprechend. Bei einfachen Brüchen ist die genaue Reposition und Kompressions-Stabilisation der offensichtlich sicherere Weg.

Schlußwort

Die Osteosynthese, die auf biologischer Abstützung beruht, stellt eine interessante aber anspruchsvolle Art der Plattenosteosynthese dar. Die Knochenbruchheilung stellt immer einen biologischen Prozeß dar, die Behandlung kann aber mehr „temporär-prothetisch" oder flexibel und gezielt sein. Wieviel dieser neue Zugang zur Osteosynthese an Vor- und Nachteil gibt, wird sich zeigen müssen. Fest steht, daß diese Methode – mehr als andere – ein fundiertes Verständnis der Grundlagen, Indikationen und Gefahren bedingt.

Literatur

1. Allgöwer M (1978) Cinderella of surgery – fractures? Surg Clin North Am 58:1071–1093
2. Blatter G, Weber BG (1990) Wave plate osteosynthesis as a salvage procedure. Arch Orthop Trauma Surg 109:330–333
3. Geiser M (1963) Beiträge zur Biologie der Knochenbruchheilung. Ferdinand Enke Stuttgart

4. Heitemeyer U, Hierholzer G (1985) Die überbrückende Osteosynthese bei geschlossenen Stückfrakturen des Femurschaftes. Akt Traumatol 15:205–209
5. Kempf I, Grosse A, Lafforgue D (1978) L'apport du verouillage dans l'enclouage centromedullaire des os longs. Rev Chir Orthop 64:635–651
6. Klaue K, Frigg R, Perren SM (1985) Die Entlastung der Osteosyntheseplatte durch interfragmentäre Plattenzugschraube. Helv Chir Acta 52:19–23
7. Klemm K, Schellmann WD, Vittali HP (1974) Die Verriegelungsnagelung des Unterschenkels. Arch Orthop Unfallchir 80:257–263
8. Küntscher G (1970) Das Kallus-Problem. Ferdinand Enke Verlag Stuttgart
9. Mast J, Jakob R, Ganz R (1989) Planning and reduction technique in fracture surgery Springer-Verlag, Berlin Heidelberg New York
10. Perren SM, Cordey J (1980) The concept of interfragmentary strain. In Uhthoff, HK Stahl, E.(Edts): Current concepts of internal fixation of fractures. Springer-Verlag, Berlin Heidelberg New York 63–77
11. Perren SM (1990) Scientific Basis of Internal Fixation in Müller et al. Manual of Internal Fixation
12. Perren SM, Klaue K, Frigg R, Predieri M, Tepic S – The concept of biological plating: The Limited Contact – Dynamic Compression Plate, LC-DCP. Orthop Trauma in prep
13. Schenk RK, Willenegger H (1963) Zum histologischen Bild der sogenannten Primärheilung der Knochenkompakta nach experimentellen Osteotomien am Hund. Experientia 19:593

Bedeutung der Knochenmarkembolie für die Verfahrenswahl bei Schaftfrakturen

K. Wenda, G. Ritter, J. Degreif und J. Ahlers

Klinik und Poliklinik für Unfallchirurgie der Johannes Gutenberg Universität, Langenbeckstraße 1, D-W-6500 Mainz

Mit der intraoperativen transösophagealen Echokardiographie konnten nach Drucksteigerungen in der femoralen Markhöhle größere, mehrere Zentimeter lange, sonographische Echos bei der Passage des rechten Herzens beobachtet und in tierexperimentellen Untersuchungen makroskopisch und histologisch als gemischte Emboli mit einem Knochenmarkskern umgeben von thrombotischem Material identifiziert werden. Beim sogenannten „Schneegestöber“ handelt es sich um zahlreiche kleinere sonographische Echos mit einem Durchmesser von ca. 1 mm, dieses Phänomen tritt im Experiment nach Einschwemmung von Luftbläschen, winzigen Knochenmarkspartikeln und möglicherweise auch durch thrombotische Mikroaggregate auf. Bei Oberschenkelmarknagelungen ist beim Aufbohren in allen Fällen deutliches Schneegestöber nachweisbar. In vielen Fällen können auch größere Emboli beobachtet werden [11]. Bei der Durchsicht der Publikationen über pulmonale Komplikationen nach Oberschenkelmarknagelungen [1, 2, 5, 9] fällt auf, daß alle Fälle primär und einige zusätzlich bei gleichzeitigem Thoraxtrauma operiert wurden. Nachdem bereits Küntscher [4] die Nagelung nach einigen Tagen empfahl, wurde

Hefte zu der Unfallchirurg, Heft 230
6. Deutsch-Österr.-Schweiz. Unfalltagung

der Zeitpunkt der Nagelung viele Jahre kontrovers diskutiert. Betrachtet man die Auswirkungen von tierexperimentell i.v. injiziertem Knochenmark [8] so fällt die Parallelität zu Auswirkungen des Schocks auf – es kommt zur intravasalen Koagulation, zum Anstieg des pulmonalarteriellen Druckes und zur Beeinträchtigung der pulmonalen Funktion. Der Nachweis der Knochenmarkeinschwemmungen beim Aufbohren des Oberschenkels liefert die pathophysiologische Erklärung dafür, daß Oberschenkelnagelungen primär die Gefahr der Addition unter Umständen auch Potenzierung der Auswirkungen des eingeschwemmten Knochenmarkes mit posttraumatischen Veränderungen bei einem nie ganz auszuschließenden beginnenden Schock beinhalten, wohingegen die Nagelungen nach Kompensation der posttraumatischen Veränderungen und Ausgleich der bei Oberschenkelfrakturen immer vorhandenen Volumendefizite nach einigen Tagen gefahrlos durchgeführt werden können. Inzwischen wurden diese Zusammenhänge von Pape et al. [7] tierexperimentell bestätigt. Er konnte zeigen, daß die Oberschenkelnagelung mit Aufbohren nach Schock bzw. Thoraxtrauma tatsächlich die Lunge schädigt. Nast-Kolb et al. [6] zeigten, daß zahlreiche Laborparameter (PMN-Elastase, Lactat, Gewebeplasminogenaktivator), die posttraumatisch erhöht sind, auch nach der Oberschenkelnagelung mit Aufbohren deutlich ansteigen. Posttraumatische Veränderungen und Knochenmarkeinschwemmungen führen also zu gleichsinnigen zirkulatorischen Veränderungen und Beeinträchtigungen. Klinisch bestätigt werden die Zusammenhänge durch eine retrospektive Studie von Soldner [10], der Polytraumatisierte mit Oberschenkelfrakturen und gleichzeitigem Thoraxtrauma nachuntersuchte und nach dem Wandel der Primärversorgung vom aufgebohrten Nagel zur Platte bzw. zum Fixateur eine Abnahme der Letalität von 17% auf 7% fand. In neuesten Untersuchungen haben wir nun mit der intraoperativen transösophagealen Echokardiographie überprüft, inwieweit es bei den durch die Verriegelung komplikationsarm möglichen Nagelungen ohne Aufbohren, die zunehmend durchgeführt werden, noch zu Knochenmarkeinschwemmungen kommt. Bei fünf Oberschenkelverriegelungsnagelungen ohne Aufbohren konnte mit der intraoperativen transösophagealen Echokardiographie kein einziger Embolus bei der Passage des rechten Herzens beobachtet werden. Es fand sich lediglich minimales Schneegestöber. Hierbei kann auf Grund tierexperimenteller Untersuchungen [11] nicht entschieden werden, ob es sich um Luftbläschen, kleinere Knochenmarkeinschwemmungen oder Mikroaggregationen handelt. Auf Grund des geringen Ausmaßes kann davon ausgegangen werden, daß die Einschwemmungen bei Nagelungen ohne Aufbohren ohne klinische Relevanz bleiben.

Zur Frage der Nagelung mit oder ohne Aufbohren ist durch den Nachweis der Knochenmarkeinschwemmungen ein weiterer Gesichtspunkt hinzugekommen. Küntscher hatte die Indikation für das zunächst nur für die Pseudarthrose empfohlene Aufbohren 1959 wegen der größeren Stabilität auch auf die Frakturen ausgedehnt. Erst durch die Einführung der Verriegelung durch Klemm und Schellmann [3] konnten dünnere Nägel komplikationsarm ohne die Gefahr eines erheblichen Rotationsfehlers verwendet werden, so daß die Nagelung ohne Aufbohren erst durch die Verriegelung in großem Stil möglich wurde. Die Versuche, relativ dicke Nägel ohne Aufbohren einzuschlagen, endeten häufig mit einem Festlaufen des Nagels oder gar der Sprengung des Knochenrohres. Unseres Erachtens ist die Nagelung ohne Aufbohren bei den Schaftfrakturen im mittleren Drittel sicherlich problemlos, wenn die Reposition nicht zu schwierig ist und hinsichtlich der Lagerung insbesondere bei Polytraumatisierten keine Probleme bestehen, d.h. die Reposition und die Nagelung sollte ohne Extensionstisch in Rückenlage problemlos möglich sein. Bei den zunehmend ebenfalls mit dem Verriegelungsnagel versorgten proximaleren und distaleren Frakturen darf jedoch die Stabilität nicht außer acht gelassen werden. Hier bedeutet die durch das Aufbohren mögliche Wahl etwas dickerer Nägel einen erheblichen Stabilitätsgewinn, so daß – wenn möglich – nach einigen Tagen nach Aufbohren genagelt werden sollte. Bei verzögerter Nagelung sind die immer vorhandenen Volumendefizite und die posttraumatischen zirkulatorischen Veränderungen soweit kompensiert, daß die Knochenmarkeinschwemmungen ohne klinische Relevanz bleiben. In unserer Klinik wird wegen der überlegenen Knochenheilung immer die Nagelung angestrebt, die endgültige Wahl des Osteosyntheseverfahrens kann jedoch nur unter Berücksichtigung zahlreicher Zusatzfaktoren wie z.B. Notwendigkeit der Primärversorgung, pulmonale Vorerkrankungen, Lagerungsfähigkeit und Notwendigkeit der Extension getroffen werden und sollte immer individuell erfolgen. Das eigene Vorgehen wird im Vortrag an Hand zahlreicher Fallbeispiele demonstriert. Auf Grund der vorgelegten Untersuchungen kann festgestellt werden, daß bei der Primärversorgung von Oberschenkelfrakturen am Unfalltag und bei pulmonalen Vorerkrankungen nicht aufgebohrt werden sollte. Ausdrücklich erwähnt wird die Gefahr der pulmonalen Dekompensation auch bei sekundärer Nagelung mit Aufbohren bei einem überstandenen ARDS. Ursprünglich hatten wir geplant, daß Ausmaß der Knochenmarkeinschwemmungen bei Unterschenkelnagelungen des Schafes, die wegen anderer Fragestellungen durchgeführt wurden (Knochenheilung nach Nagelung mit und ohne Aufbohren bzw. mit Kompression` mit der intraluminalen Echokardiographie quantitativ zu untersuchen. Es konnten jedoch bei zahlreichen Unterschenkelnagelungen auch mit Aufbohren keine wesentlichen Echos beobachtet werden. Inzwischen haben sich diese Ergebnisse auch bei klinischen Unterschenkelnagelungen bestätigt. Offensichtlich kommt es am Unterschenkel nicht zu relevanten Einschwemmungen. Mögliche Gründe sind der wesentlich geringere Gehalt an Knochenmark und die etwas mehr dreieckige Form der Unterschenkelmarkhöhle sowie die kaum vorhandenen Gefäßkanäle insbesondere im distalen Bereich der Tibia – wie man von Operationen des Pilon tibiale her weiß. Durch das Fehlen relevanter Knochenmarkeinschwemmungen auch beim Aufbohren des Unterschenkels können Unterschenkelfrakturen auch primär nach Aufbohren versorgt werden – den vorherigen Ausschluß eines Kompartmentsyndroms natürlich vorausgesetzt. Wie bereits für den Bereich des Oberschenkels erwähnt, ermöglicht die durch das Aufbohren mögliche Wahl etwas dickerer Nägel insbesondere bei distalen Tibiafrakturen eine deutlich höhere Stabilität, die in diesen Fällen durch das geringere Nagelspiel im Schaftbereich die Belastung der Verriegelungsschrauben im distalen Fragment wesentlich vermindert. Darüber hinaus sollten pathologische Frakturen insbesondere bei Solitärmetastasen wegen der Gefahr der Aussaat von Tumorzellen nicht aufgebohrt werden.

Literatur

1. Bäumer F, Hörl M, Imhof M (1989) Akute pulmonale Komplikationen nach Femurmarknagelung bei polytraumatisierten Patienten. Chirurg 60:808–810
2. Ecke H, Faupel L, Quoika P (1985) Gedanken zum Zeitpunkt der Operation bei Frakturen des Oberschenkelknochens. Unfallchir 11:89
3. Klemm K, Schellmann WD (1972) Die Verriegelung des Marknagels. Unfallheilkd 75:568
4. Küntscher G (1962) Praxis der Marknagelung. Schattauer Verlag
5. Orthner E, Hertz H, Kwasny O (1986) Schockbehandlung vor primärer Marknagelung. Unfallheilkd 182:279
6. Nast-Kolb D, Waydhas C, Jochum M, Spannagl M, Duswald KH, Schweiberer L (1990) Günstigster Zeitpunkt für die Versorgung von Femurschaftfrakturen beim Polytrauma. Chirurg 61:259–265
7. Pape HC, Regel G, Dwenger A, Sturm JA (1990) Lungenfunktion nach Oberschenkelmarknagelung im Staub'schen Schaftmodell. – Einfluß durch hämorrhagischen Schock und Lungenkontusion? Vortrag auf der 54. Jahrestagung d Dtsch Ges f Unfallchir, Berlin, 28.11. - 1.12.1990
8. Saldeen T (1969) Intravascular coagulation in the lungs in experimental fat embolism. Acta Chir Scand 135:653
9. Schüller W, Gaudernak T (1986) Lungenkomplikationen nach Oberschenkelmarknagelung. Unfallheilkd 182:273
10. Soldner E (1990) Die Verriegelungsnagelung in Kombination mit dem Thoraxtrauma. Vortrag auf dem Symposium „20 Jahre Verriegelungsnagelung" 28. – 30. September 1990, Frankfurt am Main
11. Wenda K, Ritter G, Ahlers J, v. Issendorff WD (1990) Nachweis und Effekte von Knochenmarkeinschwemmungen bei Operationen im Bereich der Femurmarkhöhle. Unfallchir 93:56–61

Nicht aufgebohrte Verriegelungsnagelung: wissenschaftliche Grundlage

B.A. Rahn, M. Klein und R. Frigg

Laboratorium für Experimentelle Chirurgie (Leiter: Prof. Dr. S.M. Perren), Obere Strasse 22, CH-7270 Davos

Zur Behandlung von offenen Frakturen wurde der Marknagel aus Angst vor Komplikationen lange Zeit kaum verwendet. Vor allem wurde befürchtet, daß bei bereits kompromittierter Zirkulation im Weichteilmantel eine zusätzliche Zirkulationsschädigung im Markraumbereich vom Knochen nicht mehr verkraftet werde. Das Ausbohren der Markhöhle, aus mechanischen Gründen durchgeführt, wurde verantwortlich gemacht für ein Unterbrechen der Gefäße, für das Erzeugen eines hohen intramedullären Drucks und für den Verschluß von Gefäßen durch Einpressen von Bohrmehl und Fettemboli. Derartige unerwünschte Effekte konnten von einer Serie von Autoren demonstriert werden [2, 3, 8, 10, 15, 16]. Die Indikationen zur Marknagelung blieben daher begrenzt auf offene Tibiafrakturen I. Grades [7, 11, 12, 17].

Hefte zu der Unfallchirurg, Heft 230
6. Deutsch-Österr.-Schweiz. Unfalltagung

Die konventionelle Marknagelung ohne Aufbohren galt als zu riskant, weil sie entweder bei kleinem Nageldurchmesser als zu instabil erachtet wurde oder weil man befürchtete, daß ein größerer Nagel sich entweder verklemmt oder der Knochen gesprengt werde. Allerdings wurden in den letzten Jahren befriedigende Resultate beobachtet, wenn offene Frakturen ohne Ausbohren mit Markraumimplantaten versorgt wurden [1]. Sievers und Jakob [14] demonstrierten bei 450 Frakturen, davon 106 offenen, relativ tiefe Infektraten von 2%, von 5,6% für die offenen Frakturen allein. Rush pins wurden in schweren offenen Frakturen ebenfalls erfolgreich verwendet [18], ebenfalls Lottes nails [6] und Endernägel [13].

Bei offenen Frakturen bedeutet die konventionelle Marknageltechnik für den Chirurgen ein Dilemma zwischen Biologie und Mechanik: Während das Ausbohren einen größeren Nagel-Knochen-Kontakt und damit bessere Stabilität ergibt, ist ein größerer Zirkulationsschaden zu erwarten. Ein Verzicht auf das Ausbohren resultiert in geringerer Stabilität, wird aber mit besseren Zirkulationsverhältnissen honoriert. Eine Verbesserung der Mechanik der Nagelfixation kann durch das Verriegeln erreicht werden, eine Technik welche auf Küntscher (Detentionsnagel) [5] und auf Klemm und Schellmann [4] zurückgeht.

Die Verriegelung eines relativ dünnen, steifen Nagels erscheint als vielversprechender Kompromiß, welcher befriedigende mechanische Eigenschaften mit zirkulationsschonender Operationstechnik kombiniert. In der vorliegenden Studie wird die biologische Komponente, nämlich der Einfluß des Ausbohrens auf die Kortikaliszirkulation, angesprochen.

Material und Methode

7 weibliche Beagle-Hunde im Alter von 6–8 Jahren mit einem Gewicht von 8,5 bis 11,7 kg dienten als Versuchstiere. Unter Fluothannarkose wurde das ligamentum patellae gespalten und der Markraum medial der Tuberositas tibiae mit einem Pfriem eröffnet. Alternierend wurde entweder die linke oder die rechte Tibia ausgebohrt, wobei Bohrer von 3,3 bis 5,3 mm in Abstufungen von 0,5 mm benützt wurden. Anschließend wurde ein 5,0 mm dicker Nagel mit kreisförmigem Querschnitt eingesetzt. Auf der kontralateralen Seite wurde der Markraum mit Bohrern von 3,3 und 3,8 mm bis zu einer Tiefe von 10 mm eröffnet und dann ein 3,4 mm dicker geschlitzter Nagel mit Kleeblattprofil eingebracht. Die Wunden wurden verschlossen und die Tiere wurden während 7 Stunden unter oberflächlicher Anästhesie gehalten. Nach dieser Zeit wurde mit einer intravenösen Infusion von Procionrot (100mg/kg, Rahn 1986) eine Intravitalfärbung durchgeführt. Nach 10 Minuten wurden die Tibiae entnommen, in Aethanol fixiert und in Methylmethacrylat eingebettet. In der Gegend mit dem engsten Markraumquerschnitt wurden 0,1 mm dicke Schnitte gesägt. Fluoreszenz-Mikroaufnahmen wurden benützt um die Areale mit Zirkulationsausfällen zu digitalisieren. Mit einem IMCO-Bildanalysegerät wurde zudem versucht, die durch die einzelnen Gefäße versorgten Areale zu simulieren (Abb. 1 und 2).

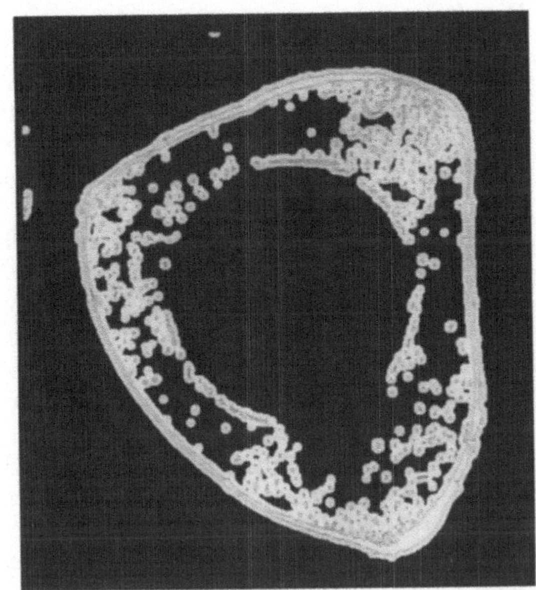

Abb. 1. Versorgungsstörung nach Ausbohren und Marknagelung. Die Kortikalis zeigt Areale mit massiven Zirkulationsausfällen (Hundetibia, Intravitalfärbung mit Procionrot, Computersimulation der perivaskulären Versorgungsgebiete)

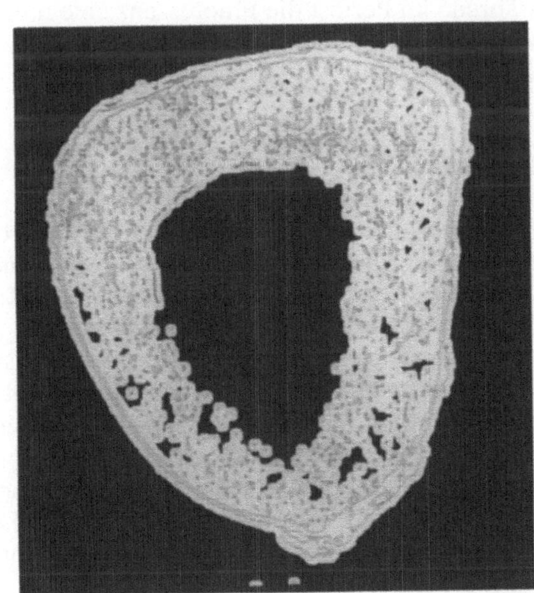

Abb. 2. Schonung der Zirkulation bei Verzicht auf das Aufbohren. Beim Einsetzen eines kleineren Nagels ohne Aufbohren sind die Versorgungsausfälle auf kleine Areale rund um die Markhöhle begrenzt

Resultate

Die Nagelung der intakten Hundetibia ließ sich in einer reproduzierbaren Weise durchführen. Ohne Ausbohren benötigte das Verfahren eine wesentlich kürzere Operationszeit. In einem Fall wurde die Kortikalis im Bereich der engsten Stelle des Markraums perforiert. Dieses Tier wurde von der Auswertung ausgeschlossen.

Alle Präparate zeigten eine intensive Fluoreszenz des Periostes und der umgebenden Weichteile, womit die erfolgreiche intravitale Anfärbung bestätigt wurde. In allen Querschnitten konnten Zonen mit fehlender Anfärbung der intrakortikalen Gefäßkanäle beobachtet werden. Es zeigten sich individuelle Unterschiede zwischen den einzelnen Tieren, aber in allen Fällen war die Versorgungsstörung in der ausgebohrten Tibia größer als im kontralateralen unausgebohrten Knochen.

In der unausgebohrten Tibia ist die Zirkulationsstörung auf die innerste Schicht der Kortikalis begrenzt. Der Flächenanteil der Versorgungsstörung beträgt zwischen 15% und 30% des Knochenquerschnitts, ausnahmsweise 55%, und macht im Mittel 31% aus. In der Markhöhle lassen sich unbeschädigte Strukturen, darunter auch Gefäße, erkennen.

In der ausgebohrten Tibia zeigten nur die Ecken des dreieckigen Knochenquerschnitts eine intensive Fluoreszenz der Gefäßkanäle. In den übrigen Bereichen war die Zirkulation über die ganze Kortikalisdicke unterbrochen, während im Periost die Fluoreszenz eine intakte Zirkulation anzeigte. Die Zirkulationsstörung umfaßte zwischen 45% und 85%, im Mittel 70% des Knochenquerschnitts.

Diskussion

Das Einbringen eines Marknagels mit oder ohne vorhergehendes Ausbohren ergab klare Unterschiede bezüglich der Kortikalisdurchblutung. In allen Fällen wurde bei Verzicht auf das Aufbohren die Zirkulation besser erhalten. Es ist daher zu erwarten, daß bei dieser Technik geringere Nekrosezonen und kleinere Sequester auftreten. Dies erscheint speziell in einer kontaminierten Umgebung von Vorteil und man könnte anhand der vorliegenden Resultate diskutieren, ob die Marknagelindikation ausgeweitet werden könnte.

Ob eine schwere offene Fraktur ohne Aufbohren genagelt werden soll, kann mit der vorliegenden Untersuchung nicht beantwortet werden. Ein dazu benötigter Marknagel hat zwangsläufig kleinere Dimensionen, was seine mechanischen Eigenschaften beeinflußt. Bis jetzt fehlt der Nachweis, daß die Verbesserung der Zirkulation die geringere Stabilität aufwiegt. Bis diese Fragestellung in einer spezifisch geplanten Studie beantwortet ist, bleibt das Indikationsspektrum auf diejenigen Fälle beschränkt, wo die Infektanfälligkeit ein größeres Problem darstellt und eine volle funktionelle Belastung nicht erforderlich ist. Auf alle Fälle müssen die Vor- und Nachteile einer Marknagelung ohne Aufbohren kritisch den Vor- und Nachteilen einer Fixateur-externe-Versorgung gegenübergestellt werden.

Literatur

1. Arens W (1977) Muß und soll die frische Fraktur für die Küntscher-Nagelung aufgebohrt werden? Unfallheilkd 129:57–60
2. Danckwardt-Lillieström G, Lorenzi L, Olerud S (1970) Intramedullary nailing after reaming. Acta Orthop Scand Suppl 134
3. Kessler SB, Hallfeldt K, Perren SM, Schweiberer L (1986) The effects of reaming and intramedullary nailing on fracture healing. Clin Orthop 212:18–25
4. Klemm K, Schellmann WD (1972) Dynamische und statische Verriegelung des Marknagels. Unfallheilkd 75:568–575
5. Küntscher G (1968) Die Marknagelng des Trümmerbruches. Langenbecks Arch Klin Chir 322:1063–1069
6. Lottes JO (1987) Lottes Nailing. In: Browner BD, Edwards CC (ed) The science and practice of intramedullary nailing. Lea & Febiger, Philadelphia
7. Müller ME, Allgöwer M, Schneider R, Willenegger H (1979) Manual of internal fixation. Springer, Berlin
8. Pfister U, Rahn BA, Perren SM, Weller S (1979) Vaskularität und Knochenumbau nach Marknagelung langer Röhrenknochen. Akt Traumatol 9:191–195
9. Rahn BA (1986) Intra vitam staining techniques. In: v.Recum AF, Handbook of biomaterials evaluation. McMillan, New York
10. Rhinelander FW (1974) Tibial blood supply in relation to fracture healing. Clin Orthop 105:1652–1659
11. Rittmann WW, Matter P (1977) Die offene Fraktur. Huber, Bern
12. Schweikert CH (1974) Die Nagelung. Langenbecks Arch Chir 337:403–409
13. Segal D, Wiss DA (1987) Ender nailing. In: Browner BD, Edwards CC (ed) The science and practice of intramedullary nailing. Lea & Febiger, Philadelphia
14. Sievers U, Jakob R (1987) Die gedeckte Oberschenkel-Marknagelung ohne Aufbohren. Akt Traumatol 17:271–276.
15. Stürmer KM, Schuchardt W (1980a) Neue Aspekte der gedeckten Marknagelung und des Aufbohrens der Markhöhle im Tierexperiment II. Unfallheilkd 83:346–352
16. Trueta J, Cavadias AX (1955) Vascular changes caused by the Küntscher type of nailing. J Bone Joint Surg 37-B:492–505
17. Weller S (1973) Komplikationen bei der Marknagelung von Unterschenkelschaftbrüchen. Unfallheilkd 117:98–103
18. Wiss DA (1986) Flexible medullary nailing of acute tibial shaft fractures. Clin Orthop 212:122–132

Vorstellung externer sowie voll implantierbarer Systeme zur Gliedmaßenverlängerung und Segmentverschiebung mit programmierbarem Antrieb

R. Baumgart, A. Betz, R. Seibold und L. Schweiberer

Ludwig-Maximilians-Universität München, Klinikum Innenstadt, Chirurgische Klinik und Poliklinik, Nußbaumstraße 20, D-W-8000 München 2

Einleitung

Erste Beschreibungen, daß eine Knochenneubildung im Distraktionsspalt beobachtet werden kann, gehen auf Codvilla [2] im Jahre 1905 zurück. 1946 stellte Wittmoser [9] einen Ringfixateur zur „Druckosteosynthese“ vor, der vor allem durch Ilizarov [4] bekannt wurde, dessen beachtliche Erfolge bei der Korrektur von extremen Mißbildungen und Verkürzungen der oberen und unteren Extremitäten zu einer Verbreitung der Kallusdistraktion geführt haben [3, 5, 6, 7].

Das Infektrisiko, die Narbenbildung und der erhebliche Mißkomfort externer Fixateure beschränken jedoch unseres Erachtens entscheidend die Behandlungsindikationen. Ferner sind die meist multidirektionalen Korrekturinstrumentarien bei einem Großteil der Patienten mit Defekten oder Verkürzungen ohne diese extremen Achsenfehlstellungen nicht erforderlich, so daß die genannten Nachteile überwiegen.

Unter Verwendung moderner Technologie und der Einbeziehung des Marknagels zur intramedullären Schienung, der sich bei der Frakturbehandlung, der Stabilisierung nach Korrekturen sowie der Pseudarthrosebehandlung [8] immer mehr durchsetzen konnte, ergeben sich neue klinische Aspekte für die Methode der Kallusdistraktion und eventuell auch eine Erweiterung der Behandlungsindikationen.

Experimentelle Arbeiten [1] zeigen, daß Knochenneubildung auch bei Distraktion über einen Marknagel nach Kompromittierung der Intramedullargefäße stattfindet. Die Vorteile der Knochenverschiebung über einen Marknagel kommen jedoch nur dann voll zur Geltung, wenn man auf äußere Spannvorrichtungen verzichten kann. Eine Kombination eines Marknagels mit einem äußeren Zugsystem erscheint uns deshalb als ein Verharren auf halber Strecke und erhöht die Gefahr eines Markrauminfektes.

Entwicklung eines inplantierbaren Antriebs

Aufgabe bei der Entwicklung eines voll implantierbaren Antriebs war deshalb die energetische Optimierung und ein guter Wirkungsgrad des Gesamtsystems, damit mit einem Minimum an Energie ein Maximum an Verschiebearbeit auf kleinstem Raum verrichtet werden kann.

Hefte zu der Unfallchirurg, Heft 230
6. Deutsch-Österr.-Schweiz. Unfalltagung

Ein wichtiger Schritt besteht darin, den Kraftangriffspunkt optimal, d.h. zentral in Zugrichtung, zu wählen. Bei Verwendung eines Marknagels bietet sich das ohnehin hohle Nagelzentrum zur Unterbringung einer Zugmechanik an. Darüberhinaus müssen alle beweglichen Teile ein Minimum an Reibungsverlusten aufweisen, und die Translationsbewegung des Knochens muß auch bei gekrümmten Markraumverhältnissen verkantungsfrei möglich sein.

Ausgehend von diesen Anforderungen wurde eine zentrale Distraktionsspindel entwickelt, die in Kombination mit verschiedenen Antriebs- und Steuersystemen experimentell getestet wurde. Die Distraktionsrate und die Verteilung über den Tag stellt bei den angewandten Systemen keine Schwierigkeit dar und läßt sich in dem Bereich zwischen 0,5 und 3 mm /Tag wahlweise einmalig, intervallmäßig oder kontinuierlich realisieren.

Abb. 1 zeigt im Blockschema eine Variante des Systems, welches derzeit in der klinischen Erprobung steht. Eine Energieempfangsantenne wird subcutan plaziert und durch ein dünnes flexibles Kabel mit einem elektromotorischen Antrieb im Marknagel verbunden. Über einen der Haut aufgelegten Sender erfolgt die Energieeinkopplung percutan, so daß keine Verbindung vom Knochen nach außen besteht. Vorteil bei diesem System ist das sehr kleine Subcutanpaket, da keine Batterien erforderlich sind. Die Patienten befestigen den Sender am Abend mit einem Clippmechanismus ähnlich einer EKG-Elektrode am Bein und entfernen ihn am Morgen vor dem Aufstehen. Die Distraktion kann so, gesteuert von einer stationären Elektronik, kontinuierlich über die Nacht verteilt, zu Zeiten der maximalen Relaxation erfolgen.

Abb. 2 zeigt das neue System. Das stationäre Steuergerät, links im Bild, ist mit der Sendeantenne verbunden. Rechts erkennt man die implantierbare Empfangsantenne und die später im Marknagel befindliche Antriebseinheit.

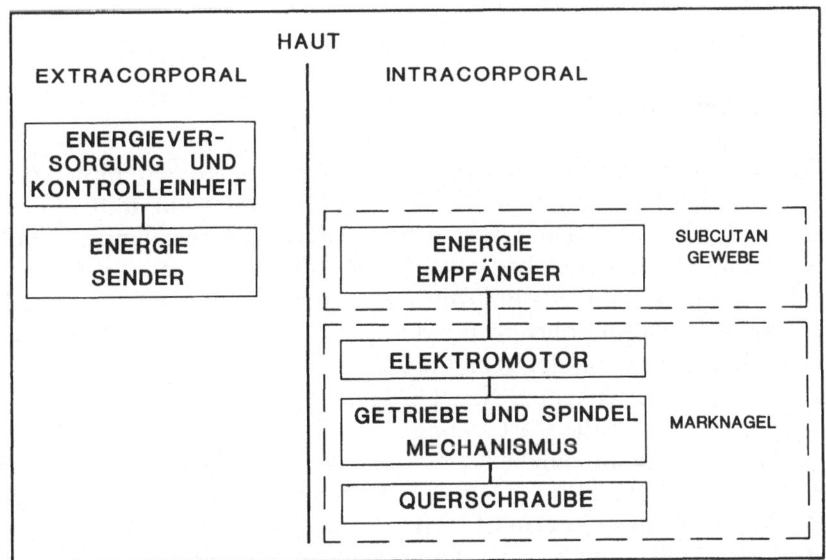

Abb. 1. Blockschema der zentralen Distraktionsspindel mit externer Energieversorgung und percutaner Einkopplung

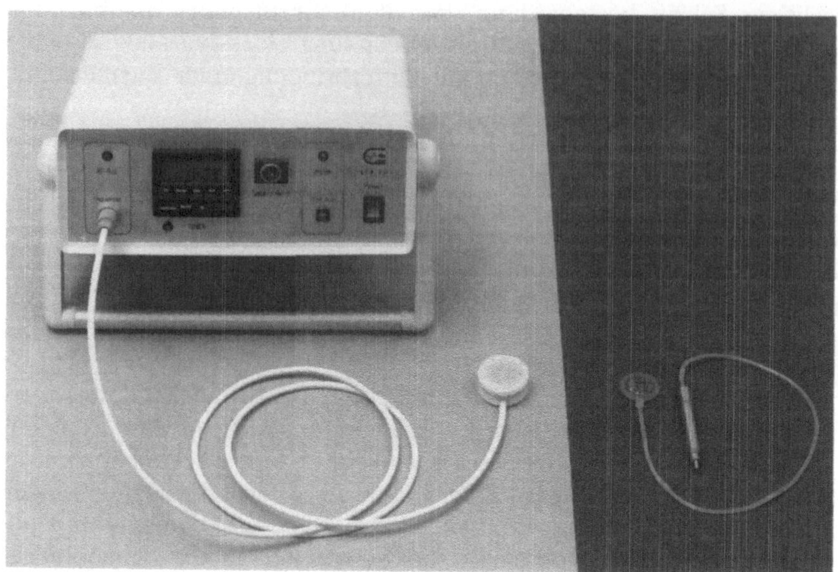

Abb. 2. Zentrale Distraktionsspindel mit implantierbarer Empfangsantenne (rechts) sowie stationäre Energie- und Kontrolleinheit mit Sender (links)

Die Indikationen für dieses voll implantierbare System zur Segmentverschiebung und Beinverlängerung sehen wir in
den posttraumatischen Knochendefekten und Beinverkürzungen
den Knochendefekten nach Tumorresektion und
dem ein- oder beidseitigen Minderwuchs.

Behandlungsablauf

Wie sieht nun der Behandlungsablauf aus? Zur Dokumentation der Ausgangslage hat sich in unserem Hause die Beinlängenmessung mittels Computertomographie bewährt. Die Untersuchung ist weniger strahlenbelastend und vermeidet durch die Parallelverschiebung des Tisches Projektionsfehler.

Der Zugang und die Schnittführung entsprechen der konventionellen Marknagelung. Nach Aufbohrung des Markraumes auf den Nagelaußendurchmesser wird die Lokalisation der geplanten Kontinuitätsunterbrechung in Abhängigkeit von dem verwendeten Nagel festgelegt.

Eine speziell für die Corticotomie über den Markraum entwickelte Innensägenführung erlaubt eine exakte, schnelle Schnittführung ohne wesentliche Wärmeentwicklung, da das langsam drehende Sägeblatt im Blut einen optimalen Wärmeabtransport erfährt. Ein CT-Querschnitt durch den Röhrenknochen an dieser Stelle, der bei der Längenmessung in gleicher Untersuchung mit angefertigt werden kann, erleichtert die Sägeblattauswahl, so daß eine Verletzung des Periostes weitgehend vermieden werden kann.

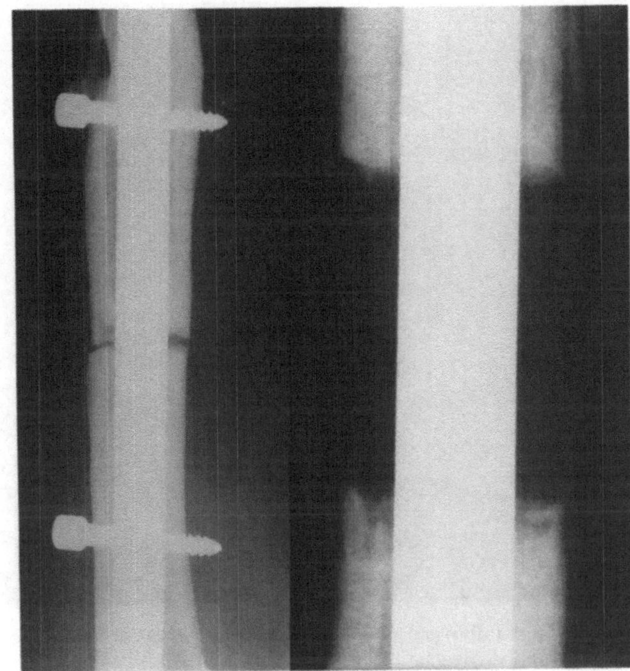

Abb. 3. Corticotomie über den Markraum mit einer neuentwickelten Innensägenführung (links im Bild). Vergrößerung des Knochenregenerates ca. 2 Wochen nach Abschluß der Kallusdistraktion (rechts im Bild)

Nach Einführung des Marknagels wird dieser mit dem Antrieb bestückt und die Empfangseinheit im Subcutangewebe plaziert. Die Verriegelung erfolgt proximal mit einem Zielgerät und distal unter Durchleuchtungskontrolle.

Mit dem Distraktionsvorgang von meist 1 mm/Tag wird am 5.–10. postoperativen Tag begonnen. Der Patient kann eine Woche nach dem Eingriff die Klinik verlassen. Krankengymnastische Bewegungsübungen für die angrenzenden Gelenke und eine Thromboseprophylaxe werden zuhause fortgeführt.

Aus der Indikationsgruppe der posttraumatischen Beinverkürzungen haben wir mit diesem System eine 26jährige Patientin vier Jahre nach Sanierung einer langstreckigen, infizierten Defektpseudarthrose am linken Oberschenkel nach Plattenosteosynthese und chronischer Osteomyelitis behandelt. Bei einer Oberschenkelverkürzung von 3 cm und liegendem Marknagel wurde die zentrale Distraktionsspindel implantiert.

Abb. 3 zeigt links die Corticotomie unmittelbar postoperativ und rechts die Vergrößerung der Distraktionsstrecke zwei Wochen nach Beendigung der Kallusdistraktion (etwa zwei Monate nach der Operation). Zwischen Periost und Implantat lassen sich erste Verschattungen im Sinne einer Knochenneubildung erkennen.

Vier Monate nach der Operation belastet die Patientin voll und nach zwischenzeitlicher Materialentfernung zeigt sich radiologisch eine Knochenröhre, die den ehemaligen Bereich der Kallusdistraktion fast nicht mehr erkennen läßt (Abb. 4).

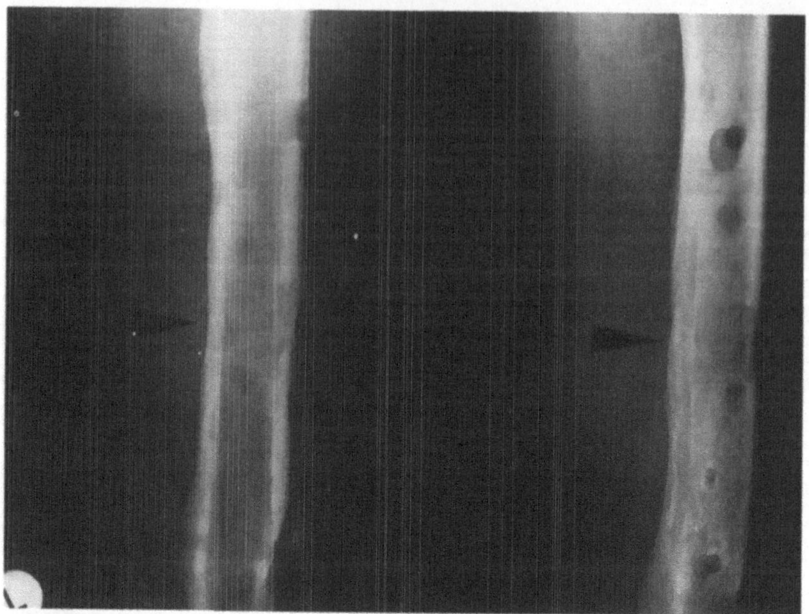

Abb. 4. Behandlungsergebnis nach Marknagelentfernung. Die Pfeile weisen auf die ehemalige Distraktionsstrecke hin

Indikationen

Ein Beispiel für die Indikation der zentralen Distraktionsspindel nach Tumorresektion stellt ein 26jähriger Patient dar. Aus Radikalitätsgründen und unter Einhaltung des Sicherheitsabstandes mußte das Kniegelenk geopfert werden, so daß ein knöcherner Defekt von 12 cm zurück blieb.

Nach Stabilisierung durch einen Arthrodesennagel erfolgte die Bestückung mit der zentralen Distraktionsspindel. Hier konnte ein proximales Tibiasegment kontinuierlich durch die Defektstrecke bis zum Kontaktpunkt im Bereich der ehemaligen Condylenregion gezogen werden. Abb. 5 zeigt das Segment nach Zurücklegung der halben Verschiebestrecke. Die spontane Knochenneubildung wurde durch Spongiosa aus einem Beckenkamm unterstützt.

Eine 25jährige Patientin mit angeborenen Mißbildungen im Bereich des gesamten linken Beines, verbunden mit einer Spitzfußstellung und einer Verkürzung von insgesamt 8 cm, wurde bereits vor 4 Jahren am Unterschenkel um 4 cm verlängert, wobei sämtliche Spongiosalager aufgebraucht wurden. Die Patientin lehnte eine Behandlung mit einem externen System am Oberschenkelhals ab, so daß zum Ausgleich der Längendifferenz von 4 cm ein Marknagel mit einer zentralen Distraktionsspindel implantiert wurde. Unter einer kontinuierlichen Distraktionsrate von 1 mm/Tag kam es bei dieser jungen Patientin zu einer vorzeitigen Überbrückung im Distraktionsspalt, so daß nach erneuter Corticotomie und auf 1,5 mm/Tag erhöhten Distraktionsrate der Längenausgleich erzielt werden konnte.

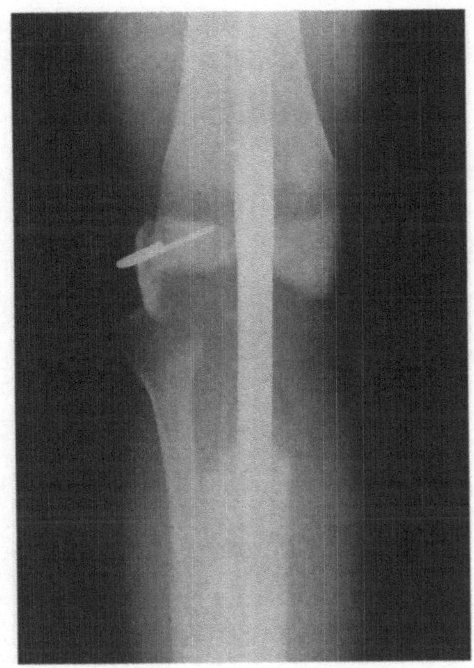

Abb. 5. Verschiebung eines Tibiasegmentes nach Tumorresektion. Etwa die Hälfte der Verschiebestrecke ist erreicht

Vor allem in Folge einer die Vaskularität des Knochens mißachtenden osteosynthetischen Vorversorgung offener Frakturen, kommt es immer wieder zu Infekten und Knochennekrosen. Nach Beherrschung der Infektsituation und Nekrosektomie sowie der Sanierung meist mit einem mikrovaskulär gestielten Lappen, gilt es, den Knochendefekt wieder aufzubauen. Hier ist ein Marknagel unmittelbar nach Abklingen des Infektgeschehens zu riskant, weshalb aber auf ein Zugsystem mit zentralem Angriffspunkt und kontinuierlichem Zug zur Segmentverschiebung nicht verzichtet werden muß.

Als Stabilisator wird der meist montierte Fixateur externe belassen und mit einem einzelnen zentralen Zugdrahtsystem kombiniert, welches das corticotomierte Segment an der Spitze faßt, durch den Defekt zieht und über eine Umlenkrolle nach außen geführt wird. Als Besonderheit ist zu erwähnen, daß dem Segment während der gesamten Verschiebung alle Freiheitsgrade erhalten bleiben. Lediglich durch die Wahl des Zug-Angriffspunktes wird die ungestörte Verschiebung garantiert. In den beweglichen Teilen treten bei dieser Anordnung keine Biegemomente und damit keine Verklemmungstendenzen auf, so daß auch hier ein kleiner elektromotorischer Antrieb ausreicht.

Die Funktionsweise läßt sich am Bespiel eines 31jährigen Rumänen mit Schußbruchverletzung im Bereich des rechten Unterschenkels demonstrieren. Stabilisiert mit einem Rush-Pin und Unterschenkelliegegips kam er mit ausgeprägten Weichteil- und Knocheninfekten in unsere Behandlung.

Nach gründlichem Debridement, Entfernung der nekrotischen Knochensequester und Anlage eines unilateralen Fixateur externe konnte die Weichteil-

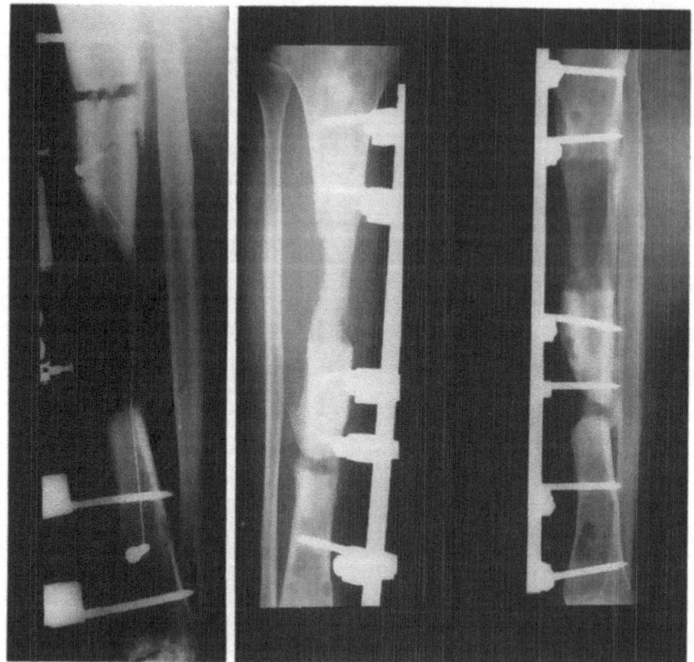

Abb. 6. Corticotomie eines proximalen Tibiasegmentes und zentraler Zug nach distal an einem einzelnen Zugseil (links). Abschluß des Segmenttransportes ohne Verkippung oder Achsabweichung (rechts). Zustand nach Anfrischung und Spongiosaanlagerung in der Kontaktzone

situation mit einem Scapulalappen saniert werden. Die Ausräumung nekrotischer Knochensequester hinterließ eine Defektstrecke von 12 cm.

Ein ca. 6 cm langes proximales Tibiasegment wurde nach Corticotomie (Abb. 6 links) an dem keilförmigen distalen Ende kontinuierlich mit einem einzelnen Zugdraht gezogen. Nach Erreichen der distalen Kontaktstelle wurde nach Anfrischen der Knochenenden unter Anlagerung von wenig Beckenkammspongiosa die Kontinuität wieder hergestellt (Abb. 6 rechts).

In Abb. 7 erkennt man die Montage des externen Rohrspanners, die Drahtaustrittsstelle, den in einem Rohr untergebrachten Zugmechanismus, die Antriebeinheit und die seitlich am Fixateur befestigte Steuerungselektronik.

Die Distraktionskräfte wurden während der Nacht von einem Computer aufgezeichnet. Es zeigte sich bei gleicher täglicher Zustellungsrate im quasi-kontinuierlichen Betrieb eine deutliche Abflachung der Kurve im Vergleich zum Betrieb mit nur wenigen Zustellintervallen.

Eine besonders schwierige Situation lag bei einem 23jährigen Motorradfahrer vor, der im Rahmen eines Polytraumas eine 3°ig offene Femurfraktur des mittleren und distalen Drittels mit großem Weichteildefekt erlitt. Das distale Femurstück hatte lediglich eine Länge von etwa 4 cm, so daß von der primärversorgenden Klinik eine Arthrodese geplant war.

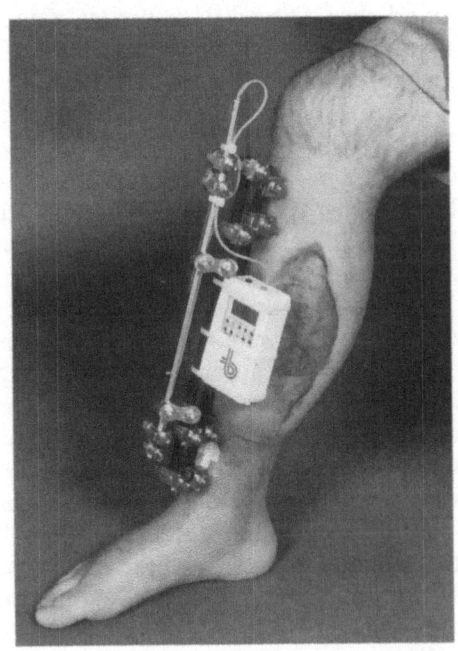

Abb. 7. Ansicht der Montage eines zentralen Zugseilsystems in Kombination mit einem Fixateur externe

Unter Verwendung eines Ringfixateurs in Kombination mit einem Rahmenfixateur als Verbindungselement zum proximalen Femur konnte dieses kurze Segment jedoch sicher gefaßt werden, so daß eine Beübung des Kniegelenkes möglich wurde.

Die Segmentverschiebung erfolgte auch hier in der beschriebenen Weise nach Corticotomie eines Femursegmentes mit einem einzigen Zugseil, ohne eine Verkippung und hat zwischenzeitlich die distale Kontaktstelle erreicht. Die Knochenneubildung ist trotz der langen Zugstrecke außerordentlich gut, der Patient hatte während der Zugphase keine Beschwerden, und steigert derzeit seine Belastung bis zum vollen Körpergewicht. Nach Konsolidierung des knöchernen Regenerates ist ein Beinlängenangleich zur Gegenseite mit einem voll implantierbaren System vorgesehen.

Zusammenfassung

Die vorgestellten Antriebssysteme bieten eine flexible Lösung auch für komplexe Problemfälle. In allen Fällen hat sich der Zug über ein einziges Seil bewährt, da die Zugrichtung unter Beachtung der Stirnflächengeometrie des Verschiebesegmentes durch den Verlauf des Seils vorgegeben wird. Ein Abweichen und Verkippen des Verschiebesegments wurde nicht beobachtet. Um Seilrissen vorzubeugen, sind Umlenkungen um kleine Radien zu vermeiden.

Die Zugkraftgradienten sind bei vielen kurzen Zugintervallen flacher als bei wenigen und längeren Intervallen. Neben den biologischen Vorteilen der kontinuierlichen Distraktion für das Knochenregenerat wird auf diese Weise das Material weniger beansprucht, so daß die Konstruktion bei gleicher Stabilität leichter ausgeführt werden kann.

Die Computersteuerung ermöglicht ein hohes Maß an Flexibilität bei der Distraktionssteuerung. Neben der bedarfsgerechten, fein dosierten Intervallsteuerung bis zur kontinuierlichen Verschiebung kann auch auf den individuellen Lebensrhythmus des Patienten Rücksicht genommen werden, und so zu Zeiten der maximalen Relaxation, während dem Schlaf, die Distraktion zur Ausführung kommen.

Die Vorteile der Verschiebung über einen Marknagel kommen nur dann zur Geltung, wenn man auf äußere Spannvorrichtungen verzichten kann.

Das Vermeiden von Querzug von Drähten oder Schrauben durch die Haut ist ein wesentlicher Beitrag zur Schmerzreduktion während der Behandlung, da die Nerven im Weichteilmantel kaum noch kompromittiert werden. In keinem Fall berichteten die Patienten von einem Schmerz- oder Spannungsgefühl, wie es bei der Behandlung mit Ringfixateuren immer wieder zu beobachten ist.

Beide hier vorgestellten Systeme, die voll implantierbare zentrale Distraktionsspindel im Marknagel und die externe Zugvorrichtung mit zentralem Zugseil sind programmierbare Systeme, die eine kontinuierliche Kallusdistraktion ermöglichen.

Wann immer die Situation es erlaubt, bevorzugen wir ein voll implantierbares System auf der Marknagelbasis, da dieses in der Mehrzahl der Fälle, bei denen keine extremen Fehlstellungen vorliegen, aufgrund der folgenden Vorteile den externen Systemen weit überlegen ist:

1. Minimales Infektrisiko, da vollständig implantierbar
2. Knöcherne Defektüberbrückung ohne autogene und allogene Knochentransplantate
3. Vermeidung zusätzlicher Osteosynthesen (z.B. Platte mit Spongiosa)
4. Alle Vorteile der gedeckten Marknagelung
5. Möglichkeiten der Achsenkorrekturen bis ca. 15°
6. Erhalt der biomechanisch wichtigen Markhöhle
7. Hoher Behandlungskomfort während der Knochenneubildungsphase
8. Zentraler Kraftangriffspunkt
9. Einfache Montage
10. Kosmetisch gutes Ergebnis
11. Kurze Hospitalisierungszeiten.

Literatur

1. Brunner U, Kessler S, Cordey J, Rahn B, Schweiberer L, Perren SM (1990) Defektbehandlung langer Röhrenknochen durch Distraktionsosteogenese (Ilizarov) und Marknagelung. Unfallchir 93:244–250
2. Codvilla A (1905) On the means of lengthening in the lower limbs the muscle and tissues are shortened through deformity. Amer J orthop Surg 2:353
3. De Bastiani G, Aldegheri R, Renzi-Brivio L, Tri vella G (1987) Limb lenghtening by callus distraction (callostasis). J pediat Orthop 7:129

4. Ilizarov GA, Deviatov AA (1969) Operative elongation of the leg with simultaneous correction of the deformities. Orthop Traumatol Protez 30:32
5. Monticelli G, Spinelli R (1983) Leg lengthening by closed metaphyseal corticotomy. Ital J Orthop and Traumat XI, 2:139–150
6. Rüter A, Brutscher R (1988) Die Behandlung ausgedehnter Knochendefekte am Unterschenkel durch die Verschiebeosteotomie nach Ilizarov. Chirurg 59:357
7. Wagner H (1971) Operative Beinverlängerungen. Chirurg 42:260–266
8. Weller S (1990) 50 Jahre Marknagelung nach Gerhard Küntscher Deut Ges f Chir – Mitt 3/90 19:21–28
9. Wittmoser R (1953) Zur Druckosteosynthese Langenbecks Arch Klin Chir, Bd 276:229

Kompressions-Verriegelungs-Nagel zur Frakturbehandlung an Femur und Tibia

V. Bühren[1], M. Potulski[1], W. Mittelmeier[1] und H. Mittelmeier[2]

[1] Abteilung Unfallchirurgie (komm. Direktor: Priv. Doz. Dr. V. Bühren)
[2] Orthopädische Universitätsklinik (Direktor: Prof. Dr. H. Mittelmeier), Chirurgische Universitätsklinik, D-W-6650 Homburg/Saar

Einleitung

Die Marknagelung nach Küntscher eignete sich ursprünglich nur für stabilisierbare Brüche im mittleren Schaftbereich. Durch zylindrisches Aufbohren der Markhöhle konnte die Indikation bis an die metaphysären Aufweitungen herangeschoben werden, mit dem Nachteil der Schädigung der medullären ernährenden Gefäße. Durch proximale und distale Transversalschrauben hat Küntscher selbst die Anwendbarkeit der Marknagelung auch auf instabile Trümmerbrüche erweitert [2]. Dieses Prinzip der Verriegelungsnagelung dient in der Praxis der letzten Jahre, der Rotationssicherung, dem Längenerhalt und der Ausweitung der Indikation für metapysäre Frakturen [1]. Ein weiteres Ziel in der Fortentwicklung der intramedullären gedeckten Osteosynthese stellt die Ausweitung der Indikation für Frakturen mit schwerem begleitenden Weichteilschaden, wie z.B. bei Schußfrakturen, dar [5]. Hierbei ist eine optimierte Schonung der medullären Gefäße im Sinne der biologischen Osteosynthese durch Verwendung möglichst kleinkalibriger Nägel anzustreben.

Das proximal und distal verriegelte Implantat muß sämtliche sonst auf den Knochen einwirkenden Kräfte aufnehmen und unterliegt so einer höheren Beanspruchung als Implantate, die dynamisch im Markraum einliegen und nur eine Teillast übernehmen. Unter der obengenannten Prämisse eines anzustrebenden möglichst geringen Implantatdurchmessers führen neuere Entwicklungen zur Verwendung ungeschlitzter Rohrimplantate bzw. von Massivnägeln. Letztere besitzen den Nachteil, daß die bewährte Einbringtechnik über Führspieße nicht angewendet werden kann. Eine weitere Möglichkeit zur Erhöhung der Rotationsstabilität in axial stabilen Frakturen besteht in der Verwendung einer interfragmentären Kompression, deren technische Realisierung durch eine auf Knochen und Implantat wirkende Schubschraube schon von Danis beschrieben und angewendet wurde.

Implantatbeschreibung

Im folgenden wird über erste klinische Erfahrungen mit einem von W. und H. Mittelmeier entwickelten Marknagel berichtet. Das Implantat ist in zwei Ausführungen für Tibia und Femur, dabei identisch rechts wie links, erhältlich. Am proximalen Ende befinden sich zwei Bohrungen zur Aufnahme von querverriegelnden Bolzen, wobei die proximalere als 10 mm langes Gleitloch ausgeführt ist. Auf diesen Bolzen kann optional Kompression mittels einer längs durch ein Gewinde im proximalen Nagelende geführten Schubschraube ausgeübt werden. Am distalen Implantatende befinden sich ebenfalls zwei quere Rundbohrungen, am Tibianagel zusätzlich ein a.p.-Loch zur Versorgung weit distal gelegener Frakturformen. Das Implantat ist als ungeschlitztes Rohr mit einer konischen Zuspitzung als Führhilfe ausgeführt. Die bekannte überlegene Festigkeit gegenüber geschlitzten Implantaten insbesondere hinsichtlich der Torsionsstabilität konnte von H. Mittelmeier et al. auch für den vorliegenden Nagel gezeigt werden [3, 6]. Dies ermöglicht die gewünschte Verwendung relativ geringer Nagelkaliber.

Kasuistik

Die klinische Erprobung des vorgestellten Implantates läuft seit November 1989. Das eigene Patientengut umfaßt derzeit 37 Fälle, davon 19 Marknagelungen am Femur und 18 an der Tibia. Die Indikationen betrafen am Femur/an der Tibia 11/9 akute Frakturversorgungen, 5mal/6mal sekundäre Implantatbrüche nach primärer Plattenosteosynthese, Fehlstellungen und Pseudarthrosen sowie 3 Femurmetastasen und 3 Verfahrenswechsel bei primärer Fixateur-externe-Osteosynthese der Tibia. Während zu Beginn der Serie noch dynamische Verriegelungen durchgeführt wurden, werden zur Zeit alle hypertrophen Pseudarthrosen sowie die stabilen Quer- und kurzen Schrägfrakturen kompressionsverriegelt. Instabile Komplexbrüche werden herkömmlich mit je 2 Schrauben proximal und distal statisch blockiert.

Zur Vermeidung einer ausgiebigen Markraumschädigung finden an der Tibia Implantate mit den Durchmessern 9 und 10 mm, am Femur mit 10 und 11 mm Verwendung. Implantatversager wurden sowohl für den Nagel wie für die selbstschneidenden Verriegelungsbolzen nicht beobachtet. Die Operationstechnik bezüglich der proximalen Verriegelung mit fest aufgesetztem Zielgerät ist einfach, distal wird in Freihandtechnik unter dem Bildwandler gearbeitet. Das steife Implantat verlangt eine exakte Positionierung der Einschlagstelle: Gerade medial der Trochanterspitze am Femur sowie genau in der Markraumachse an der Tibia. Das Aufbohren erfolgt sparsam mit 1 mm über dem ge-

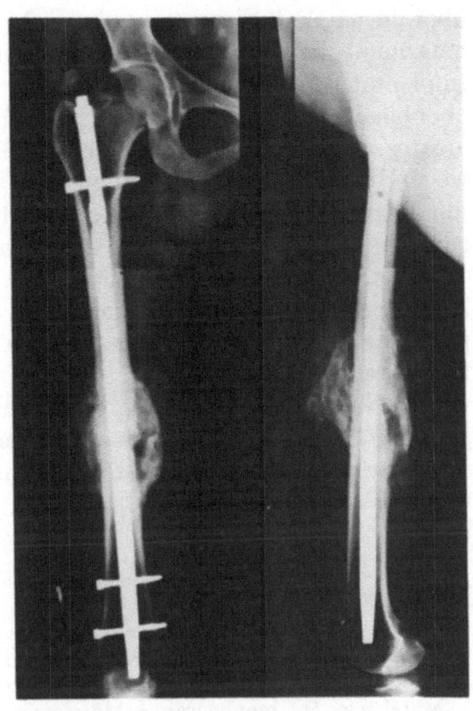

Abb. 1. Kompressions-Verriegelungs-Nagelung bei Femurschaftfraktur (Polytraumatisierte Patientin mit Kettenfraktur der kontralateralen Extremität)

wählten Nageldurchmesser im Schaftbereich und 2 mm Überbohren der proximalen Metaphyse.

Wesentliche implantatspezifische Komplikationen ergaben sich nicht. Ein polytraumatisierter Patient verstarb nach Marknagelung und wies anläßlich der Obduktion die Zeichen einer Fettembolie auf. Nach Methodenwechsel vom Fixateur externe trat ein später low-grade-Infekt auf, der nach sofortiger Metallentfernung sistierte bei sicherer Konsolidierung der Fraktur im Brace. Insgesamt 4 Implantate wurden bisher problemlos entfernt. Eine Dynamisierung der statisch verriegelten Montagen war in Übereinstimmung mit anderen Autoren bisher nicht notwendig [4]. Sämtliche frische Frakturen und insbesondere die primär unter Kompression verriegelten heilten bisher zeitgerecht (Abb. 1). Der klinische eigene Eindruck einer verbesserten schmerzfreien Frühbelastbarkeit muß an einem größeren Kollektiv statistisch überprüft werden.

Zusammenfassung der ersten klinischen Erfahrungen

Die „Philosophie" des vorgestellten ungeschlitzten Kompressions-Verriegelungs-Nagels besteht in einer außerordentlich hohen Stabilität der Gesamtmontage trotz geringer Nageldurchmesser. Für die „klassischen" Nagelindikationen der Quer- und kurzen Schräg-Frakturen des Schaftbereichs läßt sich über die axiale Kompression eine sichere Rotationsstabilität erzielen. Bei den herkömmlichen Verriegelungsindikationen ist das Implantat den geschlitzten Implantaten aufgrund der geringeren notwendigen Nagelstärken zumindest ebenbürtig. Für die Problemfälle, wie Frakturen mit Weichteilschaden, Pseudarthrosen auch nach septischen Komplikationen und Sekundärversorgungen wegen Implantatbrüchen, ergeben sich wegen der deutlich geringeren medullären Kompromittierung prinzipielle Vorteile. Inwieweit diese praktisch nutzbar gemacht werden können, muß die Zukunft zeigen.

Die gewählte gedeckte Technik und die Notwendigkeit anatomisch genauen Arbeitens bei sorgfältiger Vermeidung der bekannten nagelspezifischen Komplikationen bedingen die Einstufung als anspruchsvolles Verfahren, das dem Erfahrenen vorbehalten sein sollte. Unter diesen Verbindungen hat sich die vorgestellte Instrumentierung ohne methodische oder materialbedingte Mängel im Praxistest bewährt. Für die weitere Entwicklung scheint die Möglichkeit der interfragmentären Kompression auch beim Marknagel besonders interessant und ausbaufähig.

Literatur

1. Brug E, Pennig D (1990) Indikation zur Verriegelungsnagelung. Unfallchir 93:492
2. Küntscher G (1972) Praxis der Marknagelung. Karger, Basel
3. Mittelmeier H, Trennheuser M, Mittelmeier W (1990) Vergleichende biomechanische Messungen der Torsionsstabilität von intramedullären Nagel-Osteosynthesen. Unfallheilkd 212:468
4. Vecsei V, Heinz T (1990) Die Verriegelungsnagelung langstreckiger Trümmer- und Zweietagenfrakturen an Femur und Tibia, Technik und Ergebnisse. Unfallchir 93:512
5. Wiss DA, Brien WW, Becker V (1991) Interlocking Nailing for the Treatment of Femoral Fractures Due to Gunshot Wounds. J Bone Joint Surg 73-A:598
6. Woodard PL, Self J, Caljoun J, Tencer AF, Evans EB (1988) The effect of implant axial torsional stiffness on fracture healing. J Orthop Trauma 1:331

Die Behandlung großer Knochendefekte durch Segmentverschiebung über ungebohrte Marknägel – Vorstellung des „Monorail“-Verfahrens an der Tibia und am Femur

M. Raschke[1], G. Oedekoven[1], A. Remiger[2] und B. Claudi[1]

[1] Chirurgische Klinik und Poliklinik der Technischen Universität München, Klinikum Rechts der Isar (Direktor: Prof. Dr. J.R. Siewert), Ismaninger Straße 22, D-W-8000 München 80
[2] Labor für experimentelle Chirurgie (Direktor: Prof. Dr. S. Perren), Obere Straße 22, CH-7270 Davos

Einleitung

Die Wiederherstellung der infektfreien knöchernen Kontinuität bei posttraumatischen Segmentdefekten und chronischen Osteitiden ist eine der schwierigsten Aufgaben der Traumatologie. Bisherige Therapiekonzepte wie die repetitive Spongiosatransplantation oder die Verwendung kortikospongiöser Beckenspäne erwiesen sich aus folgenden Gründen als problematisch:

Sie verlangen eine hohe Operationsfrequenz, lassen aufgebrauchte Beckenkämme zurück und erfordern dann ggf. die Verwendung von Fremdspongiosa. Der wiederaufgebaute Knochen ist mit einer hohen Rate von Refrakturen behaftet und schließlich ist bei den wiederholten Eingriffen häufig eine Weichteildeckung mit myokutanen Lappenplastiken erforderlich.

Die Verwendung der biologischen Prinzipien der Kallusdistraktion hat die Behandlungsperspektiven von posttraumatischen Knochendefekten revolutioniert. Als bekanntestes Verfahren gilt die Methode im Ringfixateur nach Ilizarov [1]. Bei diesem Verfahren stehen die einerseits geringe Invasivität, nahezu unbegrenzte Korrekturmöglichkeiten und der Wegfall myokutaner Lappenplastiken der andererseits nachteilig anzusehenden komplizierten Handhabung, der Muskeltransfixation, der langen Tragedauer und der Bewegungseinschränkung benachbarter Gelenke gegenüber.

Nach Ilizarov ist eine der wesentlichen Vorraussetzungen zum Gelingen der Kallusdistraktion die atraumatische Kortikotomie. Diese beinhaltet das Durchtrennen des Knochens im metaphysären Bereich unter weitgehender Schonung von Periost und den Erhalt der intramedullären Blutzufuhr.

Es stellte sich die Frage, ob die Kallusdistraktion zur Segmentverschiebung bei der Verwendung ungebohrt eingebrachter intramedullärer Kraftträger möglich ist, wobei davon ausgegangen werden muß, daß die intramedulläre Blutzufuhr zumindest vorübergehend kompromittiert ist [2].

Auf Grund unserer guten Erfahrungen mit der ungebohrten Verriegelungsmarknagelung, insbesondere bei offenen Frakturen, haben wir ein neues Behandlungsverfahren basierend auf die Kombination der ungebohrten Verriegelungsmarknagelung und der Segmentverschiebung über den Marknagel (Monorail-Verfahren) zur Behandlung großer Knochendefekte entwickelt und klinisch eingesetzt [3].

Hefte zu der Unfallchirurg, Heft 230
6. Deutsch-Österr.-Schweiz. Unfalltagung

Material und Methoden

Der Segmenttransport erfolgt entweder über einen ventromedial montierten A.O. – Verschiebefixateur oder mit einem Pinless Klammerfixateur. Der Nagel dient hierbei als Schiene. Er hält die anatomische Reposition und verhindert das Abkippen des Transportsegmentes in die Weichteile während der Transportphase. Der Verschiebefixateur übernimmt die Transportfunktion mit 1–2 Schanz'schen Schrauben bzw. Pinless Klammern, welche uni – oder bicortical im zu verschiebenden Segment fixiert werden ohne mit dem Marknagel störenden Kontakt zu haben.

Unser Therapiekonzept beinhaltet folgende Schritte:

1. Ausgiebiges wiederholtes Debridement mit Entfernung sämtlicher avitaler Knochen- und Weichteilgewebe und Wundspülung mit der Jet-Lavage (wiederholte negative bakteriologische Abstriche).
2. Falls erforderlich, frühzeitige Weichteildeckung mit myokutanen Lappenplastiken.
3. Die ungebohrte, offene Verriegelungsmarknagelung.
4. Die schräge oder V-förmige Vorbereitung des Segmentendes und der späteren Kontaktstelle, um eine spätere kongruente Adaptation mit großer Kontaktfläche zu erzielen.

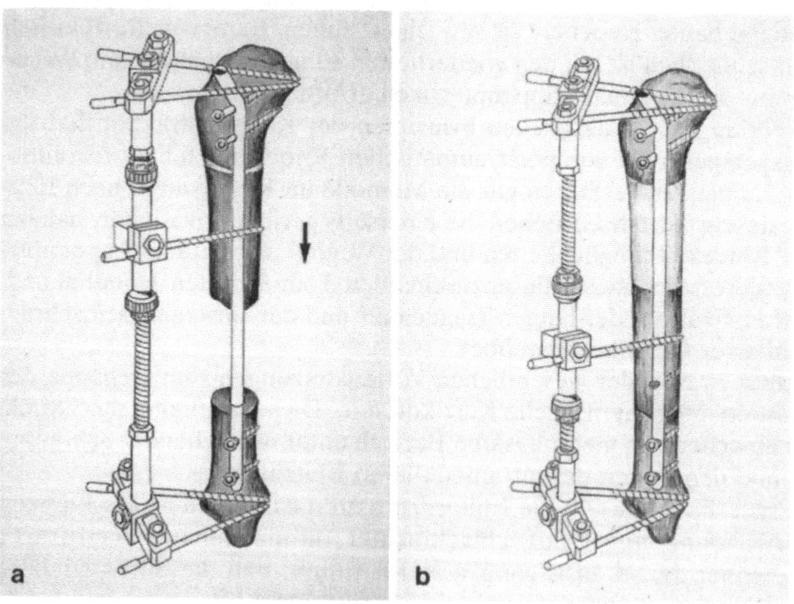

Abb. 1 a, b. Schematische Abbildung der „Monorail Transportfixateur Systems". Die Schanz'schen Schrauben werden am zuvor implantierten Marknagel vorbei eingebracht. Anschließend erfolgt die schonende Osteotomie (schmaler Meißel) ca. 2 cm distal der Verriegelungsbolzen. Das Transportsegment wird mit einer oder zwei Schanz'schen Schrauben gefaßt. Eigentlicher Segmenttransport über die ventromedial montierte Gewindestange mit einer Transportgeschwindigkeit von ca. 0,8 mm/Tag. Rechts das „Monorail Transportfixateur System" nach Beendigung der Transportphase und sekundärer Verriegelung

5. Die ventromediale Montage des Verschiebefixateurs mit anschließender schonender Osteotomie.
6. Die Segmentverschiebung beginnend 5 bis 10 Tage nach der Osteotomie mit einer Transportgeschwindigkeit von ca. 0,8 mm/Tag im 8 Stunden Intervall.
7. Die sekundäre Verriegelung des Segmentes nach Beendigung des Transportes und anschließende Demontage des Verschiebefixateurs.
8. Falls erforderlich, eine autologe Spongiosatransplantation und die Anfrischung des Transportsegmentes mit der neuen Kontaktfläche.
9. Schrittweise Dynamisierung unter gleichzeitiger Belastungssteigerung abhängig von der radiologisch und sonographisch überprüften Konsolidierung des Regenerates.

Technik der Osteotomie

Die Osteotomie wird bei liegendem Marknagel nach der Montage des Verschiebefixateurs durchgeführt. Wir führen diese in Anlehnung an Paley [4] durch. Sie sollte an der Tibia etwa 2 cm distal/ bzw proximal der Verriegelungsschrauben lokalisiert sein. Der Zugang zur Tibia erfolgt über eine mediale und eine laterale Inzision. Nach Längsspaltung vom Periost führen wir die eigentliche Osteotomie mit einem schmalen Prothesenmeißel unter Anheben des Periostes durch, die hintere Kortikalis wird indirekt über eine 90° Drehung des Meißels durchtrennt. Das Ergebnis wird intraoperativ radiologisch kontrolliert. Anschließend wird die Durchtrennungsstelle komprimiert, um einen maximalen Knochenkontakt wiederherzustellen und den Blutverlust zu minimieren. Auf das Einlegen einer Redon Drainage wird meist verzichtet.

Ergebnisse

Seit 1989 haben wir das Monorail-Verfahren bei 14 Patienten (10mal Tibia – 4mal Femur) klinisch eingesetzt. Die Defektgrößen an der Tibia betrugen zwischen 3 und 12 cm, am Femur zwischen 6 und 18 cm. Bei zwei Patienten wurde das Monorail-Verfahren zur Extremitätenverlängerung eingesetzt. In einem Fall wurde ein bifokaler Segmenttransport am Femur durchgeführt. Fünf Fälle sind inzwischen knöchern verheilt und abgeschlossen. Sieben Patienten befinden sich noch in der Transport/Konsolidierungsphase, bei zwei Patienten mußte auf ein anderes Behandlungsverfahren umgestiegen werden. In 4 von 5 inzwischen ausgeheilten Patienten wurde eine autologe Spongiosatransplantation nach Beendigung des Segmenttransportes durchgeführt. Eine Metallentfernung ist bisher noch nicht erfolgt.

Komplikationen
- Unvollständige Osteotomie (3 von 14)
- Nagelbruch (distaler Verriegelungsbolzen – 1 von 14)
- Zurückgleiten des Transportsegmentes nach vorschneller Demontage des Verschiebefixateurs (2 von 14).
- Oberflächliche Pin-Infekte an Schanz'schen Schrauben (5 von 14)

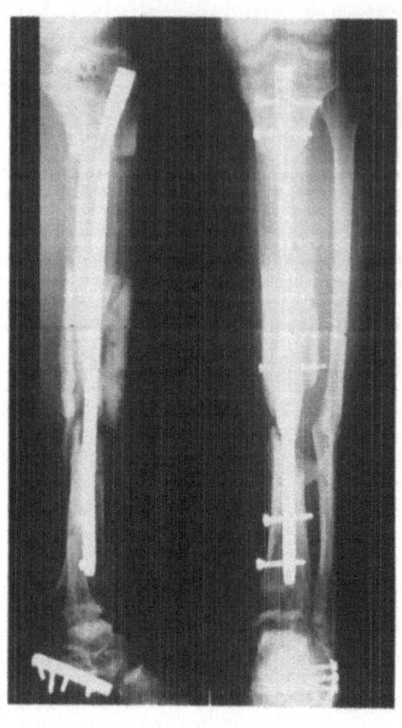

Abb. 2. Röntgenkontrolle nach erfolgtem Segmenttransport (9 cm) und sekundärer Verriegelung des Segmentes nach Grad IIIb offener Tibiafraktur (6 Monate nach Beginn der Behandlung)

Diskussion

Es konnte erstmals klinisch gezeigt werden, daß ein Segmenttransport in Defektsituationen an der Tibia und am Femur über einen liegenden Marknagel trotz der Kompromittierung der Intramedullargefäße möglich ist. Dieses widerspricht einer von Ilizarov geforderten Voraussetzung für die Kallusdistraktion – der Unversehrtheit der Intramedullargefäße [1]. Unsere Beobachtung wird durch experimentelle Ergebnisse von Arrien und de Pablos [5] und von Delloye et al. [6] unterstützt. Die Autoren zeigten im Tiermodell, daß die ungestörte intramedulläre Blutzufuhr nicht eine unabdingbare Vorraussetzung für die Kallusdistraktion ist.

Einige Autoren haben bereits über Verlängerungen über intramedulläre Kraftträger berichtet [7, 8, 9]. Klinische Erfahrungen über Segmentverschiebungen bei posttraumatischen Defekten liegen bisher nicht vor.

Unabdingbar ist das ungebohrte Einbringen des Marknagels. Es vermindert thermische Schäden an der Kortikalis, die damit verbundene geringere vaskuläre Schädigung [2, 10] des später zu transportierenden Segmentes und vermeidet eine Verklemmung des Segmentes in der Transportphase.

Das Monorail-Verfahren sollte nur bei intakten Weichteilen angewendet werden. Gegebenenfalls sind myokutane Lappenplastiken zur Weichteilsanierung erforderlich.

Mit dem Monorail-Verfahren wird nach der Marknagelimplantation eine primäre anatomische Reposition mit Erhaltung der Rotationsachse und der Beinlänge erreicht. Außerdem verhindert die intramedulläre Schienung das Abgleiten des Segmentes in die Weichteile oder das Verfehlen von Segment und distalem Fragment – eine Komplikation, die bei Segmenttransporten mit unilateralen – und Ringfixateursystemen beobachtet werden kann (Catagni M. persönliche Mitteilung).

Die spätere sekundäre Verriegelung des transportierten Segmentes und Umwandlung in ein geschlossenes System verkürzt die Tragedauer des Verschiebefixateurs lediglich auf die Distraktionsphase. Diese beträgt bei einer Transportgeschwindigkeit von ca. 0,8 mm/Tag für 10 cm etwa 3 Monate. Die knöcherne Konsolidierung kann bei geschlossenen Weichteilen abgewartet werden und verringert die Gefahr von Pin-Infekten.

In letzter Zeit wurde der Pinless Fixateur (Spiderfix System) als Transportsystem klinisch eingesetzt (Remiger et al. in Vorber.). Das Aufklemmen des Klammerfixateurs auf die Kortikalis ermöglicht einen Segmenttransport in einem geschlossenen System. Es besteht kein Kontakt mit dem Markraum. Somit entfällt die Schanz'sche Schraube als potentielle Quelle für eine bakterielle Besiedelung des Markraumes [11].

Auf Grund unserer derzeitigen Erfahrungen sehen wir die Indikation zur Anwendung des Monorail-Verfahrens bei Defektsituationen der Tibia und des Femur im diaphysären Bereich (erforderliche Verriegelungsmöglichkeit). Die Defekte sollten an der Tibia nicht größer als 15 cm, am Femur nicht größer als 20 cm sein. Metaphysäre Defekte und vorausgegangene Markraumphlegmone sollten anderen Verfahren vorbehalten bleiben.

Die Vorteile des Monorail-Verfahrens liegen in der primären exakten anatomischen Reposition, dem hohen Komfort für den Patienten bei freier Knie- und Sprunggelenkbeweglichkeit (Tibia), der frühzeitigen Umwandlung in ein geschlossenes System und in der idealen Behandlungsmöglichkeit der Pseudarthrose bei liegendem Marknagel.

Literatur

1. Arrien A, de Pablos J (1990) The importance of the technique and level of osteotomy in bone lengthening. Bone Lengthening – Current trends and controversies. J de Pablos, J Canadell (eds) 171
2. Bliskunov A, (1984) Intramedullary distraction of the femur. Preliminary report. Orthop Traumatol Protez 10:59
3. Bost FC, Larsen SJ (1956) Experiences with lengthening of the femur over an intramedullary rod. J Bone Joint Surg 38A:567
4. Brunner U, Kessler S, Cordey J, Rahn B, Schweiberer L, Perren SM (1990) Defektbehandlung langer Röhrenknochen durch Distraktionsosteogenese (Ilizarov) und Marknagelung. Unfallchir 93:244
5. Claudi B, Oedekoven G (1991) „Biologische" Osteosynthesen Chirurg 62:367
6. Delloye C, Delefortrie G, Coutelier L, Vincent A (1990) Bone regenerate formation in cortical bone during distraction lengthening. – An experimental study. Clin Orthop 250:34
7. Ilizarov GA (1989) The tension stress effect on the genesis and growth of tissues: Part I: The influence ofg stability of fixation and soft tissue preservation. Clin Orthop 238:249
8. Klein MPM, Rahn BA, Frigg R, Kessler S, Perren SM (1990) Reaming versus nonreaming in medullary nailing: Interference with cortical circulation of the canine tibia. Arch Orthop Trauma Surg 109:314
9. Paley D, Catagni MA, Argnani F, Benedetti GB, Cattaneo R (1989) Ilizarov treatment of tibial nonunions with bone loss. Clin Orthop 241:146

10. Raschke M, Claudi B, Kothny C, Steinau U, Stübinger B, Oedekoven G, (1990) Treatment of posttraumatic tibial defects through segmental transport over intramedullary nails. Bone Lengthening – Current trends and controversies. J de Pablos, J Canadell (eds) 439
11. Rhinelander FW (1976) Circulatuion of bone. In: Bourne GH (ed): The biochemistry and physiology of bone, vol. 2. New York, Academic Press

Neue einfache und präzise Operationstechnik zum Bohren der Löcher für die distalen Schrauben bei der Verriegelungsmarknagelung

G. Ritter

Klinik und Poliklinik für Unfallchirurgie, Universitätsklinikum, Langenbeckstraße 1, D-W-6500 Mainz

Einleitung

Entscheidendes Problem der Verriegelungsnagelung ist immer noch das absolut exakte Anlegen der Bohrungen zum Einbringen der distalen Verriegelungsschrauben. Diese Problematik ist auch heute noch so erheblich, daß sie viele Chirurgen von der Anwendung des sonst so vorzüglichen Verriegelungsnagels abhält.

Problemstellung

Bevor unsere neue Technik vorgestellt wird, soll zuerst die Hauptproblematik am Beispiel der gebräuchlichsten Operationstechnik zum Anbringen der distalen Verriegelungslöcher unter Verwendung einer Bohrbuchse und des Bildverstärkers dargelegt werden (auf die Mängel, Nach- bzw. Vorteile anderer Verfahren wie Pfriem, Zielgerät am Bildverstärker montiert, AO-Technik kann hier nicht eingegangen werden): Nach Einrichtung des Bildwandlers und des Strahlenganges genau in Richtung der Verriegelungslöcher im Nagel, wobei diese sich rund abbilden, besteht das entscheidende Problem nun darin, das Zentrum für den Bohrer auf der ersten Corticalis aufzufinden. Gleichzeitig muß aber auch die Bohrbuchse in allen Ebenen exakt in den Röntgenstrahl ausgerichtet werden (Abb. 1 links). Denn nur dann kann unter Kontrolle auf dem Monitor die Bohrbuchse exakt mit den vorhandenen Löchern im Verriegelungsnagel zur Deckung gebracht werden. Hat man nun die exakte Stellung der Bohrbuchse erzielt, so besteht das nächste Problem darin, nicht mehr zu wackeln und die Stellung auch beim Einführen des Bohrers und beim Bohren des Loches genau beizubehalten. Hinzu kommen noch technische Schwierig-

Hefte zu der Unfallchirurg, Heft 230
6. Deutsch-Österr.-Schweiz. Unfalltagung

keiten bei der Anwendung des üblichen Instrumentariums, wobei der Bildwandler das Einführen des Bohrers und den Gebrauch einer üblichen Bohrmaschine stark behindert (Tab. 1).

Tabelle 1

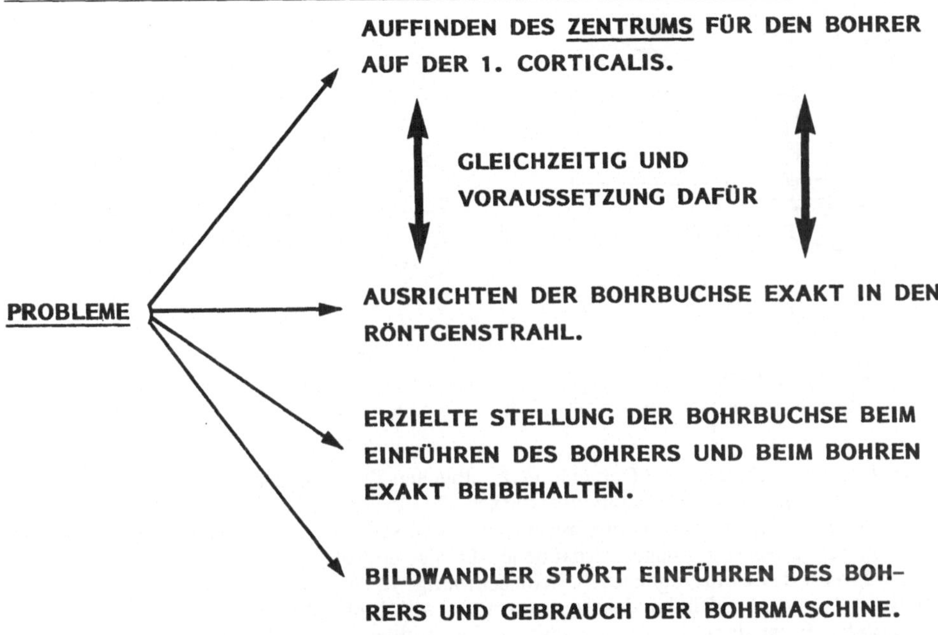

Zentrierung und Bohrkanalausrichtung

Wir haben das Problem der distalen Verriegelungslöcher neu überdacht mit der Zielsetzung, nicht eine immer aufwendigere Technik zu gebrauchen, sondern möglichst wieder eine entscheidende Vereinfachung unter weitgehendst möglicher Reduzierung der Röntgen-Strahlenbelastung für die Operateure zu erreichen. Hierbei sind wir auf eine verblüffend einfache und sehr sichere Methode und Operationstechnik gekommen: Entscheidendes Prinzip unseres neuen Verfahrens ist die Zerlegung des großen, in Tabelle 1 zusammengestellten Problems in zwei einfach nacheinander zu lösende Aufgaben:

1. Auffinden und Festlegen des Zentrums für den Bohrer auf der ersten Corticalis
2. Festlegung und Kontrolle der Bohrrichtung exakt in Richtung des Röntgenstrahles und der Verriegelungslöcher im Nagel

Die erste Aufgabe, nämlich das Auffinden des Zentrums für den Bohrer – und hier kann es ja nur ein exakt definiertes Zentrum geben – ist plötzlich ganz einfach, wenn wir anstelle der üblichen dünnen zylindrischen Bohrbuchse einen Trichter benutzen (Abb. 1 rechts). Jetzt muß nur die Ausgangsöffnung des

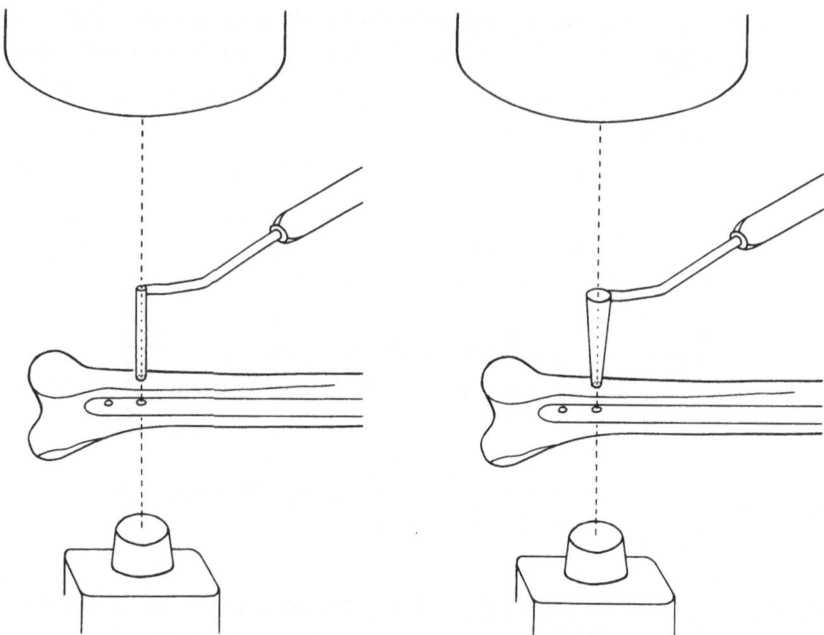

Abb. 1. *Links:* Schematische Darstellung des üblichen Zielvorganges mit einer zylindrischen Bohrbuchse unter dem Röntgenbildverstärker. Das Ausrichten der dünnen Bohrbuchse in allen Ebenen exakt in den Röntgenstrahl als Voraussetzung für die genaue Positionierung über die im Verriegelungsnagel vorhandenen Löcher und die Aufrechterhaltung dieser Position während des Bohrvorganges ist sehr schwierig. *Rechts:* Schematische Darstellung des Zielvorganges zum Auffinden des Zentrums für den Bohrer mittels eines Trichters. Bei völlig unkritischer Einstellung der Trichterachse zu den Röntgenstrahlen muß nur die Ausgangsöffnung des Trichters auf dem Röntgenmonitor in Deckung mit dem Loch im Verriegelungsnagel gebracht werden. Dieser Zielvorgang ist ungleich einfacher wie die übliche in Abbildung 1 dargestellte Technik und erfordert nur eine Röntgen Durchleuchtung von wenigen Sekunden. Zur Festlegung des Zentrums wird die erste Corticalis über den Trichter mit einem Bohrer angebohrt

Trichters mit dem Loch im Nagel auf dem Monitor des Röntgen-Bildverstärkers zur Deckung gebracht werden, wobei es durch die Trichterform auf die Ausrichtung der Trichterachse nicht mehr ankommt.

Das operative Vorgehen ist einfach: Zuerst Weichteilinzision und Einführen des Trichters auf den Knochen. Einschalten des Bildverstärkers. Die Ausgangsöffnung des Trichters läßt sich jetzt sehr einfach über die Verriegelungsbohrung im Nagel bringen. Damit ist das Zentrum für den Bohrer gefunden. Dieser Zielvorgang erfordert wenige Sekunden (drei bis maximal zehn Sekunden). Diese Röntgen-Durchleuchtung ist der einzige Vorgang, bei dem wir für das Anbringen der distalen Verriegelungslöcher den Bildwandler noch benötigen. Die weiteren Schritte erfordern keine Röntgen-Durchleuchtung und damit Strahlenbelastung der Operateure mehr. Über den Trichter wird nun unter Verwendung einer Winkelbohrmaschine der Bohrer eingeführt, wobei es hier wiederum nicht auf die exakte Winkelstellung der Bohrmaschine ankommt, sondern es geht nur darum, das Zentrum am Knochen anzubohren und damit fest-

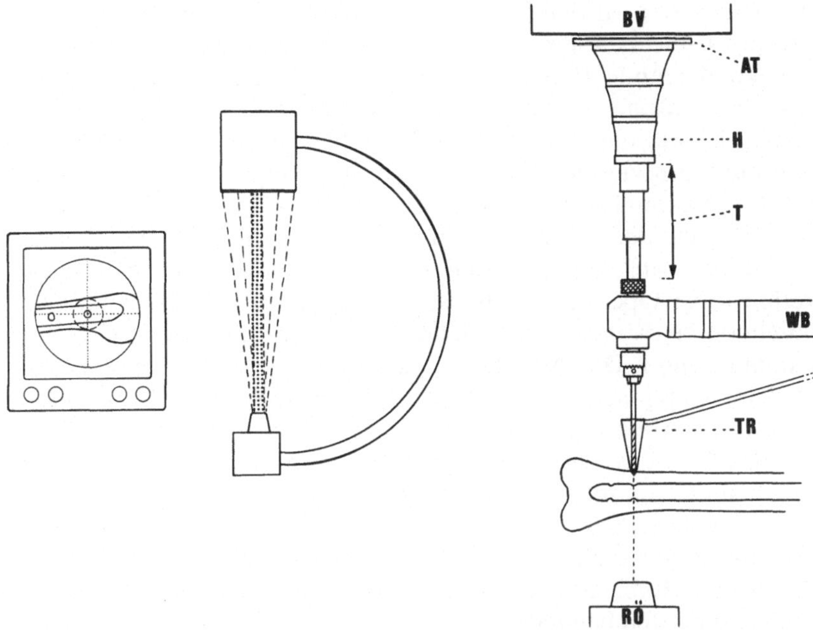

Abb. 2. *Links:* Schematische Darstellung des Strahlenganges bei einem Röntgen-Bildverstärker. In dem kegelförmigen Strahlenfeld besteht ein zentraler Bereich, in dem die Strahlen senkrecht auf den Bildverstärker auftreffen. Wird zur Anfertigung der Verriegelungsbohrungen innerhalb dieses zentralen Bereiches gearbeitet, so kann ein Bohrer auf rein mechanische Weise dadurch exakt in Richtung des Röntgenstrahles ausgerichtet werden, daß man ihn in beiden Ebenen genau senkrecht zur Fläche des Bildverstärkers ausrichtet. *Rechts:* Ausrichten des Bohrers exakt in Richtung des Röntgenstrahles über ein auf eine Winkelbohrmaschine angekoppeltes Zusatzinstrument bestehend aus Anlegeteller, Handgriff und Teleskop (**BV** = Bildverstärker, **RÖ** = Röntgenröhre, **AT** = Auflageteller, **H** = Handgriff, **T** = Teleskop, **WB** = Winkelbohrmaschiene, **TR** = Ziel- und Bohrtrichter)

zulegen. Hierzu genügt ein kurzer Bohrvorgang von zwei bis drei Sekunden. Jetzt kann der Bohrer auf dem Knochen nicht mehr abrutschen. Das Zentrum für den Bohrkanal im Knochen ist festgelegt. Die erste Aufgabe für unsere neue Operationstechnik, nämlich das Auffinden und Festlegen des Zentrums für den Bohrvorgang ist jetzt auf einfachste Weise gelöst. Es verbleibt noch die zweite Aufgabe, das Festlegen und die Kontrolle der Bohrrichtung exakt in Richtung des Röntgenstrahles und der Verriegelungslöcher.

Die Lösung dieser zweiten Aufgabe beruht auf folgender Überlegung: Grundsätzlich ist zwar das Bündel der von der Röntgenröhre ausgesandten Strahlen zum Bildverstärker divergierend, das heißt kegelförmig. Im Zentrum besteht jedoch (Abb. 2 links) ein Bereich, wo man von einem praktisch parallelen und damit exakt senkrecht auf den Bildverstärker auftreffenden Strahlenbündel ausgehen kann. Das bedeutet aber folgendes: Wenn wir unseren Knochen und ein distales Verriegelungsloch im Marknagel so auf unseren Monitor eingestellt haben, daß sich die Verriegelungsbohrung irgendwo innerhalb dieses zentralen Feldes (auf dem Monitor etwa 50 bis 60 mm Durchmesser) befindet, so müssen wir den Bohrer nur exakt senkrecht in beiden Ebenen zur Fläche des Bildverstärkers ausrichten. Dies erreichen wir dadurch, daß wir auf eine kurzbauende Winkelbohrmaschine über einen einfachen Schnellverschluß eine Vorrichtung ankoppeln, die aus einem ausziehbaren Teleskop, einem Handgriff und einem planen Auflageteller besteht. Dieser Auflageteller wird nun unter Auszug des Teleskopes an die Fläche des Bildverstärkers herangeführt und zwanglos so angelegt, daß er überall plan aufliegt. Damit ist in beiden Ebenen der Bohrer genau senkrecht zum Bildverstärker ausgerichtet. Außerdem wird durch Halten an dem Handgriff die Bohrmaschine exakt geführt. Der Operateur muß also nur durch leichten Druck jetzt den Knochen durchbohren, wobei er sich um die Ausrichtung der Bohrmaschiene nicht mehr kümmern muß. Das Ausrichten des Bohrers und der Bohrmaschine über den plan am Röntgengerät anliegenden Teller ist in beiden Ebenen außerordentlich exakt, jede Abweichung von nur wenigen Graden aus der Achse des Röntgenstrahles bzw. des Bildverstärkers führt sofort zum erheblichen Abheben des Tellers und kann somit leicht vermieden werden. Beim Eindringen des Bohrers in den Knochen zieht sich das Teleskop entsprechend auseinander. Durch diese Technik ist auf einfache mechanische Weise der Vorgang zum Bohren eines Bohrkanals durch den Knochen durch die im Verriegelungsnagel vorhandenen Löcher hindurch beendet.

Zusammenfassung

Zusammengefaßt kann festgestellt werden, daß die neue Operationstechnik durch Zerlegung eines erheblichen komplexen Problemes in zwei nacheinander auf einfache Weise zu lösende Aufgaben die Problematik auf neue, sehr sichere Weise gelöst hat. Entscheidende Grundgedanken sind dafür die Lösung des Zielproblemes über einen Trichter und die Überlegung, daß beim Arbeiten in einem zentralen Bereich des Bildverstärkers die Bohreinrichtung in beiden Ebenen exakt nach dem Bildverstärker ausgerichtet werden kann. Dies geschieht in mechanisch einfacher Weise durch ein auf eine Winkelbohrmaschine anzukoppelnde Vorrichtung, die aus einem Auflageteller, einem Handgriff und einem Teleskop besteht. Für das Bohren der Löcher für die distalen Schrauben bei der Verriegelungsmarknagelung kann so gleichzeitig die Röntgen-Strahlenbelastung für die Operateure auf wenige Sekunden reduziert werden.

Die Limited-Contact-DC-Platte (LC-DCP), Konzept und wissenschaftliche Grundlage

S.M. Perren[1], K. Klaue[2] und E. Gautier[3]

[1] Labor für experimentelle Chirurgie, AO Forschungszentrum, Obere Straße 22, CH-7270 Davos Platz
[2] Inselspital Bern, CH-3000 Bern
[3] Kantonspital Chur, Loestraße 170, CH-7000 Chur

„Biologische" Osteosynthesetechniken suchen den Weichteilschaden, den Knochenschaden, der mit dem Trauma, seinen Folgen und der Behandlung zusammenhängen, zu vermindern. Es scheint wesentlich, darauf hinzuweisen, daß jedes dieser Elemente: Trauma und nachfolgende Dysfunktion aber auch die Behandlung und nachfolgend verbesserte Funktion gegeneinander aufgewogen werden müssen. Daß durch die Osteosynthese eine Extremität geschädigt würde, trifft zu, wenn die Behandlung nicht zu einer anderweitigen biologischen Verbesserung führt. In den meisten Fällen aber überwiegen die Vorteile der stabilen Fixation: sofortige Bewegungs-Rehabilitation und Vermeidung von Dystrophie und Versteifung gegenüber den geringeren Nachteilen des schonend (nach früheren Begriffen „biologisch") durchgeführten chirurgischen Eingriffes.

Wesentliches Element im Zusammenhang mit der Realisation der Förderung der biologischen Abstützung ist der Chirurg, ein entsprechendes Implantat kann ihn nur unterstützen. In dieser Umgebung sehen wir die Realisation der neuen DC-Platte mit limitiertem Kontakt (LC-DCP) [4].

Der Entwicklung der LC-DCP liegen die folgenden Überlegungen zu Grunde:

Der frühe Knochenverlust nach Plattenosteosynthese ist nach unseren neueren Erkenntnissen [1] auf die Störung der Blutzirkulation im verplatteten Segment zurückzuführen. Es lag daher nahe, die Kontaktstelle zwischen Knochenoberfläche und Plattenunterseite neu zu gestalten. Dies ist durch die Anwendung einer quer und längs „unterschnittenen" Plattenauflagefläche erreicht worden. Da diese Unterschneidungen in einem ohnehin überdimensionierten Bereich der Platte liegen (großer Querschnitt zwischen den Plattenlöchern), ist damit keine Verminderung der Festigkeit der Platte verbunden. Dem Ziel der Verminderung des Kontaktes dient auch die Wahl eines trapezförmigen Querschnittes der Platte.

Die erwähnten Konstruktionselemente ergeben eine gleichmäßigere Festigkeit der Platte: bestand früher die Gefahr, daß sich die Platten beim Anbiegen vor allem in den Schraubenlöchern verbogen und sogar leicht knickten, läßt sich das neue Profil gleichmäßig anpassen. Nicht leicht zu verstehen ist, daß die gleichmäßigere Steifigkeit der Platte in bezug auf die Ermüdungsbelastung von Vorteil ist: Wie beim Anpassen deformiert sich unter Biegebelastung die unterschnittene Platte auf der ganzen Länge und nicht nur im Schraubenloch. Unter der Voraussetzung einer Verbiegung mit vorgegebener Deformation (bei

Hefte zu der Unfallchirurg, Heft 230
6. Deutsch-Österr.-Schweiz. Unfalltagung

Schluß einer Frakturspalte) nimmt der Querschnitt zwischen den Plattenlöchern auch Verbiegung auf und schützt so die Plattenlöcher.

Klaue [2] hat beobachtet, daß Zugschrauben, die schräg zur Längsachse in eine Platte eingeführt werden, nach Auftreffen des Schraubenkopfes auf den horizontalen Teil des Schraubenloches gegen die Fraktur hin verschoben werden. Diese Verschiebung kompromittiert ihre Wirkung als Zugschraube: die Zugschraube bewirkt nur dann Kompression der Fraktur, wenn ihr Gewindeteil in der kopfnahen Kortikalis gleiten kann. Bei seitlicher Verschiebung des Gewindes gegen die Wand des Gleitlochs verankert sich aber das Gewinde weil es „verkeilt". Die von Klaue für das DCU- System [3] vorgeschlagene Schaftschraube kann sich nicht verkeilen. Im Gegenteil, die Schaftschraube bewirkt nicht nur eine verbesserte interfragmentäre Kompression sondern auch eine durch Verschiebung gegen die Fraktur erhöhte Kompression. Die stabilisierende Wirkung der Zugschraube mit Schaft ist durch Wegfall der parasitären Verankerung des Schraubengewindes im Gleitloch wesentlich verbessert (Abb. 1).

Die übrigen Konstruktionselemente der DCP sind in Rücksicht auf die viel wichtigeren multifragmentären Frakturen nicht mehr mit dem längeren Plattenmittelteil ausgestattet. Günstig ist diese Lochanordnung, weil sich peroperativ durch den überall gleichen Lochabstand die Möglichkeit einer Verschiebung der Platte ergibt. Ähnliches gilt für die Reoperation, wo oft eine Platte auf der einen Seite der Fraktur ausgerissen ist und damit einseitig länger gewählt wird.

Die Plattenlöcher sind in Hinsicht auf multifragmentäre Brüche konsequent symmetrisch ausgebildet. Sie erlauben eine Kompression auf beiden Seiten wie auch eine Abstützung in beiden Richtungen.

Bei der Entfernung von Platten mit rechteckigem Querschnitt werden die längs der Plattenseite aufgebauten dünnen Knochenlamellen oft eingerissen oder gar entfernt. Nach R. Schneider (pers. Mitt.) entstand dadurch eine Kerbwirkung und erhöhte Gefahr der Refraktur. Ein nun trapezförmiger Plattenquerschnitt bewirkt einen flacheren Knochenwulst entlang der Platte und erlaubt eine leichtere Entfernung dank schrägen Auflageflächen.

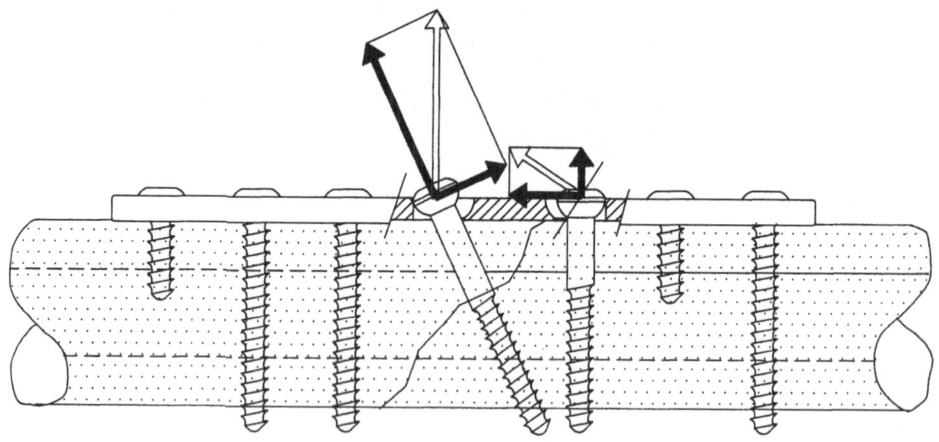

Abb. 1

Literatur

1. Gautier E, Cordey J, Luethi U, Mathys R, Rahn BA, Perren SM (1983) Knochenumbau nach Verplattung: biologische oder mechanische Ursache? Helv Chir Acta 50:53–58
2. Klaue K, Perren SM (1982) Fixation interne des fractures par l'ensemble plaque-vis à compression conjuguée (DCU). Helv Chir Acta 49:77–80
3. Klaue K (1982) The Dynamic Compression Unit (DCU) for stable internal fixation of bone fractures. Med Diss, Basel
4. Perren SM, Klaue K, Frigg R, Predieri M, Tepic S – The concept of biological plating: The Limited Contact Dynamic Compression Plate, LC-DCP. Orthop Trauma in prep

Erste Ergebnisse in der Behandlung von Schaftfrakturen mit der LC-DCP (Limited Contact-Dynamic Compression Plate)

H. Daniaux, A. Kathrein, A. Genelin, T. Lang, P. Seykora und E. Beck

Universitäts-Klinik für Unfallchirurgie (Vorstand: Univ.Prof. Dr. E. Beck), Anichstraße 35, A-6020 Innsbruck

Einleitung

Das Behandlungsziel in der Frakturenbehandlung, wie es die Arbeitsgemeinschaft für Osteosynthesefragen formuliert hat, nämlich die rasche Wiederherstellung der Funktion der verletzten Extremität, gilt unverändert. Dabei spielen vor allem eine anatomische Bruchreposition, eine stabile Osteosynthese, die Erhaltung der Blutzirkulation sowie die Möglichkeit zur frühzeitigen Mobilisierung eine tragende Rolle.

Die neue LC-DCP berücksichtigt dabei vor allem die Forderung nach der Erhaltung der Blutzirkulation des Knochens, außerdem ist sie durch eine Neugestaltung der Schraubenlöcher einfacher zu handhaben. Platten und Schrauben bestehen aus einem speziell gefertigten Reintitan, welches sich durch eine hohe Korrosionsfestigkeit und Biokompatibilität auszeichnet.

Früher wurde die Osteoporose von kortikalem Knochen im Bereiche der Platte nach Plattenosteosynthese als „Stress Protection“ interpretiert. Inzwischen ist eindeutig geklärt, daß diese Osteoporose aber vielmehr Ausdruck des Knochenumbaues ist, nachdem es zunächst im Kontaktbereich zwischen Platte und Kortikalis zu einer druckbedingten flächenhaften Durchblutungsstörung mit folgender Osteonekrose unter der Platte gekommen war. Durch die Reduktion der Kontaktfläche der Platte zum Knochen auf 50 Prozent (Abb. 1) im Vergleich zu konventionellen Platten konnte nun diese lokale Durchblutungsstörung samt ihren Folgen entsprechend vermindert werden.

Durch die Neugestaltung der knochenseitigen Fläche der Platte wurde auch eine gleichmäßige Steifigkeit der LC-DCP erzielt, wodurch diese Platte nun

Hefte zu der Unfallchirurg, Heft 230
6. Deutsch-Österr.-Schweiz. Unfalltagung

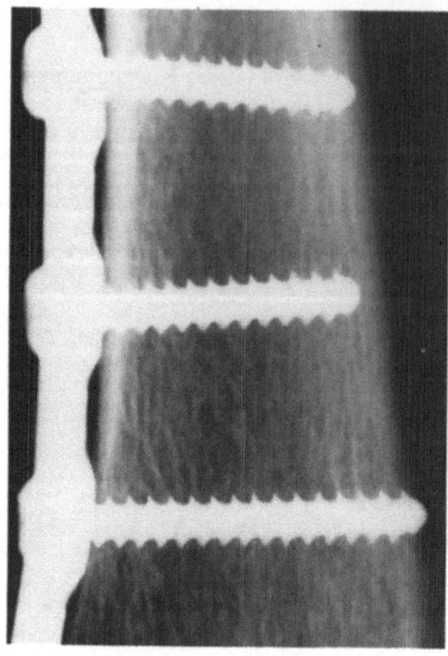

Abb. 1. Reduzierte Kontaktfläche zwischen Platte und Knochen

kontinuierlich biegbar und verwindbar ist. Außerdem kommt es zu einer ausgeglichenen Spannungsverteilung in der Platte.

Um die Verhakung von durch die Platte geführten Zugschrauben im Gleitloch der plattennahen Kortikalis zu verhindern, wurden diese Zugschrauben neu konzipiert, indem der kopfnahe Teil dieser Schraube einen gewindefreien Schaft von 4,5 mm Dicke aufweist. Auch das Spanngleitloch der Platte wurde neu gestaltet, indem das Kugel-Gleitprinzip der herkömmlichen DCP nun an beiden Plattenlochenden verwirklicht wurde. Außerdem sind die Schrauben im Schraubenloch der LC-DCP in der Längsachse der Platte aus der Vertikalen um jeweils 40 Grad schwenkbar im Gegensatz zur herkömmlichen DCP, wo nur ein Schwenkbereich von jeweils 20 Grad aus der Vertikalen vorlag. Dieses neu konzipierte Spann-Gleitloch wird zusammen mit der neuen Zugschraube als „Dynamic Compression Unit" bezeichnet.

Material und Methode

An der Universitätsklinik für Unfallchirurgie in Innsbruck wurden von 1989 bis 1991 16 Osteosynthesen mit der neuen LC-DCP durchgeführt (14 am Unterschenkel, 2 am Oberschenkel). Das Durchschnittsalter der Patienten betrug 40 (17–64) Jahre, 9 waren Frauen, 7 Männer. An Unfallursachen liegen 9 einfache Stürze, 3 Schistürze und 6 direkte Traumata (4 Verkehrsunfälle bei Motorradfahrern, 2 Arbeitsunfälle bei Patienten, die jeweils am Unterschenkel von einem umstürzenden Baum getroffen wurden) vor. Entsprechend der Klassifizierung zur Beurteilung des Haut-Weichteilmantels nach Tscherne und Oestern lag in 4 Fällen eine Schädigung G1–2, in 3 Fällen eine solche von O1–4 und in

9 Fällen keine nennenswerte Schädigung vor. Mit Ausnahme eines Falles wurden alle Patienten am Unfalltag operiert.

Einer der beiden Oberschenkelbrüche wurde wegen des zarten Körperbaus der Patientin, bei der zudem eine bekannte Nickelallergie vorlag, mit einer schmalen LC-DCP versorgt.

Bei den 14 Unterschenkelfrakturen handelte es sich um 9 Dreh-, 4 Schräg- und um 1 Querfraktur, von denen 6 Fälle eine zusätzliche stabilisierungswürdige Verletzung des oberen Sprunggelenkes, meist in Form eines Ausbruches eines hinteren Tibiakeiles, zeigten. Bei 2 offenen Frakturen wurde die Platte lateral angelegt.

Ergebnisse

Alle Frakturen heilten innerhalb üblicher Zeiten nach Plattenosteosynthesen, die Belastung wurde nach durchschnittlich 12,5 (6–18) Wochen erlaubt. Die Wiederaufnahme der Arbeit erfolgte in der Hälfte der Fälle nach 20 (10–40) Wochen, die andere Hälfte waren Hausfrauen, Pensionisten etc. Die Metallentfernung erfolgte nach durchschnittlich 15 (12–21) Monaten in 7 Fällen. Bei der Metallentfernung fiel jeweils das auffallend narben- und korrosionsarme Gewebe um die Platte auf, außerdem die gute Durchblutung des Plattenlagers. Die Entfernbarkeit der Platte wird durch deren trapezförmigen Querschnitt wesentlich erleichtert.

Peri- oder postoperative Komplikationen wurden weder lokal noch allgemein beobachtet. Die Wundheilung verlief überall mit Ausnahme eines Falles mit subtotaler Oberschenkelamputation, der mehrfach revidiert werden

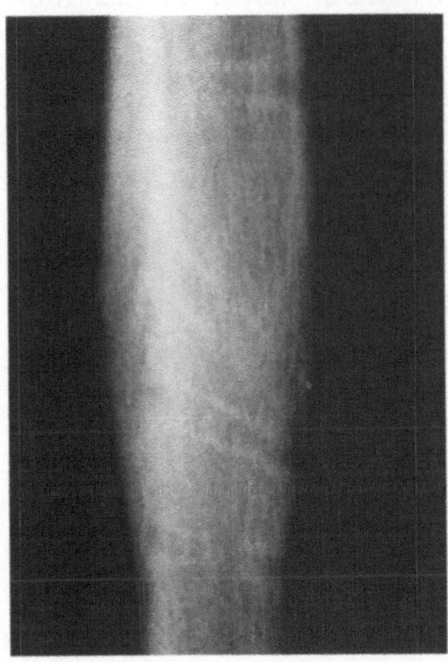

Abb. 2. Callus nach Metallentfernung eines mit einer LC-DCP versorgten Unterschenkelbiegungsbruches mit komplettem Biegungskeil bei fugenloser Bruchheilung noch deutlich erkennbar

mußte, überall p.p. Soweit an der relativ kleinen Zahl von 14 Unterschenkelfrakturen überhaupt beurteilbar, war die völlige Reizlosigkeit und Schmerzlosigkeit der plattendeckenden Haut auffällig, außerdem eine gute Verschieblichkeit derselben. Ebenso wurde postoperativ eine normale Knie- und vor allem Sprunggelenkbeweglichkeit eher früher als bei konventionellen Stahlplattenosteosynthesen erreicht. Dies könnte mit der ausgezeichneten Biokompatibilität und der damit deutlich reduzierten Narbenbildung erklärt werden.

Radiologisch zeigte sich ein Durchbau der Frakturen innerhalb üblicher Zeiten, wobei bei knapp 40 Prozent von 12 Unterschenkelfrakturen, die mindestens 1 Jahr beobachtet werden konnten, eine deutliche Kallusbildung im Frakturbereich (Abb. 2) auffiel. Ursache dafür könnte einerseits eine erhöhte Elastizität der Platte sein, andererseits die Tatsache, daß im Zuge der Anwendung des „bio-logischen" Konzeptes der operativen Frakturenbehandlung nicht mehr um jeden Preis fugenlose Osteosynthesen angestrebt wurden.

Zusammenfassung

Insgesamt hat sich uns die neue LC-DCP aus Reintitanium bestens bewährt; Nachteile gegenüber der konventionellen DCP aus Stahl bestehen nicht, wenn auch der Umgang mit dem neuen Material insbesondere beim Biegen und Verwinden der Platte ebenso wie der Umgang mit der exzentrischen Neutral-Bohrbüchse etwas gewöhnungsbedürftig ist. Die Erweiterung der operativen Möglichkeiten mit der Plattenosteosynthese durch die Einführung der „Dynamic Compression Unit" erleichtert die Bewältigung technischer Probleme in schwierigen Situationen deutlich. Somit verspricht die neue LC-DCP von ihren Materialeigenschaften (Reintitan), sowie von der neuen Formgebung her (reduzierte Platten-Knochen-Kontaktfläche, gleichmäßige Steifigkeit, „Dynamic Compression Unit"), zusammen mit einem „bio-logischen" Operationskonzept die optimale Ausnützbarkeit der Knochenheilungspotenz sowohl im Sinne der sogenannten p.p. – wie auch der p.s. – Knochenheilung, wobei letztere wiederum ihren verdienten Platz in der Ideologie des Therapiekonzeptes einnimmt.

Konzept der Plattenfixateurosteosynthese Typ Erfurt an den langen Röhrenknochen

R. Henke, B. Hartung und G. Graner

Klinik und Poliklinik für Chirurgie der Medizinischen Akademie Erfurt,
Nordhäuser Straße 74 D-O-5010 Erfurt

Einleitung

Das Konzept zur Entwicklung eines Plattenfixateurs resultierte aus den häufig sichtbaren plattennahen Kortikalisstörungen nach Plattenosteosynthesen, aus den bereits bekannten Erfahrungen von Hierholzer, Marti und Ramotowski und aus den eigenen tierexperimentellen Erfahrungen über Vaskularitätsschäden nach Verplattungen.

Seit 1986 wurde eine eigens dafür entwickelte Schraube und Platte tierexperimentell, biomechanisch und klinisch als Plattenfixateur geprüft.

Die Wiederherstellung der kraftschlüssigen Formsteifigkeit eines frakturierten Knochens wird durch ein Osteosyntheseverfahren erreicht, bei dem die ausreichende Vaskularität des Knochens und der umgebenden Weichteile fast ungestört bleibt und bei ausreichender Makrostabilität ein gewisses Maß an osteoinduktiver Mikroinstabilität besteht, um zu einer ungestörten kallusreichen sekundären Knochenbruchheilung zu kommen. Die Plattenosteosynthese erfüllt diese Maximalforderungen nur teilweise und die modernen Monofixateure beinhalten während der Behandlung eine erhebliche Problematik der heilungsfeindlichen und infektbegünstigenden Makroinstabilität durch die relativ knochenferne Stabilisierungsform.

Plattenfixateur-Prinzip

Die eigene Modifikation des Plattenfixateurs besteht im Konzept in einem dicht über der Haut liegenden Monofixateur, der sich teilweise an den Implantaten und Instrumenten der AO orientiert und somit teilweise kompatibel ist. Deshalb besteht die vorzügliche Indikation besonders am unteren Drittel des Unterschenkels, weil an dieser Stelle die zu erreichende lichte Weite zwischen Knochen und epicutan liegender Platte 15 bis 25 mm beträgt. Die erforderliche Stabilität ist mit einem Minimum an Metall erreicht. Die Entwicklung dieses Plattenfixateurs erfolgte für Unterarmknochen mit 3,5 mm Schrauben, für den Unterschenkel mit 4,5 mm Schrauben und den Oberschenkelknochen mit 5 mm Schrauben. Die Plateauschraube, die Fixationsmutter und die mit einer Schlitzung versehene AO-Platte ist im Prinzip das Gerüst des Plattenfixateurs.

Hefte zu der Unfallchirurg, Heft 230
6. Deutsch-Österr.-Schweiz. Unfalltagung

Technik der Montage

Nach korrekter Reposition erfolgt das Anlegen der Plateauschrauben mit einer Bohrlehre, die sowohl auf den Knochen als auch auf die Haut aufgesetzt werden kann. Durch eine verlängerbare Bohrlehre läßt sich jede Plattenlänge verwenden. Es besteht somit auch die Möglichkeit der Anwendung als Kompressionsfixateur, Neutralisationsfixateur und Distraktionsfixateur. Für hohe Stabilitätsforderungen bei Patienten über 80 kg oder bei infektionsgefährdeten offenen Frakturen wird der Fixateur als Doppelplattenfixateur ausgelegt. Dazu wurde eigens ein Gewindezwischenstück entwickelt. Der Prototyp des Plattenfixateurs wurde einer exakten biomechanischen Prüfung unterzogen, um von vornherein Vorstellungen über die Stabilitätsdifferenzen zur Plattenosteosynthese vorliegen zu haben.

Biomechanik des Plattenfixateurs

Der Plattenfixateur wurde sowohl an Schafstibiae als auch an menschlichen Nativknochen mit verschiedenen Abständen vom Knochen und unterschiedlichen Osteotomieformen getestet. Die Prüfung erfolgte durch Messung der Laserstrahlablenkung, mit dem Reflexionsgoniometer und andererseits auf einer Werkstoffprüfmaschine mit einem XY-Schreiber (Abb. 1).

Erwartungsgemäß nahm der Plattenfixateur eine Zwischenstellung zwischen Platte und Fixateur externe ein. Bei einer lichten Weite zwischen Knochen und Plattenfixateur von 15 bis 30 mm hat der Plattenfixateur seine biomechanische Eigencharakteristik, wobei darunter ein zunehmend platten- und darüber ein fixateurähnliches Verhalten mit Zunahme der Seiteninstabilität und Rotationinstabilität zu konstatieren ist. Diese biomechanische Zwitterstellung des Plattenfixateurs gibt offenbar die heilungsgünstige Mikroinstabilität, die wir im Tierexperiment an Merinoschafen überprüften. In Übereinstimmung mit der Literaturmeinung (Wissing) sahen wir das Merinoschaf als günstigste Tierspezies an. In einer homogenen Tiergruppe wurden an vier vergleichbaren Osteotomieformen (quer,schräg, defekt, avitales Fragment) die AO-Platte gegen den Plattenfixateur getestet. Die Untersuchung wurde in einem gekreuzten Zwillingsvergleich durchgeführt und durch Staffelung der Endpunkte der Untersuchung konnten exakt vergleichbare Ergebnisse von der 6. bis 18. Woche postoperativ erreicht werden. Durch dieses Untersuchungsschema wurden mit großer Genauigkeit alle Phasen der knöchernen Heilung im Zwei-Wochen-Rhythmus erfaßt.

Untersuchungen zur biologischen Leistung

Sowohl bei der Auswahl der Tiere, bei der Narkoseführung und bei der Nachsorge wurden erfahrene Tierärzte und tierärztliche Einrichtungen unter besonderer Beachtung des Tierschutzgesetzes hinzugezogen. Neben der regelmäßigen Röntgenkontrolle im Zwei-Wochen-Abstand wurde die polychrome

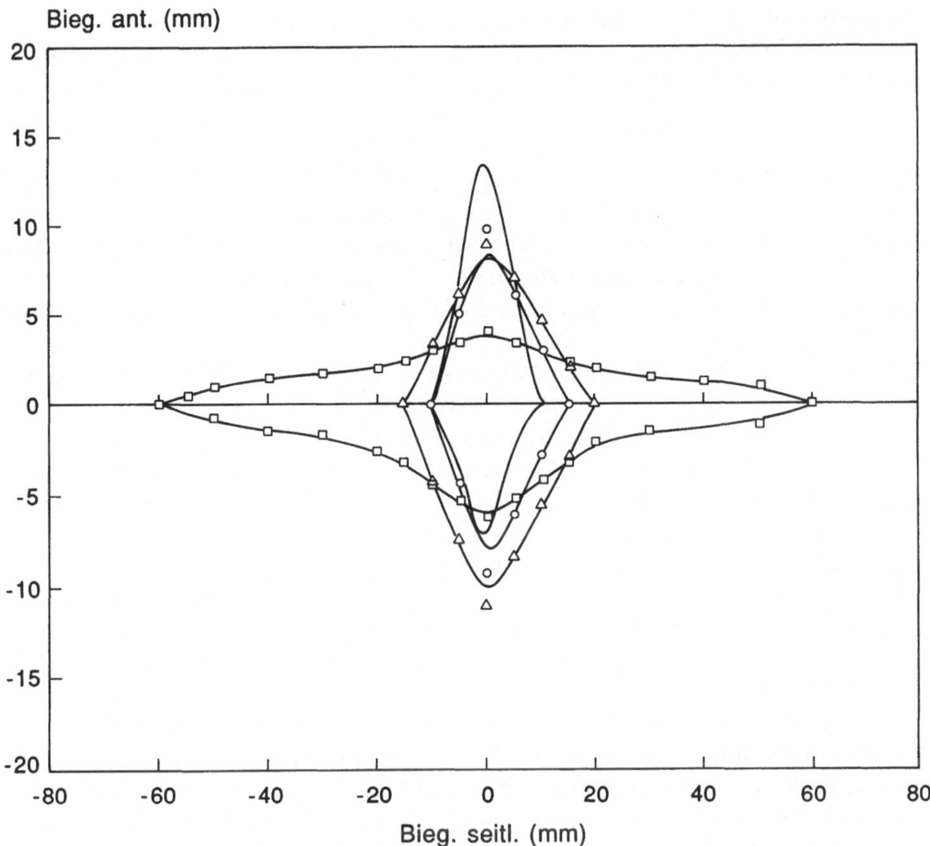

Abb. 1. Vergleichende Biegestabilität Querosteotomie F – 200 N

Sequenzmarkierung durchgeführt und zum Tötungszeitpunkt jeweils eine Übersichtsangiographie mit Micropaque durchgeführt. Nach Präparatentnahme erfolgt die Fotodokumentation des Heilergebnisses und die nuklearmedizinische Untersuchung der aktuellen kapillären Durchblutungssituation durch Injektion von jeweils 500 MBq Tc-Humanserum-albumin-Microsphären (10–30 μm) mit anschließender globaler Aktivitätsmessung am Farbscanner. Die in Scheiben geschnittenen Frakturstellen wurden anschließend in ihrer Flächenimpulsdichte und in der Aktivität pro Gramm Knochengewebe gemessen. Dünnschliffe zur Mikroradiographie und Histologie wurden zusätzlich angefertigt.

Nach Synopsis aller Befunde konnte das Heilergebnis eingeschätzt und abschließend bewertet werden. Schon nach der Röntgenanalyse konnte eindeutig festgestellt werden, daß über 75% der Plattenfixateurosteosynthesen mit kallusreicher sekundärer Knochenbruchheilung mit intensiver Kalksalzeinlagerung in der Kalluszone ausheilten. Bei der Plattenosteosynthese fanden sich erwartungsgemäß umgekehrte Verhältnisse. Zwei Drittel der Plattenosteosynthesen heilten kalluslos bzw. kallusarm im Sinne einer primären Spaltheilung. Die Kalksalzdichte war jedoch geringer. In beiden vergleichenden Osteosyntheseverfahren zeigte sich nach 2 bis 4 Wochen eine zunehmend überbrükkende periostale Reaktion auf der materialfernen Seite, wobei diese beim Plattenfixateur bedeutend intensiver zu beobachten waren. In einem Drittel aller Plattenosteosynthesen waren bereits makroskopisch deutliche Schäden im Plattenlager bis hin zu Sequestrierungen sichtbar. Bei der Analyse der intraossären Gefäßdarstellung fiel deutlich auf, daß beim Plattenfixateur der Osteotomiespalt um 4 Wochen früher vaskulär überbrückt wurde. Neben dem Aufbau eines diffusen intraossären Gefäßnetzes und einer transkortikalen Anastomosenbildung sahen wir auch mehrfach die Wiederherstellung der Kontinuität der Arteria nutritia tibiae. Diese Feststellung fand ihr Äquivalent bei der TC-Mikrosphären-Untersuchung im Kapillarbereich, wobei bei der Platte distal der Osteotomie deutlich geringere Aktivitäten mit inhomogener Darstellung und rarifiziertem Aktivitätsmuster gemessen wurden. Gesteigerte Aktivitäten konnten über der Kallusspindel beim Plattenfixateur gefunden werden. Nach den Mikroradiographien und der histologischen Auswertung wurden beim Plattenfixateur typische Bilder der Sekundärheilung mit anfänglichen Resorptionserscheinungen an den Osteotomieenden und eine feste periostale Überbrückung durch eine Kallusmanschette gefunden. Der Fixationskallus als Geflechtknochen erreichte etwa um die 8. Woche seine Stabilität. Der nunmehr einsetzende Umbau reichte von der 16. bis zur 18. Woche. Bei den Platten hingegen fand sich das Bild der Spaltheilung mit Auffüllung des Spaltes mit Faser- und Lamellenknochen und einem verzögert ablaufenden Remodelling. An der ausgedünnten plattennahen Kortikalis bestanden Zeichen der Spongosierung in der 8. Woche und der Außenschichtsequestrierung in der Folgezeit.

In Kenntnis dieser experimentellen Ergebnisse wurden die Plattenfixateure in der veterinärmedizinischen Versorgung eingesetzt und bei wertvollen Tieren verwendet. Auch hier bestätigen sich die günstigen Heilergebnisse.

Anwendung im humanen Bereich

Seit 1987 wurden vorwiegend im Unterschenkelbereich Plattenfixateure zur Stabilisierung von Unterschenkelfrakturen eingesetzt. Insgesamt wurden bei 65 Patienten nach korrekter Reposition Plattenfixateure zur Stabilisierung verwendet. Dabei wurden neben 18 geschlossenen Unterschenkelfrakturen 21 offene Unterschenkelfrakturen erst- und drittgradig versorgt.

Der klinische Beweis für die günstige Stabilitätsform des Plattenfixateurs konnte damit erbracht werden, daß bei keiner der Unterschenkelfrakturen eine Sekundärheilung oder anderweitige Heilungsstörung auftrat. Als Komplikation wurden 16 oberflächliche Pin-Infekte beobachtet, wobei drei zusätzliche tiefe Pin-Infekte zur Entfernung der jeweiligen Schraube nach der 12. Woche führte. Durchschnittlich wurden die ersten Zeichen der Knochenbruchheilung nach der 6. bis 8. Woche gesehen. Zu diesem Zeitpunkt wurde dem Patienten die vorsichtige Belastung empfohlen. Bei den Doppelplattenfixateuren wurde bei derart günstiger Konstellation die obere Platte zur Dynamisierung entfernt.

Bei Mehrfragmentfrakturen wurde gut sichtbar, daß sich die Fragmente ohne Störungen in den Kallusmantel einbauen.

Seltene Indikationen waren bisher Unterschenkelpseudarthrosen, Oberarmpseudarthrosen und Klavikulafrakturen. Bei allen Plattenfixateurosteosynthesen wurde eine ungestörte Kallusheilung beobachtet, die bisher bei den offenen Frakturen zu keinerlei Komplikationen führte.

Die Vorteile der Plattenfixateurosteosynthesen liegen nicht nur in der Einfachheit der Verwendung des Instrumentariums, sondern insbesondere in der damit erzielten Stabilitätsform der Osteosynthese mit der Möglichkeit der sekundären Knochenbruchheilung. Die Osteosynthese ist gut tragbar und nach Knochenbruchheilung ohne erneuten Eingriff unproblematisch zu entfernen.

Entwicklung auf dem Gebiet des Fixateur externe: radiale Vorspannung

S.M. Perren, S. Pearson, K. Hyldahl und T. Biliouris

Labor für experimentelle Chirurgie, AO Forschungszentrum Davos, Obere Straße 22, CH-7270 Davos Platz

Die beim unilateralen externe Fixateur oft angewendeten Schanz-Schrauben weisen mit ca. 60% eine relativ hohe (R. Hente 1990 persönliche Mitteilung), aber für den Kliniker meist versteckte, Lockerungsrate auf. Die Lockerung der Schanz-Schrauben ist weniger wichtig im Zusammenhang mit einer Verminderung der Stabilität der Fixation als vielmehr im Zusammenhang mit der sogenannten „Pin-Track" Infektion, der Infektion entlang der Schanz-Schraube. Diese Infektion ist meist lokalisiert nicht allzu problematisch. Wenn aber verzögerter Heilung wegen, von Fixateur Behandlung auf einen Marknagel „umgestiegen" werden muß, birgt die apparente oder latente Infektion wesentliche Gefahren.

Die Lockerung im Bereiche des Implantat-Knochen-Kontakts ist meist auf Mikrobewegung zurückzuführen [2]. Auf Grund der Untersuchungen von Rittmann [5], der bei Druckmessungen an stabil fixierten, infizierten Plattenosteosynthesen keine Lockerung fand, glauben wir, daß eine Infektion an der Kontaktstelle eine mechanisch induzierte Lockerung verstärken kann, sie aber nicht allein auslöst.

Grundsätzlich kann zur Stabilisierung von Kontaktstellen zur Vermeidung der durch Mikrobewegung induzierten Lockerung eine Vorlast auf die Kontaktstelle aufgebracht werden. Dies ist beim Fixateur externe meist als Biegevorlast angewandt worden [4]. Die Biegevorlast hat den vordergründigen Nachteil, daß sie nur eine der beiden Kontaktstellen eines Pins – in Richtung

Hefte zu der Unfallchirurg, Heft 230
6. Deutsch-Österr.-Schweiz. Unfalltagung

der Knochenachse gesehen – stabilisiert. Ein weiterer Nachteil der Biegevorlast ist, daß sie durch Verklemmungen der Montage für Anwendungen, bei denen ein Gleiten der Klemmen erwünscht ist, zu Problemen führt.

Es lag daher nahe zu untersuchen, ob sich eine Vorspannung der Kontaktzone zwischen Schanz-Schraube und Knochen durch radiales Übermaß realisieren läßt. Es sollten die mechanischen Möglichkeiten, die Wirksamkeit und Nachteile untersucht werden.

Radiale Vorlast kann durch Einfügen eines im Verhältnis zum Bohrloch zu großen Nagels sein. Wieviel Übermaß ist wirksam, wo sind die Grenzen der mechanischen Toleranz? Eine einfache mechanische Analyse zeigt, daß die radiale Vorspannung im starren System des kleinen Knochenloches, das durch die Schanz-Schraube gedehnt wird, sehr schnell hohe Werte annehmen kann. Eine Annäherung an die Größe des tolerierten Übermaßes ergibt die Analyse unter Einbezug der bekannten Größe der Bruchdehnung des kortikalen Knochens. Sie ist nach Yamada nur 2% groß. D.h. wir erreichen die Grenze der Bruchdehnung bei einem 5 mm Loch schon wenn der Stift nur 0,1 mm größer ist.

Studien am Tier haben gezeigt, daß eine radiale Vorspannung der Pins durch das Bohren eines geringgradig kleineren Loches im Verhältnis zum Durchmesser der Schraube, eine wesentliche Verminderung der Lockerung ermöglichen [3]. Die Untersuchungen von Bilioudis [1] zeigen auch praktisch, daß die mögliche Vorspannung auf eine Durchmesser-Differenz von nur 0,1 mm beschränkt ist. Eine größere Differenz bewirkt Mikrofrakturen und dadurch über die primäre geringe Lockerung eine unter Umständen umfangreiche sekundäre, biologische Lockerung.

Literatur

1. Biliouris T, Schneider E, Rahn BA, Gasser B, Perren SM (1989) The effect of radial preload an the implant-bone interface: a cadaveric study. J Orthop Trauma 3:323–332
2. Ganz R, Perren SM, Rüter A (1975) Mechanical induction of bone resorption. Fortschr Kiefer Gesichtschir 19:45–48
3. Hyldahl C, Pearson S, Tepic S, Perren SM (1988) Induction and prevention of pin loosening in external fixators in the sheep tibia. Orthop Trans 12:378
4. Müller ME, Allgöwer M, Willenegger (1967) Manual der Osteosynthese. Springer Verlag
5. Rittmann WW, Perren SM (1975) Osteosynthese und Infektion. Springer Verlag

Die indirekte Reposition und atraumatische Plattenosteosynthese von metaphysären Schaftfrakturen

F. Baumgaertel[1], L. Gotzen[1] und S.M. Perren[2]

[1] Klinik für Unfallchirurgie der Philipps-Universität Marburg, Baldingerstraße, D-W-3550 Marburg
[2] Labor für Experimentelle Chirurgie, Obere Straße 22, CH-7270 Davos

Einleitung

Trotz sich ausweitender Indikationen für die Marknagelung von Schaftfrakturen, bleibt die Indikation für Plattenosteosynthesen im epiphysären und metaphysären Schaftbereich insbesondere bei instabilen Frakturen gegeben. Nur selten kann ein halb geschlossenes Verfahren wie z.B. die Verriegelungsnagelung plus perkutane Schraubenosteosynthese auch metaphysäre Frakturen stabilisieren, die eine Extension der Fraktur ins Gelenk aufweisen. Ansonsten bleibt die metaphysäre Fraktur insbesondere dann, wenn eine Trümmerzone vorhanden ist und/oder dislozierte Gelenkanteile vorhanden sind, die Domäne der Plattenosteosynthese.

Reposition und Gefahren

Unkompliziert ist die Plattenosteosynthese dann, wenn die Prinzipien der interfragmentären Kompression durch Zugschrauben, Plattenmechanik oder Kompressionsgerät einfach anzuwenden sind. Dies sind vorwiegend die Spiralfrakturen, die Schrägfrakturen oder die einfachen Gelenkfrakturen bzw. die metaphysären A1 und 2, B1 und 2 und C1 Frakturen. Deutlich schwieriger wird die Plattenosteosynthese bei Mehrfragmentfrakturen mit erheblicher Kompromittierung der intramedullären Vaskularität der Frakturzone.

Die Reposition gestaltet sich schwierig, da Orientierungspunkte wie leicht zugängliche, aufeinander anatomisch passende Frakturspalte häufig fehlen. Werden dennoch die Prinizpien der Arbeitsgemeinschaft für Osteosynthesefragen (AO) strikt eingehalten und eine interfragmentäre Kompression mit zusätzlicher Neutralisierung mit einer Platte eingehalten, so besteht die Gefahr der Devastierung von Knochenfragmenten. Sofern eine anatomische Reposition von Frakturelementen angestrebt wird, ist eine manuelle Manipulation von Fragmenten unvermeidlich. Kontralateral gelegene Defekte oder Trümmerzonen müssen mit Spongiosa aufgefüllt werden. Im Zuge der Spongiosaplastik wird eine weitere Denudierung von Fragmenten vorgenommen, schon deshalb, weil die Plazierung der Spongiosa an die kontralaterale Cortex dies erfordert.

Die anatomische Reposition benötigt darüber hinaus die Fraktursäuberung und Ausräumung des Frakturhämatomes. Auch hier ist die Störung oder Zerstörung der noch verbliebenen Restvaskularität des Knochens häufig vorpro-

Hefte zu der Unfallchirurg, Heft 230
6. Deutsch-Österr.-Schweiz. Unfalltagung

grammiert. Besonders gelenknahe größere Spongiosafragmente werden durch Manipulationen von ihren zarten Weichteilanhängsel, die eine Restdurchblutung gewährleisten, getrennt. Folglich sind Komplikationen bei gelenknahen metaphysären Mehrfragmentfrakturen vorprogrammiert und die Osteonekroserate, die Häufigkeit von Implantatversagen und die Infektionsrate hoch [1]. Die Gefahren der Plattenosteosynthese treten demnach dort auf, wo die Erfüllung der Forderung nach anatomischer Reposition und absoluter Stabilität die Knochenheilung beeinträchtigt [2].

Technik der indirekten Reposition

Bei Verwendung indirekter Repositionstechniken und bei bewußtem Verzicht auf anatomische Reposition der Fragmente und auf absolute Stabilität durch intrafragmentäre Kompression, können diese Komplikationen weitgehend vermieden werden, da nur Gelenkkongruenz und Achsenkorrektur Priorität haben und nicht die Rekonstruktion der anatomischen Knochenform [3]. Dabei finden in erster Linie die Prinzipien der konservativen Knochenbruchbehandlung Anwendung. Dies bedeutet, daß die Reposition durch Distraktion der Weichteile erfolgt. Mittels Distraktor oder Fixateur externe als äußere Distraktionshilfen oder mit Platte und Plattenspanner als innere Distraktionshilfe, können Länge und Achsen eines Knochens ausgeglichen werden, ohne daß die Frakturzone berührt wird.

Die Kontrolle der Manöver erfolgt durch die intraoperative Röntgendurchleuchtung. Dabei wird dem Prinzip nach immer gleichartig vorgegangen. Über außerhalb der Frakturzone plazierten Schanz-Schrauben werden die Frakturzonen distrahiert. Bei Gelenkbeteiligung wird das Gelenk überbrückt, d.h., daß die Distraktion der Gelenkanteile über direkte Ligamentotaxis erfolgt (Abb. 1, 2). Vom Gelenk aus werden die Gelenkfrakturen reponiert und mit Spickdrähten gehalten. Die eigentliche Frakturzone wird erst angegangen, wenn röntgenologisch die Achsen und die Länge des Knochens durch die Distraktion wiederhergestellt worden sind. Dann wird jedoch nur die jeweilige Cortikalis freipräpariert, die zur Anbringung einer Platte notwendig ist. Es wird bewußt darauf verzichtet, Fragmente freizulegen oder Frakturspalten zu definieren.

In der Frakturzone sind Manipulationen mit Finger, Löffel, große Rasparatorien oder Verbrügge-Zangen nicht erlaubt. Nur instrumentelle Manipulierungen mit spitzen Repositionszangen oder Standardrepositionszangen sowie Zahnarzthaken, kleine Rasparatorien oder Pfrieme sind erlaubt. Dislozierte Fragmente dürfen lediglich mit spitzen Instrumenten in eine annähernde Repositionsposition gebracht werden, gegebenenfalls können spitze Repositionszangen transkutan durch gesonderte Stichinzisionen zur Reposition von dislozierten Fragmenten beitragen [4].

Eine intrinsische Stabilität erhält die Montage nach Verankerung der Platte auf einer Seite und Umkehr der Distraktion durch den Plattenspanner in einen Kompressionsmodus. Dabei erhält die Montage eine relative Stabilität durch zufällig auftretende Kontaktpunkte von Fragmenten zueinander. Bei der

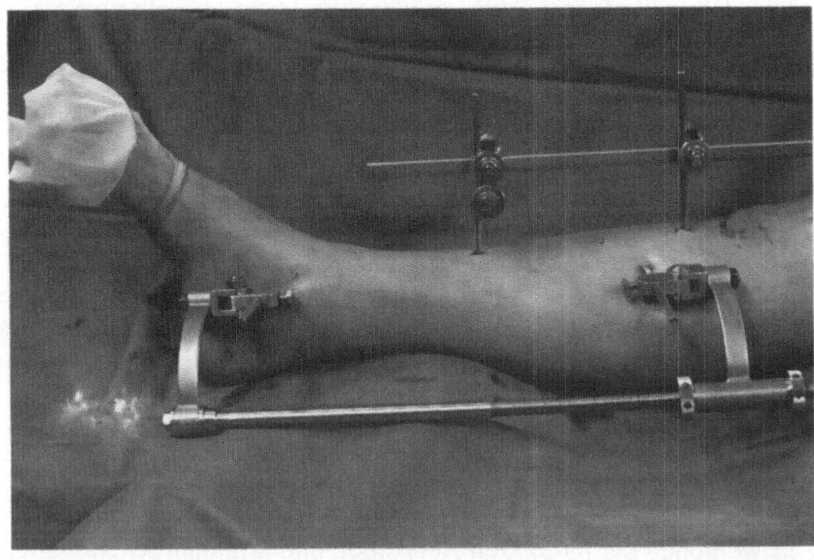

Abb. 1. Medial angebrachter Distraktor zwischen Tibia und Talus zur indirekten Reposition einer Pilon tibial Fraktur

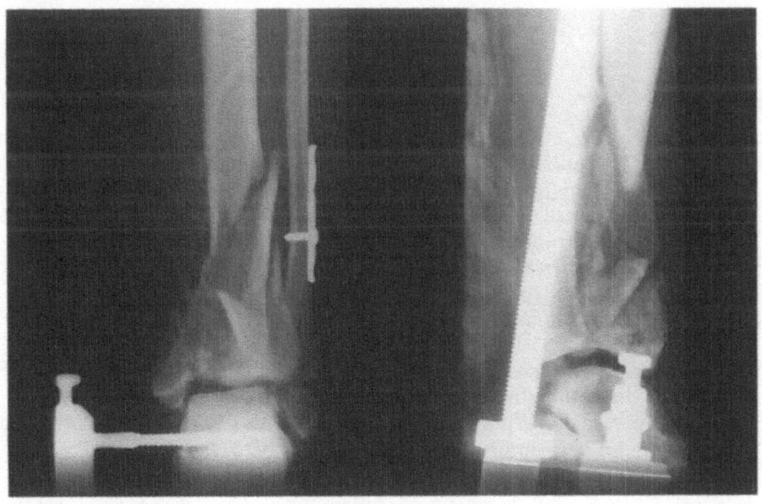

Abb. 2. Röntgenbild bei bereits distrahierter Pilon-Fraktur. Länge und Achsen des Knochens sind weitgehend wiederhergestellt

Anwendung z.B. des Plattenspanners ist durchaus die erreichte Stabilität zu objektivieren. In Situationen, in denen die Gegenkortikalis zertrümmert ist bzw. Defekte aufweist, bleibt die Montage instabil, es kann jedoch durch eine vorübergehende Fixateur-externe Montage als Ersatz für die Gegenkortikalis eine ausreichende Stabilität erreicht werden. Die Frakturzone erhält eine rasche Stabilisierung durch eine starke Kallusbildung, die aufgrund der noch guten Restvaskularität auch größere Frakturspalte überbrückt und sogar Defekte auffüllen kann [5, 6].

Klinische Erfahrungen

Die klinischen Erfahrungen wurden experimentell untermauert durch vergleichende Untersuchungen zur Behandlung experimentell gesetzter subtrochanterer Mehrfragmentfrakturen an Schafen. An insgesamt 36 Frakturen wurden die Heilungsverläufe von direkt reponierten bzw. indirekt reponierten Frakturen untersucht. Dabei zeigte sich in der indirekt reponierten und atraumatisch plattenfixierten Gruppe nach 12 Wochen sowohl eine höhere Kallusdichte als auch eine höhere Bruchfestigkeit.

Schlußfolgerung

Die Methoden der indirekten Reposition und atraumatischen Plattenosteosynthese sind besonders im subtrochanteren und supracondylären Bereich, aber auch im Bereich des Tibiakopfes und bei Pilon-Frakturen anzuwenden. Auch supracondyläre Oberarmfrakturen sind für indirekte Repositionsmethoden geeignet.

Literatur

1. Tscherne H, Trentz O (1977) Operationstechnik und Ergebnisse bei Mehrfragment- und Trümmerbrüchen des Femurschaftes. Unfallheilkd 80:221–230
2. Lüscher JN, Rüedi T, Allgöwer M (1978) Erfahrungen mit der Plattenosteosynthese bei 131 Femurschafttrümmerfrakturen. Helv chir Acta 45:39–42
3. Kinast C, Bolhofner BR, Mast JW, Ganz R (1989) Subtrochanteric Fractures of the Femur. Clin Orthop 238:122–130
4. Mast J, Jakob R, Ganz R (1989) Planning + Reduction Technique in Fracture Surgery. Springer Verlag
5. Thielmann FW, Blersch E, Holz U (1988) Die Plattenosteosynthese der Femurschaftfraktur unter Beachtung biologischer Gesichtspunkte. Unfallchir 91:389–394
6. Schoots FJ, van den Wildenberg FA, van der Sluis FR, Goris RJ (1989) Extralange Plattenosteosynthese bei Femurfrakturen. Unfallchir 92:373–378

Die 3-Rohr-Modulartechnik

D. Höntzsch[1], S. Weller[1], A. Fernandez[2] und P. Regazzoni[3]

[1] BG Unfallklinik Tübingen (Ärztl. Direktor: Prof. Dr. Dr.h c. S. Weller), Schnarrenbergstraße 95, D-W-7400 Tübingen
[2] Hospital Britanico, Montevideo, Uruguay (Ärztl. Direktor: Prof. Dr. Masliah)
[3] Universitätsklinik Basel, Departement für Unfallchirurgie (Leitung Priv.Doz. Dr. P. Regazzoni), CH-4031 Basel

Einleitung

Der Fixateur externe ist aus der Behandlung von Frakturen nicht mehr wegzudenken. Er hat sich bei der Versorgung von Frakturen in geschlossenem oder offenem Weichteilschaden, bei Mehrfachverletzten und in der septischen Chirurgie bewährt. Durch eine Modulartechnik wird bei der Implantation, Reposition und Stabilisierung ein wesentlicher Fortschritt erzielt. Die Technik kann bei Montagen bei Schaftfrakturen und bei gelenküberbrückenden Montagen angewendet werden.

Prinzip

Jedes Fragment wird für sich mit Schanz'schen Schrauben und/oder Steinmann-Nägeln gefaßt. Die Schanz'schen Schrauben und/oder Steinmann-Nägel in einem Fragment (oder Gelenkseite bei gelenküberbrückenden Montagen) werden durch Rohre verbunden, welche zur Fraktur (oder Gelenk) hin einige cm überstehen. Diese überstehenden Enden werden mit einem 3. Rohr über jeweils eine Rohr-zur-Rohr-Backe (tube to tube clamb) verbunden. Diese Ver-

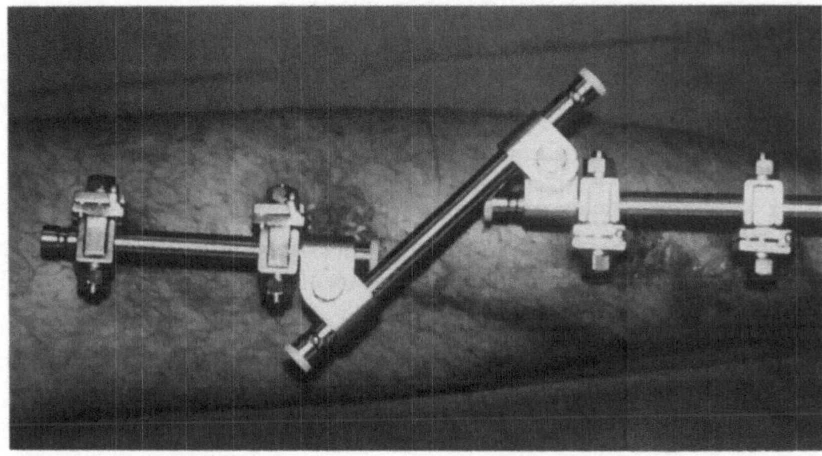

Abb. 1. Prinzip der 3-Rohr-Modulartechnik an einer einfachen Konstruktion

Hefte zu der Unfallchirurg, Heft 230
6. Deutsch-Österr.-Schweiz. Unfalltagung

bindungen bleiben für die Reposition offen und frei beweglich. Die Fragmente sind nun für die Reposition in allen 6 Freiheitsgraden (longitudinal, sagittal, frontal, Rotation, Varus/Valgus, Ante/Rekurvation) frei beweglich. Bei erreichter Reposition werden die Verbindungsbacken arretiert. Die Reposition ist damit stabilisiert. Durch Lösen der Verbindungsbacken sind jederzeit und wiederholt Korrekturen möglich.

Endgültige Stabilisierung

Je nach dem, wieviel Stabilität erwünscht und notwendig ist, kann das System dann komplettiert werden. Wenn für das OA-Rohrsystem z.B. ein Längsträger ausreicht ist die Montage auch mit der „3-Rohr-Technik" fertiggestellt, da die neben Rohr-zu-Rohr-Backen genügend Haltekraft haben. Ist ein System mit zwei Längsträgern notwendig, wird ein weiteres Rohr zwischen zwei, drei oder vier der Schanz'schen Schrauben aufgesetzt, so daß die proximale und distale Gruppe nochmals verbunden sind. Besonders die Rotation wird damit gesichert. Es ist aber auch die Fortsetzung zum V-förmigen oder jeder anderen Konfiguration möglich. Repositionsmanöver mit der Modulartechnik und endgültige Stabilisierung sind als zwei verschiedene Prinzipien gedanklich streng zu trennen.

Vorteile

Freie Ortswahl

Der Implantationsort für die Schanz'schen Schrauben und/oder Steinmann-Nägel kann vollkommen frei gewählt werden, so wie es die anatomischen Gegebenheiten und das Verletzungsmuster am günstigsten erfordert.

Beispiele für die beste Plazierung:
Oberschenkel: Lateral in der Zone der geringsten Relativbewegung der Weichteile.
Tibiaschaft: Ventral oder ventromedial.
Distale Tibia: Ventromedial wegen der ventral gelegenen Sehnen.
Tibiakopf: Je nach Bedarf längs, V-förmig und/oder transversal mit Steimann-Nagel zur Verbesserung der Stabilität.
Calcanaeus: Medial oder ventral oder transversal mit Steinmann-Nagel.
Ellenbogen: Ulna ulnarseitig oder Oberarm lateralseitig, dadurch bleiben Pro- und Supination frei.

Die Liste könnte beliebig fortgesetzt werden. Darüber hinaus kann das Verletzungsmuster berücksichtigt werden.

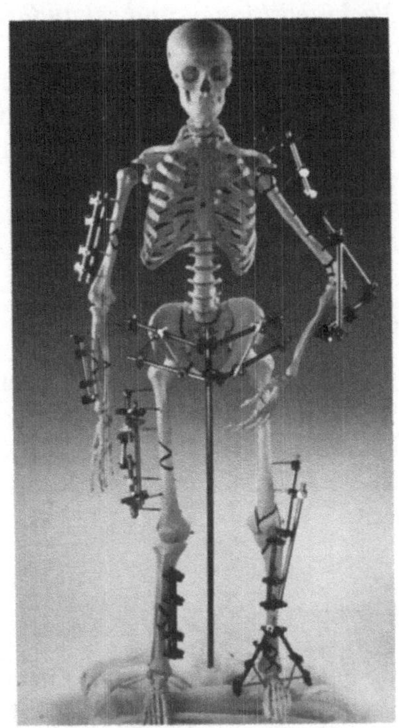

Abb. 2. Die Modulartechnik erlaubt Fixateur externe Montagen an allen Körperregionen, in jeder gewünschten Montageform

Repositionsmanöver erleichtert

Wie beschrieben ist die Reposition in allen 6 Freiheitsgraden frei. Besonders wichtig, daß auch der Längsschub und Längszug über viele cm frei ist. Dies ist besonders vorteilhaft beim Oberschenkel. Nach der Reposition sind bis auf das Arretieren der zwei Verbindungsbacken keine weiteren Manöver notwendig. Bei der konventionellen Technik muß nach der Repositon der Fixateur externe in mehr oder weniger korrekter und mehr oder weniger erzwungener Lage implantiert werden.

Eine zusätzliche Erleichterung erreicht man durch vorübergehendes Anklemmen von langen Rohren, die dann während der Reposition als lange Griffe verwendet werden können.

Weichteilschonung

Da jedes Fragment bereits vor der Reposition mit „seinem Teil" des Fixateur externe verbunden ist, müssen die Weichteile für die Repositionsmanöver nicht angefaßt, gedrückt oder gezogen werden. In der Klinik hat sich dies als großer Vorteil erwiesen.

Nachrepositionen und sekundäre Repositionen möglich

Mit der Modulartechnik sind während der Erstversorgung aber auch sekundär größere oder kleinere Korrekturen möglich, ohne daß Schanz'sche Schrauben umgesetzt werden müssen. Dahingegen läßt ein einfaches System ein Umsetzen der Schanz'schen Schrauben wenig bis gar keine, und dann nur durch die Technik vorgegebene Korrekturen zu.

Anwendung

Die Modulartechnik ist bei allen Frakturen und Verletzungsmustern möglich. Sie kann an jedem anatomischen Ort, am Schaft oder gelenküberbrückend, kombiniert und bei jeder vorgesehenen Montageform (Klammer mit einem Rohr, Klammer mit zwei Rohren, V-förmig oder komplex) durchgeführt werden.

Literatur

1. Boltze WH (1976) Fixateur externe (Rohrsystem) AO Bulletin
2. Burri C, Claes L (1979) Indikation und Formen der Anwendung des Fixateur externe am Unterschenkel. Unfallheilkd 84:177
3. Claes L, Burri C, Heckmann G, Rüter A (1979) Biomechanische Untersuchungen zur Stabilität von Tibiaosteosynthesen mit dem Fixateur externe und einer Minimalsosteosynthese. Akt Traumatol 9:185
4. Fernandez A (1985) Externe Fixation of the leg using Unilateral Biplanar Frames. Arch Orthop Trauma Surg 104:182–186
5. Fernandez A (1989) Modular External Fixation im Emergency with the AO Tubular System. Masliah, R. Mondevideo, Urugvay
6. Gotzen L, Haas N, Schlenzka R (1984) Der Einsatz des Monofixateurs bei geschlossenen Unterschenkelfrakturen. Orthopäde 13: 287–292
7. Hierholzer G, Kleining R, Hörster G (1977) Osteosynthese mit dem Fixateur externe. Unfallchir 3:209
8. Höntzsch D (1989) Erleichterung der Repositionsmanöver besonders am Oberschenkel mit dem Fixateur externe. Akt Traumatol 19:305–307
9. Holz U, Weller S (1975) Möglichkeiten der äußeren Fixation. Chirurg 46:97–101
10. Kleining R (1981) Der Fixateur externe an der Tibia. Unfallheilkd 151
11. Weber B, Magerl F (1985) The External Fixator. Springer Verlag, Berlin
12. Weller S (1982) Der Fixateur externe im Dienst der Prophylaxe und Therapie von Infektionen. Akt Traumatol 12:43

Die Endo-Helix – ein Markraumstabilisator für Röhrenknochen

R. Labitzke

Klinik für Chirurgie und Unfallchirurgie (Chefarzt: Prof. Dr. R. Labitzke),
Schützenstraße 9, D-W-5840 Schwerte

Kallus ist die natürliche Reaktion des Knochens auf äußere Reize und seine physiologische Antwort auf eine Fraktur. Neben der Atrophie, die der Minderbelastung folgt, ist Kallus die einzig mögliche Ausdrucksform ossärer Bioarchitektur, die unter dem Einfluß wechselnder Druck-Zug Belastungen entsteht und deren zwangsläufige Folge er ist.

Eigenartigerweise haben wir ihn einige Jahrzehnte zugunsten der „primären Knochenheilung" zu unterdrücken gesucht und als etwas Archaisches abgetan, das zu den Zeiten moderner Osteosynthesen nicht mehr paßt. Erst Ilisarow hat ihm zu einer Renaissance verholfen, die nun, nach den Jahren der Verdrängung, mit voller Wucht aufblüht und uns die Augen wieder öffnet über diese Zusammenhänge, deren Kenntnisse auf A. Bier, L. Rehn und deren Zeitgenossen um die Jahrhundertwende zurückgehen.

Wenn wir Kallus wieder zum Maßstab der knöchernen Heilung machen – wie das seit Hippokrates der Fall war – brauchen wir für ein Implantat nicht mehr hohe Rigidität und für eine Osteosynthese nicht mehr absolute Stabilität zu fordern, sondern es genügt, zu postulieren, das Implantat solle die Reposition sicher halten und osteogenetisch wirksame Kräfte, also Druck und Zug im

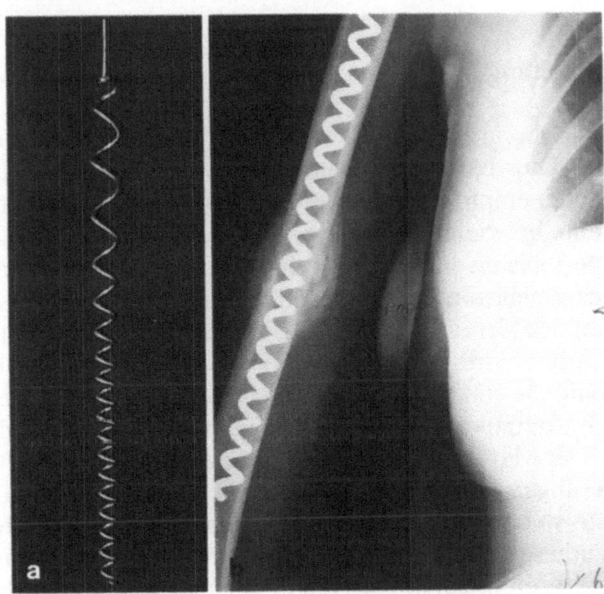

Abb. 1 a, b. Die Endo-Helix. **a** Das Implantat, **b** Oberarmquerbruch, gut strukturierter Kallus 35 Tage postoperativ

Hefte zu der Unfallchirurg, Heft 230
6. Deutsch-Österr.-Schweiz. Unfalltagung

Wechsel, im Bruchbereich zulassen – ohne jedoch selbst, z.B. durch Zerstörung des ossären Gefäßsystems, dem Knochen Schaden zuzufügen. Wir hätten damit sowohl biologisch sowie biomechanisch optimale Voraussetzungen zur Frakturheilung geschaffen.

In der „Endo-Helix" sehen wir ein solches Implantat mit idealen Eigenschaften zur Bruchheilung. Sie fordert durch Vorgabe einer hohen axialen und Biegesteifigkeit geradezu die Wechselbelastung der Fraktur und hat den biologischen Vorteil, das endostale Gefäßsystem und die spongiöse Architektur weitgehend zu erhalten, denn sie wird nicht eingeschlagen, sondern über einen führenden Kirschner-Draht eingedreht. Die Markhöhle braucht also nicht ausgebohrt zu werden.

Die Ergebnisse an 12 Röhrenknochen – 9 Humeri, 1 kindlicher Femur und 2 Tibiae – sind ermutigend. Alle Frakturen heilten ohne äußere Hilfsmittel in weniger als 6 Wochen.

Weitere, insbesondere tierexperimentelle und biomechanische Versuche werden folgen, um die Pathophysiologie des Implantat-Knochenverbundes genauer zu analysieren.

Versorgung von Humerusschaftfrakturen mit dem Verriegelungsnagel nach Seidel

H. Seidel, H. Gehrckens und K. Rippmann

Hafenkrankenhaus, Zirkusweg 11, D-W-2000 Hamburg 36

Einleitung

Die Oberarmfrakturen werden zu den gut zu behandelden Frakturen gerechnet. Dies belegte L. Böhler [1] mit einer 1.200-Fallstudie aus Wien. Die von Böhler empfohlene konservative Behandlung ist zeit- und personalintensiv und heute bei vielen Patienten nicht mehr mit dem gleichen Erfolg durchzuführen. Die meisten Patienten verlangen eine sofort schmerzfreie, stabile und möglichst belastbare Frakturbehandlung. Bei Patienten mit traumatischem Schaden des Nervus radialis, bei Patienten mit mehreren Brüchen und Polytraumatisierten wird die operative Frakturstabilisierung allgemein gefordert. Zudem sollte die stationäre Behandlungszeit ebenso wie die Konsolidierungszeit kurz, die Komplikationsrate klein, wenn möglich vermeidbar sein.

Der Marknagel in neuer Konzeption als Verriegelungsnagel erfüllt diese Forderungen. Die Operationstechnik ist einfach, der Eingriff schnell duchzuführen, so daß die Nagelung ideal für polytraumatisierte Patienten ist. Die Osteosynthese ist so stabil, daß selbst der Gang an Unterarmstöcken nach Mehrfachfrakturen möglich ist. Noch einfacher als die Nagelimplantation ist seine Ent-

Hefte zu der Unfallchirurg, Heft 230
6. Deutsch-Österr.-Schweiz. Unfalltagung

fernung. Eine ausgedehnte und zum Teil für den N. radialis gefährliche Weichteilpräparation wie bei der Plattenosteosynthese entfällt gänzlich.

Prinzip des Humerusverriegelungsnagels

Der von uns entwickelte Humerusverriegelungsnagel ist eine Weiterentwicklung des Marknagels nach Küntscher. Dieser hat typische Nachteile, die bei dem neuen Nagel nicht mehr vorkommen. Der Küntscher-Nagel mußte, um eine ausreichende Stabilität zu erreichen, einen großen Durchmesser haben. Dadurch traten häufig operationsbedingte Sekundärfrakturen auf. Andererseits hat der klassische Küntscher-Nagel eine hohe Pseudarthroserate. Der Grund war die mangelnde Stabilisierung im proximalen Humerus. Diese Instabilität führte zum Heraustreten des Nagels an der Schulter mit nachfolgendem Impingementsyndrom.

Der neue Humerusverriegelungsnagel hat einen Standarddurchmesser von 9 mm. Dadurch läßt er sich leicht in den Humerus einsetzen. Der Nagel ist hohl und ungeschlitzt. Dadurch wird eine große Biege- und Verwindungsstabilität erreicht.

Die Längsstabilität der Osteosynthese wird durch die Verriegelung der Fragmente am Nagel erzielt. Proximal wird mit zwei gekreuzten selbstschneidenden Corticalisschrauben verriegelt. Distal wird mit einer neuen Technik intramedullär durch Aufspreizen des Nagels verriegelt. Die Nagelspitze kann von 9 mm bis auf 18 mm gespreitzt werden. Alle Schaftfrakturen bis 5 cm proximal der fossa olecrani können mit dem Nagel bewegungsstabil fixiert werden.

Operationstechnik

Der Nagel wird vom Schultergelenk her eingeführt. Die Hautinzision liegt frontal über dem Tuberculum majus und ist 2–3 cm lang. Die Rotatorenmanschette wird am Ansatz längs inzidiert. Der Markraum wird in der Fluchtlinie des Markkanals mit dem Pfriem eröffnet. Die Fraktur wird mit dem Bohrspieß reponiert. Aufbohren des Markraums bis auf 11 mm in 0,5 mm Schritten. Der Nagel wird über einem speziellen dünnen Führungsdraht in den Markraum eingeschoben. Versenken des Nagelendes bis zur Corticalis. Die nun folgende distale Verriegelung wird durch Linksdrehen und durch Hochschrauben der Verriegelungschraube in den Nagel durchgeführt. Danach wird über das externe Zielgerät, das am Nagel montiert ist die proximale Schraubenverriegelung durchgeführt. Distale wie die proximale Verriegelung ohne simultane Röntgenkontrolle. Dadurch wird die Strahlenbelastung reduziert.

Patientgut

Von Juni 1985 bis Dezember 1990 wurden 238 Patienten mit dem Humerusnagel behandelt. Versorgt wurden dabei 56 Humeruskopffrakturen, 172 Humerusschaftfrakturen und 10 Humerusschaftpseudarthrosen. Die Schaftfrakturen bestanden bei 91 Frauen und 81 Männern. Das Durchschnittsalter betrug 62 Jahre. Von den Schaftfrakturen waren 17% Quer-, 10% Schräg- und 6% Spiralbrüche. In 67% lagern Mehrfragment- und Trümmerbrüche vor. Der proximale Schaft war mit 60% häufiger beteiligt, als die übrigen Schaftsegmente. Bei 4 Patienten bestand ein traumatischer N. axillaris-Schaden und bei 6 Patienten ein N. radialis-Schaden. Im Fall von Nervenverletzung wird die Nagelung primär und in offener Reposition durchgeführt. 31% wurden innerhalb der ersten fünf Tage nach dem Unfall operiert, 8% am 6.–10. Tag nach dem Unfall und 61% nach dem 10. Tag.

Die anatomische fugendichte Reposition wird nicht erzwungen, da die Fragmente in der für den Marknagel typischen Callusheilung konsolidieren. Durch diese Technik wird die Operationszeit kurz gehalten. Sie betrug im Mittel 32 Minuten.

Ergebnisse

Bei 168 Patienten verheilte die Operationswunde primär. Bei 3 Patienten trat ein Wundinfekt auf, bei einem Patienten tief. Alle Infekte konnten beherrscht und ausgeheilt werden. Bei 88 Patienten ist das Material entfernt, bei 84 Patienten noch in situ. Fünf Patienten sind stationär verstorben. 119 Schaftfrakturen sind konsolidiert. Eine Pseudarthrose wurde duch Aufbohren, eine interne Spongiosaplastik und Renagelung zur Abheilung gebracht. Bei zwei Patienten bestand eine verzögerte Frakturheilung. Die Pseudarthrose war ebenso wie die verzögerten Frakturheilungen durch Muskelinterposition in den Frakturspalt bedingt.

Die Schulter- und Armfunktion wurde durch die Nagelung nicht beeinflußt. Insbesondere wurde die Rotatorenmanschette durch die Operation nicht auf Dauer beeinträchtigt. Es bestanden lediglich zum Zeitpunkt der Operation und zum Zeitpunkt der Materialentfernung leichte Schmerzen und Funktionseinbußen.

Diskussion

Der vorgestellte Humerusverriegelungsnagel ist einfacher und für den Patienten schonender in den Oberarm einzubringen als die bisher verfügbaren Marknägel. Die bisher röntgenintensive Verriegelung des Nagels kann vollständig ohne strahlenbelastenden Bildwandler durchgeführt werden.

Günstig für den Patienten ist die Funktionsstabilität und schnelle Schmerzfreiheit nach der Operation. Operativ bedingte Nervenschäden wurden in unserem Patientengut nicht beobachtet. Diese Komplikation ist im Gegensatz zur Plattenosteosynthese bei der Materialentfernung gänzlich ausgeschlossen. Die geringe Pseudarthroserate von 1% ist durch die für die Methode typische Callusheilung der Fraktur zu erklären. Die Indikation ist wegen der schnell durchzuführenden Operation besonders bei polytraumatisierten Patienten gegeben. Bei diesen Patienten ist die durch den Nagel erzielte Pflegestabilität besonders wertvoll. Bei unseren 35 Patienten mit einem Polytrauma bzw. Mehrfachfrakturen verheilten alle Frakturen ohne Komplikation. Diese Tatsache beweist, daß auch ohne intensive funktionelle Therapie, wie von Sarmiënto [2] gefordert, die Fraktur nur mit dem Marknagel stabil geführt wird und rasch konsolidiert. Ebenso spricht dieser Verlauf für die Gutartigkeit dieser Fraktur, wie sie bereits durch L. Böhler festgestellt wurde.

Literatur

1. Böhler L (1951) Die Technik der Knochenbruchbehandlung, Wien W Maudrich
2. Sarmiënto A, Kinman PB, Calvin EG, Schmitt RH, Philips JG (1977) Functional bracing of fractures of the shaft of the humerus. J Bone Joint Surg 59A:596–601
3. Seidel H (1989) Humeral locking nail: A preliminary report. Orthopedics 12:219–226

Verriegelungsnagelung des Humerusschaftbruches, Indikation

F.G.J. Laudy

Chirurgische Abteilung, St. Maartens Gasthuis, Tegelseweg 210, NL-5912 Bl Venlo

Einleitung

In den meisten Fällen ist die konservative Behandlung des Humerusschaftbruches die erste Wahl. Diese Fraktur macht 1% aller Extremitätenfrakturen aus. Die funktionelle Behandlung dieser Fraktur mit dem Brace nach Sarmiënto und Latta ist heute die Standardtherapie. Diese Behandlung stellt eine einfache und, bei Beachtung weniger Richtlinien, sichere Methode dar.

Lorenz Böhler bezeichnete den Oberarmschaftbruch als den gutartigsten unter den Schaftbrüchen der langen Röhrenknochen. Meistens zeigt die Humerusschaftfraktur eine einfache Bruchform. Die Reposition und Retention der Fraktur wird von dem dicken Weichteilmantel unterstützt. Da der Weichteilmantel gut durchblutet ist, heilt die Fraktur rasch aus.

Die knöcherne Ausheilungszeit betrug in großen Sammelstatistiken durchschnittlich 6 Wochen. Achsenknickungen bis zu 20° und Verkürzungen einer Schaftbreite sind für das funktionelle und kosmetische Endergebnis von keiner Bedeutung. Die Pseudarthrosenrate nach konservativer Behandlung beträgt 0,4–1% und nach einer operativen Behandlung steigt diese Rate öfters bis auf das Sechsfache. Hinzu kommt, daß die Pseudarthrose nach operativer Behandlung häufig zusätzlich infiziert ist und ein wesentlich größeres Problem darstellt

Hefte zu der Unfallchirurg, Heft 230
6. Deutsch-Österr.-Schweiz. Unfalltagung

als nach konservativer Behandlung. Die iatrogene Radialisparese als frakturspezifische Operationskomplikation kommt da noch hinzu.

In Anbetracht der guten konservativen Behandlungsergebnisse erscheint eine Osteosynthese des Humerusschaftes nur dann gerechtfertigt, wenn ihr Vorteil, die primäre Übungsstabilität, die Risiken der Operation vertretbar machen. Demzufolge sind die Indikationen der operativen Versorgung der Humerusfrakturen eng begrenzt. Eine Oberarmschaftfraktur soll nur dann primär operativ versorgt werden, wenn eine der folgenden absoluten oder relativen Indikationen vorliegen.

Absolute Indikationen:
1. Zweit- und drittgradig offene Frakturen
2. Frakturen mit Gefäßverletzung
3. Pseudarthrosen
4. Frakturen mit einer sekundären Radialisparese
5. Kettenfrakturen der oberen Extremität

Relative Indikationen:
1. Pathologische Frakturen
2. Polytraumapatienten mit einer Humerusfraktur
3. Doppelseitige Humerusfrakturen
4. Humerusfrakturen mit Gelenkbeteiligung
5. Schlecht reponierbare oder retinierbare Frakturen
6. Schlechte Kooperation des Patienten, zum Beispiel Schädelhirntrauma
7. Wunsch des Patienten

Für die operative Stabilisierung von Humerusfrakturen kommen drei Verfahren in Betracht:
Die AO DC-Platten Osteosynthese,
der Fixateur externe,
die intramedulläre Osteosynthese.

Anfang der 70er Jahre hat sich die Plattenosteosynthese des Humerusschaftbruches wegen ihrer optimalen Stabilität und die Möglichkeit der frühfunktionellen Nachbehandlung als die Methode der ersten Wahl durchgesetzt. Diese Methode hat aber eine relativ hohe Komplikationsrate, wie Implantatlockerung, Pseudarthrose, Nervenschädigungen und Infektionen. Eine Indikation zur Plattenosteosynthese ist die Humerusschaftfraktur im distalen Bereich des Schaftes oder wenn gleichzeitig eine Gelenkbeteiligung dieser Fraktur besteht. Dieses Verfahren stellt eine hohe Anforderung an den Operateur und ist oft sehr zeitaufwendig.

Eine klare Indikation zur externen Fixation stellen die zweit- und drittgradig offenen Frakturen dar. Eine relative Indikation sind die Polytraumapatienten mit Frakturen verschiedener Extremitäten wegen der Möglichkeit mit diesem Verfahren eine rasche und einfache Stabilisierung zu erreichen.

Das dritte Verfahren, eine Humerusschaftfraktur zu stabilisieren, ist die intramedulläre Osteosynthese mit Rush pin, Bündelnagelung nach Hackethal, Federnagelung nach Ender, Marknagelung nach Küntscher.

Die intramedulläre Osteosynthese gewährleistet keine ausreichende Rotationsstabilität, so daß die Pseudarthrosenbildung programmiert ist. Durch die Entwicklung des Verriegelungsnagels ist die Rotationsstabilität der Marknagelung verbessert worden. Dies hat zu einer Renaissance der Marknagelung geführt und die Indikationen dieses Verfahrens am Femur und Tibia erheblich ausgeweitet.

Die guten Ergebnisse der Verriegelungsnagelung der Frakturen an der unteren Extremität haben dazu geführt, diese Methode am Humerus zu überprüfen. Im Jahre 1985 haben Seidel und Mitarbeiter am Hafenkrankenhaus Hamburg eine neue konstruktive Gestaltung des Verriegelungsnagels am Oberarmschaft entwickelt. Die proximale Verriegelung wird mit einem am proximalen Ende des Nagels verbundenen Zielgerät durchgeführt, die distale Verriegelung durch Einschrauben eines Bolzens im distalen Nagelende, wodurch der Nagel am Ende gespreizt wird und sich verklemmt in dem Markkanal. Die proximale und distale Verriegelung des Nagels ist ohne Bildwandler möglich.

Mit dieser Verriegelung erreicht man, neben den klassischen Vorteilen der Nagelung, die Rotationsstabilität, eine höhere Belastbarkeit, eine bessere Kontrolle der Biegekräfte und die Ausweitung der Nagelungsindikationen bei Schaftfrakturen bis 5 cm über der distalen Humerusgelenkfläche.

Seit Anfang 1987 bis Ende 1990 wurden 28 Oberarmschaftbrüche mit diesem Verriegelungsnagel operativ versorgt.

Tabelle 1. Die verschiedenen Indikationen zu diesem Verfahren waren:

Pathologische Fraktur	11
Pseudarthrosen	5
Polytrauma	5
Kettenfraktur	3
Doppelseitige Fraktur	2
Nicht kooperativer Patient	2

Eine retrospektive Nachuntersuchung dieser Patientengruppe zeigte, daß nur einmal eine oberflächliche Infektion auftrat. Bis heute wurde einmal ein Implantatversagen festgestellt und es hat sich keine Pseudarthrose gebildet. Die knöcherne Ausheilung wurde festgestellt zwischen 7 und 12 Wochen, mit einem Durchschnittswert von 9 Wochen. Die Pseudarthrosen heilten primär zwischen 8–15 Wochen aus, mit einem Durchschnittswert von 12 Wochen, ohne zusätzliche Spongiosaplastik. Die Stabilisierung der Metastasenfrakturen des Humerusschaftes war in der Regel nur lediglich eine palliative Versorgung und wurde nur durchgeführt um die Lebensqualität dieser Patientengruppe zu verbessern. Inzwischen sind 3 Patienten dieser Gruppe an ihrem Grundleiden verstorben. Auf Grund dieser Nachuntersuchung könnte eine vorläufige Schlußfolgerung gezogen werden, daß der Verriegelungsnagel zur operativen Behandlung des Humerusschaftbruches eine zuverlässige, komplikationsarme Osteosynthese ist.

Der Verriegelungsmarknagel nach Seidel am Humerus – klinische Ergebnisse

C. Ulrich, H. Burgis, K.E. Teubner und W. Muth

Unfallchirurgische Klinik, Klinik am Eichert, Eichertstraße, D-W-7320 Göppingen

Aufgrund der guten Heilungsbedingungen am Humerusschaft ist die geschlossene Oberarmfraktur nach wie vor eine Domäne der konservativen Behandlung.

Trotzdem hat die offene Reposition und interne Fixation in bestimmten Fällen ihre Berechtigung. Dabei werden als absolute Indikationen die zweit- und drittgradig offenen Brüche, Gefäßverletzungen, Serienfrakturen der oberen Extremität, doppelseitige Humerusschaftfrakturen, der primäre und sekundäre Schaden des N. radialis und die Pseudarthrosen bezeichnet, während das Polytrauma, die Querfraktur, die distale Schaftfraktur, erhebliche Fehlstellungen und nicht zuletzt der Patientenwunsch relative Indikationen darstellen [5].

Implantatseitig konnten am Humerus aber weder die bisher vorgestellten intramedullären Fixationssysteme bzw. -kraftträger noch die offene Reposition und Osteosynthese mit der breiten Oberschenkel-DCP vollständig überzeugen: Während erstere durch geringe Standardisierung gekennzeichnet sind und häufig nur in der Hand gewisser Experten gleichmäßige Ergebnisse zeigten, wiesen gerade die Erfahrungsberichte über die am meisten verbreitete und eher standardisierte Methode der Plattenosteosynthese am Oberarm aber auf die in ihrem Gefolge überproportional häufig auftretenden Heilungsstörungen hin. Als wichtigste Ursache hierfür wurde die Freilegung der Fraktur mit den daraus folgenden Devastierungsnekrosen des Knochens identifiziert [1]. Auch gegenwärtig sind die Komplikationen bei sachgerechter konservativ-funktioneller Therapie durchwegs geringer als bei der offenen Reposition und internen Fixation [2, 3, 4, 5].

1985 hat Seidel ein speziell an den Humerus adaptiertes Implantat vorgestellt, das von der Konzeption her dazu geeignet schien, den speziellen Erfordernissen am Oberarm eher gerecht zu werden als die von anderen Extremitätenregionen übernommenen Verfahren [6].

An unserer Klinik waren es nun primär die nicht sehr häufigen Probleme im Verlauf einer konservativ-funktionellen Behandlung aufgrund mangelnder Patientencompliance mit daraus entstehenden Diastasen bei Querfrakturen, die uns dazu bewogen, dieses Implantat erstmals einzusetzen.

Die Operation selbst, der postoperative Verlauf und die schnelle Ausheilungszeit waren für uns so ermutigend, daß wir dieses Verfahren einer größeren Serie von Patienten anboten, bei denen die Indikation zur konservativen Behandlung grenzwertig oder zumindest nicht unproblematisch waren.

Hefte zu der Unfallchirurg, Heft 230
6. Deutsch-Österr.-Schweiz. Unfalltagung

Nachuntersuchung, Material und Methode

3 Jahre nach Einführung dieses Verfahrens sahen wir uns berechtigt, eine erste Bilanz zu ziehen, die sich folgendermaßen darstellt:

Von 6/87–6/90 haben wir 50 Patienten mit Oberarmfrakturen mit dem Seidel-Nagel stabilisiert. Das Verhältnis von Männern zu Frauen war 30:20, das Durchschnittsalter betrug 61,2 (25–98) Jahre. Die Indikationen zeigt Tab. 1.

Tabelle 1. Indikation (n = 50)	n
Frakturdehiszenz unter koservativer Behandlung	15
Querfraktur	7
Gleichseitige zusätzliche Fraktur der Extremität	6
Patientenwunsch	17
pathologische Fraktur	5

Dabei fällt der hohe Anteil von Patienten auf, die sich nach Vorstellung alternativer Behandlungsverfahren für dieses Konzept entschieden. Die Frakturlokalisation war 18mal proximal, 26mal mittig und 6mal distal zu finden.

Zusatzverletzungen an der gleichen Extremität fanden sich 3mal an der Schulter, 3mal am Ellenbogengelenk und 4mal am Unterarm in Form von additiven Frakturen, die ebenfalls operativ versorgt wurden.

Durchschnittlich 12–24 Monate nach der Metallentfernung, die frühestens 1 Jahr nach der Implantation durchgeführt wurde, konnten wir bisher 38 Patienten nachuntersuchen, wobei als Untersuchungsparameter das Röntgenbild, die direkt gemessene Funktion am Patienten und die Sonographie des Schultergelenkes eingesetzt wurden. Letztere schien uns insbesondere deswegen wichtig, weil ein Hauptargument gegen das Implantat von Anfang an die bewußte Läsion der Rotatorenmanschette bei der Implantation des Nagels darstellt.

Ergebnisse

Es fanden sich bei diesen Patienten 8mal meßbare Bewegungseinschränkungen am Schultergelenk und 10mal eine subacromiale Verkalkung. Die sonographischen Befunde zeigten häufig eine Verklebung der Gleitschichten, die aber nicht mit der Funktion korrelierte. 8mal fanden wir eine distale Schraubenlokkerung und 1mal einen Infekt.

Dieser war offensichtlich durch eine Hitzenekrose des distalen Fragmentes induziert worden und heilte nach Nagelentfernung und PMMA-Kettenapplikation intramedullär aus.

Als Frühkomplikationen fanden wir direkt nach dem Einschlagen des Nagels 6mal den Ausbruch eines mittleren zusätzlichen Fragmentes und 2mal eine zusätzliche Fraktur im distalen Fragment (Tab. 2). Wie von der Marknagelung allgemein bekannt, heilten diese zusätzlichen Frakturen aber innerhalb der Zeit, die auch die Hauptfraktur benötigte, ohne weitere Maßnahmen aus.

3mal führte die Nagelung zu einer Frakturdehiszenz unter 1 cm ohne Beeinträchtigung der Kallusindikation.

Tabelle 2. Komplikationen (n = 50)

	n
subacromiale Ossifikation	20
Bewegungseinschränkung im Schultergelenk	8
distale Schraubenlockerung	8
Infekt	1
zusätzlicher Fragmentausbruch	6
zusätzliche Fraktur distal	2
geringe Frakturdehiszenz (< 1 cm)	3

Bei der Messung der Funktion boten 30 Patienten Seitengleichheit mit vollständigem Schürzen- und Nackengriff, 4 Patienten schafften nur Schürzen- oder Nackengriff, zwei weder das eine noch das andere und zwei Schultern waren eingesteift.

Bei den zwei schlechten Ergebnissen bestand einmal eine pathologische Fraktur, der andere Fall betraf einen bettlägrigen Patienten ohne Mitarbeit. In keinem Fall stand das sonographische Bild mit dem Nachweis von Verkalkungszeichen in der Rotationsmanschette oder Verklebungen der Gleitschichten in direkter Korrelation zu der gefundenen Funktion.

Zusammenfassung

Zusammenfassend kann das Konzept des intramedullären Kraftträgers an der oberen Extremität mit einem speziell dazu angepaßten Implantat auch für den Oberarm gelten, wenn man der Philosophie der indirekten Fixation und Unterstützung der biologischen Knochenheilung folgen mag, die in den letzten Jahren zunehmend die Forderung nach primärer Knochenheilung mit der dazu erforderlichen offenen Reposition verdrängt hat.

Literatur

1. Baranowski D, Brug E (1989) Aktuelle Indikationen zur Bündelnagelung. Unfallchir 92:486–494
2. Giebel G, Tscherne H, Reißmann K (1986): Die gestörte Frakturheilung am Oberarm – Atiologie, Therapie und Ergebnisse von 40 aseptischen Fällen. Unfallchir 89:353–360
3. Kayser M, Muhr G, op den Winkel R, Ekkernkamp A (1986) Funktionelle Behandlung der Humerusfraktur nach Sarmiento – Ergebnisse nach 3jähriger Erfahrung. Unfallchir 89:253–258
4. Sarmiënto A, Kinman PB, Galvin EG, Schmitt RH, Phillips IG (1977) Functional bracing of fractures of the shaft of the humerus. J Bone Joint Surg (A) 59:5–14
5. Schweiberer L, Poeplau P, Gräber S (1977) Plattenosteosynthese bei Oberarmschaftfrakturen. Unfallheilkd 80:231–235
6. Seidel H (1989) Humeral locking nail A Preliminary Report. Orthopedics 12:219–226

Der Monofixateur zur Behandlung von Oberarmschaftfrakturen

R. Wölfel[1], W. Link[2], E. Spitzenpfeil[1] und H. Beck[1]

[1] Abteilung für Unfallchirurgie (Leiter: Prof. Dr. H. Beck), Chirurgische Universitätsklinik Erlangen (Direktor: Prof. Dr. F.P. Gall), Maximilianplatz, D-W-8520 Erlangen
[2] Leopoldiner Krankenhaus (Chefarzt: Priv.Doz. Dr. W. Link), Unfallchirurgische Klinik, Gustav-Adolf-Straße 8, D-W-8720 Schweinfurt

Einleitung

Bereits 1907 verwendete Lambotte einen Fixateur externe zur Stabilisierung einer Oberarmfraktur. Dieser unilaterale Klammerfixateur ist der Vorläufer des Monofixateurs, wie er heute in verschiedenen Modellformen Anwendung findet. Auch am Oberarm wurden lange Zeit Rahmen oder räumliche Montageformen des Fixateurs mit hoher Stabilität, aber auch mit daraus resultierender hoher Rigidität eingesetzt. Damit konnte ein Ziel des Fixateurs, nämlich die Neutralisierung des Frakturbereiches, erreicht werden. Eine dynamische Kompression kann mit dem Monofixateur – wir verwenden den Orthofix-Monofixateur – erzielt werden. Sie ist die Grundlage einer raschen knöchernen Konsolidierung.

Neben der sorgfältigen Indikationsstellung stellt auch die Verfahrenswahl ein Mittel zur Risikominderung dar. Für einfache Humerusschaftfrakturen ist die Bündelnagelung nach Hackethal ein effektives und risikoarmes Behandlungsverfahren. Die DC-Plattenosteosynthese setzen wir bei primären oder sekundären Nervus radialis-Schädigungen sowie bei ellenbogengelenknahen Humerusschaftfrakturen ein. Für den unilateralen Monofixateur nach de Bastiani unterscheiden wir primäre und sekundäre Indikationen:

I. Primäre Indikationen:
1. Offene Frakturen II. und III. Grades
2. Offene Frakturen I. Grades, älter als 6 Stunden
3. Geschlossene Frakturen mit Gefäßverletzung (z.B. Subclaviaeinriß)
4. Schußbrüche
5. Frakturen mit begleitenden Hauterkrankungen oder Verbrennungen
6. Frakturen mit Kompartmentsyndrom

II. Sekundäre Indikationen:
1. Infizierte Humerusschaftfraktur oder Infektpseudarthrose
2. Geschlossene Trümmerfraktur
3. Geschlossene Fraktur bei Patienten mit kardiopulmonaler Insuffizienz
4. Replantation

Hefte zu der Unfallchirurg, Heft 230
6. Deutsch-Österr.-Schweiz. Unfalltagung

Technik

Je nach Lokalisation und Ausdehnung der Schaftfraktur werden die Pins plaziert. Die Implantationsstellen sind so zu wählen, daß keine Gefahr einer Verletzung von Sehnen, Nerven und Gefäßen besteht. Es ist unvermeidbar, daß Muskeln von den Pins durchbohrt werden, was ihre Kontraktionsfähigkeit vermindert. Der Verlust an Beweglichkeit kann durch entsprechende Pinplazierung jedoch auf ein Mindestmaß reduziert werden. Ist eine Fixierung im proximalen Meta- oder Epiphysenbereich notwendig, so liegen die sogenannten sicheren Areale für die Transfixation ventral oder dorsal vom Humerus, aber auch lateral ist durch den M. deltoideus hindurch eine gefahrlose Pinplazierung möglich. Das Gefäß-Nervenbündel wird dadurch nicht bedroht. Eine Läsion der V. cephalica sollte ebenso wie die Fixation der langen Bicepssehne vermieden werden. Für die Plazierung im diaphysären Bereich liegt die sichere Zone ventrolateral. Für den distalen Metaphysen- und Epiphysenbereich kann als schmale sichere Hautzone die Region über dem Epicondylus lateralis angesehen werden (Abb. 1).

Die Montageform mit je zwei Pins proximal und distal der Fraktur erzeugt ausreichende Übungsstabilität. Dies gilt auch für komplizierte Frakturformen oder bei vorliegen einer Infektpseudarthrose. Hier werden natürlich die Regeln der Infektsanierung mit radikalem Debridment, Einsatz von lokalen Antibiotikaträgern sowie autologer Knochentransplantation angewandt.

Krankengut und Ergebnisse

Bis vor fünf Jahren setzten wir auch am Humerusschaft das Fixateur externe System nach Hoffmann ein. Meist waren es rahmen- oder zeltförmige Monta-

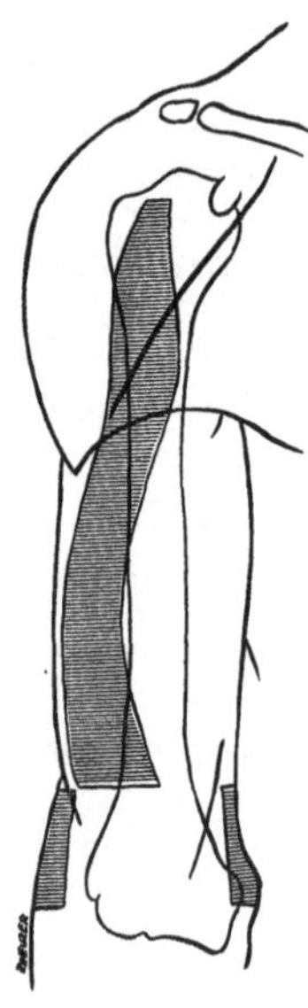

Abb. 1

gen, die dann im Laufe der Behandlung auf einen einseitigen Fixateur reduziert wurden. Häufig war schließlich ein Verfahrenswechsel notwendig oder mußte das Behandlungsregime durch konservative Maßnahmen ergänzt werden. Mit dem Monofixateur nach de Bastiani können wir Frakturen bis zur knöchernen Ausheilung behandeln. In einem Fall legten wir in der Nachbehandlungsphase noch einen Brace nach Sarmiënto an. Wir überblicken jetzt 11 Monofixateureinsätze am Oberarm. In neun Fällen waren es primäre Indikationen, in einem Fall lag eine Infektpseudarthrose vor und in einem weiteren Fall handelte es sich um eine geschlossene Fraktur. Acht Frakturen heilten zwischen zweieinhalb und sechs Monaten knöchern solide aus. Bei einem 23jährigen polytraumatisierten Patienten mit erstgradig offener Humerusschaftfraktur und begleitendem Abriß der A. subclavia kam es trotz Gefäßrekonstruktion zur Gangrän und Amputation des Armes.

Ein Verfahrenswechsel wegen einer Pseudarthrose wurde zweimal notwendig. Dabei wurde eine Pseudarthrose nach zweitgradig offener Fraktur sowie nach geschlossener Trümmerfraktur zur Ausheilung gebracht.

Zusammenfassung

Der Einsatz des Orthofix-Monofixateurs bei Oberarmschaftfrakturen erweist sich bei richtiger Indikationsstellung als ein suffizientes Behandlungsverfahren. Mit seiner Hilfe läßt sich bei ausgedehnter Weichteilschädigung eine optimale Sanierung durchführen, weil die unilaterale Montage den Zugang erleichtert. In gleicher Weise gilt dies für Sekundäreingriffe am Knochen. Der Monofixateur sorgt für Übungsstabilität bei freier Beweglichkeit der benachbarten Gelenke. Die dynamisch axiale Fixation erzeugt unter Muskelarbeit Wechselbelastungen im Frakturbereich, wodurch die raschere knöcherne Konsolidierung unter Kallusbildung gefördert wird und angelagerte Spongiosa schneller eingebaut wird.

Zur Diskussion steht, ob nach unseren bisherigen Erfahrungen der Monofixateur eine breitere Anwendung bei geschlossenen Schaftfrakturen des Humerus finden sollte.

Literatur

1. Bandi W (1979) Probleme der Indikationsstellung zur Osteosynthese von Oberarmschaftbrüchen. Unfallheilkd 148:372
2. Beck H (1963) Vollapparative Reposition und Bündelnagelung bei Oberarmschaftbrüchen. Langenbecks, Arch Klin Chir 302:381
3. De Bastiani G, Aldgheri R, Brivio LR (1984) Die Behandlung von Frakturen mit einem dynamischen Fixateur (Übersetzung). J Bone Jt Surg (Br) 66:538
4. Helmreich M (1987) Die funktionelle Behandlung der Oberarmschaftfrakturen nach Sarmiënto. Unfallchir 90:502
5. Hermichen HG, Pfister U, Weller S (1982) Die Oberarmschaftpseudarthrose. Unfallchir 8:92
6. Link W, Hennig F (1988) Osteosyntheseverfahren bei Humerusschaftfrakturen. Akt Traumatol 18:120

7. Muhr G, Tscherne H, Zech G (1973) Konservative oder operative Behandlung der Oberarmschaftbrüche. Unfallheilkd 76:128
8. Nast-Kolb D, Schweiberer L, Betz A, Wilker D, Habermeyer P (1985) Die operative Versorgung der Humerusschaftfraktur. Unfallchir 88:500
9. Sarmiënto A, Latta L (1977) Functional Bracing of Fractures of the Shaft of the Humerus. J Bone Jt Surg 59-A:596
10. Tscherne H (1972) Primäre Behandlung der Oberarmschaftfraktur. Langenbecks Arch Klin Chir 332:379

Ergebnisse der frühfunktionellen Behandlung von Humerusschaftfrakturen

T. Steinmüller, B. Dreithaler, O. Grauhan und H.-H. Schauwecker

Chirurgische Klinik und Poliklinik, Universitätsklinikum Charlottenburg, Standort Charlottenburg, Spandauer Damm 130, D-W-1000 Berlin 19

Einleitung

Beim Studium vieler gängiger Lehrbücher der Chirurgie fällt auf, daß, neben der Möglichkeit der operativen Versorgung, als konservative Behandlung der Humerusschaftfraktur im wesentlichen eine Ruhigstellung über fünf bis acht Wochen empfohlen wird. Die frühfunktionelle Therapie der Humerusschaftfraktur findet hier keine Erwähnung.

Nachdem Poelchen schon in den 30er Jahren die primäre funktionelle Behandlung bei Oberarmbrüchen propagiert hat, konnte sich das Therapiekonzept indes nur bei den subkapitalen Frakturen durchsetzen. In den 70er Jahren hat Augustus Sarmiënto [1] ein Verfahren angegeben, nach dem die Humerusschaftfraktur nach einer Woche in einer Oberarmkunststoffhülse mit isometrischer Gymnastik beübt werden soll. Diese Manschette bewerkstelligt nach dem Prinzip des abgeschlossenen hydraulischen Systems durch Weichteilkompression eine äußere Schienung der Fraktur. Ebenfalls in den 70er Jahren hat Specht [2, 3] eine frühfunktionelle Therapie im Sinne einer definierten Krankengymnastik angegeben, wobei hier die Weichteilkompression durch den sogenannten „Repositionsgriff" erfolgt.

Wir berichten über unsere Ergebnisse der frühfunktionellen Therapie des Oberarmschaftbruches.

Patienten, Behandlungsverfahren und Ergebnisse

Von 1986 bis 1991 behandelten wir 52 Humerusschaftfrakturen des proximalen und mittleren Drittels, bei denen der Entschluß zum konservativen Procedere gefaßt worden war, nach dem frühfunktionellen Therapiekonzept. Bei Patien-

Hefte zu der Unfallchirurg, Heft 230
6. Deutsch-Österr.-Schweiz. Unfalltagung

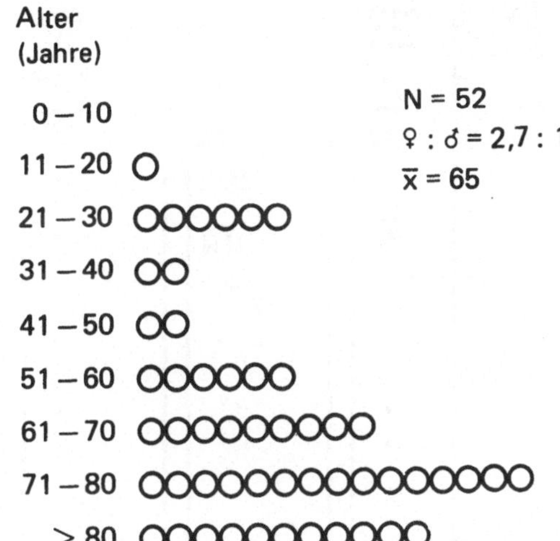

Abb. 1. Altersverteilung bei Humerusschaftfrakturen (1986–91)

ten mit zusätzlichen Gefäßverletzungen, Weichteilinterpositionen, offenen Frakturen oder bei Polytraumatisierten sowie bei Patienten mit besonderem Wunsch zur operativen Versorgung führten wir die bewegungsstabile Plattenosteosynthese durch.

Abbildung 1 zeigt die Altersverteilung der konservativ-frühfunktionell behandelten Patienten, die meisten hatten das 60ste Lebensjahr überschritten, der Anteil weiblicher Patienten überwog um etwa das dreifache.

Es handelte sich in 71 % um Frakturen am proximalen und in 29 % um Frakturen im mittleren Drittel des Humerusschaftes. In 63 % der Fälle lag eine Spiralfraktur vor, in 13 % eine Querfraktur, in 11 % eine Mehrfragmentfraktur.

Der Bruch wurde im Durchschnitt für 8,3 Tage primär ruhiggestellt, gewöhnlich im Gilchrist- oder Desaultverband. Nach Abklingen der Akutsymptomatik wurde dann mit einer speziellen krankengymnastischen Beübung begonnen, wobei aktive Unterarm- und Schulterhebeübungen im Repositionsgriff erfolgten. Rotationsbewegungen wurden auf jeden Fall vermieden. Selbstverständlich erfolgten auch Finger-, Handgelenk- und Pendelübungen sowie Unterarmhebeübungen und Unterarmdrehbewegungen. Nach der Krankengymnastik wurde ein handelsüblicher Oberarmbrace nach Sarmiënto angelegt.

Die krankengymnastische Beübung war durchschnittlich für 11,1 Wochen erforderlich mit einer großen, altersabhängigen Streubreite. Bei allen 52 Patienten war die Fraktur klinisch nach spätestens 6 Wochen, im Durchschnitt nach 3,9 Wochen klinisch stabil. In keinem Fall trat eine Pseudarthrose oder eine Radialisparese unter der Behandlung auf.

Abbildung 2 zeigt die Bewegungsausmaße in den betroffenen Schultergelenken nach Abschluß der Behandlung. Die Gelenke wurden nach der Neutral-Null-Methode ausgemessen. Es sind hier die Prozentualwerte im Vergleich zu den gleich 100 % gesetzten gesunden Gegenseiten dargestellt. Durchschnittlich ist die Bewegungsfähigkeit auf etwa 90 % im Mittel eingeschränkt, wobei bei vielen Patienten, besonders bei den Jüngeren, nach Abschluß der Behandlung keine Bewegungseinschränkung mehr vorlag.

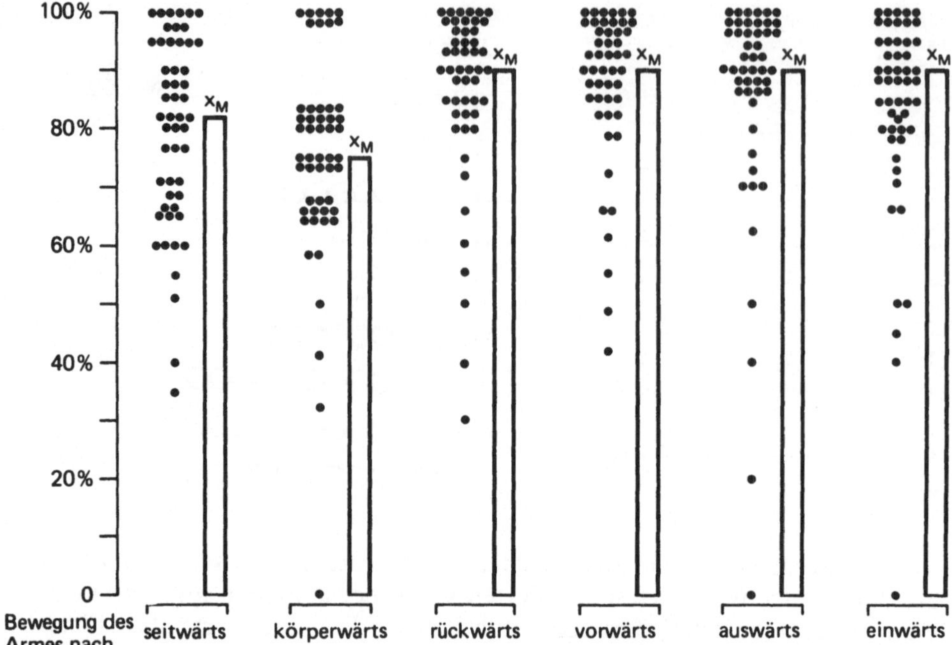

Abb. 2. Bewegungsausmaß im Schultergelenk nach Humerusschaftfrakturen und frühfunktioneller Therapie (n = 54). Prozentualwerte (gesunde Gegenseite gleich 100%) und Medianwerte

Wesentliche Achsabweichungen oder Verkürzungen traten nicht auf (Tab. 1). Nur bei 10 Patienten fand sich eine funktionell unerhebliche Achsabweichung über 10° und nur bei drei Patienten fand sich röntgenologisch eine Verkürzung des Oberarmes. Die hier vorgestellten Meßwerte waren keineswegs mit der Gebrauchsfähigkeit der Extremität korreliert: Entscheidend für uns war, daß die in der Mehrzahl älteren Patienten nach Abschluß der Behandlung den Nacken- und Schürzengriff durchführen konnten. Bis auf zwei erreichten dies alle Patienten.

Tabelle 1. Achsendislokation und Verkürzung bei Humerusschaftfrakturen nach frühfunktioneller Behandlung, n = 52

Achsendislokation			Verkürzung		
Grad	n	%	cm	n	%
0– 4	18	35	0	34	65
5– 9	24	46	1	15	29
10–14	10	19	2	3	6

Nach Abschluß der Behandlung schätzten 71% der Patienten das Behandlungsergebnis als gut ein, 23% als befriedigend und nur drei Patienten waren mit dem Ergebnis der Behandlung nicht zufrieden.

Diskussion

Die insgesamt guten Ergebnisse der frühfunktionellen Therapie der Humerusschaftfraktur in dieser Arbeit stehen in Einklang mit den Ergebnissen anderer Autoren [4, 5]. Zumindest stellt diese Behandlungsmethode bei vielen Patienten eine gute Alternative zur operativen Versorgung dar, sofern nicht das Vorliegen weiterer Verletzungen (Gefäß- und Nervenschäden, zweit- und drittgradig offene Brüche) oder der Gesamtzustand des Patienten (Polytrauma, doppelseitige Fraktur, mangelnde Kooperativität) eine Operation zwingend erfordern. Ist die Entscheidung zum konservativen Procedere getroffen worden, so sollte von einer längerfristigen Ruhigstellung, etwa im Gips-Desaultverband oder in der Abduktionsschiene abgesehen werden, da sie nicht erforderlich ist und bei den vorwiegend älteren Patienten häufig Immobilisationsschäden an benachbarten Gelenken hervorruft. Die von uns angewandte Behandlungsmethode stellt eine Kombination der von Specht angegebenen krankengymnastischen Beübung und der von Sarmiënto entwickelten äußeren Schienung dar und scheint die Vorteile beider Methoden sinnvoll zu vereinen. Wesentliche Vorraussetzung ist allerdings eine engmaschige und verhältnismäßig aufwendige ärztliche Kontrolle sowie eine engagierte Krankengymnastik. Der Patient muß kooperativ sein, er muß üben, obwohl die Fraktur noch krepitiert. Gut bewährt hat sich daher eine Gruppentherapie, so daß dem Patienten die Erreichbarkeit des Übungszieles an den Leidgenossen stets vor Augen gestellt wird. Eine primäre Reposition der Fraktur wurde nicht angestrebt, sie ist weder erforderlich noch sinnvoll, bei der instabilen Fraktur stellt der röntgenologische Stellungsbefund ohnehin nur eine Momentaufnahme dar.

Es ist bemerkenswert, daß es bei keinem Patienten zur Ausbildung einer Pseudarthrose oder einer sekundären Radialisparese kam. Da im Gegensatz zur unteren Extremität die statische Belastung fehlt, erwiesen sich geringe Achsenfehlstellungen und Verkürzungen, welche bei dieser Form der Frakturbehandlung unvermeidbar sind, als klinisch unbedeutend und führten in der Regel zu keinen funktionellen Beeinträchtigungen. Daher ist unserer Ansicht nach das frühfunktionelle Therapiekonzept bei der Humerusschaftfraktur der langfristigen Ruhigstellung vorzuziehen.

Literatur

1. Sarmiento A, Kinman P, Galvin E, Schmitt R, Philipps J (1977) Functional Bracing of Fractures of the Shaft of the Humerus. J Bone Jt Surg 59-A, 5:596–601
2. Specht G (1976) Primäre funktionelle Behandlung der Oberarmschaftbrüche. Akt Chirurgie 11:227–234
3. Specht G, Scheibe O, Kreft R (1979) Ergebnisse der primären funktionellen Behandlung von Oberarmschaftbrüchen. Akt Chirurgie 14:249–258

4. Wasmer G, Wörsdörfer O (1984) Funktionelle Behandlung von Oberarmschaftbrüchen mit der Sarmiënto-Manschette. Unfallheilkd 87:309–315
5. Dallek M, Mommsen U, Schöntag H, Jungbluth K H (1982) Ergebnisse nach konservativer Behandlung der Oberarmschaftfraktur im Erwachsenenalter. Langenbecks Arch Chirurgie 357:117–123

Vereinfachung des Osteosyntheseverfahrens am Handknochen durch neuentwickelte Miniosteosynthesen

P. Helaly

Plastische und Wiederherstellungschirurgie Kantonsspital Aarau, CH-5001 Aarau

Unsere Zielsetzung für dieses Osteosyntheseverfahren war:
1. Rasche Mobilisation durch übungsstabile Osteosynthesen.
2. Einfache Handhabung (damit auch jüngere, weniger geübte Kollegen mit dem Verfahren umgehen können).
3. Verringerung von Adhäsionen durch Verminderung der Reibflächen.
4. Vermeidung eines zweiten Eingriffes.

Seit 4 Jahren beschäftigen wir uns mit diesem Verfahren. Nach Durchführung verschiedener Änderungen sowohl am Material als auch am Instrumentarium, sind wir der Meinung, daß wir das uns gesetzte Ziel weitgehend erreicht haben. Als Material haben wir Titanium gewählt. Bekanntlich hat Titanium folgende Vorteile:
1. korrosionsresistent
2. nicht toxisch
3. leicht zu formen bei hoher Stabilität
4. artefactfreies Darstellen bei Röntgen, CT und MRI
5. gute Gewebsverträglichkeit

Implantate

Wir haben vier Sorten von Platten in verschiedenen Formen entwickelt. 0,6 mm Platten für Mittelglieder, 1 mm Platten für Grundglieder und ebenso 1 mm breite Kompressionsplatten mit einer Kompressionsfähigkeit von 0,5 mm. Für Grundglieder haben wir 1,5 mm Platten welche ebenfalls als Kompressionsplatten verwendbar sind. Um Verwechslungen zu vermeiden haben wir die 0,6 mm Platten metallfarbig, 1 mm Platten goldfarbig und Kompressions-Platten dunkelblau herstellen lassen. Die Platten lassen sich in verschiedenen Richtungen mit dem dazupassenden Instrumentarium formen, abgesehen davon gibt es für jede Art von Frakturen die entsprechend passende Plattenform.

Die Schrauben haben ein selbstschneidendes Gewinde mit relativ flachem Kopf. Wir haben Schrauben von 1,1 mm, 1,5 mm, 2,0 mm und 2,3 mm im

Hefte zu der Unfallchirurg, Heft 230
6. Deutsch-Österr.-Schweiz. Unfalltagung

Durchmesser. Die Schraubenköpfe haben einen Schlitz mit einer Vertiefung im Kern, damit der Schraubenzieher gut fassen kann. Die Schraubenköpfe sind bei allen Platten völlig versenkbar, so daß nach einer Osteosynthese die Schraubenköpfe über den Platten nicht mehr palpabel sind. Die Schraubenlänge kann man genau auf den Millimeter messen und dementsprechend lange Schrauben benutzen, d.h. es gibt Schrauben in geraden und auch ungeraden Längen. Abgesehen von den völlig versenkbaren Schraubenköpfen sind sämtliche Platten abgerundet um Reizungen und Reibeflächen zu vermeiden und dadurch Adhäsionen zu verringern. Die Handhabung des Intrumentariums ist weitgehend vereinfacht, sowohl Schrauben, Platten als auch Instrumentarium haben einen gut übersichtlichen Behälter welcher mit Hilfe einer Operationsschwester entwickelt wurde. Die Handhabung für Operationsschwestern wurde so vereinfacht.

Anwendungsbereiche

Durch diese verfeinerte Technik haben wir heute auch die Möglichkeit die Frakturen in den Mittelgliedern, welche früher entweder mit Cerclage oder mit Kirschner-Draht fixiert wurden, übungsstabil mit Platten oder lediglich mit Schrauben zu osteosynthetisieren. Fast alle Grundgliedfrakturen werden heute bei uns osteosynthetisiert und unmittelbar nach der Operation wird mit Bewegungsübungen begonnen. Wir vermeiden dadurch eine Ruhigstellung nicht nur des verunfallten Fingers, sondern auch der nicht beteiligten Gelenke. Je nach Heilungsverlauf darf nach 4–6 Wochen mit Belastung begonnen werden.

Arthrodesen der IP- und MP-I-Gelenke oder auch sonstige komplizierte Arthrodesen der PIP-Gelenke führen wir heute auch mit den Titaniumplatten durch und verzichten auf jegliche Ruhigstellung. Für die Frakturen der Grundglieder in der Basis oder im Köpfchenbereich verwenden wir lediglich Schraubenosteosynthesen. Im Schaftbereich verwendeten wir zu Beginn 1,0er Platten, leider konnte aber der eine oder andere Patient den Unterschied zwischen bewegen und belasten nicht verstehen und es kam hie und da zu Biegungen im Osteosynthesematerial, deswegen verwenden wir jetzt für Mittelhandknochen fast ausschließlich 1,5 mm Platten.

Handwurzelknochenfrakturen, falls sie operationsbedürftig sind, werden bei uns nicht mehr mit Kirschner-Drähten oder Cerclage fixiert, sondern mit Titanium-Platten, welche man genau der Form anpassen und ebenfalls übungsstabil fixieren kann. Für die Arthrodese der Handwurzelknochen verwenden wir genauso diese Platten.

Um bei Replantationen große Inzisionen im Amputat zu vermeiden, haben wir spezielle Replantationsplatten entwickelt, die sehr kompakt sind. So kann mit der relativ kurzen Platte und mit 4 Schrauben eine Übungsstabilität erreicht werden.

Ergebnisse

Wir haben in den letzten 3 1/2 Jahren über 200 Osteosynthesen mit Titanium-Platten und Schrauben durchgeführt. Als Komplikation haben wir zweimal

Biegungen des Osteosynthesematerials bei Frühbelastung und zweimal einen Plattenbruch nach Arthrodesen bei erneuten Traumen feststellen müssen. Sonstige Komplikationen, was das Material anbetrifft, konnten wir keine feststellen.

Zusammenfassung

Als Zusammenfassung kann man die Vorteile des Verfahrens wie folgt auflisten:
1. leichte Handhabung
2. schmale anpassungsfähige Platten
3. abgerundete Plattenformen
4. verschiedene Formvarianten
5. selbstschneidende Schrauben
6. versenkbare Schraubenköpfe
7. Vorteile des Titaniummaterials
8. Vermeidung eines zweiten Eingriffes

Mit der Vorstellung dieses vereinfachten Osteosyntheseverfahrens möchte ich erreichen, daß unsachliche, gelenkschädigende, versteifende Osteosynthesen, wie ich an einigen Beispielen zeigte, vermieden werden können. Man sollte möglichst die benachbarten Gelenke und Knochen nicht schädigen und ruhigstellen. Vor allem werden durch eine rasche Mobilisation nicht nur Adhäsionen verringert, sondern die Patienten sind im täglichen Leben auch weniger behindert.

Osteosynthese proximaler Oberschenkelfrakturen mit der Trochanterlasche (TRL)

H. Seidel, K. Rippmann und H. Gehrckens

Hafenkrankenhaus Hamburg, Zirkusweg 11, D-W-2000 Hamburg 36

Einleitung

Die Trochanterlasche ist eine Weiterentwicklung der Kompressionsgleitlasche, die das direkte Nachfolgemodell der Pohl'schen Lasche ist.

Die Kompressionslasche hat sich bei stabilen proximalen Oberschenkelbrüchen bewährt. Bei instabilen Brüchen, deren instabile Zone distal des Plattenwinkels zu liegen kommt, trat jedoch eine unerwünschte Medialisierung des Oberschenkelschaftes durch die ungebremste Dynamisierung der Fraktur unter Belastung ein.

Hefte zu der Unfallchirurg, Heft 230
6. Deutsch-Österr.-Schweiz. Unfalltagung

Das Trochanterblatt der Trochanterplatte verhindert diese Medialisierung wirkungsvoll. Zudem kann über dem Trochanterblatt der durch die Fraktur instabile Trochaner major fixiert und mit den Sehnenansätzen funktionell stabil verschraubt werden. Mit den Schrauben durch das Trochanterblatt kann eine Zuggurtungswirkung auf das Hüftgelenk ausgeübt werden. Diese Zuggurtungskomponente ist den die Dislokation fördernden Scher- und Biegekräften entgegengesetzt. Das Zusammenwirken von Kompression durch Festziehen der Schenkelhalsschraube nach dem Zugschraubenprinzip und der Autokompression unter Belastung mit der Zuggurtungswirkung der Trochanterblattschrauben entspricht weitgehend dem natürlichen Kräftediagramm der Hüfte, das in craniale Zugkräfte und distale Druckkräfte aufgeteilt ist.

Die Stabilität der Trochanterlasche wurde experimentell untersucht. Sie trägt unter dynamischer Belastung das sechsfache Körpergewicht (70 kg).

Die Osteosynthesen sind sofort nach der Operation belastungsstabil.

Patientengut

In den Jahren 1982 bis Ende 1990 wurden im Hafenkrankenhaus 144 Patienten mit der Trochanterlasche versorgt.

Es handelte sich um 88 Frauen und 56 Männer. Das mittlere Alter betrug 71 Jahre. Die rechte Seite war gleich häufig wie die linke betroffen. In 70% führten wir primäre Osteosynthesen durch. In 18% wurde am 2–8. Tag operiert und 12% konnten wegen narkoseverhindernder Nebenerkrankungen erst nach dem 8. Tag operiert werden. Die Letalität war vergleichsweise mit der niedrigen Gesamtletalität nach proximalen Oberschenkel- und Schenkelhalsfrakturen, die 7% betrug, mit 11,8% hoch. Diese hohe Letalität ist durch die schweren Nebenerkrankungen bedingt. Das erhöhte Operationsrisiko der später Verstorbenen ist durch den Narkosescore dokumentiert, der bei 29% der Verstorbenen III und bei 71% IV betrug.

95% der Wunden verheilten primär. In 1,5% trat ein tiefer und in 3,5% ein oberflächiger Infekt auf.

Bei 85% konnten wir nach Belastung der Fraktur die Dynamisierung im Röntgenbild feststellen.

Bei 60% der unter siebzigjährigen Patienten wurde das Material nach Konsolidierung entfernt. In keinem Fall trat eine Hüftkopfnekrose auf.

Diskussion

Bei instabilen proximalen Oberschenkelbrüchen werden die Implantate besonders durch Biegung beansprucht, da die solide mediale Abstützung des Oberschenkels bei diesem Frakturtyp fehlt. Daher wird die Biegebelastung voll auf das Implantat übertragen. Der dynamische Wechseldruck bei Be- und Entlastung der Hüfte führt bei ausbleibender knöcherner Konsolidierung zum Schwingungsbruch der Implantate. Die eigenen Ergebnisse mit der Kompressionsgleitlasche (KGL) zeigen zwar eine Konsolidierung dieser Brüche. Es trat jedoch bei instabiler Bruchzone distal des Plattenwinkels eine unerwünschte Medialisierung des Oberschenkelschaftes bis zu einer Schaftbreite auf. In zwei Fällen mit KGL beobachteten wir einen Plattenbruch. Die Fraktur war zwischenzeitlich verheilt, so daß lediglich das Material entfernt werden mußte. In zwei Fällen brach eine Trochanterlasche aus der ersten Implantatserie, die eine verminderte Biegebelastbarkeit hatte.

Ein dritter unerwünscher Effekt anderer Systeme, wie bei der dynamischen Hüftschraube, ist die Rotationsverschiebung des Schenkelhalsfragmentes beim Hüftbeugen.

Diese drei Nachteile: Medialisierung des Femurschaftes, Überlastung des Implantates und Rotationsdislokation werden durch die Trochanterlasche (TRL) wirkungsvoll blockiert.

Das Trochanterblatt verhindert die Schaftmedialisierung.

Die Schrauben im Tochanterblatt verhindern die Rotation und wirken der Biegebelastung nach dem Prinzip der Zuggurtung entgegen.

Durch die Trochanterplatte werden unter Belastung Biege- und Scherkräfte in Druckkräfte auf die Fraktur übergeleitet, wobei die unerwünschte ungebremste Dynamisierung blockiert wird.

Gamma-Nagel versus DHS bei per- und intertrochanteren Femurfrakturen

P. Guyer, M. Landolt, H. Kelter und C. Eberle

Stadtspital Triemli, Chirurgische Klinik, Birmensdorferstraße 497, CH-8063 Zürich

Einleitung, Zielsetzung

Es handelt sich um eine prospektiv randomisierte Studie von 100 Patienten mit pertrochanteren Femurfrakturen, die wir zwischen September 1989 und Juli 1990 an der Chirurgischen Klinik des Zürcher Stadtspitals Triemli operiert haben. Abwechslungsweise wurde die dynamische Hüftschraube der AO oder ein Gamma-Nagel implantiert.

Vorweg einige kurze Bemerkungen zu den Beweggründen und den Zielen der Untersuchung. Die Entwicklung der operativ versorgten pertrochanteren Femurfrakturen an unserer Klinik in den letzten 20 Jahren zeigt eine dramatische Zunahme um das 6fache, wobei wir zur Zeit jährlich allein 150 per- und intertrochantere Femurfrakturen versorgen.

Auf die spezifisch demographischen Ursachen und die zum Teil agglomerationsbedingte Überalterung kann in diesem Rahmen nicht eingegangen werden, immerhin ist diese Tendenz in allen Industrienationen zu beobachten. Seit 1986 werden 85% dieser Frakturen mit der DHS der AO versorgt, 15% mit

Hefte zu der Unfallchirurg, Heft 230
6. Deutsch-Österr.-Schweiz. Unfalltagung

Winkelplatten verschiedener Provenienz. Die Ender-Nagelung haben wir 1985 vollständig verlassen.

Bei der Einteilung der pertrochanteren Femurfrakturen stützen wir uns auf die modifizierte Klassifikation nach Evans, die uns praxisnäher erscheint als die AO-Klassifikation und unterscheiden zwischen stabilen 2-Fragment-Frakturen und fast immer instabilen 3- oder 4-Fragment-Frakturen.

Ergebnisse mit der dynamischen Hüftschraube (DHS)

Die Versorgung der stabilen Frakturen mit der DHS ist im allgemeinen technisch einfach und zeigt sehr gute Resultate, was Frühbelastung und Heilung angehen.

Schwierig war jedoch bisher die adäquate Versorgung der instabilen Fraktur bei einem überwiegend geriatrischen Patientengut. Adäquat in diesem Zusammenhang bedeutet Belastungsstabilität wenn immer möglich, damit die lebensnotwendige Frühmobilisierung des alten Patienten durchgeführt werden kann.

Oft ist die postoperative Entlastung des operierten Beines während 4–6 Wochen notwendig.

Auch sind Beinverkürzungen über 1 cm bei 60% unserer früher untersuchten Fälle zu finden.

Im Extremfall entstehen Dislokation der Fraktur und craniale Schraubenperforation bei ungebremstem Teleskopieren.

Ergebnisse mit dem Gamma-Nagel

Aus diesen Gründen haben wir mit der Gamma-Nagel-Osteosynthese die folgenden Hauptziele verfolgt:

1. die postoperative Sofortbelastung des operierten Beines sollte in allen Fällen möglich sein, selbst bei 3- und 4-Fragment-Frakturen, dies in der Annahme, daß die Trümmerzone durch das intramedulläre Implantat überbrückt wird, und ein Teleskopieren auch bei dynamischer Montage nur begrenzt möglich ist,
2. dementsprechend sollten Beinverkürzungen seltener auftreten und weniger ausgeprägt sein,
3. das perioperative Risiko gegenüber der DHS darf nicht erhöht sein.

Die Alters- und Geschlechtsverteilung zeigt in beiden Gruppen identische Durchschnittsalter von 81 Jahren mit einer Häufung im 90. Lebensjahrzehnt, der Frauenanteil beträgt in beiden Gruppen über 80%. In beiden Gruppen traten ca. 50% instabile Frakturen auf. Die durchschnittlichen Operationszeiten bei unseren ersten 50 Fällen lagen um 80 Minuten und waren damit höher als bei der DHS, und in der vergleichenden Literatur.

Die präoperative Vorbereitung durch Anästhesie und Lagerung auf dem Extensionstisch wurde bei beiden Gruppen in gleicher Weise vorgenommen.

Der intraoperative Blutverlust war trotz des kleineren Zuganges nicht geringer, hingegen wurden postoperativ weniger Blutkonserven benötigt. Die Letalität bis 30 Tage postoperativ zeigte keine Unterschiede der beiden Methoden. Die Komplikationen in der Gamma-Nagel-Gruppe zeigen einen Fall von kraniodorsaler Schraubenperforation bei primär viel zu dorsaler Schraubenlage, einer intraoperativen Femurschaftsprengung, die in der gleichen Sitzung definitiv versorgt wurde sowie einer sekundären Fragmentdislokation bei verpaßter distaler Verriegelung.

Alle diese Fälle basieren letztlich auf operationstechnischen Verfahrensmängeln.

Vergleich der Methoden

In der DHS-Gruppe mußten 3 primär korrekt operierte Patienten mit instabilen Frakturen reoperiert werden, da im Laufe der Mobilisation Dislokationen mit Schraubenperforationen auftraten.

In keinem einzigen Fall wurde in der Gamma-Nagel-Gruppe auf eine Frühmobilisierung wegen instabiler Fraktur verzichtet, während dies in der DHS-Gruppe bei 2 Fällen schon präoperativ als unvermeidlich angesehen wurde. Bei einer Nachkontrolle 12 Wochen postoperativ gaben bei beiden Gruppen mehr als die Hälfte der Patienten noch Schmerzen in Hüfte und Oberschenkel an, nur 15% waren ohne Stockhilfe gehfähig. Deutlich häufiger, das heißt in einem Drittel aller Fälle fanden wir Beinverkürzungen bei den mit DHS operierten Patienten.

Als Ergebnis unserer Untersuchung können wir feststellen,

- daß die Sofortbelastung des operierten Beines in einem sehr hohen Prozentsatz auch bei instabilen 3- und 4-Fragment-Frakturen erfolgen kann
- daß Beinverkürzungen seltener auftreten als bei der DHS
- und daß keine Erhöhung des perioperativen Risikos auftrat.

Als Nachteil erscheint uns die operativ anspruchsvollere Technik insbesondere bei adipöse Patienten, dazu kommen materialbedingte Mängel wie die fehlende Röntgendurchlässigkeit der Montagehilfen, was insbesondere die Positionierung der Schenkelhalsschraube in der Sagittalebene erheblich erschwert sowie die nicht immer exakten Bohrhülsen, die eine distale Verriegelung oft unnötig verzögern. Zusammenfassend sehen wir die Hauptindikation des Gamma-Nagels in der instabilen Fraktur des alten Menschen, da die Frühbelastung das Primat der Nachbehandlung darstellt.

Die stabile Osteosynthese subtrochanterer Femurschaftfrakturen mit dem Gamma-Nagel

L. Schroeder

Abteilung Unfallchirurgie (Chefarzt: Priv.Doz. Dr. L. Schroeder),
Martin-Luther-Krankenhaus GmbH, Lutherstraße 22, D-W-2380 Schleswig

Einleitung

Küntscher führte am 9. November 1939 die erste Marknagelung am Menschen durch. Es handelte sich seinerzeit um einen subtrochanteren Bruch, den er heutzutage sicherlich mit einem Gamma-Nagel versorgt hätte. Die Probleme dieser instabilen Frakturen hat er sehr schnell erkannt und einen Doppelnagel entwickelt. Bereits 1950 als Chefarzt am Kreiskrankenhaus in Schleswig verfügte er über Erfahrungen an 60 Doppelnagelungen. Küntscher gab seinerzeit selbst zu: „Die Technik des Verfahrens ist allerdings schwierig". Küntscher arbeitete weiter an dem Problem und hat insgesamt 4 verschiedene Doppelnägel konstruiert, die sich jedoch alle nicht durchsetzen konnten. Grosse und Taglang führten 1988 den Gamma-Nagel in die Klinik ein. Es handelt sich dabei um einen kurzen, 20 cm langen Verriegelungsnagel mit einer zusätzlichen Schenkelhalsschraube, ähnlich wie bei einer Pohl'schen Laschenschraube.

Material und Methodik der Untersuchung

Am Martin-Luther-Krankenhaus in Schleswig wurden von Juni 1989 bis Mai 1991 120 Osteosynthesen mit dem Gamma-Nagel durchgeführt. Es handelte sich dabei um 93 Frauen und 27 Männer im Alter von 36–99 Jahren. Das Durchschnittsalterbetrug 78 Jahre. 64mal war die rechte Seite, 56mal die linke Seite betroffen. Bei folgenden Frakturlokalisationen wurde der Gamma-Nagel verwendet:

19mal bei medialer Schenkelhalsfraktur
 8mal bei lateraler Schenkelhalsfraktur
47mal bei pertrochanteren Frakturen
46mal bei sub- und pertrochanteren Trümmerfrakturen.

Ergebnisse

Die letzte Gruppe soll weiter herausgestellt werden. Bei diesen 46 Frakturen handelt es sich um 34 Frauen und 12 Männer im Alter von 50–95 Jahren mit einem Durchschnittsalter von 78 Jahren. 22mal war die rechte Seite, 24mal die linke Seite betroffen. Bei 2 Patienten handelte es sich um pathologische Frakturen (Metastasen eines Mamma-Carcinoms und eines Prostata-Carcinoms). 3 Patienten waren zuvor mit einer Condylenplatte versorgt worden, einmal kam

Hefte zu der Unfallchirurg, Heft 230
6. Deutsch-Österr.-Schweiz. Unfalltagung

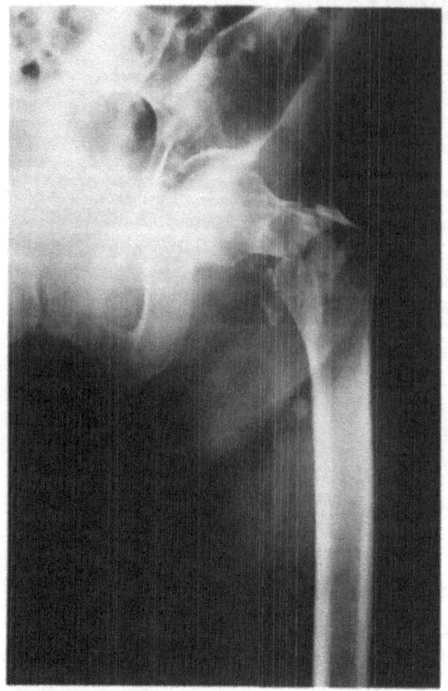

Abb. 1. Sub- und pertrochantere Femurtrümmerfraktur

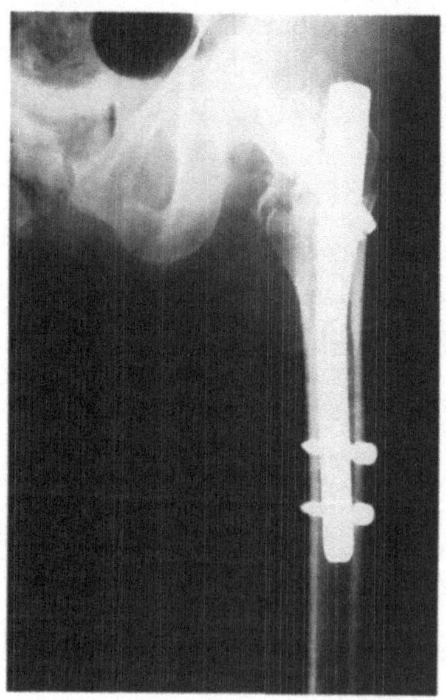

Abb. 2. Gamma-Nagel, belastungsstabil

es zu einem Plattenbruch, zweimal zu einer Pseudarthrose, so daß ein Verfahrenswechsel erforderlich wurde. Eine Patientin war zuvor mit einer Pohl'schen Laschenschraube versorgt worden, hier wurde eine Korrekturosteotomie mit Stabilisation durch einen Gamma-Nagel durchgeführt. Bei den 46 sub- und pertrochanteren Femurfrakturen wurden folgende Nagelstärken verwendet: 12 mm 17mal, 14 mm 15mal, 16 mm 14mal. Der CCD-Winkel des Gamma-Nagels betrug 5mal 125°, 15mal 130° 20mal 135° und 6mal 140°. Für die Schenkelhalsschraube wurden folgende Schraubenlängen verwendet: 4mal 80 mm, 15mal 90 mm, 23mal 100 mm, 3mal 110 mm, 1mal 120 mm.

Der durchschnittliche stationäre Aufenthalt betrug wegen des hohen Alters der Patienten 4 Wochen. 35 Patienten konnten postoperativ sofort mit Vollbelastung mobilisiert werden. Bei den übrigen 11 Patienten war eine Mobilisation mit Teilbelastung mit halbem Körpergewicht möglich.

Schlußfolgerungen

Der Gamma-Nagel weist als intramedullärer Kraftträger durch seine gute Biomechanik eine hohe Stabilität auf. Das Osteosyntheseverfahren ist entsprechend wie beim Verriegelungsnagel anspruchsvoll. Eine gute Reposition am Extensionstisch erleichtert die Operation. Durch kurze Operationszeiten (ca. 30 Minuten) und durch das gedeckte Verfahren ist die Belastung für den Patienten gering. Der Hauptvorteil gegenüber allen anderen Osteosyntheseverfahren besteht beim Gamma-Nagel in der großen Stabilität auch bei Trümmerfrakturen. Durch die distale Verriegelung ist fast immer eine postoperative Vollbelastung auch bei vollständig fehlender medialer Abstützung erlaubt. Ein weiterer Vorteil besteht in der Möglichkeit, die Schenkelhalsschraube auch statisch zu fixieren. Mit zunehmender Überalterung der Bevölkerung ist auch mit einer Zunahme coxaler Femurfrakturen zu rechnen. Zur Behandlung dieser geriatrischen Patienten ist ein einfaches, schonendes und belastungsstabiles Operationsverfahren erforderlich. Der Gamma-Nagel bietet alle diese Vorteile.

Versorgung problematischer Femurfrakturen durch Hüftendoprothesen mit verlängertem, elastischem Schaft

W. Kurock, G. Ritter, T. Sennerich und R. Wenda

Klinik und Poliklinik für Unfallchirurgie, Universitätsklinikum Mainz, Langenbeckstraße 1, D-W-6500 Mainz

Einleitung

Mit der allgemein gestiegenen Lebenserwartung und der zunehmenden Verbreitung der Hüftgelenkendoprothetik werden periprothetische Femurschaftfrakturen häufiger beobachtet. Es handelt sich entweder um traumatische Frakturen, die dann meist in Höhe der Prothesenspitze verlaufen, oder aber um Frakturen bei vorbestehender Implantatlockerung. Die in jedem Fall notwendige Frakturversorgung gestaltet sich nicht selten schwierig, da mit handelsüblichen Implantaten häufig keine ausreichende Stabilität zu erzielen ist. Vergleichbare Schwierigkeiten bestehen bei Frakturen am proximalen Femur-

Hefte zu der Unfallchirurg, Heft 230
6. Deutsch-Österr.-Schweiz. Unfalltagung

schaft mit vorbestehender, einsteifender Coxarthrose, bei intraoperativen Femurfrakturen im Rahmen eines endoprothetischen Hüftgelenkersatzes bzw. bei einem Prothesenwechsel sowie bei fehlgeschlagener Osteosynthese am coxalen Femurende und bei den kombinierten Frakturen von Femurschaft und proximalem Femur, wenn eine hüftkopferhaltende Operation nicht angezeigt ist und schließlich bei bestimmten pathologischen Femurschaftfrakturen [1, 2, 3, 5].

Eigene Operationstechnik

Die von H. Ritter und Mitarbeitern für die Sanierung ausgelockerter Kniegelenkendoprothesen angegebene Operationstechnik [4] wurde für die Stabilisierung von Problemfrakturen am Femurschaft modifiziert. Dabei wird eine Langschaftendoprothese mit einem verlängerten, elastischen Schaft implantiert. Das Implantat läßt sich aus einer handelsüblichen, geschmiedeten Protasul 10-Langschaftprothese und einem AO-Femurmarknagel fertigen. In den Prothesenschaft werden ventral und dorsal 1,0 bis 1,5 mm tiefe Längsnuten eingefräst; sie dienen der Verankerung des elastischen Schaftes. Anhand der Röntgenaufnahmen werden präoperativ Kaliber und Länge der Schaftverlängerung bestimmt und ein entsprechender AO-Femurmarknagel proximal abgesägt. Wenn die Spezialprothese verriegelt werden soll, müssen im distalen Nagelabschnitt entsprechende Bohrungen angebracht werden. Das Auftreiben des durchgehend geschlitzten Nagels auf die Schaftprothese sollte wegen des erforderlichen Kraftaufwandes immer vor der Operation durchgeführt werden. Die Verbindung von Langschaftprothese und Marknagel erfolgt nach dem Prinzip der elastischen Verklemmung und ist damit äußerst stabil. Die Präparation der Femurmarkhöhle entspricht der Marknagelung. Die Spezialprothese wird lediglich am Prothesenkragen zementiert; der verlängerte, elastische Schaft wird zementfrei implantiert.

Eigenes Krankengut

An der Klinik und Poliklinik für Unfallchirurgie des Universitätsklinikums Mainz wurden von 1980 bis 1990 insgesamt 36 marknagelverlängerte Hüftendoprothesen bei 23 Frauen und zwölf Männern implantiert (Tab. 1). Das Durchschnittsalter der Patienten betrug 71,4 Jahre.

In zwölf Fällen handelte es sich um eine periprothetische Femurschaftfraktur. Dabei ging bei sieben Patienten eine aseptische Prothesenschaftlockerung voraus, so daß ein Wechsel der Schaftprothese unumgänglich war. Lediglich in fünf Fällen ließ sich ein adäquates Trauma eruieren.

Jeweils viermal wurde die Indikation zur Implantation einer Spezialschaftprothese bei einer Femurschaftfraktur mit vorbestehender einsteifender Coxarthrose, bei intraoperativer Femurschaftfraktur im Rahmen einer Prothesenimplantation bzw. eines Prothesenwechsels und bei einer fehlgeschlagenen Osteosynthese am proximalen Femurende gestellt.

Tabelle 1. Hüftendoprothesen mit verlängertem, elastischem Schaft (n = 36) im eigenen Krankengut der Jahre 1980 bis 1990

Femurschaftfraktur bei Hüftendoprothese	12
Femurschaftfraktur bei vorbestehender einsteifender Coxarthrose	4
Femurschaftfraktur bei Prothesenimplantation bzw. Prothesenwechsel	4
fehlgeschlagene Osteosynthese bei proximaler Femurfraktur	4
Femurfraktur und proximale Femurfraktur	2
Prothesenimplantation nach Girdlestone-Situation	2
pathologische Femurfraktur bei Knochenmetastasen	1
Prothesenschaftwechsel bei aseptischer Lockerung	7

Bei fünf Patienten diente die Hüftendoprothese mit verlängertem, elastischem Schaft der Stabilisierung einer kombinierten Fraktur von Femurschaft und proximalem Femurende, der Überbrückung eines langstreckigen Kortikalisdefektes nach Girdlestone-Situation bzw. der Versorgung einer pathologischen Fraktur aufgrund einer ausgedehnten Knochenmetastasierung.

In sieben Fällen erfolgte die Implantation der Spezialprothese im Rahmen eines Prothesenschaftwechsels bei aseptischer Lockerung mit extremer Ausdünnung der proximalen Femurkortikalis.

Eine Verriegelung im distalen Nagelbereich mit zwei bis drei Verriegelungsbolzen wurde in Abhängigkeit vom Frakturverlauf und der Belastbarkeit der Femurkortikalis vorgenommen. Im Einzelfall erfolgte eine autologe bzw. homologe Spongiosaplastik. Bei allen Patienten ließ sich eine übungsstabile Versorgung erzielen.

Diskussion

Periprothetische Femurschaftfrakturen weisen oft einen atypischen Verlauf auf. Die Versorgung ist problematisch, insbesondere wenn eine aseptische Prothesenschaftlockerung vorliegt [2, 3]. Analoge Probleme entstehen bei Femurschaftfrakturen, bei denen aus unterschiedlichen Gründen ein gleichzeitiger Hüftgelenkersatz notwendig wird.

Mit Drahtcerclagen oder Einzelzugschrauben lassen sich Femurschaftfrakturen kaum stabil versorgen. Zumindest ist die bei den meist älteren Patienten notwendige Frühmobilisation in Frage gestellt [5].

Durch eine Plattenosteosynthese – gegebenenfalls mit Anlagerung von Spongiosaspänen – können Femurschaftfrakturen außerhalb festsitzender Prothesenschäfte im allgemeinen stabil versorgt werden. Allerdings wird durch die notwendige Devastierung im Frakturbereich die bei zementierten Prothesen ohnehin gestörte Gefäßversorgung des Knochens zusätzlich in Frage gestellt. Mit der Ausbildung eines langen, starren Rohres wird darüber hinaus die Biomechanik des Femur zusätzlich beeinträchtigt [2, 3, 5].

Femurfrakturen in Höhe von Prothesenschäften sind immer schwierig zu versorgen. Eine Plattenosteosynthese setzt die stabile Verankerung der Schrauben bei festsitzendem Prothesenschaft voraus. Bei gelockerter Schaftprothese ist ein Implantatwechsel unumgänglich. Der Frakturbereich muß dann durch die neue Schaftprothese geschient werden. Handelsübliche Schaftprothesen erlauben jedoch oft keine ausreichende Überbrückung der Frakturzone. Bei gelokkerten Schaftprothesen ohne Fraktur können sich ganz ähnliche Probleme bieten, wenn die Kortikalis des proximalen Femur ausgedünnt oder gar aufgebraucht ist [2, 3, 5].

Die Implantation sogenannter Tumorprothesen mit Resektion devitalisierter oder frakturierter Knochenbereiche im proximalen Femur führt zu gravierenden Funktionseinschränkungen und häufig zu Spätkomplikationen. Auch überlange Schaftendoprothesen bieten erhebliche Probleme. Mit der langstreckigen Zementierung wird die endostale Gefäßversorgung und die Frakturheilung beeinträchtigt; das Femur wird zu einem starren Rohr umgewandelt (1, 2, 3).

Gegenüber anderen Operationsverfahren hat die von uns angewandte Methode, die Implantation einer Hüftendoprothese mit verlängertem, elastischem Schaft, erhebliche Vorteile:

1. Femurschaftfrakturen und Schaftprothesen lassen sich durch eine individuelle Anpassung von Kaliber und Länge des elastischen Schaftes optimal stabilisieren.
2. Die Spezialprothese ist rasch verfügbar, so daß die notwendige operative Versorgung älterer Patienten nicht verzögert wird. Bei intraoperativen Femurschaftfrakturen kann das Implantat sofort bereitgestellt werden.
3. Vergleichbar der Marknagelosteosynthese weist der lange biege- und torsionselastische Prothesenschaft eine günstige Biomechanik auf. Die Knochenbruchheilung kann daher ungestört erfolgen. Am konsolidierten Knochen wird die Biomechanik ungleich weniger beeinträchtigt als durch andere Implantate. Die Belastung des zementfrei implantierten Prothesenschaftes kann weitgehend physiologisch erfolgen.
4. Wie bei der Marknagelosteosynthese ist eine geringe Störung der Vitalität des Knochens unvermeidbar. Revaskularisierung und Knochenbruchheilung werden jedoch im Vergleich zu langstreckig zementierten Prothesen nicht beeinträchtigt.
5. Darüber hinaus läßt sich der verlängerte Prothesenschaft distal verriegeln. Das Implantat eignet sich damit auch für die Versorgung von Mehrfragment- und Trümmerbrüchen sowie für Prothesenwechsel bei erheblicher Rarifizierung der proximalen Femurkortikalis.

Literatur

1. Jäger M, Löffler L, Kohn D (1985) Tumorprothese des Hüftgelenkes (Indikation und Ergebnisse). Orthop 123:808
2. Ritter G, Weigand H (1982) Spezielle Operationstechniken zur Versorgung traumatischer Frakturen im Bereich von Hüft- und Knieendoprothesen. Unfallchir 8: 27
3. Ritter G, Weigand H (1983) Die Verlängerung von Hüft- und Knieprothesen mittels elastischer Metallschäfte für spezielle Anwendungsbereiche. Unfallheilkd 165:296
4. Ritter H, Dege U, Kubba R (1979) Initial Experiences with the Total Knee Prothesis Implanted without Bone Cement. Arch Orthop Traumat Surg 95:89
5. Schwarz B, Heisel J (1984) Postoperative Femurfrakturen bei Totalendoprothese des Hüftgelenkes. Unfallheilkd 87:102

Der Krallenverriegelungsnagel – ein neues Behandlungskonzept bei der Behandlung von Oberschenkelfrakturen

C. Krettik[1], N. Haas[1], W. Mengert[1], H. Tscherne[1] und R. Mathys sen.[2]

[1] Abteilung Unfallchirurgie (Direktor: Prof. Dr. H. Tscherne), Medizinische Hochschule Hannover, Konstanty-Gutschow-Straße 8, D-W-3000 Hannover 61
[2] Robert Mathys Co AG Bettlach, CH-2544 Bettlach

I. Einleitung

Mit Einführung der Verriegelungsnagelung konnte die Indikationsbreite der Marknagelung erheblich erweitert werden auf Frakturen außerhalb der Diaphysenenge und komplizierte Frakturformen [5, 6, 8, 9, 14]. Während für die proximale Verriegelung bei den verschiedenen Verriegelungsnagelsystemen gut funktionierende Zielhilfen existieren, bereitet die distale Verriegelung häufig Schwierigkeiten [2, 11], die durch eine große Zahl auf dem Markt befindlicher Zielhilfen nicht ausreichend gelöst werden. Meist kommt es zu einer mehr oder weniger ausgedehnten Strahlenexposition des Patienten und OP-Personals. Die Insertion der distalen Schrauben stellt einen „kniegelenknahen" Eingriff dar, darüberhinaus ist die Manipulation beim Zielen, Bohren und Einbringen der Schrauben insbesondere in der Hand des weniger Geübten fehlerträchtig („fiddle factor"). Hinzu kommt, daß bei der Implantatentfernung eine erneute Strahlenexposition beim Aufsuchen der Schrauben erfolgt und gelegentlich Probleme bei der Extraktion der Schrauben auftauchen. Aus diesen Gründen beschäftigt sich unsere Arbeitsgruppe seit einigen Jahren mit der Entwicklung intramedullärer Implantate mit alternativen Verriegelungsmechanismen [4, 7].

II. Material und Methode

1. Implantat

Auf der Basis des AO-Universal-Femur-Marknagels wurde ein Implantat entwickelt, bei dem die distale Verriegelung vom Nagelinneren mit Hilfe eines Krallenmechanismus erfolgt (Abb. 1). Die beiden Krallen sind mit einem einfachen Scharniergelenk am unteren Ende einer Führungsstange befestigt. Oberhalb des Scharniergelenkes befindet sich eine Führungsmuffe, die sicherstellt, daß sich das Krallengestänge in korrekter Position in das Nagelinnere einführen läßt. Am unteren Ende des Nagels befinden sich zwei schmale Längsschlitze, durch die die Krallen austreten und sich im distalen Femurs verankern. Durch eine besondere Konstruktion der Führungsmuffe und der Längsschlitze ist sichergestellt, daß die Krallen auch bei Nagelverbiegung und -torsion sicher durch die Schlitze austreten. Sowohl Nagelinsertion, als auch

Hefte zu der Unfallchirurg, Heft 230
6. Deutsch-Österr.-Schweiz. Unfalltagung

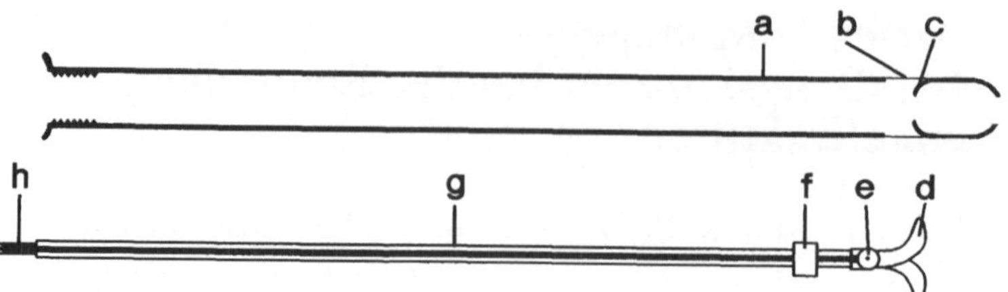

Abb. 1. Schemazeichnung des Krallenverriegelungsnagels mit Bestandteilen: *(a)* modifizierter AO-Universal-Femur-Marknagel. *(b)* Längsschlitze am distalen Nagelende in der Frontalebene. *(c)* Eingebogene Gleitlaschen führen die Krallen beim Austritt aus dem Nagel. *(d)* Zwei Krallen sind mit einem *(e)* Scharniergelenkig verbunden. *(f)* Die aufgepreßte Führungsmuffe aus Kunststoff sorgt für eine korrekte Passage der Krallen durch den Nagel. *(g)* Das Krallengestänge ist am proximalen Ende mit einem *(h)* Gewinde zum Aufschrauben des Insertionshandgriffes versehen

proximale und distale Verriegelung erfolgen nur über den Standardzugang. Die proximale Verriegelung wurde zwischenzeitlich mehrfach modifiziert. Die anfangs in Kombination mit einem Kunststoffverschlußzapfen verwendeten Abstützplättchen wurden wegen Schwierigkeiten bei der korrekten Applikation zugunsten einer einfacheren und stabileren Schrägschraubenverriegelung bzw. einer zweiten Kralle aufgegeben (Abb. 2, 3 und 4).

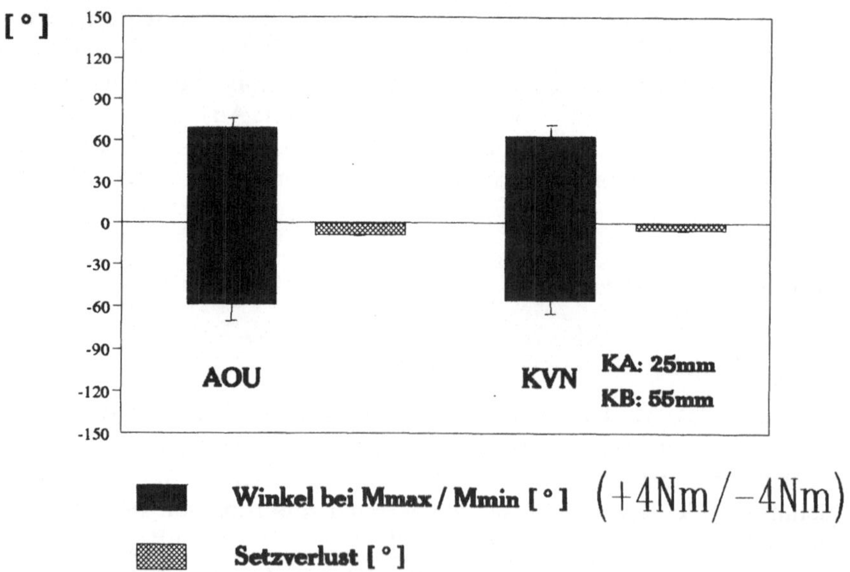

Abb. 2. AO-Universal-Femur-Marknagel (AOU: 400 x 11,0 mm, statisch verriegelt) und Krallenverriegelungsnagel KVN: 400 x 11,0 mm, Krallenbreite (KB) 55,0 mm, Krallenaustrittshöhe (KA) 25 mm. Untersuchung der Primärstabilität am isolierten menschlichen Leichenfemur. Torsionsmoment + 4,0 bis – 4 Nm. Aufgetragen sind die Verformungswinkel bei +/– 4 Nm und der verbleibende Setzverlust. Keine signifikanten Nachteile des KVN im Vergleich zum schraubenverriegelten AO-Universalnagel

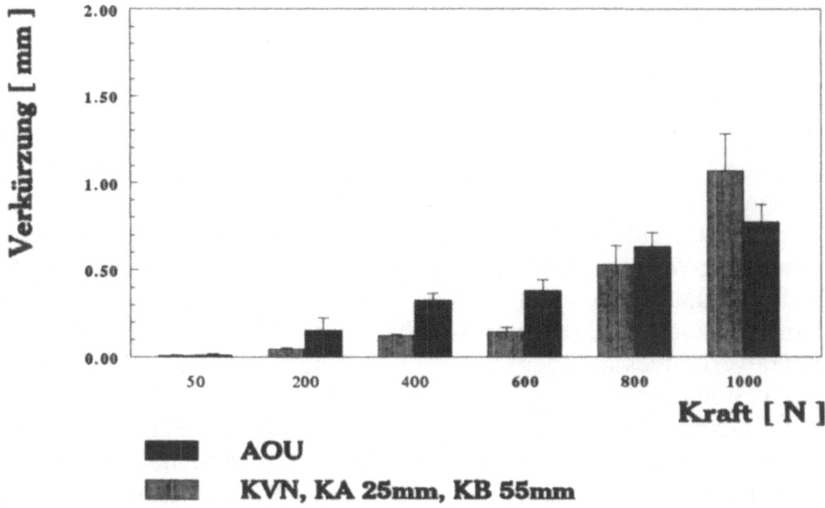

Abb. 3. AO-Universal-Femur-Marknagel (AOU: 400 x 11,0 mm, statisch verriegelt) und Krallenverriegelungsnagel KVN: 400 x 11,0 mm, Krallenbreite 55,0 mm, Krallenaustrittshöhe 25 mm. Untersuchung der Primärstabilität am isolierten menschlichen Leichenfemur. Schrittweise axiale Belastung 0–1000 N in 200 N Schritten, korrigiert um den jeweiligen Setzverlust. Bis 800 N kein signifikanter Stabilitätsnachteil des Krallenverriegelungsnagels gegenüber dem schraubenverriegelten AO-Universalnagel, bis 600 N sogar kleine, aber statistisch signifikante Stabilitätsnachteile des AOU gegenüber dem KVN, die auf ein gewisses „Spiel" des Verriegelungsbolzens im Nagelloch zurückzuführen ist

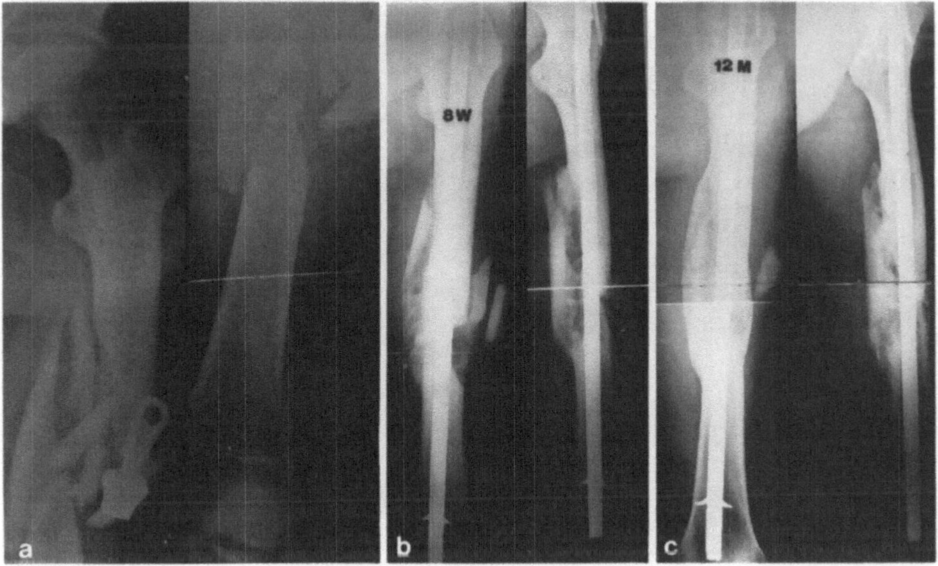

Abb. 4 a–c. 54jähriger Patient nach PKW Unfall mit Schädelhirntrauma, gleichseitiger Kniebandverletzung und Frakturen im Bereich der Fußwurzel. *(a)* Trümmerfraktur (C1.2) in Schaftmitte, operative Versorgung mit dem Krallenverriegelungsnagel. *(b)* Kräftige, überbrückende Kallusbildung nach 8 Wochen. *(c)* Verlaufskontrolle nach 12 Monaten und nach Implantatentfernung

2. Biomechanische Untersuchungen

An isolierten, kältekonservierten humanen Leichenfemora wurden nach Osteotomie Osteosynthesen am distalen Fragment mit dem AO-Universal-Femur-Marknagel (AOU: 400 x 11.0 mm, statisch verriegelt) und Krallenverriegelungsnagel (KVN: 400 x 11.0 mm, Krallenbreite 55.0 mm, Krallenaustrittshöhe 25 mm) ausgeführt und die Primärstabilität in einer Materialprüfmaschine (Zwick 1445) untersucht. Das Torsionsmoment betrug +/– 4,0 Nm, gemessen wurden die Verformungswinkel bis +/– 4 Nm und der verbleibende Setzverlust. Es bestanden keine signifikanten Stabilitätsnachteile des KVN im Vergleich zum schraubenverriegelten AO-Universalnagel. Die Stabilität des Knochenimplantatverbundes im überprüften Lastbereich ist in erster Linie abhängig von der Torsionssteifigkeit des verwendeten Nagelrohres (Abb. 5).

Bei Überprüfung der axialen Stabilität im distalen Femursegment von AO-Universal Femur-Marknagel (AOU: 400 x 11,0 mm, statisch verriegelt) und Krallenverriegelungsnagel (KVN: 400 x 11,0 mm, Krallenbreite 55,0 mm, Krallenaustrittshöhe 25 mm) zeigte sich bei schrittweiser axialer Belastung 0–1000 N in 200 N Schritten im Bereich bis 800 N (Teilbelastungsbereich), korrigiert um den jeweiligen Setzverlust, kein signifikanter Unterschied der beiden Osteosyntheseformen (Abb. 6).

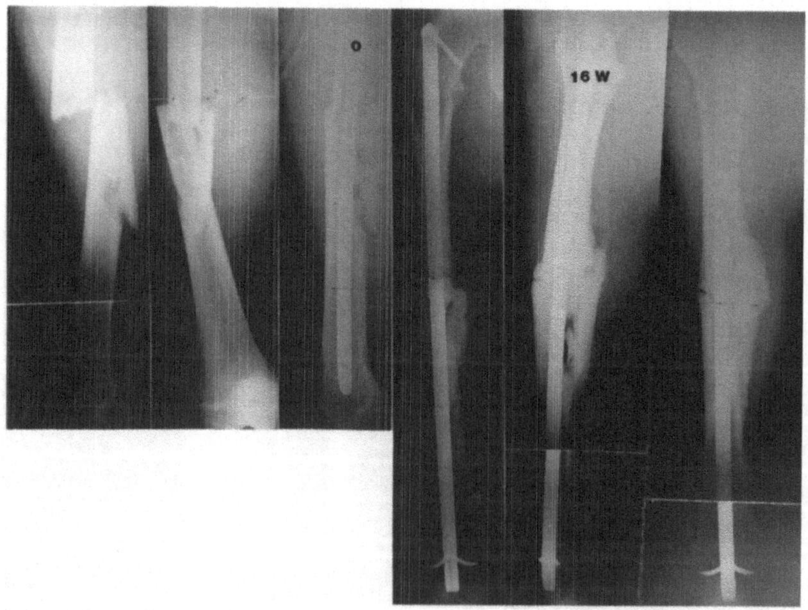

Abb. 5. 20jähriger Patient, Polytrauma. Unter anderem geschlossene B3 Fraktur in Schaftmitte. Stabilisierung mit dem Krallennagel. Proximale Schraubenverriegelung. Unfall- und Versorgungsbilder sowie radiologische Verlaufskontrolle nach 16 Wochen

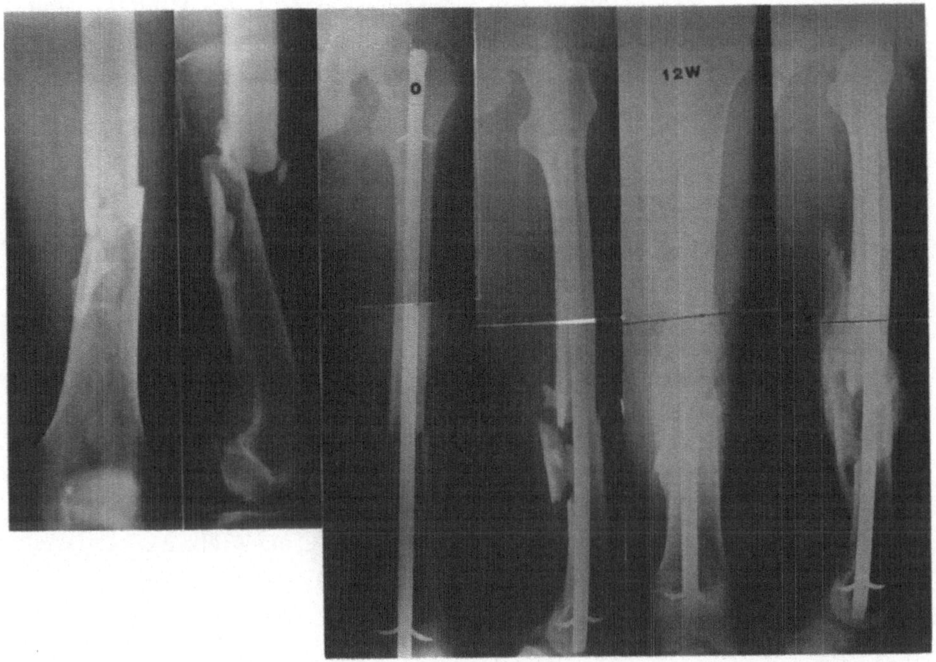

Abb. 6. Geschlossene B3 Fraktur in Schaftmitte. Stabilisierung mit dem Krallennagel. Proximale Verriegelung über zweite Kralle. Unfall- und Versorgungsbilder sowie radiologische Verlaufskontrolle nach 12 Wochen mit ausgeprägter Kallusbildung

3. Operationstechnik

Die Operationstechnik unterscheidet sich zunächst nicht von der konventionellen Marknagelung. Der Zugang zum proximalen Femur erfolgt über einen 6–10 cm langen Schnitt beginnend oberhalb der Trochanterspitze. Es ist keine über das gewohnte Maß hinausgehende Freilegung des proximalen Femurs erforderlich. Beim Aufbohren ist ein langstreckiger Kortikaliskontakt nicht erforderlich. Nach Einbringen des Nagels erfolgt die Insertion des Krallengestänges in das proximale Nagelende per Hand über einen aufgeschraubten Handgriff. Die Führungsmuffe oberhalb der Krallen (Abb. 1f) sichert die korrekte Position der Krallen auch bei Biegung und Torsion des Nagels. Sobald die Krallen die beiden Schlitze am distalen Nagelende erreichen, gleiten die beiden Krallen auf einer „schiefen Ebene" aus dem Nagel und werden mit einigen abschließenden, leichten Hammerschlägen auf den Handgriff in der Spongiosa des distalen Femurs verankert. Eine Kontrolle im Röntgenbildverstärker ist nicht zwingend erforderlich. Die Implantatentfernung ist technisch einfach und ohne Bildverstärker durchführbar. Nach Darstellung des proximalen Nagelendes wird zunächst der Kunststoffeinsatz entfernt. Da der Kunststoffeinsatz das Einwachsen von Granulationsgewebe und Knochen in das proximale Nagelende verhindert, wird die Säuberung des Gewindes am proximalen Nagelende erheblich erleichtert. Zum Entfernen des Krallengestänges wird der zur

Implantation verwendete Handgriff aufgeschraubt und das Krallengestänge herausgezogen, was ohne größeren Kraftaufwand leicht gelingt. Anschließend wird der Nagel in herkömmlicher Weise mit dem Ausschlaggewinde ausgeschlagen.

4. Krankengut

Vom Dezember 1987 bis März 1989 wurden 24 Oberschenkelschaftfrakturen mit dem Krallennagel stabilisiert. In 20 Fällen handelte es sich um frische Frakturen, überwiegend nach Verkehrsunfällen, dreimal lag eine Ermüdungsfraktur vor und einmal eine pathologische Fraktur bei chronisch myeloischer Leukämie. Das Patientenalter lag im Mittel bei 34,8 Jahren (18–57 Jahre). Das männliche Geschlecht überwog mit 22 von 24 Fällen (Tab. 1). Bei der Analyse der Frakturtypen entsprechend der Klassifikation nach Müller [10] ergaben sich überwiegend Frakturen aus der Gruppe A und B, mit denen zunächst Erfahrung gesammelt wurde. Nach den guten Erfahrungen mit dem System dehnten wir dann die Indikation auch auf Frakturen der Gruppe C aus (Tab. 2).

Tabelle 1. Altersverteilung

16–30 Jahre	11	45,8%
31–40 Jahre	3	12,6%
41–50 Jahre	5	20,8%
51–60 Jahre	5	20,8%
Durchschnitt	34,8 Jahre	
Min./Max.	18–57 Jahre	
weiblich	2	8,3%
männlich	22	91,7%

Tabelle 2. Frakturklassifikation nach Müller [10]

A1	1	4,2%
A2	5	20,8%
A3	5	20,8%
Total	11	45,8%
B1	5	20,8%
B2	3	12,5%
B3	1	4,2%
Total	9	37,5%
C1	1	4,2%
C2	3	12,5%
C3	0	0,0%
Total	4	16,7%

Lediglich in zwei Fällen handelte es sich um offene Frakturen, in den übrigen Fällen lagen geschlossene Frakturen vor (Tab. 3). Elfmal lagen die Frakturen im mittleren Schaftdrittel, sechsmal im proximalen und siebenmal im distalen Schaftsegment (Tab. 4).

Tabelle 3. Weichteilschaden

geschlossen	22	91,7%
offen	2	8,3%
Total	24	100,0%

Tabelle 4. Frakturlokalisation

subtrochantär	6	25,0%
Schaftmitte	11	45,8%
distaler Schaft	7	29,2%
Total	24	100,0%

Elf Patienten waren polytraumatisiert, in neun Fällen lagen knöcherne oder schwere ligamentäre Verletzungen am gleichen Bein vor, in 2 Fällen handelte es sich um beidseitige Oberschenkelschaftfrakturen. Lediglich in 8 Fällen handelte es sich um isolierte Verletzungen (Tab. 5). Die Aufschlüsselung nach dem Hannover'schen Polytraumaschlüssel (PTS) zeigte ein Überwiegen der Patienten in der Gruppe II, der mittlere PTS betrug 21,3 Punkte (8–80 Punkte) (Tab. 6).

Tabelle 5. Begleitverletzungen

gleiches Bein	9	37,5%
beide Oberschenkel	2	8,3%
Polytrauma	11	45,8%
SHT II/III	4	16,6%
isolierte OS Fraktur	8	33,2%

Tabelle 6. Verletzungsschwere Hannover Polytrauma Schlüssel (PTS) [12]

I	(0–11)	6	25,0%
II	(12–30)	14	58,3%
III	(31–49)	3	12,5%
IV	(50 98)	1	4,2%
Mittelwert PTS		21,3	(8–80)

III. Ergebnisse

1. Heilungsverlauf

Die Nachbehandlung unterschied sich nicht von der bei der Verriegelungsnagelung. Vollbelastung wurde im Mittel nach 4,4 Wochen (0,7 bis 8,2 Wochen) erreicht, die knöcherne Konsolidierung lag bei 14,2 Wochen (10–24 Wochen). In 5 Fällen ist die Implantatentfernung ohne technische Schwierigkeiten bereits erfolgt.

2. Komplikationen

Zwei polytraumatisierte Patienten verstarben 10 und 16 Tage nach Unfall an den schweren Verletzungsfolgen, der Patient mit der CML verstarb 6 Wochen nach der Versorgung an seinem Grundleiden. In einem Fall kam es zum Auftreten einer klinisch manifesten Beinvenenthrombose und Ausbildung einer szintigraphisch gesicherten Lungenembolie.

Alle Fälle, die zur Nachuntersuchung erreicht werden konnten, kamen zur vollständigen knöchernen Ausheilung. Infekte wurden nicht beobachtet. Bei den ersten Implantaten befand sich der Krallenaustritt 65 mm oberhalb des distalen Nagelendes und die Verankerung der Kralle erfolgte in der Kortikalis. In einem dieser Fälle wurde wegen Beschwerden das Krallengestänge vorzeitig entfernt. Nachdem sich gezeigt hatte, daß eine spongiöse Verankerung der Krallen ausreichend ist, wurde bei den späteren Implantaten der Krallenaustritt weiter distal (40 mm vom distalen Nagelende entfernt) angebracht. In zwei Fällen kam es zum Abbrechen des Bohrers beim Bohren der Löcher für die proximale Verriegelung, die in der Zwischenzeit verbessert werden konnte. Teleskopingphänomene und sekundäre Rotationsfehler traten nicht auf.

3. Nachuntersuchung

Von 21 Patienten die zur Nachuntersuchung zur Verfügung standen konnten 18 zwischen 9 und 26 Monate (Mittelwert 14,3 Monate) nach Versorgung klinisch und radiologisch nachuntersucht werden. Achtmal konnten wir eine Beinverkürzung bis 1,0 cm feststellen, viermal maßen wir klinisch einen Außen- und einmal einen Innendrehfehler bis 10°. Hüft- und Kniegelenkbeweglichkeit bei den Patienten mit isolierter Verletzung waren in allen Fällen uneingeschränkt. In allen 18 nachuntersuchten Fällen war die Fraktur sicher mit einer kräftigen Kallusmanschette knöchern konsolidiert.

IV. Diskussion

Während für die proximale Verriegelung bei den verschiedenen verwendeten Verriegelungsnagelsystemen gut funktionierende Zielhilfen existieren, bereitet die distale Verriegelung häufig Probleme [2, 11]. Meist kommt es zu einer mehr oder weniger ausgedehnten Strahlenexposition des Patienten und OP-Personals. Die Insertion und später nach Ausheilung die Extraktion der distalen Schrauben stellen einen „kniegelenknahen“ Eingriff dar, darüber hinaus ist die Manipulation in der Hand des weniger Geübten fehlerträchtig und zeitraubend („fiddle factor“). Aus diesem Grunde beschäftigt sich unsere Arbeitsgruppe seit einigen Jahren mit der Entwicklung intramedullärer Implantate mit alternativen Verriegelungsmechanismen. Die erheblichen technischen Probleme mit der Aufrechterhaltung des Systemdruckes im pneumodynamischen Femurmarknagel ließen die Entwicklung nicht über „in vitro“ Versuche hinausgehen [4]. Die aufwendige Konstruktion und zu erwartende hohe Fertigungskosten ließen uns das Konzept des Spreiznagels [7] trotz erfolgreichem klinischen Einsatz wieder verlassen, so daß wir uns einer mechanisch einfacheren Lösung zuwandten, die in Teilaspekten bereits 1978 von Franke und Sossinka für den Oberarm und White 1986 für den Oberschenkel beschrieben wurde [3, 13].

Die biomechanischen Untersuchungen an kältekonservierten humanen Leichenfemora zeigten im Rechts-Linksvergleich im physiologischen Torsionslastbereich bis 2,6 Nm und im axialen Teilbelastungsbereich bis 300 N eine dem AO-Universal-Femur-Verriegelungsnagel und anderen Systemen vergleichbare Stabilität [1].

Als wesentlicher Vorteil erwies sich bei unserem Implantat im Rahmen des klinischen Einsatzes, daß sowohl zur Nagelinsertion, wie auch für distale und proximale Verriegelung nur der Standardzugang erforderlich war. In der vorliegenden Pilotstudie mit 24 Fällen wurden drei letale Ausgänge beobachtet, die auf systemunabhängige Ursachen zurückzuführen sind (2mal Polytraumatisierung mit Multiorganversagen, 1mal Neoplasma mit multipler Metastasierung). In den verbleibenden 21 Fällen kam es mit einer mittleren Ausheilungszeit von 14,2 Wochen zu einer zeitgerechten knöchernen Konsolidierung der Frakturen über eine kräftige Kallusbildung. Bei den ersten Nagelmodellen mit hoch angebrachten Krallenaustrittschlitzen und kortikaler Verankerung kam es in einem Fall zu klinischen Beschwerden, die zu einer vorzeitigen Entfernung des Krallengestänges 12 Wochen nach der Osteosynthese führten. Mit der Plazierung der Krallenaustrittschlitze weiter distal trat eine Kortikalisperforation nicht mehr auf, die Verankerung in der Spongiosa des distalen Femurs erwies sich als ausreichend für eine Sicherung der Rotation. Das Ausbringen des Krallengestänges ist technisch gut gelöst. Bei der proximalen Verriegelung haben wir im Verlauf der Pilotstudie einige Modifikationen durchgeführt, da die korrekte Positionierung in einigen Fällen Schwierigkeiten bereitete. Die proximale Verriegelung mit schrägem Verriegelungsbolzen bzw. zweiter Kralle proximal sind beide einfach zu handhaben und weisen zudem eine höhere Stabilität als das Abstützplättchen auf.

V. Schlußfolgerungen

Die Osteosynthese von Oberschenkelschaftfrakturen mit dem neuentwickelten Oberschenkelkrallenverriegelungsnagel ist ein technisch einfaches, schnell und sicher durchführbares Behandlungsverfahren. Die wesentlichsten Vorzüge des Systems sind:

- Instrumentation und Verriegelung erfolgen ohne zusätzliche Inzisionen nur vom Standardzugang aus,
- ein kniegelenknaher Eingriff wie bei der Schraubenverriegelung entfällt und
- weder für die Verriegelung noch für die Implantatentfernung ist ein Bildverstärker erforderlich.

Literatur

1. Bechtold JE, Schaffhausen JM, Hammet RS, Kyle RF (1986) Comparative analysis of interlocking intramedullary fracture fixation nails in bending and torsion. Proc. RESNA 9th Annual Conference, Minneapolis, Minnesota. 207
2. Browner BD (1986) Pitfalls, errors and complications in the use of locking Küntscher nails. Clin Orthop 212:192

3. Franke D, Sossinka N (1978) Der Krallennagel (zur statischen und dynamischen Verriegelung). Unfallmed Tagungen 35:69
4. Haas N, Gotzen L, Drutschmann J (1981) Experimentelle Grundlagen zu einem pneumodynamischen intramedullären Osteosyntheseverfahren. Unfallheilkd 153:52
5. Hansen ST, Winquist RA (1979) Closed intramedullary nailing of the femur. Clin Orthop 138:56
6. Kempf I, Grosse A, Beck G (1985) Closed locked intramedullary nailing. J Bone Jt Surg 67-A:709
7. Krettek C, Haas N, Gotzen L (1986) Bending and torque stiffness of a new nail with spreading mechanism for femoral fractures. Proc. 10th Annual Conf. of the American Society of Biomechanics II:129
8. Küntscher G (1962) Praxis der Marknagelung. Schattauer, Stuttgart New York
9. Maatz R, Lentz W, Arens W, Beck H (1983) Die Marknagelung und andere intramedulläre Osteosynthesen. Schattauer, Stuttgart New York
10. Müller ME, Nazarian S, Koch P (1987) Classification AO des fractures. Springer, Berlin Heidelberg New York
11. Reinders J, Mockwitz J (1984) Technical faults and complications in interlocking nailing of femoral and tibial fractures. Acta Orthop Belg 50:577
12. Tscherne H, Regel G, Sturm JA, Friedl HP (1987) Schweregrad und Prioritäten bei Mehrfachverletzungen. Chirurg 58:631
13. White GM, Healy WL, Brumback RJ, Burgess AR, Brooker AF (1986) The treatement of fractures of the femoral shaft with the Brooker-Wills distal locking intramedullary nail. J Bone Jt Surg 68-A:865
14. Winquist RA, Hansen ST, Clawson DK (1984) Closed intramedullary nailing of femoral fractures – A report of five hundred and twenty cases. J Bone Jt Surg 66A:529

Vergleichende Untersuchungen über die Frakturheilung nach Kompressionsverriegelungsmarknagelung und Plattenosteosynthese am Femur

T. Sennerich, G. Ritter und J. Ahlers

Klinik und Poliklinik für Unfallchirurgie (Direktor: Prof. Dr. G. Ritter), Universitätsklinikum Mainz, Langenbeckstraße 1, D-W-6500 Mainz

Einleitung

Femurschaftfrakturen im Erwachsenenalter gelten heutzutage als eindeutige Indikation zur operativen Knochenbruchbehandlung [1, 6, 7].

In den Jahren 1983–1990 wurden an unserer Klinik 261 Oberschenkelschaftfrakturen ausschließlich operativ versorgt (Tab. 1). In 151 Fällen war aufgrund von Frakturlokalisation, Weichteilschaden und begleitenden Verletzungen eine Plattenosteosynthese indiziert. Wegen der bekannten Vorteile eines intramedullären Kraftträgers [2, 5, 6, 7] bevorzugen wir, wenn immer möglich, die Marknagelung. Diese erfolgte bei 36 Patienten noch in der konventionellen Technik, bei 71 als Verriegelungsmarknagelung. Die an unserem Hause ent-

Hefte zu der Unfallchirurg, Heft 230
6. Deutsch-Österr.-Schweiz. Unfalltagung

wickelte dynamische Verriegelungsmarknagelung mit Kompression kam bei 16 dafür geeigneten Frakturen zur Anwendung [4, 5, 6].

Tabelle 1. Art der operativen Versorgung bei 261 Femurschaftfrakturen im eigenen Krankengut der Jahre 1983–1990

Plattenosteosynthesen	151
konventionelle Marknagelungen	36
Verriegelungsmarknagelungen	71
– davon mit Kompression	16
Fixateur externe	3

Prinzip der dynamischen Verriegelungsmarknagelung mit Kompression

Für diese Weiterentwicklung der Verriegelungsmarknagelung kommen Quer- und kurze Schrägfrakturen sowie entsprechende Etagenbrüche in Frage. Hierbei läßt sich mit dem mechanischen Prinzip einer axialen Kompression durch eine im Zentrum des Knochens liegende Verspannung hohe Stabilität gegenüber Biegung und Rotation in jede Richtung erzielen. Dieses mechanische Prinzip läßt sich durch Einbringen eines speziellen Druckbolzens in das proximale Ende eines Verriegelungsmarknagels verwirklichen. Dabei wirkt der Nagel als Zuganker, über den die Frakturenden unter Kompression gebracht werden können [3, 4, 6].

Operationstechnisch erfolgt zunächst in typischer Weise eine dynamische Verriegelung mit zwei distalen und einem im proximalen Ende der Schlitzbohrung eingebrachten Verriegelungsbolzen. In das obere Nagelende wird danach der Kompressionsbolzen zunächst bis auf den proximalen Verriegelungsbolzen eingeschraubt. Durch weiteres Eindrehen kommt es zu einer Verschiebung des proximalen Verriegelungsbolzens in der Schlitzbohrung, wodurch sich die Knochenfragmente aufeinander zubewegen und schließlich unter Kompression geraten. Dabei lassen sich ohne Schwierigkeiten Druckkräfte von 80–150 kp erreichen, die auch beim Spannen breiter Platten angestrebt werden [4, 6].

Für den neuen AO-Universalmarknagel wurde ein spezieller zweiteiliger Kompressionsbolzen entwickelt, der aus einem äußeren Teil mit konischem und einem inneren Teil mit zylindrischem Gewinde besteht. Der wegen des konischen Innengewindes des Nagels notwendige äußere Teil wird mit einem Steckschlüssel eingebracht: der eigentliche Spannvorgang erfolgt durch Eindrehen des inneren Teiles mit einem üblichen Sechskantimbusschlüssel. Durch die dynamische Verriegelungsmarknagelung mit Kompression läßt sich eine im Vergleich zur Plattenosteosynthese höhere Stabilität gegenüber Biegebelastungen aus allen Richtungen erreichen. Die Flächenpressung verhindert darüber hinaus Rotationsbewegungen, die bei konventioneller Marknagelung, aber auch bei der üblichen Verriegelung aufgrund der hohen Verdrehelastizität des längsgeschlitzten Nagels nicht vermieden werden können. Die axiale Kompression im Frakturbereich erlaubt einen nahezu physiologischen Kraftfluß über den Knochen und zwar unmittelbar postoperativ, aber auch im Verlauf der Frakturheilung.

Eigenes Krankengut

Anhand des eigenen Krankengutes wurde überprüft, wie sich diese seit 1983 angewandte neuartige Kompressionsosteosynthese am Femurschaft auf die Frakturheilung auswirkt. Dabei wurden 28 Osteosynthesen mit einer breiten gespannten DC-Platte bei Quer- und kurzen Schrägfrakturen in Schaftmitte mit 16 Kompressionsverriegelungsmarknagelungen bei Frakturen unterschiedlicher Lokalisation am Femurschaft verglichen. Für beide Kollektive lag eine exakte Röntgendokumentation des Heilungsverlaufes vor. Die beginnende Kallusbildung war in der Gruppe der Kompressionsverriegelungsmarknagelungen mit durchschnittlich 2,5 Wochen gegenüber 4,3 Wochen bei der Plattenosteosynthese wesentlich früher nachweisbar. Ein den Frakturbereich vollständig und gleichmäßig überbrückender Kallus zeigte sich beim Kompressionsmarknagel bereits nach durchschnittlich 9,2 Wochen, bei der Plattenosteosynthese nach 10,8 Wochen. Die volle Belastbarkeit der Osteosynthese war beim Marknagel jedoch schon wesentlich früher gegeben. Das Bild der knöchernen Heilung mit Erreichen der endgültigen Knochenstruktur fand sich in der Nagelgruppe nach 10,6 Monaten, bei den Plattenosteosynthesen erst nach 14,2 Monaten (Tab. 2).

Tabelle 2. Zeitlicher Ablauf der Knochenbruchheilung im Röntgenbild bei 16 Kompressionsverriegelungsmarknagelungen und 28 Osteosynthesen mit breiter DC-Platte

	Kompr.-Nagel	DC-Platte
beginnender Kallus	2,5 Wochen	4,3 Wochen
überbrückender Kallus	9,2 Wochen	10,8 Wochen
völlige Ausheilung	10,6 Monate	14,2 Monate

Die Auswertung der Röntgenbilder ergab für die Kompressionsverriegelungsmarknagelung neben der rascheren knöchernen Durchbauung auch eine qualitativ hochwertige Kallusbildung. Dabei zeigt sich sehr früh die Durchstrukturierung und funktionelle Ausrichtung des Kallus. Unter den Bedingungen der Kompressionsverriegelungsmarknagelung kommt es sehr rasch zu einem vollständigen und gleichmäßigen Durchbau im Gegensatz zur konventionellen, aber auch zur Verriegelungsmarknagelung, bei denen die Frakturheilung zunächst über den Kallusmantel erfolgt, und die eigentliche Frakturstelle erst sehr viel später durchbaut (Abb. 1).

Störungen der Frakturheilung traten im Kollektiv der Kompressionsverriegelungsmarknagelung nicht auf. Bei einem Patienten kam es intraoperativ im Rahmen der Reposition zur Dislokation eines größeren Fragmentes, das auf den Unfallaufnahmen nicht sichtbar gewesen war. Trotzdem war eine Kompression noch möglich und es erfolgte die rasche und komplikationslose Ausheilung. Ein Patient erlitt postoperativ eine Lungenembolie. Infekte, Implantatschäden oder gar Pseudarthrosen traten im Gegensatz zur Plattengruppe nicht auf. Nach Plattenosteosynthese traten in 3 Fällen Implantatprobleme auf,

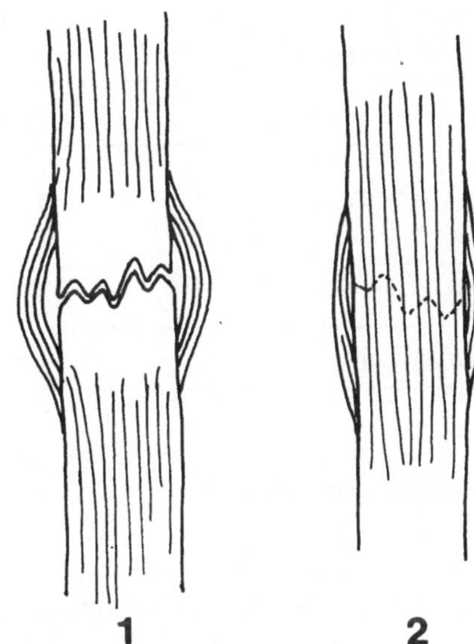

Abb. 1. Schematische Darstellung unterschiedlicher Formen der Frakturheilung. *1* Bei konventioneller Marknagelung, bzw. üblicher Verriegelungsmarknagelung. *2* Bei hoher Stabilität durch die dynamische Verriegelungsmarknagelung mit Kompression

zweimal resultierte ein Plattenbruch durch verzögerte Frakturheilung, woraufhin wir sekundär auf einen Marknagel überwechselten, in einem Fall kam es zur Ausheilung in Varusfehlstellung. Ein Patient entwickelte einen Weichteilinfekt nach breit offener Fraktur (Tab. 3).

Tabelle 3. Komplikationen bei 16 Kompressionsverriegelungsmarknagelungen und 28 Osteosynthesen mit breiter DC-Platte

	Kompr.-Nagel	DC-Platte
Dislokation eines Fragmentes	1	–
Varusfehlstellung	–	1
Implantatbruch	–	2
Weichteilinfekt	–	1
Lungenembolie	1	1

Im Rahmen einer eingehenden klinischen Nachuntersuchung, auf die hier im Einzelnen nicht eingegangen werden soll, wurden unter anderem auch die subjektive Bewertung des Operationsergebnisses durch den Patienten hinsichtlich beruflicher, alltäglicher und sportlicher Belastbarkeit ermittelt. Dabei konnten Noten zwischen 1 und 5 vergeben werden. Patienten mit Kompressionsmarknagelung beurteilten ihr Ausheilungsergebnis mit der Durchschnittsnote 1,5 wesentlich besser als das vergleichbare Plattenkollektiv mit durchschnittlich 2,1 (Tab. 4).

Tabelle 4. Bewertung des Operationserfolges durch die Patienten bei 13 Kompressionsverriegelungsmarknagelungen und 15 Osteosynthesen mit breiter DC-Platte

	Kompr.-Nagel	DC-Platte
Note 1:	7	5
Note 2:	5	6
Note 3:	1	3
Note 4:	–	–
Note 5:	–	1
Durchschnitt:	1,5	2,1

Zusammenfassung

Zusammenfassend haben sich unsere theoretischen Überlegungen zur Kompressionsverriegelungsmarknagelung in der Praxis voll bestätigt. Mit geringem operationstechnischem Mehraufwand ergeben sich bei geeigneten Frakturen deutliche Vorteile. Durch die axiale Verspannung wird eine hohe Stabilität im Frakturbereich erreicht, die zur raschen Ausheilung unter qualitativ hochwertigem Kallus führt.

Literatur

1. Gotzen L, Tscherne H, Haas N, Ennker J (1983) Bilanz der konservativen und operativen Knochenbruchbehandlung – Untere Extremität. Chirurg 54:234–240
2. Hörster G, Hierholzer G, Stringl M (1982) Störungen der Knochenbruchheilung im Bereich des Oberschenkelschaftes nach biomechanisch einwandfreier Plattenosteosynthese. Unfallheilkd 158:198–203
3. Ritter G (1974) Experimentelle Untersuchungen und theoretische Betrachtungen zur Biomechanik der Druckosteosynthese und Entwicklung eines neuen Druckosteosyntheseverfahrens. Habilitationsschr, Universität Mainz
4. Ritter G, Biegler M, Ahlers J (1987) Frakturheilung unter den besonderen Bedingungen einer hochstabilen Osteosynthese mit einem neuartigen Kompressionsverriegelungsmarknagel. Unfallheilkd 189:1197–1201
5. Ritter G, Perren SM, Biegler M (1987) Die dynamische Verriegelung mit Kompression – eine besondere Möglichkeit des neuen AO-ASIF-Universalverriegelungsnagels. Kongreßband des Symposium Franco-Allemand, Cannes 8.–9.10.1987, Gerhard-Küntscher-Kreis
6. Ritter G (1991) Kompressionsosteosynthesen mit dem neuen AO-Universalnagel – Funktionsprinzip und biomechanische Voraussetzungen. Unfallchir 94:9–12
7. Weller S (1984) Die Marknagelung, eine instabile, aber belastbare Osteosynthese. Akt Traumat 14:146–150

Die Stabilisierung komplexer Femurfrakturen in der Technik der überbrückenden Plattenosteosynthese

U. Heitemeyer und G. Hierholzer

Berufsgenossenschaftliche Unfallklinik Duisburg-Buchholz
(Direktor: Prof. Dr. G. Hierholzer), Großenbaumer Allee 250, D-W-4100 Duisburg 28

Einleitung

Grundsätzlich besteht Übereinstimmung hinsichtlich der Indikation zur Übungstabilen operativen Therapie komplexer Femurfrakturen. Diskutiert wird dagegen die klinische Relevanz unterschiedlicher Operationstechniken. Mit der Technik der Plattenosteosynthese verbindet sich traditionsgemäß die Forderung nach anatomischer Rekonstruktion der Frakturzone, um durch Wiederherstellung der medialen Abstützung die Platte vor Wechselbiegebelastungen zu schützen. Im Laborversuch führen zyklische Wechselbiegebeanspruchungen zwangsläufig zum Plattenbruch [2]. Die Ursache des Versagens einer Plattenosteosynthese bei fehlender medialer Abstützung ist aus mechanischer Sicht erklärbar und nachvollziehbar.

Die exzentrische Schienung einer komplexen Femurfraktur durch eine den gesamten Frakturbereich überbrückenden Platte wirkt dem mechanischen Denken zuwiderlaufend. Als erstes ist festzustellen, daß die den Frakturbereich überbrückende Platte Übungsstabilität gewährleistet. Unter der ab dem 3. postoperativen Tag einsetzenden frühfunktionellen Bewegungstherapie kommt es zu raschen knöchernen Abstützungsreaktionen in der Fraktur. Der Kallus übernimmt schrittweise die Funktionen der ausreichende Ausgangsstabilität sichernden Platte [1].

Technik

Zur Operation wird der Patient in Rückenlage auf einem Normaltisch gelagert. Die intraoperative Achseneinstellung erfolgt unter klinischer Kontrolle zum kontralateralen Bein. Intraoperative Bildwandlerkontrollen sind in der Regel nicht erforderlich. Die entscheidende, dieses Verfahren charakterisierende Operationsphase liegt im schonenden Abschieben der Vastusmuskulatur vom Septum intermusculare. Die Vasa perforantia werden sorgfältig dargestellt und zwischen Ligaturen durchtrennt. Die operationstechnisch bedingte Deperiostierung des proximalen und distalen Hauptfragmentes muß unterbleiben. Die Präparation der Vastusmuskulatur erfolgt derart, daß der gesamte Frakturbereich von einer vaskularisierten Muskelschicht bedeckt bleibt. Reponierende Manipulationen in der Frakturzone sind nicht erforderlich. Die überbrückende Platte wird zunächst am proximalen Hauptfragment befestigt. Unter klinischer Beachtung der Beinachsen erfolgt die Reposition des distalen Hauptfragmentes an die Platte. Die präparatorisch nicht dargestellten Einzelfragmente ver-

Hefte zu der Unfallchirurg, Heft 230
6. Deutsch-Österr.-Schweiz. Unfalltagung

bleiben in ihrem Weichteilverbund. Eine zusätzliche, operationstechnisch bedingte Devitalisierung der Frakturzone wird im Gegensatz zur anatomisch reponierenden Technik sicher vermieden. Damit sind in Verbindung mit postoperativer Übungsstabilität günstige Voraussetzungen zur ungestörten Revaskularisation und knöchernen Heilung der Fraktur geschaffen. Die Technik der überbrückenden Plattenosteosynthese erfordert keine primäre Spongiosaplastik. Der röntgenologische Verlauf demonstriert die sichere knöcherne Heilung der komplexen Femurfraktur mit freier Funktion der angrenzenden Gelenke.

Nachuntersuchungsergebnisse

Wir überblicken die klinischen und röntgenologischen Ergebnisse von 72 Patienten mit komplexen Femurschaftfrakturen, die mit der Technik der überbrückenden Plattenosteosynthese behandelt wurden. 56 geschlossenen Frakturen stehen 16 offene gegenüber. 28mal lagen isolierte komplexe Femurfrakturen vor. Die häufigen Zusatzfrakturen an den unteren Extremitäten gewinnen unseres Erachtens Bedeutung unter dem Gesichtspunkt einer schonenden und unkomplizierten Lagerungstechnik zur operativen Frakturstabilisierung. Der postoperative Verlauf nach überbrückender Plattenosteosynthese zeichnet sich durch die geringe Komplikationsrate aus. Lediglich 4 offene Frakturen führten zur sequestrierenden Knocheninfektion. Die Gesamtbeurteilung berücksichtigt Hüft- und Kniegelenkfunktion, Achsenabweichungen, Beinverkürzungen und belastungsabhängige Schmerzen. 46 Patienten wiesen ein sehr gutes und 15 Patienten ein gutes klinisches Endergebnis auf. 11mal mußte ein mäßiges und schlechtes Resultat festgestellt werden.

Indikation

Wir sehen die Indikation zur überbrückenden Plattenosteosynthese bei komplexen Femurfrakturen unter den folgenden Gesichtspunkten: Beim polytraumatisierten Patienten sowie beim Vorliegen mehrerer Begleitfrakturen ist die in Verbindung mit der überbrückenden Plattenosteosynthese mögliche Rükkenlagerung auf dem Normaltisch vorteilhaft. Gelenknahe Frakturen mit metaphysärer Trümmerzone eignen sich besonders für die überbrückende Technik. Auch Frakturen im Wachstumsalter stellen einen Indikationsbereich für diese besondere Form der Plattenosteosynthese dar. Die biologischen Vorteile der beschriebenen, verhältnismäßig einfachen Operationstechnik werden insbesondere bei redislozierten und offenen Frakturen wirksam. Die Technik der überbrückenden Plattenosteosynthese berücksichtigt die biologischen Reparationsvorgänge im gefährdeten Frakturbereich. Der Nachweis einer niedrigen Komplikationsrate und eines hohen Anteils an knöcherner Heilung bestärkt unsere Auffassung, daß diese technische Variante der Plattenosteosynthese ein geeignetes Verfahren zur Stabilisation komplexer Femurfrakturen darstellt.

Literatur

1. Reitemeyer U, Kemper F, Hierholzer G, Harms J (1987) Severely femoral shaft fractures: Treatment by bridging-plate ostheosynthesis. Arch Orthop Surg 106:327–330
2. Perren SM (1979) Physical and biological aspects of fracture healing with special reference to internal fixation. Clin Orthop Rel Res 138:175–196

Fixateur externe und frühzeitiger Verfahrenswechsel bei diaphysärer Oberschenkelfraktur

H. Kohler, H. Winkler, P. Hochstein und A. Wentzensen

Berufsgenossenschaftliche Unfallklinik (Direktor: Priv.Doz. Dr. A. Wentzensen), Ludwig-Guttmann-Straße 13, D-W-6700 Ludwigshafen-Oggersheim

Einleitung

Zur Stabilisierung weichteilgeschädigter Extremitätenfrakturen und bei polytraumatisierten Patienten hat sich der Fixateur externe hervoragend bewährt. Im Gegensatz zum Unterschenkel kann der Fixateur externe am Oberschenkel in den meisten Fällen nicht die definitive Versorgungsform sein. Die Gleitvorgänge der Weichteile werden durch die perforierenden Pins erheblich gestört. Beim Erwachsenen ist daher praktisch immer ein Verfahrenswechsel zur Plattenosteosynthese, Marknagelung oder Gipsbehandlung erforderlich.

Technik des Verfahrenswechsels

Unser prinzipielles Vorgehen beim Verfahrenswechsel: nach primärer Fixateur externe Stabilisierung erfolgt nach Konsolidierung des Allgemeinzustandes und der Weichteilverhältnisse der Verfahrenswechsel auf eine interne Osteosynthese. Am Oberschenkel gehen wir einzeitig vor – im Gegensatz zum Unterschenkel – d.h. in einem operativen Eingriff wird der Fixateur externe entfernt und die definitive Versorgung durchgeführt. Obligat ist das Einlegen einer großlumigen Redondrainage neben das Implantat oder in den Marknagel. Die eingelegte Drainage muß bis zum Erhalt des intraoperativ gewonnenen und negativen Abstrichergebnisses belassen werden. Bei positivem Abstrichergebnis wird die Drainage belassen und eine gezielte Antibiose durchgeführt. Anschließend erfolgt eine nochmalige Abstrichkontrolle. Bei weiter positivem Befund bleibt die Redondrainage bis zu Metallentfernung im Sinne einer kontrollierten Fistel.

Hefte zu der Unfallchirurg, Heft 230
6. Deutsch-Österr.-Schweiz. Unfalltagung

Nachuntersuchung

Im Zeitraum vom 1. 1. 1988 bis zum 31. 12. 1990 wurden an der Berufsgenossenschaftlichen Unfallklinik Ludwigshafen 86 Patienten mit diaphysären Oberschenkelfrakturen behandelt. Bei 20 Oberschenkelfrakturen, also in 23% der Fälle kam der Fixateur externe zum Einsatz. In 15 Fällen (75%) lag eine frische diaphysäre Oberschenkelfraktur im Rahmen eines Polytraumas vor. In 5 Fällen handelte es sich um isolierte Oberschenkelfrakturen. Die Einteilung der 20 mit Fixateur externe versorgten diaphysären Oberschenkelfrakturen nach der AO-Klassifikation ergab: 3 Frakturen der Gruppe A2, 4 Frakturen der Gruppe A3, 2 Frakturen der Gruppe B2, 7 Frakturen der Gruppe B3, 3 Frakturen der Gruppe C1 und 1 Fraktur der Gruppe C3.

Bei der operativen Versorgung der Oberschenkelfrakturen wurde von uns ausschließlich der Fixateur externe nach AO und der Unifix eingesetzt. Insgesamt wurde bei der Primärversorgung in 10 Fällen der unilaterale, in 8 Fällen der V-förmige und in 2 Fällen ein rein gelenküberbrückender Fixateur externe angelegt.

Nach primärer Fixateur externe Stabilisierung erfolgte der Verfahrenswechsel in 12 Fällen zum Marknagel, in 3 Fällen zur DC-Platte und in 4 Fällen wurde durch Gipsimmobilisierung weiterbehandelt. Ein Patient verstarb an einem Schädel-Hirn-Trauma. Der Verfahrenswechsel erfogte im Durchschnitt nach 17 Tagen.

Der beim Verfahrenswechsel intraoperativ gewonnene Abstrich war in 7 Fällen steril. In 5 Fällen war kein Abstrich entnommen worden, hier handelte es sich um 4 Patienten, die mit Gipsimmobilisierung weiterbehandelt wurden und um einen Patienten, der verstarb. In 8 Fällen war das Abstrichergebnis positiv. Nach nochmaliger gezielter Antibiose und anschließender Abstrichkontrolle war in 3 weiteren Fällen das Abstrichergebnis steril, die Drainage konnte entfernt werden. In 5 Fällen in denen das Abstrichergebnis positiv blieb mußte mit einer Dauerdrainage weiterbehandelt werden.

Die Ausheilungsergebnisse nach Dauerdrainage zeigen jedoch, daß nach 6 Monaten bei allen 5 Patienten das Metallimplantat und die Dauerdrainage bei sicherer knöcherner Ausheilung entfernt werden konnten. Insgesamt ergaben sich 16 zeitgerechte Frakturheilungen, d.h. innerhalb dreier Monate. In 2 Fällen kam es zur verzögerten Frakturheilung und in 1 Fall zur Pseudarthrose. Bei 2 Patienten trat eine Achsenfehlstellung auf, bei 1 Patienten eine Beinlängendifferenz von 2 cm. 1 Patient verstarb an einem Schädel-Hirn-Trauma.

Schlußfolgerung

Aus unserer Sicht stellt der Fixateur externe heute einen großen Fortschritt dar und ist Mittel der Wahl in der Primärversorgung des polytraumatisierten Patienten und zwar nicht nur bei Oberschenkelfrakturen.

Der Fixateur externe als definitives Behandlungskonzept der Femurschaftfraktur bei Verletzten aus dem Afghanistan-Krieg

H. Oberli

Comité International de la Croix-Rouge, Division Médicale (Chefarzt: Dr. R. Russbach), 19, Avenue de la Paix, CH-1202 Genève

1. Einleitung

Diese Arbeit stammt aus einem kriegschirurgischen Spital in Peshawar, Pakistan, nahe der Grenze zu Afghanistan. Das Internationale Komitee vom Roten Kreuz (IKRK) betreibt das Spital ausschließlich für Verletzte aus dem Afghanistan-Konflikt. Erstversorgung, definitive Behandlung, ambulante Nachkontrollen und allfällige spätere Reoperationen finden am gleichen Ort statt. Diese Einheit des Behandlungsortes (allerdings durch immer wieder wechselnde Chirurgen) ist in der Kriegschirurgie eher außergewöhnlich und erlaubt die Beobachtung von Langzeitverläufen, insbesondere bei Frakturpatienten.

2. Femurfraktur – Kriegsverletzung – Fixateur externe

a) Die offene Femurfraktur im Krieg gilt immer als eine schwere Verletzung. Ihre Letalität gab Böhler für seine eigenen Fälle im Zweiten Weltkrieg mit 12% an. Statistiken aus dem Ersten Weltkrieg reden von bis zu 24% letalen Verläufen [1, 2]. Die Weichteile werden durch moderne Hochgeschwindigkeitsgeschosse maximal traumatisiert. Begleitverletzungen von Gefäßen und Nerven sind am Oberschenkel häufig anzutreffen. Die konservative Behandlung der Femurfraktur ist bekanntlich schon in Friedenszeiten und erst recht unter Kriegsbedingungen mit Komplikationen befrachtet.

b) Der Fixateur externe erlebt, wie in zivilen Verhältnissen, auch in der Kriegschirurgie eine echte Renaissance [4]. Er ist in der Hand des Kriegschirurgen das einzige Mittel zur operativen Behandlung von Frakturen und Frakturkomplikationen. In den IKRK-Spitälern wird ausschließlich der tubuläre Fixateur der AO verwendet. Seit der Einführung der Rohr-zu-Rohr-Backe hat dieses Fixateurmodell gerade bei eingeschränkten röntgendiagnostischen Möglichkeiten eine echte Bereicherung erfahren [5]. Die Schanz'schen Schrauben können irgendwo und ohne Rücksichtnahme auf die spätere Reposition in die Hauptfragmente eingesetzt und diese nachträglich mit einem dritten Rohr in korrekter Stellung verbunden werden. Die häufig notwendigen postoperativen Stellungskorrekturen sind ohne Umsetzen der Schrauben möglich.

c) In zivilen Verhältnissen wird am Femurschaft der Fixateur externe selten als Mittel zur definitiven Frakturimmobilisation verwendet. In Peshawar dagegen wurde ein einmal angelegter Fixateur am Femur meistens bis zur Kon-

Hefte zu der Unfallchirurg, Heft 230
6. Deutsch-Österr.-Schweiz. Unfalltagung

solidation der Fraktur belassen. Als Alternativen dazu stehen im militärischen Feldspital lediglich die Extensions- oder die Gipsbehandlung zur Verfügung, verbunden mit allen Nachteilen langdauernder Immobilisation und oft unbefriedigenden Stellungsverhältnissen. Als Standardmontage am Oberschenkel bewährt sich ein unilateraler Fixateur mit drei kurzen inneren Rohren, verbunden mit zwei Rohr-zu-Rohr-Backen. Ein durchgehendes äußeres Rohr wird erst nach Reposition der Hauptfragmente angelegt.

3. Kasuistik

Während drei Jahren (Januar 1988 bis Dezember 1990) wurden in Peshawar 732 Fixateurs externes angelegt, davon 172 am Femur. In 114 Fällen handelte es sich um eine Femurschaftfraktur. In der Literatur finden sich keine ähnlich hohen Fallzahlen. Der Verletzungsursache entsprechend, waren die meisten Frakturen von schwersten Weichteilschädigungen begleitet. Daneben muß daran erinnert werden, daß offene Frakturen im Krieg nicht in jedem Falle auf eine Schußverletzung zurückzuführen sind (Tab. 1 und 2).

Tabelle 1. Verletzungsart 114 Femurschaftfrakturen

Schüsse	50
Splitter	30
Minen	12
stumpfes Trauma	16
andere	6

Tabelle 2. Zustand der Weichteile 114 Femurschaftfrakturen

geschlossen	18
1°ig offen	1
2°ig offen	15
3°ig offen	80

In acht Fällen wurde der Fixateur aus verschiedenen Gründen vorzeitig entfernt (Tab. 3). Es ist aber zu erwähnen, daß die Amputationen wegen Gefäßverletzungen schon wenige Tage nach der Erstoperation vorgenommen werden mußten, also nie aus Gründen einer nicht beherrschbaren Frakturkomplikation. Die durchschnittliche Verweildauer des Fixateur externe am Femur betrug 139 Tage, die durchschnittliche Hospitalisation dauerte 55 Tage. Die lange Konsolidationszeit der nur mit dem Fixateur externe versorgten Femurschaftfraktur ist bekannt, deshalb lassen sich an der Serie in Peshawar Komplikationen von Langzeitverläufen besonders gut studieren (Tab. 4).

Tabelle 3. Gründe für vorzeitige Fixateur-Entfernung

Amputationen	2
Infekte	4
verstorben	2

Tabelle 4. Komplikationen bei 106 mit Fixateur externe behandelten Femurschaftfrakturen

verzögerte Frakturheilung	10
ossäre Infekte	9
Refrakturen	9
Schraubenlockerung	44
Schrauben-Weichteilinfekt	16
Schraubeninfekt knöchern	14

Die verzögerte Heilung ist eine der zu beobachtenden Frakturkomplikationen. Dafür lassen sich drei Ursachen eruieren:
a) ausgedehnte Trümmerfrakturen
b) zu radikale Fragmentausräumung beim ersten Débridement
c) zu rigide äußere Fixation.

Die knapp 9% der Patienten mit therapiebedürftigen knöchernen Infekten scheinen in Anbetracht der Art und Schwere der Verletzungen sowie des durchschnittlichen Zeitintervalles von mehr als drei Tagen zwischen Verletzung und Spitalbehandlung nicht übertrieben hoch. Inakzeptabel dagegen ist der hohe Prozentsatz an Refrakturen. Weniger rigide Fixation und Belassen des dynamisierten Fixateurs ein bis zwei Monate über die scheinbare radiologische Konsolidationszeit hinaus haben diese Komplikationsrate ganz erheblich gesenkt.

Ein weiteres ungelöstes Problem ist die Lockerung von langen liegenden Schanz'schen Schrauben und Steinmann-Nägeln. Nur gelockerte Schrauben können manchmal nachgespannt, sicher infizierte sollen immer entfernt bzw. umgesetzt werden. Die folgenschwerste Komplikation, die Kniegelenksteife, ist seit 50 Jahren dieselbe geblieben [3, 6]. In Peshawar erreichten mehr als 50% der Patienten eine Flexion von weniger als 90°. Nur rigoros durchgesetzte Maßnahmen führten zu einer Verbesserung der Funktion des Kniegelenkes:
a) nur unilateraler Fixateur
b) streng posterolaterale Schraubenlage
c) Lagerung von Hüft- und Kniegelenk in 90° Flexion sofort postoperativ
d) Frühmobilisation des Patienten

4. Schlußfolgerungen

Der Fixateur externe ist für den Einsatz in der Kriegschirurgie geradezu prädestiniert und kann durchaus als Mittel zur definitiven Stabilisation schwerer offener Femurfrakturen eingesetzt werden. Die Methode ist weder technisch einfach, noch anspruchslos in der Nachbehandlung. Komplikationen sind häufig. Das steife Kniegelenk, die für den Patienten speziell im islamischen Land unangenehmste Komplikation, läßt sich weitgehend vermeiden, wenn einige elementare Regeln beachtet werden.

Literatur

1. Böhler L (1954) Die Technik der Knochenbruchbehandlung 2. Bd, 1. Teil. Maudrich, Wien Bonn 1568
2. Ganzoni N (1975) Die Schußverletzung im Krieg. Huber, Bern Wien Stuttgart 151–153
3. Kuderna H, Weinstabl R (1986) Fixateur externe am Oberschenkel. In: Brüche des Oberschenkelschaftes und des distalen Oberschenkels. Schreinlechner UP (Hrsg) Springer, Berlin Heidelberg New York London Paris Tokyo, Unfallheilkd 182:43–54
4. Labeeu F (1985) Le fixateur externe: Un traitement de choix en traumatologie de guerre. Acta Chir belg 85:251–259
5. Müller ME, Allgöwer M, Schneider R, Willenegger H (1990) Manual of Internal Fixation. Springer, Berlin Heidelberg New York London Paris Tokyo Hong Kong Barcelona, 367–410
6. Young RH (1942) The Prophylaxis and Treatment of the Stiff Knee following Fracture of the Femur. Proc Royal Soc Med 35: 716

Die Tibiaschaftfraktur und ihre Versorgung. Unsere Erfahrungen anhand von 375 Frakturen

E. Lambiris, N. Rurtzis, P. Megas und S. Skriviliotakis.

Orthopädische Klinik (Direktor: Prof. Dr. E. Lamibiris), Universität Patras, Gr-26500 Rion/Patras

Einleitung

Frakturen im Tibiaschaftbereich sind nicht selten problematisch, was ihre Versorgung betrifft, insbesondere wenn es sich um offene Tibiaschaftfrakturen handelt. Wir stehen oft vor der Entscheidung, vor allem wenn die Indikation für die Anwendung der einen oder der anderen Methode nicht ganz klar ist, ob konservatives oder operatives Vorgehen das rechte Konzept sei. Fällt die Entscheidung für eine Operation, so entsteht die Frage, was man für eine Methode anwenden soll. Plattenosteosynthese, Fixateur externe oder Marknagelung?

Material – Methodik

Zu unserem Krankengut für den Zeitraum 1985–1990 (6 Jahre) gehören 366 Patienten mit 375 Frakturen. Das Verhältnis M/F 256/110 und das Durchschnittsalter liegt bei 36,7 Jahren (14–96 Jahre).

Ein Verkehrsunfall lag bei 185 (76% der Fälle) vor. Aus der Abbildung 1 geht das Verhältnis geschlossene/offene Tibiaschaftfraktur hervor.

Bei der Tabelle 1 ist die Versorgung der offenen bzw. der geschlossenen Frakturen ersichtlich. Man muß hier erwähnen, daß alle offenen Verletzungen in den letzten drei Jahren mit Fixateur externe versorgt wurden.

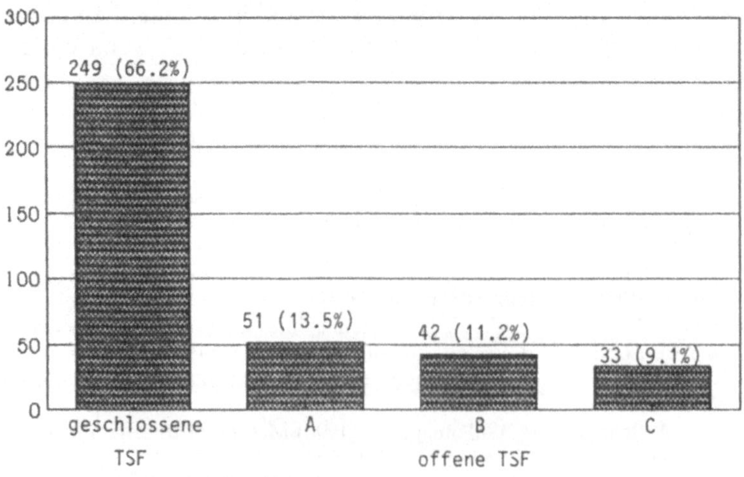

Abb. 1. Offene Tibiaschaftfraktur

Hefte zu der Unfallchirurg, Heft 230
6. Deutsch-Österr.-Schweiz. Unfalltagung

Tabelle 1

	Kons.	Plat. ost.	Fix. ext.	M.N.	Amput.
Offene Fraktur	17 13,5%	30 23,8%	76 60,3%		3
Geschlossene Fraktur	148 59,4%	51 20,5%	13 5,2%	37 14,9%	
N	165 44%	81 21,6%	89 23,7%	37 9,9%	3

Die Plattenosteosynthese der Tibiaschaftfraktur, geschlossene oder offene, gehören zu den ersten drei Jahren (1985–1988), da die Ausrüstung der Klinik zu diesem Zeitpunkt noch nicht nach unseren Vorstellungen war wie z.B. für die Durchführung einer Marknagelung. Konservativ behandelte offene Frakturen im Gips sind Verlegungen aus anderen Krankenhäusern. In unserer Klinik werden die offenen Verletzungen in den letzten Jahren regelmäßig mit Fixateur externe und die geschlossenen Tibiaschaftfrakturen werden mit Marknagel bzw. Verriegelungsnagel versorgt. Nachuntersucht wurden 338 Patienten mit 347 Tibiaschaftfrakturen. Die Nachuntersuchungszeit betrug 5–42 Monate, im Durchschnitt 12,5 Monate. Bei 341 von 347 Tibiaschaftfrakturen ist eine knöcherne Konsolidierung eingetreten. In 244 Fällen nach der ersten Versorgung und in 97 nach Methodenwechsel. Eine knöcherne Konsolidierung ist am schnellsten bei der Marknagelung eingetreten und zwar bei 13,7 Wochen. Bei dem Fixateur externe ist eine knöcherne Konsolidierung in 22,8 Wochen, bei der Plattenosteosynthese nach 20,4 Wochen und bei der konservativen Behandlung nach 19,6 Wochen eingetreten. Die Behandlungszeit in der Klinik bei der konservativen Behandlung betrug 2,5 Tage (erster stationärer Aufenthalt), bei der Plattenosteosynthese 10,2, nach Fixateur externe 16,4 und bei der Marknagelung 7,6 Tage. Die Durchschnittszeit bis zur vollen Belastung geht aus der Tabelle 2 hervor.

Tabelle 2. Durchschnittszeit bis zur vollen Belastung

Methode	Zeit
konservativ	20,5 Wochen
Plattenosteosynthese	23,4 Wochen
Fix. externe	26,8 Wochen
Marknagelung	6,5 Wochen

Komplikationen

Die Komplikationen sind aus den Tabellen 3 und 4 ersichtlich. Es ist aus diesen Tabellen zu sehen, daß die Pseudarthrosen bzw. verspätete Knochenneubildung zu den Tibiaschaftfrakturen gehören, die mit Fixateur externe versorgt sind. Dasselbe gilt für die Infektionsrate. Dabei handelte es sich allerdings ausschließlich um offene Verletzungen.

Tabelle 3. Komplikationen

	N	Kons.	Platte	Fix. ext.	MN
Weichteilinfektion	9	3	1	5	–
Osteitis	7	–	1	6	–
sept. Pseudarthrose	3	–	2	1	–
asept. Pseudarthrose und versp. Knochenneubildung	67	4	1	60	1
Material-insuffizient	3	–	3	–	–

Tabelle 4

	Kons.	Platte	MN	Fix. ext.
Verkürzung	16	1	1	4
Achsenabweichung	9	2	–	5

Behandlung der Komplikationen

Die Tabelle 5 zeigt, daß wir den Verriegelungsnagel für die Behandlung der Pseudarthrose, für die verspätete Knochenneubildung und für die Korrekturosteotomie sehr oft verwenden.

Tabelle 5

Diagnose	Endversorgung			
	Kons.	Platte	Fix. ext.	MN
Pseudarthrose	–	4	–	11
Versp. Knochenbildung	41	1	–	14
Sept. Pseudarthrose	–	–	–	3
Achsenabweichung	–	8	–	8
Material insuffizient	2	–	–	2

Endversorung einer Fraktur

Hierzu gehören die Fälle, die mit Fixateur externe versorgt sind, bei denen die knöcherne Konsolidierung weitgehend stattgefunden hat, aber nach der Entfernung des Fixateurs mit einem Sarmiënto-Gips für ein paar Wochen versorgt wurden. Generell neigen wir dazu, bei der Endversorgung den Verriegelungsmarknagel zu verwenden. Aus der Tabelle 6 ist ersichtlich, daß bei 78% der Tibiaschaftfrakturen, die mit Fixateur externe versorgt waren, der Methodenwechsel notwendig war. Wie es bereits erwähnt wurde, handelte es sich hauptsächlich um offene Verletzungen aber auch geschlossene, bei polytraumatisierten Patienten, die ebenfalls mit Fixateur externe versorgt werden.

Tabelle 6

	Kons.	Platte	MN	Fix. ext.
primäre Versorgung	126 86,3%	64 83,1%	36 97,3%	18 22%
Methodenwechsel	20 13,7%	13 16,9%	1	63 78%

Kasuistik

39jähriger Patient, der zunächst auswärts konservativ behandelt wurde. Einweisungsdiagnose in unsere Klinik: Aseptische Pseudarthrose der Tibia. In unserer Klinik wurde die VN durchgeführt. Ergebnis 3 Wochen später nach der Operation (Abb. 2).

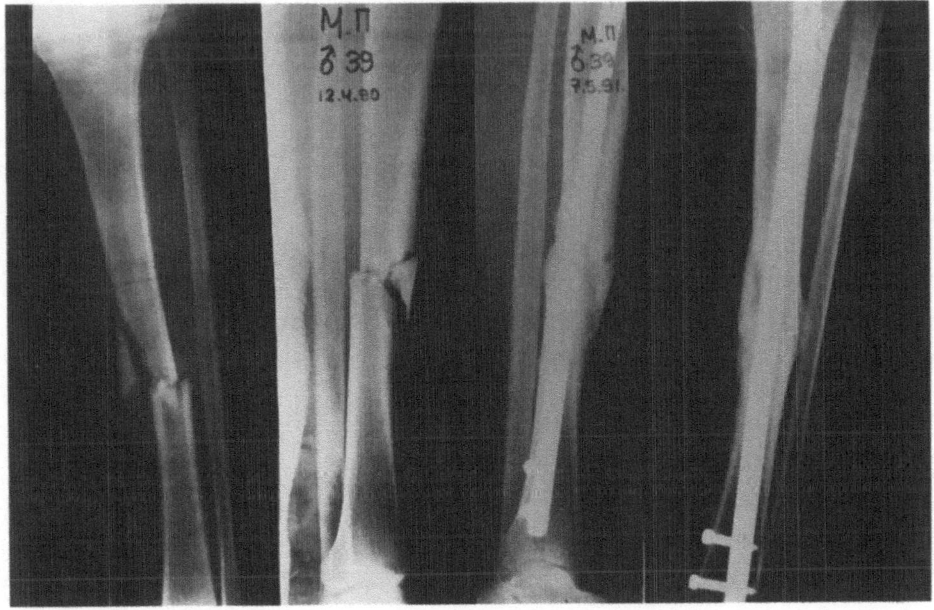

Abb. 2

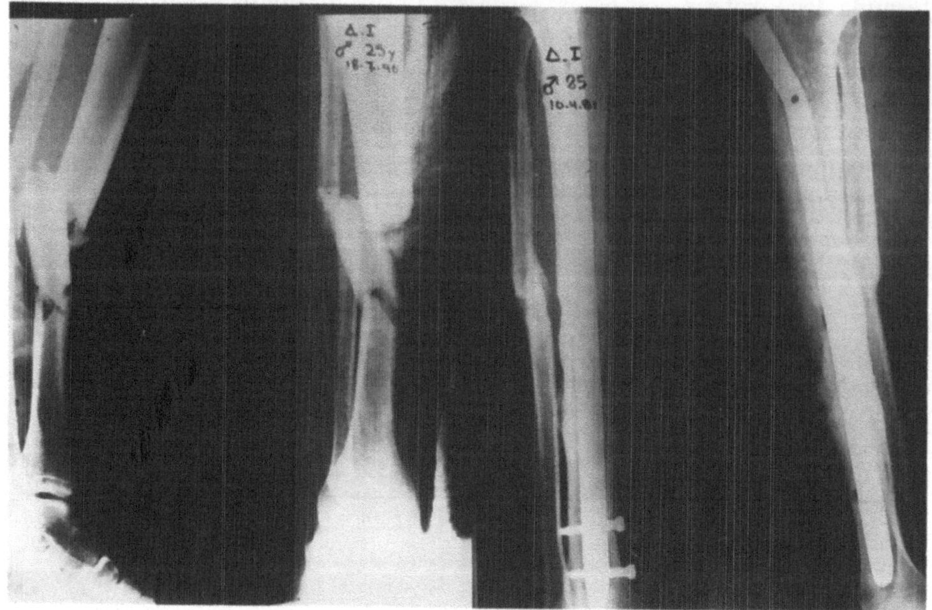

Abb. 3

Etagenfraktur der Tibia bei einem 25jährigen Patient. Operation: VN, zunächst statisch und 6 Wochen später dynamisch, knöcherne Konsolidierung der Fraktur. Ergebnis nach 8 Monaten (Abb. 3).

Schlußfolgerungen

Für die offene TSF und für die Versorgung des Polytraumatisierten wird vorerst der Fixateur externe für unsere Klinik die Methode der Wahl bleiben.

Für die Behandlung der geschlossenen TSF mit Ausnahme der polytraumatisierten Patienten, für die Behandlung der aseptischen Pseudarthrose und für die Stabilisierung bei der Korrekturosteotomie der Tibia, wird von uns dem Verriegelungsmarknagel der Vorzug gegeben. Bei den septischen Pseudarthrosen dagegen, erscheint uns zur Zeit die Methode nach Ilizarov unersetzlich und gehört zu den Richtlinien unserer Klinik.

Der neue Universalmarknagel für die Tibia

D. Höntzsch[1], S. Weller[1] und S.M. Perren[2]

[1] BG Unfallklinik Tübingen (Ärztl. Direktor: Prof. Dr. Dr.h.c. S. Weller), Schnarrenbergstraße 95, D-W-7400 Tübingen
[2] Laboratorium für experimentelle Chirurgie Davos, (Direktor: Prof. DDr. S. Perren), Obere Straße 22, CH-7270 Davos

Zusammenfassung

Der neue AO-Universalmarknagel ist durch intensive Zusammenarbeit zwischen Grundlagenforschung, Technikern und klinischer Anwendung entwickelt worden. Es ist gelungen, das Konzept eines Universalmarknagels (zunächst für den Femur) jetzt auch für die Tibia zu verwirklichen. Die bisherige Technik des Marknagels wurde soweit als möglich beibehalten.

Folgende Besonderheiten sind herauszustellen:
Durch die neue AO-Krümmung konnte ein besseres Einschlagsverhalten und eine anatomiegerechtere Stabilisierung der Markhöhle erreicht werden. Die kufenförmige Spitze erleichtert das Gleiten der Nagelspitze auf der Innenwand der dorsalen Kortikalis und beim Überschreiten der Fraktur. Die proximale Verriegelung wird durch drei querverlaufende Löcher erreicht. Sie bieten viel Auswahl für eine optimale Plazierung der Verriegelungsbolzen. Die Verriegelung von anterior nach posterior ist wegen der Gefahren für die Nerven und Gefäße konsequenterweise unterlassen worden. Die distale Verriegelung bietet durch das eine a.p.-Loch und die zwei queren Löcher für die Verriegelungsbolzen eine große Auswahl zur Stabilisierung. Die Anordnung von anterior nach posterior ermöglicht die Schonung der Weichteile. Der Universalmarknagel kann mit oder ohne Verriegelung gleichermaßen eingesetzt werden. Eine freie Entscheidung während der Operation ist möglich. Beim neuen AO-Universalmarknagel für die Tibia wurde (genauso wie für den Femur) Bewährtes weitergeführt und wurden neue Anforderungen und Erkenntnisse konsequent umgesetzt. Wesentliche Grundlagen der AO, nämlich Beachtung und Anwendung biomechanischer Prinzipien und sicheres Operationsverfahren durch einfache Instrumentation wurden umgesetzt und haben sich in der klinischen Anwendung bewährt.

1. Einleitung

Die intramedulläre Nagelung von Schaftfrakturen am Femur und der Tibia ist ein anerkanntes und erprobtes Operationsverfahren. Durch die Verriegelung konnte die Indikation erweitert werden:
a) Schräg- und Spiralfrakturen und Frakturen mit Biegungskeil
b) Trümmer- und Stückfrakturen
c) Frakturen der distalen und proximalen Metaphyse

Hefte zu der Unfallchirurg, Heft 230
6. Deutsch-Österr.-Schweiz. Unfalltagung

Am Unterschenkel sind Trümmer- und Stückfrakturen sowie Frakturen der distalen und proximalen Metaphyse häufig mit einem geschlossenen oder offenen Weichteilschaden verbunden, welcher die primäre Nagelung verbietet. Am Oberschenkel hingegen sind die Weichteilprobleme seltener. Die erweiterte Indikation mit dem Verriegelungsnagel wurde deshalb zunächst am Oberschenkel eingesetzt. Folgerichtig entwickelt die AO zunächst einen verriegelungsfähigen Universalmarknagel für den Femur. Jetzt folgt ein verriegelungsfähiger Universalmarknagel für die Tibia. Das Ziel für den Universalmarknagel an Femur und Tibia war ein universell einsetzbares Implantat. Die Einsatzfähigkeit mit und ohne Verriegelung, einfache Instrumentation und sichere Operationstechnik wurde mit dem neuen AO-Universalmarknagel verwirklicht.

2. Die Technik in klinischer Anwendung

Soweit wie möglich wurden bewährte Elemente des bisherigen AO-Marknagels beibehalten: Kleeblattprofil, durchgehender Schlitz mit Schwalbenschwanz und konischer Gewindebolzen zum Ein- und Ausschlagen.

Folgende entscheidende Änderungen wurden eingeführt: (Abb. 1)

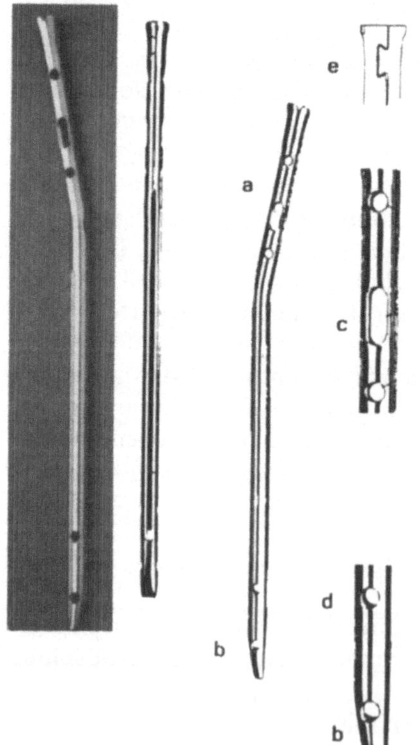

Abb. 1 a–e. Schematische Darstellung des neuen AO-Universalmarknagels für die Tibia. **a** neue AO-Krümmung am Übergang mittleres zum proximalen Drittel, **b** kufenförmige Spitze, **c** proximal drei quere Verriegelungslöcher (mittleres zur dynamischen Verriegelung), **d** distal quere und ein a.p.-verlaufende Verriegelungslöcher, **e** schlankes einheitliches Ende und durchgehender Schlitz mit Schwalbenschwanz

1. neue AO-Krümmung
2. proximal drei quere Löcher für Verriegelungsbolzen
3. distal drei Löcher für Verriegelungsbolzen (drei quer und eines a.p.)
4. neuer Verriegelungsbolzen
5. kufenförmige Spitze
6. einschlagen über einen flexiblen Führungsstab bis zum distalen Ende

2.1 Neue AO-Krümmung

Um den Universalmarknagel mit Löchern von 5,0 mm zu versehen war die Wandstärke von 1,0 mm nicht beizubehalten. Das heißt, die beim bisherigen Marknagel bewußt erzielte Flexibilität mußte zugunsten höherer Wandstärke gemindert werden.

Ein starrer Nagel verursacht mehr Spannung als ein flexibler Nagel beim Umlenken von der schrägen Einschlaglinie durch den Tibiakopf in den Markraum hinein.

Für die stabilisierende Wirkung ist die Kongruenz zwischen Nagelform und anatomischer Form entscheidend.

2.2 Proximale Verriegelung

Eine Verriegelungsschraube an der proximalen Tibia von ventral nach dorsal einzubringen hat Nachteile und Gefahren:

1. Durch Bohren und Gewindeschneiden und durch die Spitze der Schrauben sind die dorsal am Tibiakopf gelegenen Gefäße gefährdet.
   In Einzelfällen sind Verletzungen bekannt geworden (Im eigenen Krankengut sind zwei zugewiesene Fälle beobachtet worden). Es wurde eine gefäßchirurgische Intervention notwendig.
2. Von ventral kann nur „eine" Verriegelungsschraube eingebracht werden.
3. Das Ligamentum patellae oder die Tuberositas tibiae und die darüberliegenden Weichteile werden durch eine Verriegelung von ventral erheblich belastet.

Vorteilhafter ist daher, quere Verriegelungsbolzen einzubringen:

1. Es ist möglich, drei Löcher vorzusehen.
2. Das mittlere Loch kann längs erweitert werden, so daß wie beim Universalfemurmarknagel eine sogenannte dynamische Verriegelung bei fixierter Rotationsstabilität möglich ist.
3. Der Zielbügel für die proximale Verriegelung kann als Führungsgriff verwendet werden. Durch die Löcher dieses Zielinstrumentes kann problemlos gebohrt und geschraubt werden.

In der klinischen Anwendung ist die proximale Verriegelung unproblematisch.

2.3 Distale Verriegelung

An die distale Verriegelung werden hohe Anforderungen gestellt und die Weichteile sind dort besonders schonungsbedürftig.

2.4 Neuer Verriegelungsbolzen

Der neue Verriegelungsbolzen hat einen starken Kerndurchmesser und ein flaches nasenförmiges Gewinde, eine selbstschneidene Spitze und einen sehr flach gestalteten Kopf.

Durch diesen Bolzen wird die Verriegelungstechnik wesentlich vereinfacht. Nach dem Bohren von 4,0 mm kann der Bolzen mit seiner selbstschneidenden Spitze (wie bei der Schanz'schen Schraube) eingedreht werden. Hierdurch entfallen die Zwischenschritte mit Gleitlochbohren und evtl. Gewindeschneiden. Die Verriegelungskraft ist größer, da sich dieser Bolzen zwischen den 4 Wänden Kortikalis, Nagelwände, Gegenkortikalis mit dem flachen Gewinde und starken Kern verklemmt. Ein Zurückarbeiten ist wegen des flachen Gewindes nicht möglich, wie dies bei dem Normalgewinde gesehen wurde. Die bisherigen Verriegelungsschrauben sind auf die Haltekraft des Schraubengewindes in der Gegenkortikalis angewiesen gewesen.

Durch den flachen Kopf werden die Weichteile geschont, dies ist besonders an der distalen Tibia medial wichtig.

2.5 Kufenförmige Spitze

Der Widerstand beim Einschlagen wird neben der Spannung durch Paßgenauigkeit des Nagels vom Widerstand der Nagelspitze beim Auflaufen der Innenwand der dorsalen Kortikalis bestimmt. Die Spitze ist kufenförmig abgeflacht. Beim Auftreffen der Nagelspitze auf die Innenwand der dorsalen Kortikalis gleitet diese nun auf der abgeflachten Fläche. Der Einschlagvorgang wird weicher, die Gefahr für die Perforation der dorsalen Kortikalis gemindert, der Nagel verbraucht in der kritischen Phase des Umlenkens in die Markhöhle entscheidend weniger Platz und die Frakturstelle wird sanfter passiert.

2.6 Einschlagen über einen flexiblen Führungsstab bis zum distalen Ende

Der Nagel wird mit dem bisherigen gekröpften Einschlagbolzen auf einen flexiblen Führungsstab geschoben oder auf ihm montiert. Der Führungsstab braucht vor dem endgültigen Einschlagen nicht entfernt zu werden.
Die Vorteile sind:

1. Auch distale Frakturen werden nicht führungslos, bevor das Nagelende die Fraktur überschritten hat.
2. Der Führungsdraht kann sich nicht mehr verklemmen, wenn vergessen wird, ihn rechtzeitig herauszuziehen.
3. Der proximale Wundwinkel wird mehr geschont, wenn das gesamte Einschlaginstrumentarium nach ventral abgewinkelt zeigt.

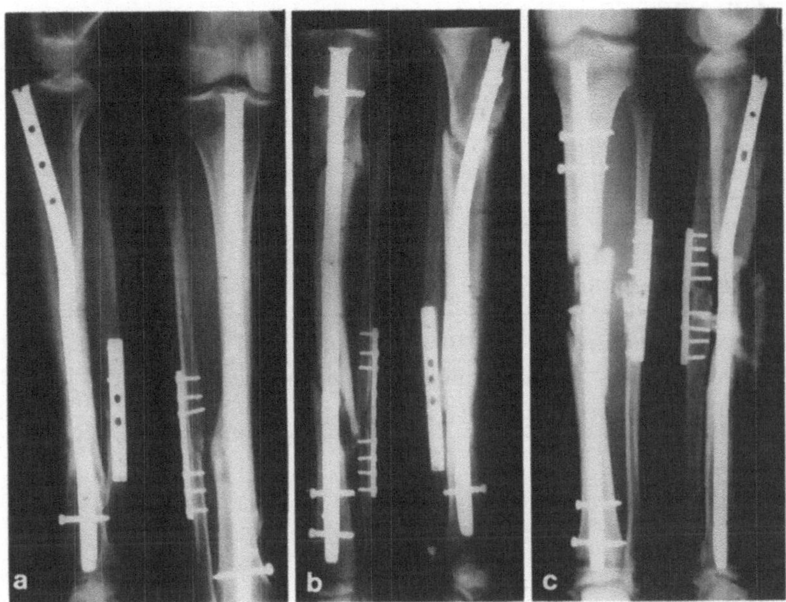

Abb. 2 a–c. AO-Universaltibiamarknagel am Beispiel einer distalen Spiralfraktur **a**, einer Stückfraktur **b** und einer Trümmerfraktur **c**

3. Krankengut

Die BG Unfallklinik war an der Entwicklung des neuen AO Universalmarknagels beteiligt. Nach Abschluß der Prototypenphase mit noch nicht endgültiger Form wurden vom Juli 1988 bis Juli 1990 103 AO Universalmarknägel für die Tibia in der vorliegenden endgültigen Form implantiert. Davon konnten 101 Patienten bis mindestens zur knöchernen und funktionellen Ausheilung nachkontrolliert werden. Der Nachuntersuchungszeitraum betrug 3 bis 26 Monaten.

Die Hauptmerkmale der Nachuntersuchungen werden in Tabelle 1 bis 8 dargestellt.

Tabelle 1. AO Uni Tibia Marknagel n = 103 Frakturlokalisation

prox. 1/3	5	
mittl. 1/3	34	
mittl./dist. 1/3	25	86 (mittl. 1/3 bis distales 1/3)
distales 1/3	27	
weit distal	3	
mehrere Segmente (Stück und Trümmer)	9	

Tabelle 2. Weichteilschaden – wenn ja, primär Fixateur externe

g 0	10		
g I	34	0 I	18
g II	32	0 II	20
g III	17	0 III	4

Tabelle 3. Wann Operation?
Wie Vorbehandlung?

primär	3
später primär nach Extension	2
sekundär nach Extension	3
sekundär nach Fix. ext.	90!
bei Pseudarthrose	5

Tabelle 4. Neue Verriegelungsbolzen n = 328

Lockerung	0
Brüche	0
sonstige Komplikationen	0

Tabelle 5. Dynamisierung

sekundär Dynamisierung (prox. Bolzen entfernt)	3
primär „dynamisch" (nicht oder nur prox. oder distal verriegelt)	30
statisch verriegelt bis Ausheilung	68

Tabelle 6. „Umsteigen" vom Fixateur externe zum Marknagel

1. möglichst früh
2. bis 14 Tage ohne Intervall
3. ab 14 Tage mit Intervall
4. reizlose Eintrittsstellen der Pins

a) intraoperativer Abstrich
b) keine Blutsperre
c) perioperative antitiotische Prophylaxe bis Abstrichergebnis negativ
d) Drainage im Nagel bis bakteriologisches Ergebnis negativ

Tabelle 7. Komplikationen

Infekt	0
Nagelbruch distal/OP-Fehler	1
Pseudarthrose	0
verzögerte Heilung	3
grobe Fehlstellung	1
leichte Fehlstellung	4
sek. Eingriff	2

Tabelle 8. Anzahl der AO Tibia Marknägel pro Halbjahr bezogen auf die Stärke

Zeit / mm Durchm.	II/88 n = 22	I/89 n = 30	II/89 n = 26	I/90 (I-IV) n = 25	Juli 88 bis Juli 90	%
10	noch nicht vorhanden		2	3	5	5
11	8	13	14	11	46	45
12	10	13	8	10	40	39
13	4	4	2	1	11	10
	22	30	26	25	103	100

4. Diskussion

In der klinischen und operativen Anwendung hat sich der neue AO Universalmarknagel bewährt. Nagelspezifische Ausfälle sind nicht aufgetreten.

Durch die neue Formgebung der AO-Krümmung konnte die stabilisierende Kraft des Nagels erhöht werden. Zusammen mit der guten Verriegelung durch die neuen Bolzen konnte die Nagelstärke reduziert werden. 90% der Tibiafrakturen wurden mit Nagelstärken von 10 bis 12 mm versorgt (Tab. 8). Dadurch war zusammen mit einem vorsichtigen Aufbohrvorgang gewährleistet, daß die innere Schädigung des Markraumes möglichst gering gehalten wurde. Bemerkenswert ist weiterhin, daß über die Hälfte bei Frakturen unter dem Übergang mittleres-distales Drittel implantiert wurden. Für diesen Bereich ist die innere Devastierung durch ein vorsichtiges Aufbohren nochmals geringer, da hier der Bohrvorgang die innere Kortikalis in Frakturhöhe nicht mehr tangiert. Durch den Nagel und durch die Operationstechnik, welche die Vitalität des Markraumes möglichst wenig stört, kann die niedrige Komplikationsrate (Tabelle 7) erklärt werden.

Literatur

1. Contzen H (1987) Die Entwicklung der Marknagelung und des Verriegelungsnagels. Akt Traumat 17:250–252
2. Hempel D (1973) Die Marknagelung frischer Frakturen. Chirurg 44:539–541
3. Heini PE (1988) Untersuchung der Tibia-Innenform in Zusammenhang mit der Marknagelung. Inaugural Dissertation, Universität Bern
4. Höntzsch D, Weller S, Rüedi T (March 1988) The new AO universal nail for the tibia AO/ASIF Dialogue
5. Herzog K (1953) Nagelung der Tibiaschaftbrüche mit einem starren Nagel. Dtsch Zeitschr Chir 276:227–233
6. Kempf L, Grosse A, Beck G (1985) Closed locked Intramedullary Nailing: its Application to comminuted Fractures of the Femur. JBJS A-67:709–720
7. Klemm K, Schellmann WD (1972) Dynamische und statische Verriegelung des Marknagels. Unfallheilkd 75:568
8. Küntscher G (1962) Praxis der Marknagelung. Schattauer, Stuttgart
9. Kuner EH (1984) Über die Marknagelung der Tibiaschaftfraktur. Orthopäde 13:266–270
10. Pfister U (1985) Ergebnisse der operativen Knochenbruchbehandlung am Beispiel der Unterschenkelfraktur – nach Marknagelung. Unfallheilkd 174:623–626
11. Pfister U (1988) Der heutige Stand der Marknagelosteosynthese. Akt Traumat 18:40–45
12. Weller S, Renne J (1973) Grundsätzliche Fehler und Komplikationsmöglichkeiten der Marknagelung. Chirurg 44:533–538
13 Weller S, Kunder E, Schweikert C (1979) Medullary Nailing According to Swiss Study Group Principles. Clin Orthop and Rel Res 139:45–54
14. Weller S (1980) Indikation und Kontraindikation zur Marknagelung. Unfallmed Tagung 42:93
15. Weller S (1984) Die Marknagelung – eine instabile aber belastbare Osteosynthese. Akt Traumat 14:146–150
16. Winker H (1988) Die Küntschermarknagelung des Unterschenkelschaftbruches. Akt Traumat 14:14–20
17. Vècsei V (1978) Verriegelungsnagelung. Maudrich, Wien München Bern

Erste klinische Erfahrungen mit einem neuen intramedullären Implantat zur Versorgung von Unterschenkelschaftfrakturen mit schwerem Weichteilschaden (AO Unreamed Tibial Nail)

N. Haas[1], C. Krettek[1], P. Schandelmaier[1], R. Frigg[2] und H. Tscherne[1]

[1] Medizinische Hochschule Hannover, Unfallchirurgische Klinik
(Direktor: Prof. Dr. H. Tscherne), Konstanty-Gutschow-Straße 8, D-W-3000 Hannover 61
[2] AO-Produktentwicklung, CH-7260 Davos

Einleitung

Die Stabilisierung von Unterschenkelschaftfrakturen mit dem Verriegelungsnagel ist ein bewährtes Behandlungsverfahren. Schwere offene und geschlossene Weichteilschäden galten jedoch in den letzten Jahren als Kontraindikation zur Marknagelosteosynthese am Unterschenkel. Bei diesen Verletzungen hat sich der Fixateur externe weitgehend durchgesetzt. Mit dem Fixateur externe konnten bei der Behandlung von Unterschenkelfrakturen mit schwerem offenen oder geschlossenen Weichteilschaden sehr niedrige Infektraten erreicht werden [2, 5, 26]. Als nachteilig erwiesen sich jedoch, insbesondere beim schweren Weichteilschaden, lange Ausheilungszeiten, eine hohe Rate an asepti-

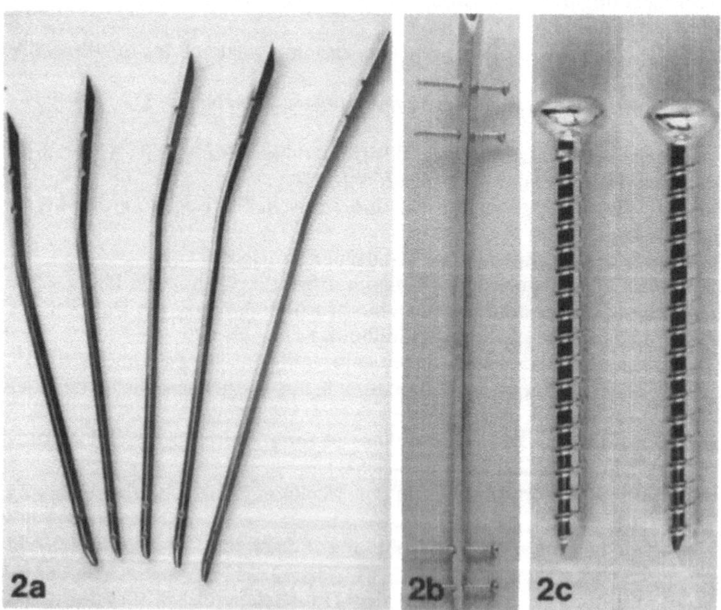

Abb. 1 a–c. Unaufgebohrter AO-Tibiaverriegelungsnagel (Massivnagel). **a** Implantateset in 15 mm Längenabstufung. **b** Nagel von ventral mit Verriegelungsbolzen. **c** selbstschneidende Verriegelungsbolzen

Hefte zu der Unfallchirurg, Heft 230
6. Deutsch-Österr.-Schweiz. Unfalltagung

schen Heilungsstörungen und mechanische und septische Probleme im Bereich der Schanz-Schrauben-Eintrittstellen [13]. Beim Verfahrenswechsel zum Unterschenkelmarknagel – entsprechend dem primären Konzept des Fixateur externe als temporärer Stabilisator – wurden teilweise hohe Raten an ossären Infekten beobachtet, insbesondere bei längerer Fixateuranlagedauer und/oder Weichteilproblemen im Bereich der Schanz-Schrauben-Eintrittstellen [13].

Der Unterschenkelmarknagel dagegen wird in der Regel bei offenen und geschlossenen Frakturen mit nur geringem oder ohne Weichteilschaden eingesetzt [28, 31]. Auf die Möglichkeit, auch Frakturen mit schwerem offenen oder geschlossenen Weichteilschaden mit der Marknagelung nach vorherigem Aufbohren zu versorgen, wurde immer wieder hingewiesen [1, 3, 7, 12, 15, 16, 30]. Experimentelle Untersuchungen haben jedoch gezeigt, daß es beim Aufbohren zum extremen Ansteigen von Druck und Temperatur [21] kommt, zur Embolisation von intrakortikalen Blutgefäßen und der nachfolgenden Entstehung von avitalen Kortikalisschichten [4, 11, 23, 24, 25, 27], die wiederum die Entstehung knöcherner Infekte besonders begünstigen, die in zahlreichen klinischen Serien beobachtet wurden [14, 17].

Aufgrund dieser Erkenntnisse wurde von der AO ein neuer Nageltyp konzipiert, der ohne Markraumaufbohrung implantiert wird. Es handelt sich dabei

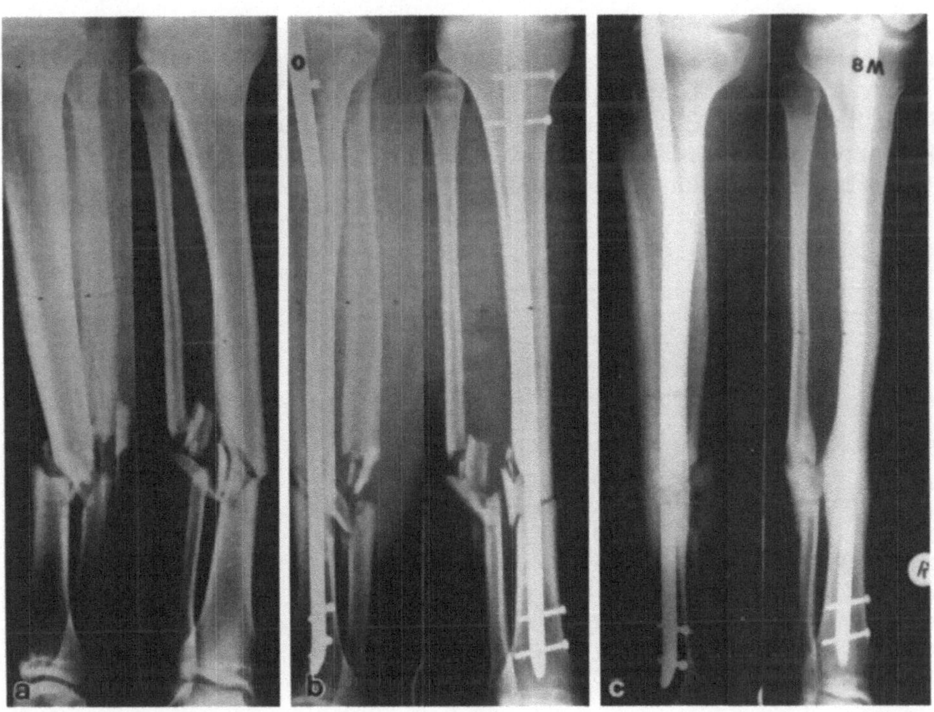

Abb. 2 a–c. 21jähriger, polytraumatisierter Patient.
a Unterschenkelschaftfraktur (B2) mit drittgradig geschlossenem Weichteilschaden und manifestem Kompartmentsyndrom. **b** Stabilisierung mit dem neuen AO-Tibianagel in unaufgebohrter Technik, proximal und distal verriegelt. **c** Verlaufskontrolle nach 8 Monaten

um einen Verriegelungsnagel aus Vollmaterial, der zunächst für die Tibia entwickelt wurde, als solider unaufgebohrter Tibianagel mit 8 und 9 mm Durchmesser (Abb. 1). Wir haben diesen neuen Nageltyp zunächst biomechanisch getestet und zwar im Vergleich mit dem bewährten AO-Universalnagel von 11 mm Durchmesser. Die Versuche wurden an humanen Leichentibiae durchgeführt. Dabei zeigte sich eine deutlich erhöhte Torsionssteifigkeit des neuen Nagels. Der positive Einfluß hoher Torsionssteifigkeit auf die Frakturheilung ist hinlänglich bekannt. Umgekehrt verhielt sich der neue Nagel bei der axialen Stauchung. Hier war er aufgrund der dünner dimensionierten Bolzen unterlegen. Dies ist jedoch für die Frakturheilung durchaus vorteilhaft im Sinne der Dynamisierung der Fraktur. Die Biegesteifigkeit war bei beiden getesteten Nägeln gleich.

Ausgehend von diesen Untersuchungen wurde an unserer Klinik eine prospektive Studie über die Einsatzmöglichkeiten dieses neuen Nageltypes durchgeführt. Seit dem 1. März 1989 wurden bisher insgesamt 55 frische Unterschenkelschaftfrakturen versorgt. Davon wurden die ersten 33 Fälle mit einem Mindestintervall von 6 Monaten nachuntersucht (Abb. 2).

Frakturklassifizierung

Die Einteilung der Frakturen erfolgte entsprechend der AO-Klassifikation nach Müller [19] und zeigte ein Überwiegen der schweren Frakturformen mit 6 Typ A Frakturen, 15 Typ B und 12 Typ C Frakturen (Tab. 1). In allen Fällen handelte es sich um komplette Unterschenkelschaftfrakturen. Die Frakturlokalisation zeigte eine Häufung nach distal mit 5 Frakturen im zweiten Fünftel, 19 im dritten und 9 im vierten Fünftel.

Tabelle 1. Frakturform

Frakturform [19]	n	[%]
A1	1	3%
A2	1	3%
A3	4	12,1%
Summe A	6	18,2%
B1	0	0%
B2	5	15,2%
B3	10	30,3%
Summe B	15	45,5%
C1	1	3,0%
C2	4	12,1%
C3	7	21,2%
Summe C	12	36,7%

Weichteilschaden

Der geschlossene Weichteilschaden wurde nach Oestern und Tscherne klassifiziert [20], wobei nur Weichteilschäden der Gruppe G II (n = 4) (tiefe kontaminierte Schürfung sowie lokalisierte Haut- oder Muskelkontusion, meist direktes Trauma, drohendes Kompartmentsyndrom) und G III (n = 5) (ausgedehnte Hautkontusion, Hautquetschung oder Zerstörung der Muskulatur, subcutanes Decollement, manifestes Kompartmentsyndrom oder Verletzung eines Hauptgefäßes) in die Studie aufgenommen wurden (Tab. 2).

Tabelle 2. Weichteilschaden

geschlossener Weichteilschaden	n	[%]
G2	4	12,1%
G3	5	15,2%
Summe	9	27,3%
offener Weichteilschaden		
OII	11	33,3%
OIIIA	3	9,1%
OIIIB	10	30,3%
Summe	24	72,7%

Der offene Weichteilschaden wurde entsprechend den Studienbedingungen nach Gustilo und Anderson klassifiziert [5], wobei entsprechend den Einschlußkriterien nur Weichteilschäden der Gruppe II (n = 11) (offene Fraktur, Hautwunde über 1 cm, Weichteilschaden limitiert auf den Frakturbereich) und Gruppe III (n = 13) mit dem neuen Nagel stabilisiert wurden. Davon waren 3 der Gruppe IIIA (ausgedehnte Weichteilzerreißung, Frakturbereich von Weichteilen bedeckt) und 10 der Gruppe IIIB (ausgedehnte Weichteilzerreißung mit freiliegender Fraktur und Deperiostierung der Fragmente, Weichteilrekonstruktion erforderlich) zuzuordnen.

Unfallursache und Begleitverletzungen

Unfallursache waren in den meisten Fällen Rasanztraumen im Rahmen von Verkehrsunfällen (Tab. 3). Entsprechend hoch war der Anteil an Begleitverletzungen der gleichen (n = 18) oder gegenseitigen (n = 13) unteren Extremität. 25 Patienten waren polytraumatisiert. Lediglich bei 7 Patienten handelte es sich um isolierte Verletzungen. Die Klassifizierung der Verletzungsschwere erfolgte entsprechend dem „Hannover Polytrauma Score“ (PTS) mit einem mittleren PTS von 18,2 Punkten (Gruppe I: n = 9, Gruppe II: n = 16, Gruppe III: n = 7, Gruppe IV: n = 1) [29].

Tabelle 3. Unfallursache

Unfallursache	n	[%]
PKW/LKW	16	48,5%
Fußgänger	6	18,2%
Fahrrad	3	9,1%
Motorrad	5	15,2%
Sturz aus großer Höhe	1	3,0%
Arbeitsunfall	1	3,0%
Sport	1	3,0%
Summe	33	100%

Operative Maßnahmen

Alle Frakturen wurden innerhalb von 24 Stunden operativ versorgt. Es wurden gleichhäufig Implantate vom Durchmesser 8 mm (n = 14) und 9 mm (n = 19) verwendet. Dreimal wurden Schrauben und zweimal Drahtcerclagen zur zusätzlichen Stabilisierung verwendet. In 14 Fällen lag ein manifestes Kompartmentsyndrom vor, das gespalten werden mußte. In 3 Fällen erfolgte die Deckung der Weichteile mit einer lokalen Verschiebeplastik. In einem Fall einer IIIB Fraktur wurde der Weichteildefekt nach 4 Tagen durch einen mikrovaskulär gestielten Latissimus dorsi Lappen gedeckt. In 31 Fällen wurde proximal und distal statisch verriegelt, in 2 Fällen primär dynamisch.

Postoperative Komplikationen

Ein 80jähriger polytraumatisierter Patient verstarb an seinen schweren Begleitverletzungen 27 Tage nach Unfall, in einem Fall mußte bei einem Patienten mit drittgradig geschlossenem Weichteilschaden nach einem Überrolltrauma mit schwerster Weichteilzerquetschung im Bereich von Becken und Unterschenkel eine Unterschenkelamputation durchgeführt werden. In einem Fall kam es zu einer klinisch manifesten Beinvenenthrombose, in einem weiteren Fall zu einer szintigraphisch gesicherten Lungenembolie. Bei 2 Patienten war eine Hämatomausräumung erforderlich. In 5 weiteren Fällen fand sich postoperativ eine inkomplette Peronaeusparese, die sich im weiteren Verlauf gut zurückbildete. Bei 4 Patienten kam es zum Schraubenbruch.

Infekt

In keinem Fall kam es zu oberflächlichen oder tiefen Infektionen.

Nachuntersuchungsergebnisse

Bei der Nachuntersuchung 6 Monate nach Versorgung waren 24 der 33 Fälle knöchern fest konsolidiert. Die knöcherne Konsolidierung war im Mittel nach 20,0 Wochen (12–32 Wochen) erreicht. Diese 24 Patienten belasteten die betroffene Extremität schmerzfrei und ohne Zuhilfenahme von Hilfsmitteln voll. Varus-Valgus- oder Ante-Rekurvationsfehlstellungen über 5° konnten wir nicht feststellen. In 3 Fällen fand sich ein Außenrotationsfehler zwischen 10 und 20°, dreimal ein Innenrotationsfehler von 10°. Eine klinisch gemessene Beinverkürzung von 0,5 bis 1,0 cm fand sich in 8 Fällen, in einem Fall betrug die Beinverkürzung 1,5 cm. Die Weichteilsituation am Unterschenkel war in allen 33 Fällen reizlos.

Zusammenfassung

Aufgrund experimenteller und klinischer Erfahrungen mit dem neuen in unaufgebohrter Technik eingebrachten AO-Tibianagel läßt sich folgendes feststellen:

Der wesentliche Vorteil des neuen Nagels liegt im Wegfall der Aufbohrung. Dadurch wird keine schädliche intramedulläre Druckerhöhung mehr erzeugt und es erfolgt nur eine geringe Schädigung der Knochendurchblutung. Dieser Vorteil und die trotz des dünneren Durchmessers bestehende hohe mechanische Festigkeit führen zu einer deutlich erweiterten Nagelindikation sowohl primär bei Weichteilschäden oder Rasanztraumen, als auch sekundär beim Verfahrenswechsel vom Fixateur externe. Die bisherige klinische Erfahrung zeigt dabei eine im Vergleich zur Platte oder aufgebohrten Nageltechnik extrem niedrige Rate an septischen Komplikationen.

Literatur

1. Brumback RJ, Ellison PS Jr, Poka A, Lakatos R, Bathon GH, Burgess AR (1989) Intramedullary nailing of open fractures of the femoral shaft. J Bone Jt Surg (Am) 71:1324–1331 3
2. Caudle RJ, Stern PJ (1987) Severe open fractures of the tibia. J Bone Jt Surg (Am) 69 A:801–807
3. Chapman MW (1986) The role of intramedullary nailing in open fractures. Clin Orth 212:26–34
4. Dankwardt-Lilliestrom G, Lorenzi GL, Olerud S (1970) Intracortical circulation after intramedullary reaming with reduction of pressure in the medullary cavity. J Bone Jt Surg (Am) 52 A:1390–1394
5. Gustilo B, Anderson JP (1976) Prevention of infection in the treatment of one thousand and twenty five open fractures of long bones. J Bone Jt Surg (Am) 58 A: 453–458
6. Haas N, Gotzen L (1987) Plattenosteosynthese. Die Tibiaschaftfraktur des Erwachsenen. Hrsg. KP Schmit-Neuerburg, KM Stürmer. Springer, Berlin Heidelberg New York
7. Harvey FJ, Hodkinson AH, Harvey PM (1975) Intramedullary nailing in the treatment of open fractures of the tibia and fibula. J Bone Jt Surg (Am) 57 A:909–915
8. Heini PF (1987) Untersuchungen der Tibiainnenform im Zusammenhang mit der Marknagelung. Dissertation Universität Bern

9. Holbrock JL, Swiontkowski MF, Sanders R (1989) Treatment of open fractures of the tibial shaft: Ender nailing versus external fixation. A randomized, prospective comparison. J Bone Jt Surg (Am) 71:1231–1238
10. Karlström G, Olerud S (1974) Fractures of the tibial shaft. Clin Orth Rel Res 105:82
11. Klein MPM (1990) Aufbohren oder nicht Aufbohren? Zirkulationsstörungen durch Marknagelung an der Hundetibia. Dissertation, Universität Basel
12. Kohlmann H, Vecsei V, Rabitsch K, Haupl J (1988) Zur Indikation der Verriegelungsnagelung bei offenen Frakturen. Akt Traumatol 18:59–63
13. Krettek C, Haas N, Tscherne H (1988) Behandlungsergebnisse von 202 frischen Unterschenkelschaftfrakturen, versorgt mit einem unilateralen Fixateur externe (Monofixateur). Unfallheilkd 92:440–452
14. Kuner EH, Schweikert CH, Weller S, Ulrich K, Kirschner P, Knapp U, Kurock W (1976) Die Marknagelung von Femur und Tibia mit dem AO Nagel. Erfahrungen und Resultate bei 1.591 Fällen. Unfallchir 2:155–162
15. Küntscher G (1962) Praxis der Marknagelung
16. Lhowe DW, Hansen ST (1988) Immidiate nailing of open fractures of the femoral shaft. J Bone Jt Surg (Am) 70 A:812–820
17. Maatz R (1983) Zur Infekthäufigkeit nach gedeckter oder offener Nagelung geschlossener Frakturen. Akt Traumatol 13:175–178
18. Müller M, Allgöwer M, Schneider R, Willenegger H (1977) Manual der Osteosynthese
19. Müller ME, Nazarian S, Koch P (1987) Classification AO des fractures. Springer Berlin Heidelberg New York
20. Oestern HJ, Tscherne H (1983) Pathophysiologie und Klassifikation des Weichteilschadens. Unfallheilkd 162:1–10
21. Povacz F (1979) Verbrennungsschaden an der Tibiadiaphyse nach Marknagelung mit Aufbohren. Unfallheilkd 82:126–128
22. Reinders J, Mockwitz J (1984) Technical faults and complications in interlocking nailing of femoral and tibial fractures. Acta Orthop Belg 50:577
23. Rhinelander FW (1974) Tibial blood supply of the human tibia. Clin Orthop 105:34–81
24. Schweiberer L, Lindemann M (1973) Infektion nach Marknagelung. Chirurg 44:542–548
25. Stürmer KM, Schuckhardt W (1980) Neue Aspekte der gedeckten Marknagelung und des Aufbohrens der Markhöhle im Tierexperiment. II. Der intramedulläre Druck beim Aufbohren in der Markhöhle. Unfallheilkd 83:346–352
26. Szyszkowitz R, Reschauer R, Seggl W (1981) Gefahren der Plattenosteosynthese und Möglichkeiten des Fixateur externe in der Frakturversorgung. Unfallheilkd 153:179–183
27. Trueta JC, Cavadias AX (1955) Vascular changes caused by the Küntscher type of nailing. An experimental study in the rabbit. J Bone Jt Surg (Br) 37:492–505
28. Tscherne H, Magerl F, Fleischl P (1967) Die Marknagelung frischer offener und geschlossener Unterschenkelfrakturen. Langenbeck's Arch Chir 317:209–218
29. Tscherne H, Regel G, Sturm JA, Friedl HP (1987) Schweregrad und Prioritäten bei Mehrfachverletzungen. Chirurg 58:631
30. Velasco A, Whiteside TE Jr, Fleming LL (1983) Open fractures of the tibia treated with Lottes nail. J Bone Jt Surg (Am) 65 A:879–885
31. Weller S (1975) Die Marknagelung – Gute und relative Indikationen, Ergebnisse. Chirurg 46:152–154
32. Wiss DA (1986) Flexible medullary nailing of acute tibial shaft fractures. Clin Orthop 212:122–132

Unsere Erfahrungen mit ungebohrten Tibiaverriegelungsnagelungen

G. Oedekoven[1], B. Claudi[1] und T. Rüdi[2]

[1] Chirurgische Klinik und Poliklinik der TU München, Klinikum rechts der Isar, Ismaningerstraße 22, D-W-8000 München 80
[2] Rätisches Kantons- und Regionalspital Chur, Chirurgische Klinik, CH-7000 Chur

Einleitung

Traditionelle Osteosyntheseverfahren mit Platten, Schrauben, Marknägeln, Fixateur externe oder anderen Systemen zur Stabilisierung von Frakturen erfordern solide Grundkenntnisse, Prinzipien und Techniken im adäquaten Umgang mit diesen Implantaten und den Operationen.

Die letzten 5 Jahre der Weiterentwicklung in der Unfallchirurgie haben eine Weiterführung der Errungenschaften und Leistungen der Wegbereiter der Systematisierung verschiedenster Osteosynthesetechniken (AO) und damit neue Aspekte in der Frakturenbehandlung geschaffen. Den Brückenschlag von zum Teil übertrieben, mechanisch orientiertem Denken der kontinental-europäischen Knochenchirurgen zu den mehr biologisch ausgerichteten und in dieser Richtung analytisch und therapeutisch sich verhaltenden anglo-amerikanischen Orthopedic Surgeons haben wiederum die Begründer der AO durch ihr „fellowship program" vollzogen und damit das Schlagwort von biologischen Osteosyntheseverfahren geprägt [2]. In der Signifikanz der Knochenbruchheilung stehen beide Gesichtspunkte, nämlich Mechanik und biologisches Verhalten, nahezu gleichberechtigt nebeneinander.

In diesem Sinne haben wir zwischen Dezember 1988 und März 1991 84 ungebohrte Tibiaverriegelungsnagelungen durchgeführt. Die ungebohrte Marknagelung erlaubt ein Vermeiden unerwünschter Bohreffekte wie z.B. thermische, mechanische und biologische Beeinträchtigung vitaler Knochenstrukturen, bei gleichzeitiger Frakturen- und Weichteilstabilisation. Die Verriegelungsnagelung verhindert Rotationsinstabilität, Achsenabweichung und Knochenverkürzung [3, 5].

Implantate

Es wurden von uns für die ungebohrten Marknagelungen 3 verschiedene Verriegelungsnageltypen benutzt. Da anfänglich nur kommerziell der Russell Taylor-Delta-Tibia-Nagel zur Verfügung stand, konnte entweder dieser Nageltyp oder bei Patienten mit großem Markraum in einigen wenigen Fällen auch der AO-Universaltibiaverriegelungsnagel eingesetzt werden. Im März 1989 standen dann zum ersten Mal die AO-Prototypen ungebohrter Tibiaverriegelungsnägel der Firma Synthes, USA zur Verfügung. Die Anzahl der unterschiedlichen Nageltypen entnehmen sie bitte Tab. 1. Die Nagellängen und Nageldurch-

Hefte zu der Unfallchirurg, Heft 230
6. Deutsch-Österr.-Schweiz. Unfalltagung

Tabelle 1. Nageltypen (n = 84)

- 49/58,3 % AO-Prototypen ungebohrte Tibia-Verriegelungsnägel, Synthes, USA
- 26/31 % Russel-Taylor-Delta-Tibia-Nails, Firma Richards, USA
- 9/10,7 % Universal Tibiaverriegelungsnägel (11 mm Durchmesser).

Tabelle 2. Nagellängen und Nageldurchmesser (n = 75)

AO-Prototypen ungebohrte Tibianägel und R-T Delta-Tibia-Nails zusammen:
- 10 mm Durchmesser: 3/4 % (nur R-T)
- 9 mm Durchmesser: 42/56 %
- 8 mm Durchmesser: 30/40 %

Verwendete Längen: 25,5–40 cm, 33 cm Durchmesser

messer bei 75 nachuntersuchten Unterschenkel-Frakturen sind in Tab. 2 angeführt, nur das Russell-Taylor-Delta-Tibia-Nagelungssystem der Firma Richards, USA bietet einen ungebohrten Tibiaverriegelungsnagel mit 10 mm Durchmesser an. Die Längen beider Systeme, die zur Verfügung stehen, liegen zwischen 25,5 und 42 cm, wir verwendeten im Durchschnitt 33 cm lange Tibiaverriegelungsnägel. 9mal wurde ein AO-Universaltibiaverriegelungsnagel ungebohrt eingebracht, eine gewisse Prozentzahl von Patienten hat einen Markraum, der groß genug ist, daß dies technisch ohne Komplikationen möglich ist. Wir verwendeten bei allen diesen AO-Universaltibiaverriegelungsnagelungen Nägel mit 11 mm Durchmesser. Weitere technische Aspekte, die uns beim Vergleich der Implantate auffielen, sind in Tab. 3 und 4 wiedergegeben. Beim AO-Prototyp fällt die lange (11 cm) vom oberen Punkt gemessene proximale „Herzog-Krümmung" von etwa 10° auf. Es handelt sich um einen soliden Marknagel, ohne Führungsdraht. Der Querschnitt besteht aus einer Dreiecksform mit halbrunder Basis. Die Durchmesser belaufen sich derzeit auf 8 und 9 mm in den Längen von 25,5–42 cm. Verriegelt wird mit 3,9 mm im Durchmesser betragenden, selbstschneidenden Bolzen in den Längen 26–54 mm

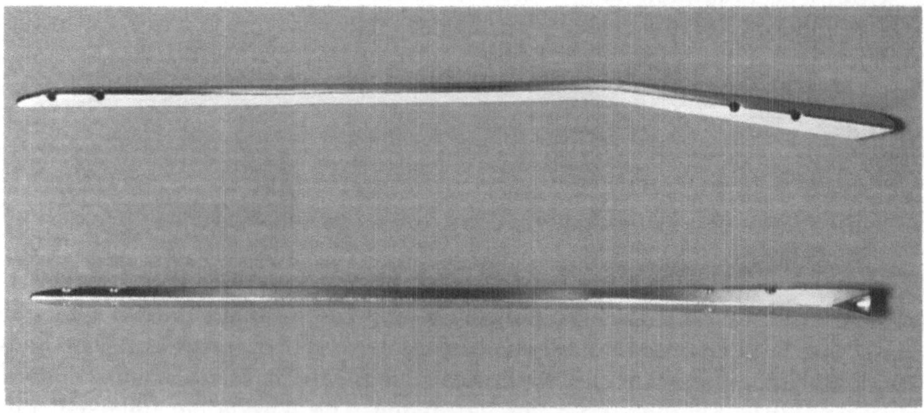

Abb. 1. AO-Prototyp ungebohrter Tibiaverriegelungsnagel in Seitenansicht und Aufsicht von oben

(Abb. 1). Beim Russell-Taylor-Delta-Tibia-Nagelungssystem ist die proximale „Herzog Krümmung“ 15° kurz gezogen (4,5 cm) von der Nagelspitze proximal. Es handelt sich um einen geschlossenen Hohlnagel, d.h. ohne Schlitz, der über einen Führungsdraht eingebracht werden kann. Der Querschnitt ist einer dem griech. Delta entsprechender Konfiguration mit doppelter Wanddicke im Vergleich zum üblichen Nagel-Implantat (gebohrter R-T-Tibianagel). Sie sind in den Durchmessern 8,9 und 10 mm erhältlich, man muß jedoch davon ausgehen, daß durch die Deltakonfiguration 0,3 mm zuzurechnen sind. Die Längen der Nägel liegen zwischen 27 und 42 cm. Der Durchmesser der selbstschneidenden Verriegelungsschrauben beträgt 4,5 mm, diese sind in den Längen 20–65 mm erhältlich. In Abb. 2 ist der Russell-Taylor-Delta-Tibia Verriegelungsnagel in Aufsicht und Seitenansicht mit Querschnitt dargestellt.

Tabelle 3. Technische Aspekte

AO-Prototyp ungebohrter Tibiaverriegelungsnagel
- lange (11 cm), proximale „Herzog-Krümmung“ von ca. 10°
- solider Nagel, ohne Führungsdraht
- Querschnitt: Dreiecksform mit halbrunder Basis
- Durchmesser: 8 und 9 mm
- Längen: 25,5–42 cm
- Verriegelungsbolzen: 3,9 mm Durchmesser, selbstschneidend, Längen 26–54 mm

Tabelle 4. Technische Aspekte

Russell-Taylor ungebohrter Tibiaverriegelungsnagel
- kurze (4,5 cm), proximale „Herzog-Krümmung“ von 15°
- geschlossener Hohlnagel mit Führungsdraht
- Querschnitt: Deltakonfiguration
- Durchmesser: 8, 9 und 10 mm (+ 0,3)
- Längen: 27–42 cm
- Verriegelungsschrauben: 4,5 mm Durchmesser, selbstschneidend, 20–65 mm Längen

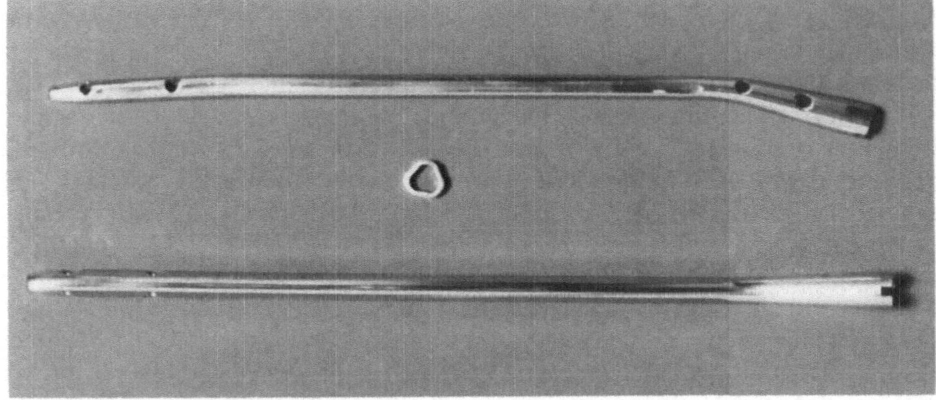

Abb. 2. Russell-Taylor-Delta-Tibia-Nail in Seitenansicht und Aufsicht, mit Querschnitt

Indikationen und Kontraindikationen zur ungebohrten Tibiaverriegelungsnagelung.

Intramedulläre Nagelosteosynthesen bei I- und IIgradig offenen Frakturen an den unteren Extremitäten sind uns bezüglich ihrer Ergebnisse einschließlich der Komplikationsraten aus der Literatur bekannt. Hervorzuheben sind die Veröffentlichungen von Chapman, Klemm, Lottes und Velazco [1, 3, 4, 7]. Unsere Indikationen betreffen offene Frakturen Typ I – IIIb und alle geschlossenen Tibiafrakturen, bei denen eine konservative Behandlung nicht in Frage kommt oder fehlgeschlagen ist (instabil) ohne gefäßchirurgische Beteiligung. Bei der Klassifikation halten wir uns an die von Gustilo und Tscherne [6]. Auch als Folge-OP beim direkten Wechsel vom Fixateur externe innerhalb von 4 Wochen nach Unfall wird diese Methode durchgeführt. Derzeitige Kontraindikationen sind proximale, intraartikuläre Tibiafrakturen oder weniger als 6 cm intakter proximaler Tibiaknochen. Weiters distale, intraartikuläre Tibiafrakturen vom Typ Pilon tibial 2 und 3 sowie offene Wachstumsfugen und akute oder chron. Osteomyelitis.

Operative Technik

Es besteht ein rigides Behandlungsprotokoll für offene Frakturen. Die operative Versorgung findet im Regelfall innerhalb von 6 Std. nach dem Unfall statt. Zunächst werden Abstriche gewonnen, dann Antibiotikaprophylaxe, anschließend intraop. Jetlavage mit 5–15 l je nach Kontamination, dann erneutes steriles Abdecken. Debridement und anschließend erneute Abstriche. Es folgt die ungebohrte Verriegelungsnagelung. Decken der offenen Frakturen bei Bedarf mit Epigard. In der Regel second look-OP mit Re-Debridement und Jetlavage. Weiterhin Antibiotikatherapie.

Wir empfehlen eine frühe plastisch-chirurgische Deckung der Weichteildefekte mit Spalthaut, Schwenklappen oder freien Muskel-Hautlappen, vorzugsweise innerhalb von 5–14 Tagen nach Unfall, da dies die beste Barriere für Keimbesiedelung darstellt („biological dressing"). Die eigentliche operative Technik ist einfach: wir benutzen einen regulären OP-Tisch, der Patient ist in Rückenlage, unter dem Knie befindet sich eine Knierolle, die Blutsperre ist angelegt aber nicht insuffliert. Gerader, senkrechter Hautschnitt von 6–9 cm Länge von Patellamitte bis Sehneninsertion. Fakultativ kann die Patellarsehne gespalten werden oder es wird von medial durch mediale Retinakulotomie genagelt. Beim Aufpfriemen benutzen wir beim Russell-Taylor-System 3 verschieden große Ahlen, derzeit beim AO-Prototypen einen sog. „Cheesecutter", das ist ein modifiziertes Hohlmeissel. Beim Russell-Taylor-System wird dann der Führungsdraht eingebracht und über diesen der Nagel. Beim AO-System sofortige Nagelung, führungslos. Die Nagellängenbestimmung ist vorher unter Bildwandlerkontrolle mit einer röntgendurchlässigen Meßschablone (Firma Richards) getroffen worden. Verriegelt wird immer von medial, proximal mit dem zur Verfügung stehenden, am Nagel fest arretierten Zielgerät, distal in Freihandtechnik.

Ergebnisse

78 Patienten mit 84 Frakturen wurden von Dezember 1988 – März 1991 mit ungebohrten Tibiaverriegelungsnägeln behandelt. 52 männlichen und 26 weiblichen Geschlechts. Das Durchschnittsalter betrug 38 Jahre (16–85 Jahre). In 61,6% (48) handelt es sich um ein Monotrauma, die übrigen hatten Mehrfachfrakturen erlitten (zusätzl. Körperregionen). Bei der Frakturklassifikation von 84 Unterschenkeln fanden sich 8 (9,5%) proximale. 52 (61,9%) Brüche in Schaftmitte und 24 (28,6%) distale Tibiafrakturen. Der Weichteilschaden stellte sich folgendermaßen dar: offene Frakturen Gr. I 16, Gr. II 10 und Gr. IIIa und b 12. Insgesamt wurden somit 38 (45,2%) offene Unterschenkelbrüche mit einem ungebohrten Tibiaverriegelungsnagel behandelt. Geschlossene Frakturen Gr. I–III lagen bei 46 Unterschenkel-Verletzungen vor (54,8%). Es wurden 7 Unterschenkel-Frakturen mit Compartmentsyndromen durch ungebohrte Tibiaverriegelungsnagelung bei gleichzeitiger adäquater Fasziotomie operiert.

Postoperative Nachbehandlung

Routinemäßig werden alle Unterschenkel hochgelagert auf einer weichen Schaumstoffschiene in dorsaler Prothera- oder Gipsschale. Neuerdings bei Weichteildefekten und Compartmentspaltung benutzen wir zusätzlich den pinless external fixator. Eine Belastung der unteren Extremität ist bis zur Fädenentfernung nicht erlaubt. Dann je nach Frakturtyp und Weichteilschaden Beginn mit Sohlenkontakt oder Teilbelastung (10–15 kg) mit 2 Unterarmgehstützen, dies jedoch wieder individuell nach Frakturtyp und Stabilisationserfolg. Falls möglich, rasche Belastungssteigerung im Unterschenkel-Gehgips, dieser wird für ca. 4 Wochen belassen. Die Dynamisierung des Verriegelungsnagels, in über 90% wurde statisch veriegelt, findet individuell unterschiedlich zwischen 8. und 12. postoperativen Woche statt.

Postoperativer Verlauf

Von 84 Unterschenkel-Frakturen konnten 76 persönlich klinisch und radiologisch nachuntersucht werden. Ein Patient war an den Folgen eines Polytraumas verstorben. 6 Patienten erschienen nicht zur Nachuntersuchung oder waren nicht kontaktierbar. Der durchschnittliche Nachuntersuchungszeitraum betrug 13 Monate. Die Frakturstellung bei den 76 nachuntersuchten Unterschenkeln war zu 89,5% (68) anatomisch. Längendifferenzen von über 1 cm wurden nicht beobachtet. Malrotation und Valgusfehlstellung fand sich bei 8 Unterschenkeln (10,5%). Die Frakturheilung war zu 85,5% ungestört (65), verzögert ohne Reoperation bei 6 und verzögert mit Reoperation nämlich Umnagelung, Spongiosaplastik und Fibulaosteotomie bei 5 Unterschenkel-Frakturen. Die Weichteile wurden durch Sekundärnaht (6), mikrovaskuläre Lappen (5), lokale Schwenklappen (3) und Spalthaut in 8 Fällen versorgt.

Komplikationen

Als Komplikationen sahen wir 4 Pseudarthrosen (non-union) und die oben bei den Ergebnissen schon beschriebenen Valgusdetormitäten und Rotationsfehler. 3 Nägel waren radiologisch zu kurz und 3 zu lang, 1 Nagel im Markraum torquiert, sämtliche Nägel, zu kurz oder zu lang oder torquiert ohne klinische Konsequenzen, keine Probleme auch nach Materialentfernung. Materialbruch: Schrauben 3, Nagel 1 und einmal während der OP Bohrspitzenabbruch. Die Materialbrüche führten in keinem Fall zu endgültigen negativen klinischen Konsequenzen zum Zeitpunkt der Nachuntersuchung, nach Materialentfernung.

Schlußfolgerung

Wir müssen uns die Frage stellen, was zeigen unsere ersten Erfahrungen mit ungebohrten Tibiaverriegelungsnagelungen auf?

Wir können derzeit folgende Antwort geben: Für II.- und III.gradig geschlossene und offene Tibiafrakturen scheint sich diese Methode als sinnvolle Alternative zu anderen Osteosyntheseverfahren zu entwickeln. Zur Zeit ist unsere tiefe Infektionsrate 0%, Pseudarthrosen wurden 4 (5,2%) beobachtet: 1 in Schaffmitte und 3 an der proximalen Tibia im metadiaphysären Bereich.

Welches Problem bei frischen oder subakuten (innerhalb 4 Wochen nach Unfall), offenen und geschlossenen Unterschenkel-Frakturen bleibt?

Wir sehen weiterhin als eine erhebliche chirurgische Herausforderung offene Tibiadefektfrakturen mit knöchernem Substanzverlust von mehr als 4 cm. Ob diese durch successive Spongiosaplastiken oder Kallusdistraktion, auch über liegendem Verriegelungsnagel, behandelt werden sollen, wird sich erst durch weitere Untersuchungen nachweisen lassen.

Literatur

1. Chapman MW (1986) The role of intramedullary fixation in open fractures. Clin Orthop 212:26
2. Claudi BF, Oedekoven G (1991) „Biologische“ Osteosynthesen. Chirurg 62, 5:367
3. Klemm KW, Börner M (1986) Interlocking nailing of complex fractures of the femur and tibia. Clin Orthop 212:89
4. Lottes JO (1987) Lottes Nailing. In: BD Browner, CC Edwards (Hrsg): The Science and Practice of Intramedullary Nailing. Lea and Febiger. Philadelphia.
5. Müller ME, Allgöwer M, Schneider R, Willenegger H (1990) Manual of Internal Fixation (3rd Edition). Springer Verlag, Berlin, Heidelberg, New York
6. Tscherne H, Oestern HJ (1982) Die Klassifizierung des Weichteilschadens bei offenen und geschlossenen Frakturen. Unfallheilkd 85:111
7. Velazco A, Whitesides TE, Fleming LL (1983) Open fractures of the tibia treated with the Lottes nail. J Bone Jt Surg (Am) 65A:879

Extrem distale Querbohrung des Tibiaverriegelungsnagels – eine wertvolle technische Variante

H.W. Stedtfeld und H. Taruttis

Abteilung für Unfallchirurgie, Klinikum Nürnberg, Flurstraße 17, D-W-8500 Nürnberg

Bei der osteosynthetischen Versorgung distaler geschlossener Tibiaschaftfrakturen ist dem speziellen anatomischen Umstand Rechnung zu tragen, daß der distale Abschnitt der Tibia mit einem besonders knappen Weichteilmantel umgeben, mit relativ ungünstigen hämodynamischen Bedingungen ausgestattet und somit bei Traumen von oftmals primär schlecht abschätzbaren Sekundärschäden der bedeckenden Haut betroffen ist. Umso schwerer wiegen die Risiken, die mit zusätzlichen Schäden durch das Trauma der Osteosynthese selbst verbunden sein können. Der besondere Wert der gedeckten Versorgung gerade der distalen Tibiaschaftfrakturen mit der Verriegelungsnagelung wurde schon sehr früh von den Entwicklern dieses Verfahrens hervorgehoben [5], mehrfach auch von anderen Autoren in den letzten 17 Jahren unterstrichen [6, 7, 8] und schließlich von Vertretern anderer Osteosyntheseverfahren, bzw. langjährigen Skeptikern gegenüber der Verriegelungsnagelung auch bestätigt [4].

Dem Einsatz des Verriegelungsnagels sind jedoch allein schon dadurch Grenzen gesetzt, daß für die sichere Verankerung des distalen Tibiafragmentes mittels der beiden distalen Verriegelungsschrauben das Fragment eine Mindestlänge aufweisen muß. Nur eine einzige Verriegelungsschraube zu verwenden ist riskant, da sich um diese wie um eine Rotationsachse das distale Fragment im Retrokurvationssinne verdrehen kann. Auch besteht Einhelligkeit darin, daß die proximale der beiden distalen Verrieglungsschrauben nicht bis in die Frakturzone hineinreichen sollte, weil durch diese Fraktureröffnung nicht nur der gedeckte Versorgungsmodus aufgegeben, sondern auch im weiteren die Frakturheilung empfindlich gestört wird.

Darüber hinaus sollte bei der Verwendung des Verriegelungsnagels die Mindestlänge des distalen Fragmentes nicht allzu knapp kalkuliert werden, da die Einsenktiefe des Nagels in den Markraum wegen der von der Produktpalette vorgegebenen Längensprünge von 15 mm um diesen Betrag variiert, ohne daß eine entsprechend große Variationsbreite der Einschlagtiefe proximal an der Einschlagstelle selbst gegeben ist: Der Nagel sollte proximal weder aus der Tibia herausragen, weil sonst das Lig. patellae irritiert wird, noch sollte sein proximales Ende in den Markkanal hineinversenkt werden. Die Integrität der Tuberositas tibiae könnte durch das Einschlaginstrument Schaden erleiden und die Entfernung des Nagels aus dem Tibiakopf könnte nach einem Jahr Probleme bereiten.

Durch Absägen der Nagelspitze [3] kann zwar eine Verkleinerung der zu fordernden Mindestlänge des distalen Fragmentes um maximal 1 cm erreicht werden, dadurch erkauft man sich aber den Nachteil des Verlustes der intakten Nagelkufe, deren besondere Bedeutung beim Eintreiben des Nagels in den

Hefte zu der Unfallchirurg, Heft 230
6. Deutsch-Österr.-Schweiz. Unfalltagung

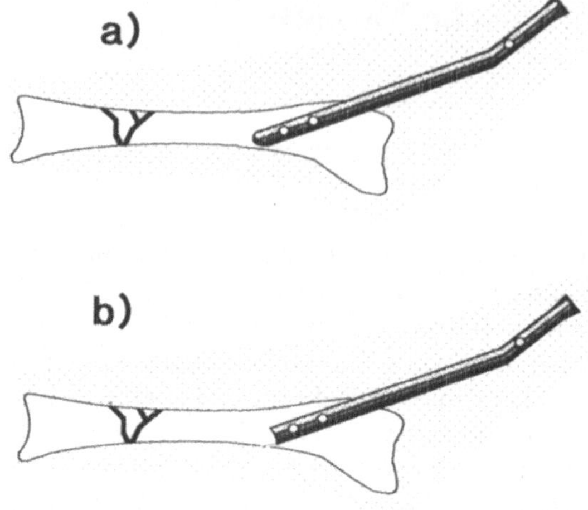

Abb. 1 a, b. An der Tibia ist unseres Erachtens die intakte Nagelkufe **(a)** besonders wichtig. Die abgesägt Nagelspitze **(b)** frißt sich leicht an der hinteren Corticalis beim Einschlagen fest

Tibiamarkraum zu Recht von den Vertretern eines jüngst entwickelten Nagelsystems [4] betont wird. Die abgesägte Nagelspitze kann sich in der hinteren Corticalis der Tibia festfressen und so den Nagelungsvorgang stören (Abb. 1).

Indikation 1

Aus den Abmessungen des distalen Nagelendes, im besonderen aus den Entfernungen der Verriegelungslöcher von der Nagelspitze (Abb. 2, Tab. 1) ergibt sich eine Mindestlänge, die für das distale Tibiafragment vor der Entscheidung für den Verriegelungsnagel zu fordern ist, abhängig von dem verwendeten Nagel-System. Als Verwender des Grosse-Kempf-Nagels haben wir die vielfach belegten Vorteile der gedeckten Verriegelungsnagelung für die Versorgung

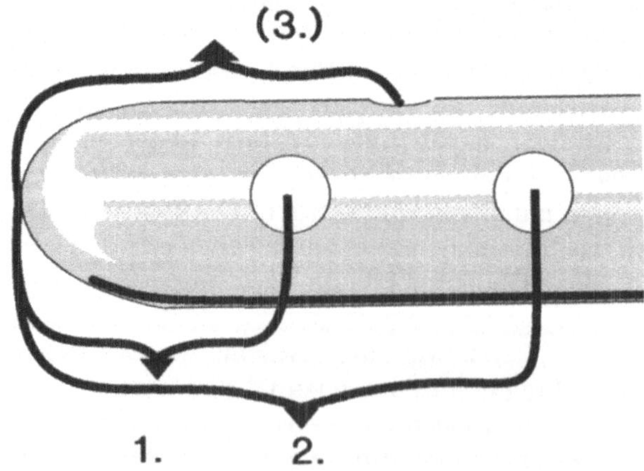

Abb. 2. Schema des distalen Nagelendes mit den Meßstrecken (1. und 2.) zwischen der Nagelspitze und den Bohrungen für die distale Verriegelung

distaler Tibiafrakturen bestätigt gefunden und uns für die Ausweitung dieser Indikation vom Hersteller mit einer durch distale „Sonderbohrungen“ ausgestatteten Nagelvariante beliefern lassen (Abb. 3a). Durch Heranrücken der Querbohrungen an die Nagelspitze und durch die Verkleinerung ihres Abstandes wurde insgesamt eine Erweiterung der Indikation des Verriegelungsnagels um 1,5 cm Fragmentstrecke erreicht. Es resultiert eine zu fordernde Mindestlänge des distalen Fragmentes von nur 45 mm (Tab. 1).

Tab. 1. Ermittelte Meßstrecken zwischen Nagelspitze und distalen Verriegelungslöchern bei den verschiedenen handelsüblichen Nageltypen im Vergleich zu dem von uns verwendeten GK-Nagel mit „Sonderbohrung“ und resultierende Mindestlängen des distalen Tibiafragmentes.

Nagel	1. Loch	2. Loch	(3. Loch)	Mindestlänge des distalen Fragmentes
Russel/Taylor	15 mm	50 mm		70 mm
Börner/Matthek	20 mm	40 mm		60 mm
Grosse/Kempf	15 mm	40 mm		60 mm
GK-Sonderbohrung	10 mm	25 mm		45 mm
AO	20 mm	(sag.!) 35 mm	50 mm	55 (70) mm

Indikation 2

Daß distale Tibiatorsionsfrakturen zu einem relativ hohen Anteil Frakturausläufer in das obere Sprunggelenk hinein aufweisen, ist allgemein bekannt.

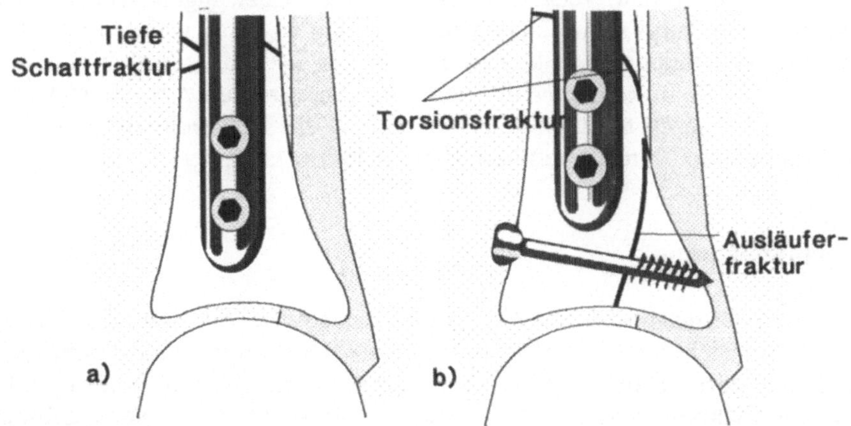

Abb. 3 a, b. Indikationen für unsere Nagelvariante mit „Sonderbohrung“: **a** Sehr weit nach distal reichende Tibiafraktur mindestens 4,5 cm distaler Fragmentlänge **b** Torsionsfraktur im 4.–5. Tibiafünftel mit Ausläuferfraktur, die vor der Bohrung und Nagelung knapp oberhalb des OSG mit Spongiosaschraube verschlossen wird

Diese münden in den meisten Fällen im hinteren Volkmann'schen Dreieck. Wird diese Ausläuferfraktur vorher fest mit einer knapp oberhalb des Gelenkniveaus sagittal eingebrachten Spongiosaschraube „verschlossen“, kann die Versorgung der eigentlichen Torsionsfrakturzone mit dem Verriegelungsnagel im gedeckten Vorgehen eine elegante weichteilschonende Osteosyntheseform darstellen. Voraussetzung hierfür ist wieder eine genügend lange Fragmentstrecke zwischen der Oberkante der Spongiosaschraube und dem unteren Pol der Torsionsfrakturzone für die sichere Verankerung beider Verriegelungsschrauben. Auch hier kann es also wieder Platzprobleme geben, die durch Verwendung eines Verriegelungsnagels mit „Sonderbohrung“ minimiert werden (Abb. 3b).

Ergebnisse

Von den 193 in den letzten 5 Jahren mit einer Verriegelungsnagelung versorgten Unterschenkelfrakturen lagen die meisten im distalen Tibiaschaftbereich (133 = 68%). 28mal haben wir bisher den Nagel mit „Sonderbohrung“ eingesetzt. 20mal handelte es sich um eine sehr weit distal endende Fraktur, die nur dank der „Sonderbohrung“ noch die Verankerung des Fragmentes mittels zweier Verriegelungschrauben erlaubte (Abb. 4a-d).

In den weiteren 8 Fällen wurde die Verwendung des Verriegelungsnagels zusätzlich zur sagittalen Schraube bei Torsionsfrakturen mit Ausläuferfraktur in das obere Sprunggelenk hinein ebenfalls nur durch die „Sonderbohrung“ ermöglicht (Abb. 5a-d). In keinem einzigen Fall hat die Verlagerung der Verriegelungslöcher zu einem Implantatversagen geführt. Es trat keine Pseudarthrose auf. 2 Frakturen verheilten allerdings verzögert, d.h. erst nach 4 Monaten. Die dünnen Weichteilverhältnisse oberhalb des Innenknöchels haben über den Schraubenköpfen in 5 Fällen Schmerzen bereitet und in 2 Fällen zu vorzeitiger Schrauben bzw. Vecsei-Dübel-Entfernung gezwungen, wobei jeweils der gewünschte Callus schon ausreichend für den weiteren stabilen Sitz der Fragmente ausgebildet war. In keinem Fall ist eine sekundäre Dislokation aufgetreten. Ebenfalls in keinem Fall haben Weichteilpropleme zu einer Markraumphlegmone geführt, obwohl in einem Fall die Weichteilirritation an einem Schraubenkopf durch einen lokalisierten Infekt kompliziert wurde.

Schlußfolgerung

Die Indikationsgrenzen des Verriegelungsnagels bei distalen Tibiaschaftfrakturen lassen sich durch die Verwendung von Nägeln mit „Sonderbohrung“ spürbar erweitern. Damit bleibt der durch Gedecktheit der Fraktur und durch Weichteilschonung gekennzeichnete besondere Wert der Verriegelungsnagelung an der distalen Tibia auch für solche Frakturen verfügbar, die sonst nur noch durch die Plattenosteosynthese mit den für diesen Anwendungsbereich typischen Risiken übungsstabil versorgt werden könnten. Abgerundete und flachere Schraubenköpfe, wie sie weder das Grosse-Kempf-System noch das

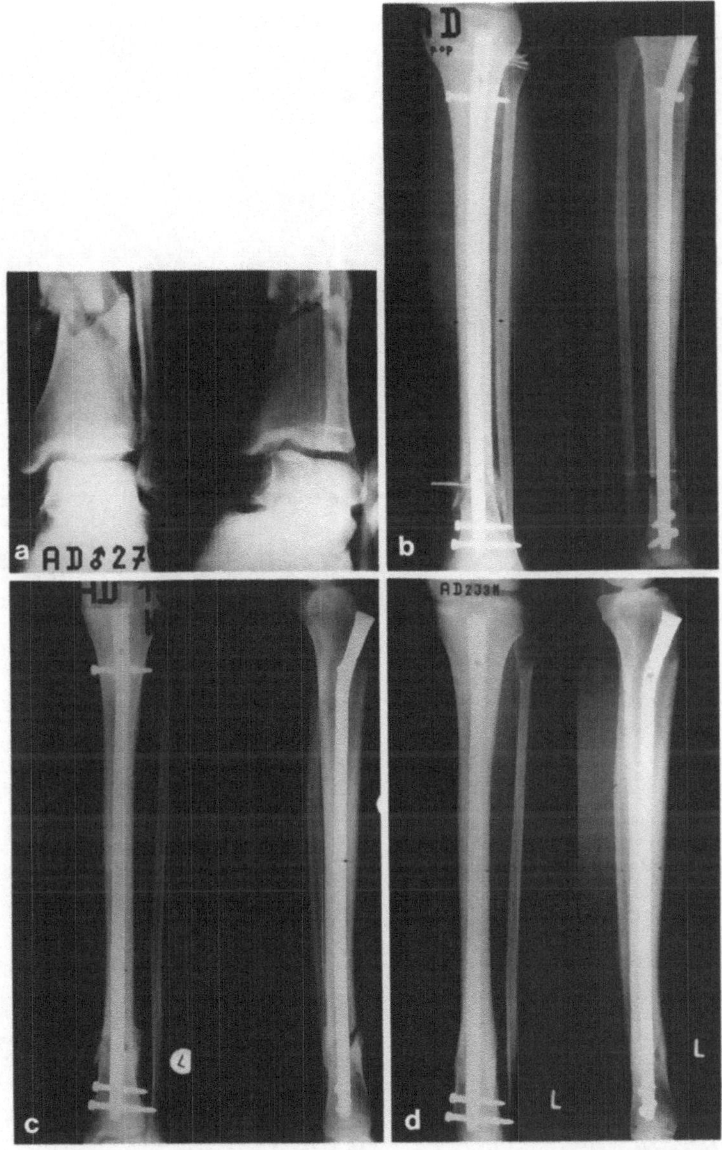

Abb. 4 a. 27jähriger Motorradfahrer mit 2.gradig offener distaler Unterschenkelfraktur, **b** Primär behandelt mit Wundversorgung und Extensionsgips, nach 2 Wochen statisch mit „Sonderbohrung" verriegelungsgenagelt, **c** gute Callusbildung, **d** Nagelentfernung nach 2 Jahren bei stabiler Ausheilung und gutem Remodeling

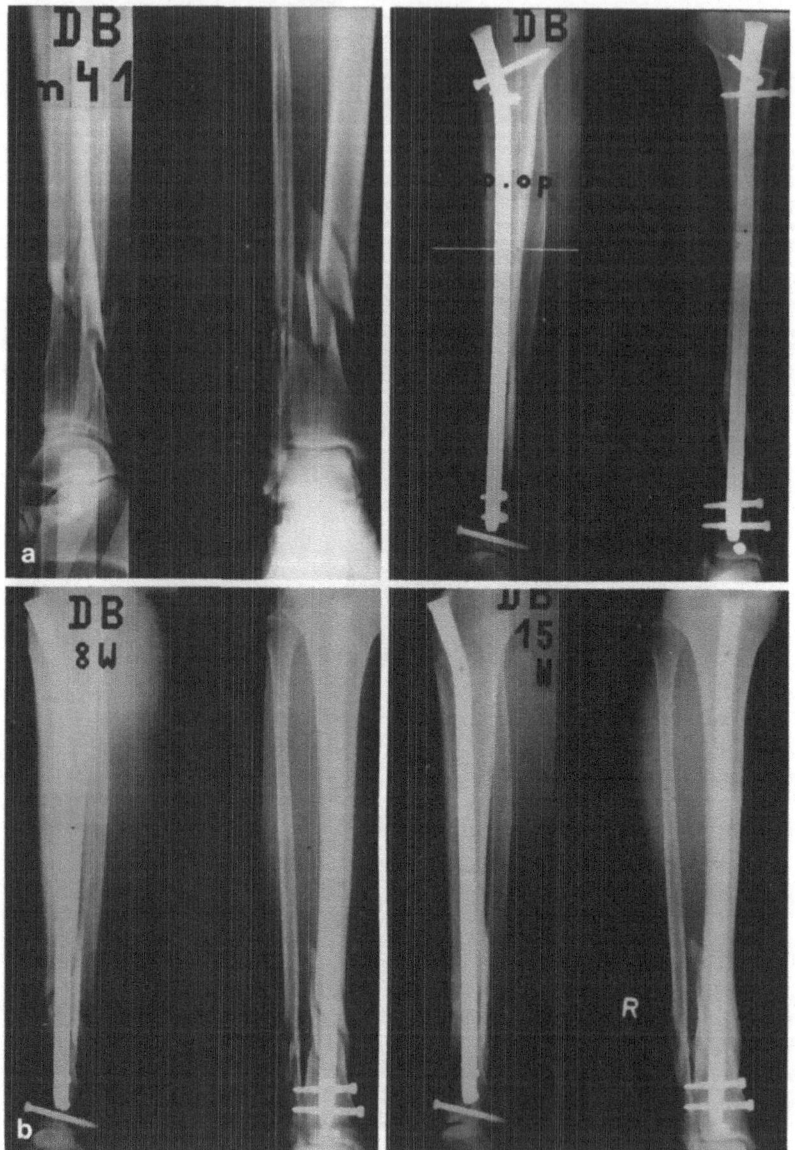

Abb. 5 a. 41jähriger Patient mit Schuhrand-Torsionsfraktur nach Skisturz. **b** Nach Verschluß der in das OSG austrahlenden Ausläuferfraktur mit einer sagittal eingebrachten Spongiosa-Schraube Aufbohren bis nah an die Schraube heran und Einbringen eines Nagels mit „Sonderbohrung“, **c** komplikationsloser Verlauf bis zur Dynamisierung nach 8 Wochen und **d** stabile Ausheilung mit gewünschter Callusbildung

Vecsei-Dübel-System vorsieht, wären zur Vermeidung von Irritationen der hier besonders flachen Weichteildeckung wünschenswert.

Vor der Verwendung des Verriegelungsnagels für die Osteosynthese distaler Torsionsfrakturen der Tibia sollte eingehend röntgenologisch abgeklärt werden, ob ein Frakturausläufer in das obere Sprunggelenk hinein besteht. Ist dies der Fall, muß zunächst abgeschätzt werden, ob nach vorausgehender sagittaler Verschraubung der Ausläuferfraktur oberhalb der Schraube noch genügend Platz im distalen Hauptfragment für die Verankerung beider distaler Verriegelungsschrauben gegeben ist. Auch für diese Situation hat sich die „Sonderbohrung" bewährt.

Literatur

1. Bayer HW (1978) Die distale Unterschenkelfraktur. In Vecsei V (Hrsg) Die Verriegelungsnagelung. Wilhelm Maudrich Wien, München, Bern 81–83
2. Boos N, Bugyi I (1989) Ergebnisse der Verriegelungsnagelung bei distalen Unterschenkelfrakturen. Unfallchir 92:453–458
3. Brug E, Pennig D (1988) Standortbestimmung der Verriegelungsnagelung. Chirurgie 145–160
4. Höntsch D, Weller S, Perren M (1989) Der neue AO-Universalmarknagel für die Tibia. Akt Traumatol 19:225–237
5. Schellmann WD, Klemm K, Vitalli HP (1974) Die Verriegelungsnagelung des Unterschenkels. Unfallheilkd 119:70–73
6. Schnettler R, Börner M, Soldner E (1990) Ergebnisse der Verriegelungsnagelung distaler Tibiafrakturen. Unfallchir 93:534–537
7. Vecsei V, Scharf W, Hertz H (1980) Die Verriegelungsnagelung als Behandlungsmethode der distalen Unterschenkelfraktur. Unfallheilkd 83:54–59
8. Ziegelmüller R, Mockwitz J (1983) Indikation für die Verriegelungsnagelung am Unterschenkel im distalen Drittel. Unfallheilkd 161:105–110

Zur Fixateur-externe-Osteosynthese in Kombination mit Minimalosteosynthese am Unterschenkel

F. Barnbeck, U. Heitemeyer und G. Hierholzer

Berufsgenossenschaftliche Unfallklinik Duisburg-Buchholz
Ärztlicher Direktor: Prof. Dr. G. Hierholzer, Großenbaumer Allee 250, D-W-4100 Duisburg 28

Anwendungsbereiche des Fixateur externe

Die Anwendung des Fixateur externe am Unterschenkel gehört heute zu den unverzichtbaren Stabilisationsmethoden in der Unfallchirurgie. Langjährige klinische und experimentelle Forschungen haben im Ergebnis die Anwendung einfacherer Montageformen ermöglicht und zu Weiterentwicklungen des Instrumentariums geführt.

Hefte zu der Unfallchirurg, Heft 230
6. Deutsch-Österr.-Schweiz. Unfalltagung

Zu Beginn der Anwendung des Fixateur externe stand die Forderung nach einer möglichst stabilen Montageform. Aufgrund der Untersuchungen in den letzten Jahren wird zunehmend die Nützlichkeit von Mikrobewegungen im Frakturbereich diskutiert. Die Anwendung der Minimal- und/oder Zusatzosteosynthese wird in diesem Zusammenhang in Frage gestellt. Klinische Studien zeigten auf, daß die Zusatzosteosynthese bei fortdauernder Anwendung des Fixateur externe in der Typ-I-Montage eine erhöhte Rate an Refrakturen und an notwendigen Sekundäreingriffen aufweist im Vergleich zum Fixateur externe ohne Zusatzosteosynthese [1, 2].

An der Berufsgenossenschaftlichen Unfallklinik Duisburg Buchholz stellt die Fixateur externe-Osteosynthese die favorisierte Methode der Behandlung von Verletzungen des Unterschenkels dar.

Indikationen

Die Indikation sehen wir wie folgt:

Geschlossene Fraktur:
- mit Weichteilkontusion
- mit Vorschaden z.B. Infektion, Narbe, Zirkulationsstörungen nach Thrombosen, arterielle Verschlußkrankheit und Compartmentsyndrom
- Trümmer- und Segmentfrakturen
- beim Polytrauma.

Offene Fraktur:
- II.- bis III.gradig
- I.gradig mit Vorschaden
- beim Polytrauma.

Die Frakturform, der Zustand der Weichteile, die Lokalisation der Verletzung, funktionelle Gesichtspunkte und die Situation des Gesamtorganismus bestimmen die zu wählende Montageform.

Montageform

Die Komplexität der Unterschenkelverletzung mit Fraktur verbietet eine unflexible Handhabung jeglicher Stabilisierungsmethoden. Jede Fraktur bedarf in der Anfangsphase einer ausreichenden Stabilisierung, um das Einsetzen reparativer Vorgänge zu ermöglichen. Jede Reposition strebt einen breiten knöchernen Kontakt an. Mikrobewegungen im Frakturbereich auf Dauer kann eine unvollständige Spaltheilung mit der Gefahr einer Refraktur zur Folge haben [3]. Dagegen droht bei primär erhöhter Instabilität die Pseudarthrose. Nicht zu vergessen die gerade bei offenen Frakturen komplizierende Infektion bei Instabilität und nachfolgender Hämatombildung im Frakturbereich.

Um diese genannten Knochenheilungsstörungen zu vermeiden, streben wir primär, wenn möglich, immer einen stabilen breitflächigen knöchernen Kontakt im Frakturbereich an. Bei einer guten Verzahnung der Frakturflächen, z.B. bei einem Querbruch, ist die alleinige Fixateur externe Montage vom Typ I ausreichend.

Bei einem Defekt, einem unvollständigen knöchernen Kontakt und/oder ausgedehnten Trümmerzonen ist die Montage vom Typ II oder III erforderlich. Diese Verletzungen bedürfen einer frühzeitigen Spongiosaplastik und evtl. eines Methodenwechsels.

Bei instabilen Situationen und zu erreichendem breitflächigen Kontakt der Fragmentflächen führen wir die Zusatzosteosynthese mit Kleinfragmentschrauben durch. Die schonende Reposition ohne weitere Devitalisierung ist hier unabdingbare Grundvoraussetzung. Diese Zusatzosteosynthese oder Minimalosteosynthese soll, eine ausreichende Durchblutung vorausgesetzt, die Ausbildung eines stabilisierenden Gerüstes ermöglichen, das die Osteozyten vor mechanischen Beanspruchungen schützt. Die so gewonnene stabile Abstützung ermöglicht den frühzeitigen Belastungsaufbau [4, 5]. Um im weiteren Verlauf das Auftreten einer unvollständigen Spaltheilung zu vermeiden, ist eine gewisse Elastizität der Fixateur-externe-Montage anzustreben. Durch die Ermöglichung von Mikrobewegungen soll über die sekundäre Ossifikation eine stabilisierende Callusmanschette ausgebildet werden. Dazu entfernen wir nach durchschnittlich 4 Wochen die Minimalosteosynthese. Der bereits zuvor begonnene Belastungsaufbau kann kontinuierlich fortgesetzt werden, da die Schrauben über Stichinzisionen unter Bildwandlerkontrolle entfernt werden können und dieser kleine Eingriff den Weichteilmantel nicht zusätzlich schädigt.

Dieses Behandlungskonzept findet seit einem halben Jahr Anwendung. Bisher kam es bei 11 Patienten unter Ausbildung eines jeweils kleinen Unruhekallus jeweils zu einer belastungsfähigen stabilen Ausheilung. Eine engmaschige klinische Kontrolle und ein kooperationswilliger und kooperationsfähiger Patient sind Voraussetzung.

Literatur

1. Krettek C, Haas N, Tscherne H (1989) Behandlungsergebnisse von 202 frischen Unterschenkelfrakturen, versorgt mit einem unilateralen Fixateur externe (Monofixateur). Unfallchir 92:440–452
2. Steinfield PH, Cobelli NJ, Sadler AG, Szporn MN (1988) Open tibial fractures treated by half-pin frame fixation. Clin Orthop 228:208–213
3. Stürmer KM (1987) Histomorphologie der Frakturheilung im Vergleich der Fixationsverfahren am Tibiaschaft. Zu: Die Tibiaschaftfraktur beim Erwachsenen. Schmit-Neuerburg KP, Stürmer KM (Hrsg) Springer, Berlin, Heidelberg, New York, Tokyo 23–49
4. Hierholzer G, Chylarecki CH (1990) Störungen der Frakturheilung nach Behandlung mit dem Fixateur externe. Vortrag Steglitzer Unfalltagung 8.–9.6.1990 Berlin
5. Hierholzer G (1987) Fixateur externe beim Weichteilschaden. Zu: Die Tibiaschaftfraktur beim Erwachsenen. Schmit-Neuerburg KP, Stürmer KH (Hrsg) Springer, Berlin, Heidelberg, New York Tokyo, 147–154

Pinless Fixateur Externe: Ein neues Behandlungskonzept zur temporären Stabilisierung von Unterschenkelschaftfrakturen

C. Krettek[1], N. Haas[1], P. Schandelmaier[1], R. Frigg[2] und H. Tscherne

[1] Unfallchirurgische Klinik (Direktor: Prof. Dr. H. Tscherne) Medizinische Hochschule Hannover, Konstanty-Gutschow Straße 8, D-W-3000 Hannover 61

Einleitung

Eine Analyse des eigenen Krankengutes und der Literatur zeigt, daß die externe Fixation in der Frühphase der Behandlung ein effektives und komplikationsarmes Verfahren darstellt [1, 2, 3]. Die Spätphase der Behandlung ist jedoch problematisch, so daß bei komplizierten Frakturformen ein Verfahrenswechsel zum Marknagel und zwar früh durchgeführt werden sollte. Der späte Verfahrenswechsel ist mit einer hohen Rate an septischen Komplikationen behaftet, die offensichtlich von den Schanz-Schraubenkanälen ausgehen [1, 2].

Wenn nun die externe Fixation ohnehin nur als temporäre Stabilisation fungiert, stellt sich die Frage, ob nicht ein weniger invasives externes Verfahren als temporärer Stabilisator möglich und ausreichend ist.

Systembeschreibung und Funktionsprinzip

Der in der Schweiz und den USA entwickelte „pinless external fixator" oder „Pinless Fixateur" stellt einen solchen temporären Stabilisator für die Tibia dar [4]. Das Funktionsprinzip entspricht der Anwendung einer Repositionszange mit Spitzen. Der Pinless wird perkutan und extraossär auf die Tibia aufgeklemmt und arretiert. Eine Verbindung zur Markhöhle mit den bekannten Infektionsrisiken für den späteren Verfahrenswechsel wird nicht hergestellt. Die kleinen scharfen Spitzen graben sich nur in die äußeren Kortikalisschichten (Abb. 1a). Das Implantat besteht in der ursprünglichen Form nur aus den folgenden Komponenten: Klammern, einfache Schwenkbacken und einer Trägerstange aus Carbon. Das Instrumentarium besteht nur aus den einsteckbaren Handgriffen zum Arretieren und dem Schraubenschlüssel. Achsenkorrekturen lassen sich jederzeit in allen Freiheitsgraden durchführen, wobei es weitgehend unerheblich ist, in welcher Lage die Klammern auf die Tibia aufgeklemmt sind (Abb. 1b und 1c). Die Handhabung ist denkbar einfach: Der Unterschenkel wird unter Längszug reponiert, Stichinzision und Aufklemmen der Pinless Klammer (Abb. 2a). Der Zeitbedarf ist minimal und entspricht etwa dem Zeitaufwand für das Legen einer Extension. In Notfallsituationen kann dies beispielsweise auch in der Notaufnahme geschehen. Die scharfen Spitzen graben sich durch mehrmaliges Hin- und Herwinden bei gespannten Griffen in die äußeren Kortikalisschichten ein. Das Anbringen erfolgt in Bereichen mit gerin-

Hefte zu der Unfallchirurg, Heft 230
6. Deutsch-Österr.-Schweiz. Unfalltagung

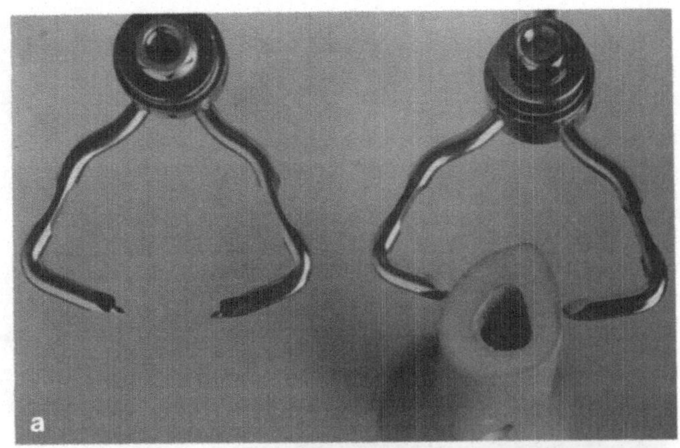

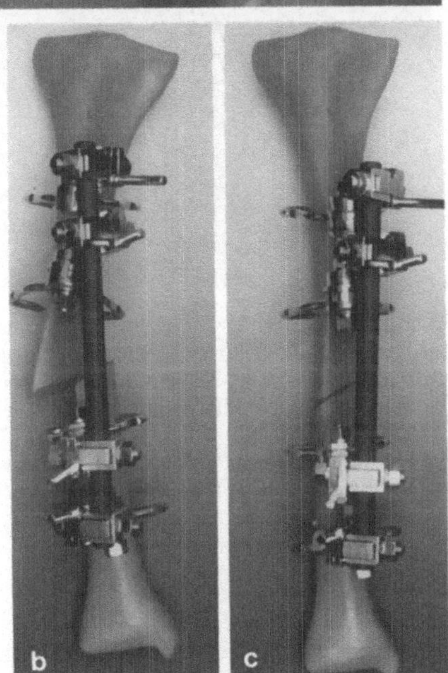

Abb. 1. a Prototyp des Pinless Fixateur am Knochenmodell
b) und **c)** Unabhängig von Anlageposition und Stellung der Klammern bestehen nach Lösen weniger Schrauben in allen Ebenen Korrekturmöglichkeiten

ger Weichteildeckung am proximalen und distalen Hauptfragment. Die Fixierung erlaubt das Drehen und Lagern der Extremität. Bei begleitender Oberschenkelschaftfraktur kann die Extensionsschnur am Pinless eingehängt werden. Ein weiterer Vorteil des Systems ist, daß der Pinless bei der später durchgeführten Marknagelung, vorzugsweise zum „unreamed nail" den Einsatz des Repositionstisches überflüssig macht (Abb. 2b und 3).

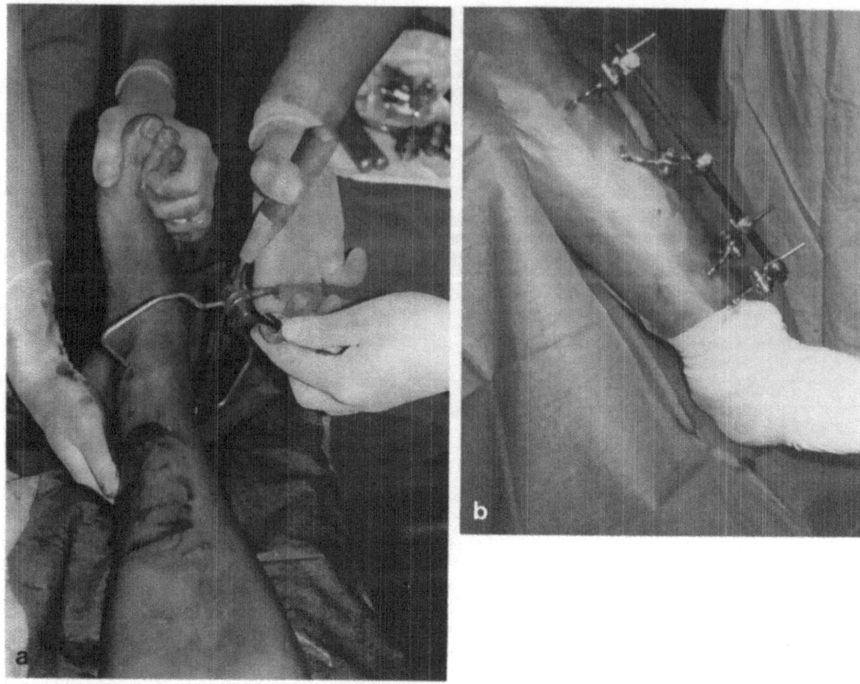

Abb. 2 a. Der Pinless Fixateur wird percutan und extraossär in Bereichen geringer Weichteildeckung auf die Tibia aufgeklemmt. Vorgehen beim Anlegen des Pinless Fixateurs: Reposition unter Längszug, Aufsetzen der Klammern nach vorheriger Stichinzision. In Notfallsituationen (schlechter Allgemeinzustand) wie hier gezeigt unter Umständen auch in der Notaufnahme durchführbar. **b** Bei der späteren Durchführung des Verfahrenswechsels zum Marknagel dient der Pinless Fixateur intraoperativ als Repositionshilfe und zur Retention und erlaubt damit einen Verzicht auf den Repositionstisch

Stabilitätsuntersuchungen

Nachdem sich gezeigt hatte, daß eine einzelne Trägerstange keine ausreichende Stabilität gewährleistet, wurde die Stabilität des Pinless und verschiedene Formen der Zusatzstabilisierungen am Frakturmodell der Tibia mit 2 cm Schaftdefekt experimentell überprüft (Abb. 4). Als Kontrolle diente eine standardisierte Osteosynthese mit dem Monofixateur (K). Die Präparate wurden bis 500 N axial belastet, woraus sich wegen der asymmetrischen Außenschäftung eine kombinierte Biege- und Axialbelastung für die Osteosynthese ergibt. Die Untersuchungen zeigen den immensen Einfluß der freien Weite: Anordnung 1: instabilste Form mit nur einer Trägerstange, hier kommt es bereits bei 100 N zu einer Verkürzung von fast 20 mm, der Setzverlust liegt über 10 mm. Das Anbringen von weiteren Carbonstangen auf den Pinless-Stift (Anordnung 2) bringt nur eine geringe Stabilitätsverbesserung. Bei Anordnung 3 sind zwei Carbonstangen zusätzlich sehr knochennah auf den Pinless aufgebracht worden, was einen immensen Stabilitätsgewinn brachte. Diese Form der Zusatzstabilisierung ist jedoch wegen der extremen Weichteilnähe nicht in allen Fällen

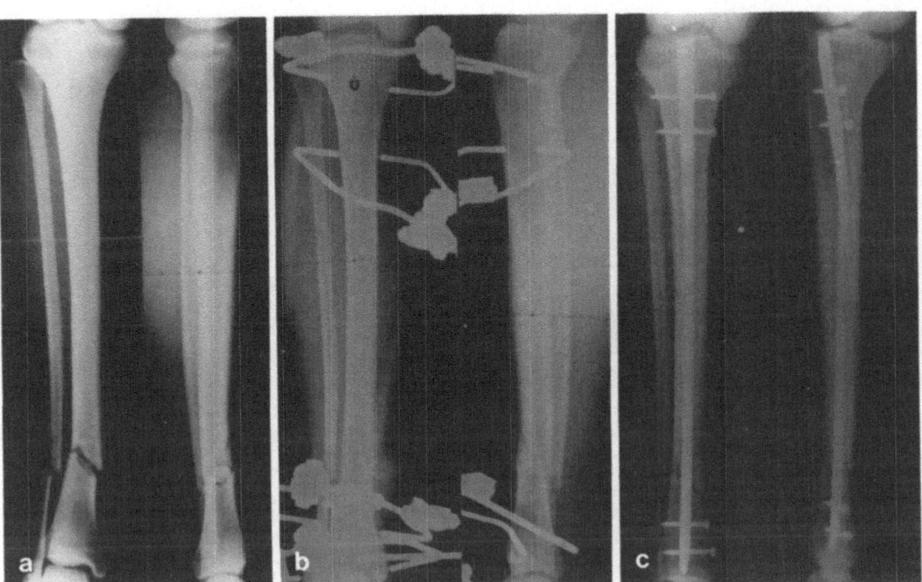

Abb. 3 a. 28jähriger Patient mit offener Ober- und Unterschenkelschaftfraktur links, zweitgradig offene Unterschenkelschaftfraktur rechts. **b** Weichteilversorgung, Anlage des Pinless Fixateur am rechten Unterschenkel, damit problemlose intraoperative Lagerungsmöglichkeit. Nach Versorgung der linksseitigen Serienfrakturen kommt der Patient wegen pulmonaler Verschlechterung zunächst auf die Intensivstation. **c** Bei weiter komplikationslosem Verlauf nach 2 Tagen Unterschenkelmarknagelung zum unreamed nail mit liegendem Pinless Fixateur als Ersatz für den Extensionstisch

durchführbar, so daß wir die Anordnung 4 der Zusatzstabilisierung bevorzugen, deren Steifigkeit immerhin noch 70% der Kontrollgruppe (K) beträgt.

Zusammenfassung

Der Pinless Fixateur als ein wirklich neues Stabilisierungssystem für die Tibia hat einige wesentliche Vorteile: Das Verfahren ist
- wenig invasiv, einfach und schnell durchführbar, es kommt zu
- keiner Eröffnung der Markhöhle, es ist
- in Notfällen auch außerhalb des OP-Bereiches anwendbar und dient schließlich
- beim Verfahrenswechsel als Repositionshilfe und Extensionstischersatz.

Schließlich soll aber nicht unerwähnt bleiben, daß es zu
- Weichteilproblemen im Bereich kommen kann, daß die
- Stabilisierung nur temporär ist und daß es sich um ein junges Verfahren handelt, das
- noch mitten in der Entwicklung steht und sicherlich noch in einigen Punkten verbesserungsfähig ist, bevor ein breiterer klinischer Einsatz empfohlen werden kann.

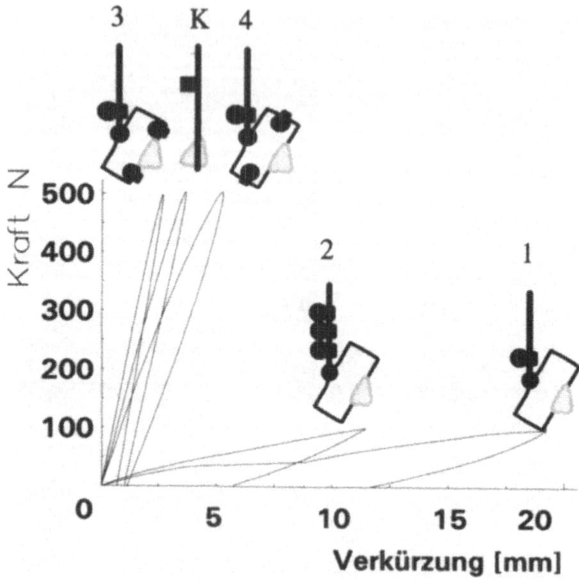

Abb. 4. Überprüfung der Stabilität des Pinless Fixateurs und verschiedener Formen der Zusatzstabilisierungen am Frakturmodell der Tibia mit 2 cm Schaftdefekt (Einzelversuch). Als Kontrolle diente eine standardisierte Osteosynthese mit dem Monofixateur **(K)**. Die Präparate wurden in einer Materialprüfmaschine (Zwick 1445) bis 500 N axial belastet, woraus sich wegen der asymmetrischen Außenschäftung eine kombinierte Biege- und Axialbelastung für die Osteosynthese ergab. Die Untersuchungen zeigten den immensen Einfluß der freien Weite: Anordnung 1: instabilste Form mit nur einer Trägerstange, hier kam es bereits bei 100 N zu einer Verkürzung von fast 20 mm, der Setzverlust lag über 10 mm. Das Anbringen von weiteren Carbonstangen auf den Pinless-Stift (Anordnung 2) brachte nur eine geringe Stabilitätsverbesserung. Bei Anordnung 3 wurden zwei Carbonstangen zusätzlich sehr knochennah auf den Pinless auf gebracht worden, was einen immensen Stabilitätsgewinn brachte. Diese Form der Zusatzstabilisierung ist jedoch wegen der extremen Weichteilnähe nicht in allen Fällen durchführbar, so daß Anordnung 4 von uns bevorzugt wird

Literatur

1. Claudi BF, Oedekoven G (1991) „Biologische Osteosynthesen". Chirurg 62:367–377
2. Krettek C, Haas N, Tscherne H (1989) Behandlungsergebnisse von 202 frischen Unterschenkelschaftfrakturen, versorgt mit einem unilateralen Fixateur externe (Monofixateur). Unfallchir 92:440–452
3. Müller ME, Allgöwer M, Schneider R (1990) Manual of internal fixation. Springer, Berlin, Heidelberg, New York
4. Stene GM, Frigg R, Schlegel U (1991) In vitro and in vivo evaluation of the pinless external fixator. AO-Bulletin (im Druck)

Fixateur und Brace bei der Behandlung von Unterschenkelfrakturen

Z. Magyari, T. Salacz und I. Kđas

Nationalinstitut für Traumatologie (Direktor: Prof. Dr. A. Renner), Mezö 1. u. 17, H-1430 Budapest

Einleitung

Bei der Behandlung der Unterschenkelfrakturen werden je nach Behandler die konservativen oder operativen Methoden bevorzugt. In Ungarn dominiert derzeit, in Anbetracht der bekannterweise häufigeren septischen Komplikationen bei der operativen Behandlung der Unterschenkelfrakturen, eher die konservative Behandlung. Natürlich sind immer Nutzen und Gefahren der beiden Methoden gegeneinander abzuwägen. In Anbetracht dessen haben wir in unserem Institut in letzter Zeit eine kombinierte, operative und konservative Behandlungsmethode eingeführt. Mit diesem kombinierten Verfahren bemühten wir uns, die Gefahren der operativen Behandlung zu mindern und den bedeutenden Zeitbedarf und Funktionsverlust der konservativen Behandlung zu überbrücken.

Ein Element der Behandlung ist der von uns entwickelte Fixateur. Neu sind dabei die Backen, die sich öffnen lassen, was ein nachträgliches Einschrauben von Schrauben ohne Abnehmen der Montage zuläßt, und dazu auch leichter Achsenkorrekturen ermöglicht.

Eine weitere Neuheit ist die sog. Dynamisierungsbacke. Tauscht man die Klemmbacken gegen sie aus, so kann eine axiale Kompression erreicht werden.

In den vergangenen zwei Jahren (1988–1989) haben wir 32 Patienten nach diesem System behandelt. Da wir dieses Verfahren anfänglich bei komplizierteren offenen oder Segmentfraktuuren benutzt haben, ist natürlich mit einer relativ längeren Heilungsdauer zu rechnen. Bei einfachen Frakturen änderte sich die Heilungsdauer nicht (Abb. 1).

Der Fixateur sollte möglichst primär angelegt werden, dies auch bei geschlossenen Frakturen. Die Montage soll unilateral, mit je zwei Schanz'schen Schrauben und doppelten Stangen angelegt werden. Der Patient mit dem Fixateur kann ohne Belastung mobilisiert werden und nach einige Tagen das Krankenhaus verlassen.

Methodenwechsel Fixateur externe – Brace

Auf der schematischen Abbildung (Tab. 1) der Frakturheilung zeigt der Pfeil den Zeitpunkt der Fixateurentfernung. Bei stabileren Frakturen wird der Fixateur in der 3.–6. Woche dynamisiert. In der 6.–9. Woche wird, gleichfalls in Abhängigkeit vom Typ der Fraktur, der Fixateur ambulant entfernt und gleich-

Hefte zu der Unfallchirurg, Heft 230
6. Deutsch-Österr.-Schweiz. Unfalltagung

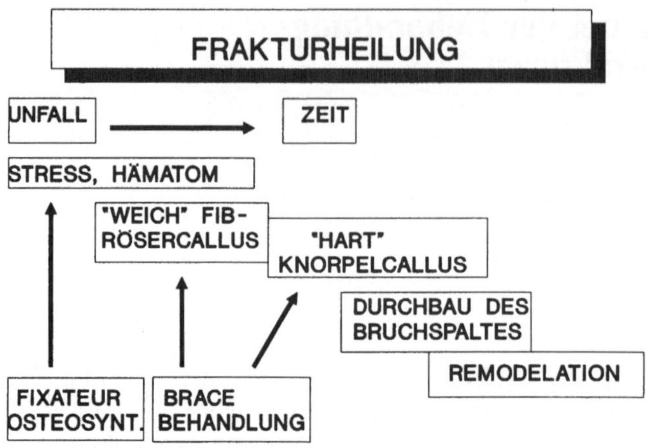

BEHANDLUNGSSCHEMA

UNFALL → ZEIT

KONSOLIDATION

	3–6 Wo.	6–9 Wo.	12–18 Wo.
Rtg	Rtg	Rtg	Rtg
FIXATEUR OSTEOSYNT.	DINAMI-SIERUNG	FIX.EXT. ENTFERNUNG + BRACE	BRACE ENTFERNUNG

Abb. 1

zeitig eine funktioneller Brace angelegt. Wir gestatten sofort eine Teilbelastung bis zur Schmerzgrenze und kontrollieren auf den so angefertigten Röntgenaufnahmen das Ausmaß des eventuellen Zusammengleitens, das 15 mm nicht überschreiten darf. Der Patient wird mit der gemessenen Teilbelastung an zwei Gehstützen mobilisiert. Mit fortschreitender Frakturheilung gestatten wir in der 9. Woche, den Brace zu Hause für die Dauer der täglichen Körperpflege abzunehmen.

Es war überzeugend, daß wir mit Fixateur-Brace Behandlung praktisch nach Aufhören der Schmerzen, also am 3.–4. Tag, eine sehr gute Funktion des Kniegelenkes und des oberen Sprunggelenkes erreichen konnten, die während der ganzen Behandlung bzw. auch nach der Heilung erhalten blieb. Bei diesem Behandlungsschema hatten wir bisher keine septischen Komplikationen und auch keine Pseudarthrosen.

Tabelle 1. Fraktur-Typen

Fixateur externe und Brace	n = 32
kurzer Schrägbruch, Spiralbruch	12
offene Frakturen Gr. II–III	10
Segmentfrakturen	4
Trümmerfrakturen	6

Die Zeit der Heilung

Fixateur externe und Brace	n = 32 Woche
kurzer Schrägbruch, Spiralbruch	12–15
offene Frakturen Gr. II–III	14–18
Segmentfrakturen	15–20
Trümmerfrakturen	18–24

Kasuistik

Bei unserem ersten Patienten handelt es sich um eine kurze Schrägfraktur, es wurde sofort ein Fixateur angelegt. 5 Wochen später dynamisierten wir. In der 7. Woche wurde der Brace angelegt. In der 13. Woche wurde er abgenommen. Knie- und Sprunggelenksfunktion sind vollkommen frei.

Der 45 Jahre alte Patient erlitt eine Segmentfraktur. Wegen der instabilen Fraktur haben wir vom Dynamisieren abgesehen und in der 6. Woche Achsenkorrektur durchgeführt, dann in der 10. Woche die Methode gewechselt. Der Patient konnte bei Belastung mit 40% Körpergewicht mobilisiert werden und in der 23. Woche wurde der Brace abgenommen. Ich möchte anhand des Röntgenbefundes darauf aufmerksam machen, daß bei funktioneller Behandlung reichhaltiger periostealer Kallus zu sehen ist, in dem sich aber ein längeres Persistieren der Bruchspalte zeigt. Das gab anfangs Anlaß zu Befürchtungen, aber aufgrund unserer Erfahrungen bei der Kontrolluntersuchung nach 2 Jahren stellt der periosteale Kallus die Fixation der Fraktur sicher, und die Remodellierung folgt später.

Bei dem 62 Jahre alten Patienten wurde die Unterschenkelfraktur primär mit einer V-förmigen Fixateur-Montage stabilisiert. Außerdem erfolgte eine Verriegelungsmarknagelung am Femur in derselben Sitzung. Bei dem älteren Patienten war fast sofort die Mobilisation bei Teilbelastung möglich. In der 19. Woche fanden wir um die Unterschenkelfraktur schon guten Kallus, die Femurfraktur war natürlich schon früher konsolidiert.

Resultate

Bei den rein konservativ, also mit Extension und Oberschenkelgipsverband behandelten Patienten betrug die Dauer des Krankenhausaufenthaltes das 5fache gegenüber dem vorgestellten Verfahren. Bei den rein konservativ behandelten Verletzten sahen wir auch eine wesentliche Einschränkung der Funktion. Demgegenüber erreichten wir mit unserem Behandlungsschema immer die vollständige Funktion. Ein weiterer Vorteil unserer Methode ist, daß sich die Korrektur von Achsenabweichungen mit dem neuen Fixateur externe leicht durchführen läßt. Durch die Dynamisierung des Systems kommt es nicht zur verzögerten Kallusbildung, da wir zur gegebener Zeit die axiale Belastung gestatten. Demgegenüber kommt es bei konservativer Behandlung nicht selten zur verzögerter Kallusbildung, eventuell zur Pseudarthrose. Bei den von uns behandelten Patienten gab es solche Probleme nicht.

Bei unserem Verfahren genießt der Patient die Ansprüche unseres Zeitalters, während der Behandlung eine fast vollkommene Komfort- und Bewegungsfreiheit.

In Anbetracht der wirtschaftlichen Überlegungen und der individuellen Vorteile möchten wir unser Verfahren vorgetragen haben.

Resektions-Débridement mit kompensatorischer Kallusdistraktion

G. Giebel

Abteilung für Unfallchirurgie (Direktor: Prof. Dr. O. Trentz), Chirurgische Universitätsklinik, D-W-6650 Homburg/Saar

Einleitung

Bei offenen Frakturen oder Pseudarthosen mit freiliegendem Knochen am Tibiaschaft wird im Bereich der Fraktur soviel Knochen reseziert, bis sich die débridierten Weichteile unter Verkürzung des Unterschenkels adaptieren lassen (Abb. 1). Durch die nachfolgende Kompaktatomie und Kallusdistraktion wird der Unterschenkel wieder auf die alte Länge gebracht.

Dieses Verfahren wurde sowohl bei septischen als auch bei aseptischen Zuständen verwendet.

Technik

Nach Débridement und Spülung der offenen Fraktur oder des osteomyelitischen Bereiches wird im Bereich der Fraktur oder Pseudarthrose soviel Knochen reseziert, bis sich der freiliegende Knochen durch Weichteile decken läßt. Um das Ausmaß der Verkürzung möglichst gering zu halten, sind lokale Muskellappen oder fasciocutane Lappen häufig sehr hilfreich. Der Weichteilverschluß sollte auch nicht wasserdicht erfolgen, sondern man sollte nur soweit adaptieren, daß sich Sekret problemlos entleeren kann.

Nach Instrumentenwechsel und erneutem Abdecken wird die Kompaktatomie durchgeführt. Hierfür sucht man sich am besten eine Stelle „im Gesunden", also ohne Infektion oder Weichteilschaden. Der meta-diapysäre Übergang ist prinzipiell vorzuziehen, andererseits kann auch im Schaftbereich die Kallusdistraktion ohne wesentliche Nachteile erfolgen. Bei massiven, über eine große Fläche ausgedehnten Infektzeichen oder auch bei einem sehr ausge-

Hefte zu der Unfallchirurg, Heft 230
6. Deutsch-Österr.-Schweiz. Unfalltagung

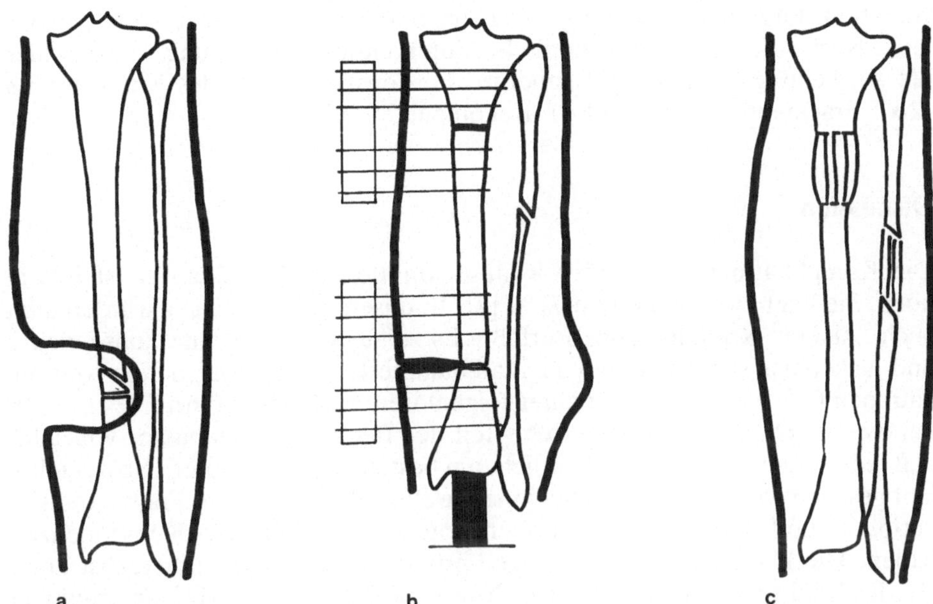

Abb. 1 a–c. Prinzip des Resektionsdébridement mit primärer Verkürzung und sekundärer Verlängerung. **a** freiliegender Knochen, **b** Resektions-Débridement mit Verkürzung und proximaler Kompaktatomie, **c** durch Verlängerung mittels Kallusdistraktion wieder auf die ursprüngliche Länge gebrachter Unterschenkel

dehnten Weichteilschaden wurde zweizeitig vorgegangen. Nach Besserung der Infekt- bzw. Weichteilsymptomatik wurde dann in einer zweiten Operation kompaktatomiert und distrahiert.

Die Distraktionsphase beginnt nach der Kompaktatomie in der Regel nach sechs Tagen.

Patientengut

Zehn Patienten wurden operiert, bei acht Patienten konnte die gewünschte Länge ohne Unterbrechung der Distraktion erreicht werden. Bei zwei Patienten war eine kurzzeitige Unterbrechung der Distraktion wegen der Weichteilproblematik notwendig. Es hatten sich hier Schmerzen bzw. eine Beugekontraktur des Kniegelenkes eingestellt. Nach wenigen Tagen konnte unter Durchführung von intensiven Stretchübungen weiter distrahiert werden.

Alle zehn Patienten erreichten eine Ausheilung mit Verlängerung der Extremität. Die Verlängerungsstrecke betrug zwei bis sieben Zentimeter. Die Ausheilungszeit lag zwischen 31 bis 62 Tagen pro Zentimeter Verlängerung. Im Durchschnitt waren es 39 Tage. Bei fünf Patienten kam es zu Komplikationen, wobei 2 Patienten je 2 Komplikationen hatten, die jedoch alle ohne bleibende Folgen waren. Dies waren im Einzelnen: Schmerzen (1 x), Pin-Track Infektion (1 x), Knieinfektion (1 x) (in diesem Fall kam es über eine knienahe Pin-Track

Infektion unter der Bewegung zu einem Fortleiten des Infektes ins Kniegelenk. Nach sofortiger arthroskopischer Intervention mit Spülung ließ sich hier die Ausheilung erreichen.) Temporäre Flexionskontraktur des Kniegelenkes (2 x), Fragmentdislokation (1 x), Rekompaktatomie (1 x).

Diskussion

Die Komplikationsrate bei der Kallusdistraktion in der Literatur ist relativ hoch. Sie liegt zwischen 8 und 71% [2]. In unserem Krankengut wurden alle, auch „kleine" Komplikationen erfaßt. Es zeigte sich, daß eine konsequente und lückenlose stationäre und auch ambulante Kontrolle, welche die Komplikationen frühzeitig erfaßt, zu einer folgenlosen Ausheilung führte. Es ist hierbei wesentlich, daß sich der größte Teil der Behandlung ambulant vollzieht, daß jeder Patient einmal wöchentlich, am besten vom Operateur selbst, ambulant gesehen wird, damit auch beginnende Beugekontrakturen, Fragmentdislokationen und Pin-Track Infektionen sofort therapeutische Konsequenzen haben. Die Heilungszeit mit 39 Tagen pro verlängertem Zentimeter ist kurz. Die Kallusdistraktionstechnik nach Ilizarov [4, 5] ist für die Verlängerung von allen hierfür angegebenen Verfahren am besten geeignet. Sie versetzt uns in die Lage, primär auch größere Verkürzungen zugunsten der Weichteile durchzuführen. Für die hier vorgestellten Indikationen hat sich der monolaterale Fixateur wegen seiner kurzen Montagezeit und seiner geringen Größe als sehr geeignet erwiesen [1].

Der Ringfixateur hat in den Fällen Vorteile, in denen zusätzlich komplexe Fehlstellungen, insbesondere ausgedehnte Rotationsfehlstellungen korrigiert werden müssen.

Das Verfahren der primären Verkürzung zur Weichteildeckung kann häufig Lappenplastiken ersparen. Wenn allerdings sehr ausgedehnte Weichteildefekte mit freiliegendem Knochen vorhanden sind, wurde auch das hier vorgestellte Verfahren mit einer freien Lappenplastik kombiniert.

Die Vorteile der hier geschilderten Methode liegen in ihrer kurzen Behandlungszeit, dem guten kosmetischen Ergebnis sowie darin, daß ein Großteil der Behandlung ambulant geschieht.

Literatur

1. de Bastiani G, Aldegheri, Renzi Brivio L (1979) Fis satore esternoassiale. Chir Organi Mov 65:287–293
2. Demichew NP, Radchenko AE (1974) Komplikationen bei der Kompressions-Distraktions-Osteosynthese (russisch) Orthop Travmatol Protez 35:48–51
3. Giebel G (1987) Extremitäten-Verlängerung und die Behandlung von Segment-Defekten durch Kallus-Distraktion Chirurg 58:601–606
4. Ilizarov GA (1986) Some theorical and clinical aspects of transosseous osteosynthesis. In: Abstracts of Second International Symposium on Experimental, Theorical, and Clinical Aspects of Transosseous Osteosynthesis. Kurgan, UdSSR, 3. – 5.9.1986
5. Ilizarov GA (1989) The tension-stress effect on the genesis and growth tissues: Part II Clin Orthop 239:263–285

Die Behandlung von diaphysären Frakturen mit zirkulären Fixateure externe des Typs Volkov-Oganesian, Ilizarov und Kalnberz

R. Mora, A. Belluati, F. Raschella und A. Soldini

Orthopädische Abteilung der Universitätsklinik Pavia, Via Taramelli 3, I-27100 Pavia

Einleitung

Bereits im Jahre 1949 auf dem Deutschen Kongreß für Chirurgie [7] vorgeschlagen, wurde die Osteosynthese mit überkreuzten und an einem ringförmigen Rahmen fixierten Drähten anschließend in der Sowjetunion von Ilizarov entwickelt, welcher bereits 1954 die ersten Ergebnisse bei 43 Patienten, die mit dieser Methode behandelt worden waren, vorstellte.

Im folgenden haben dann zahlreiche Autoren, unter ihnen besonders Volkov und Oganesian [6] sowie Kalnberz [4] wichtige und originelle Beiträge zur Entwicklung der Techniken der Kompression-Distraktion geleistet.

Alle Kompression-Distraktions Vorrichtungen, welche zur transossären Fixation der langen Knochen entworfen worden sind, basieren auf dem folgenden Prinzip: die maximal erreichbare Stabilität wird unter Verwendung von kreuzförmig eingeschossenen und unter Zug an einem zirkulären Rahmen befestigten (Kirschner-) Drähten erreicht. Dies erlaubt, jederzeit während der Behandlung, von außerhalb auf die Knochenfragmente zu wirken, unter Berücksichtigung der anatomischen Gegebenheiten, der vaskulären Strukturen und ohne biologisches Trauma im eigentlichen Situs der Fraktur.

Die Apparate finden ihre Verwendung in der Unfallmedizin zur Behandlung von Brüchen, zur Reposition von Luxationen, in der Behandlung von Osteomyeliten, viziösen Konsolidierungen, Pseudoartrosen und von Gelenkfrakturen. In der Orthopädie finden sie ihre Anwendung in der Korrektion von angeborenen oder erworbenen Deformitäten der Gliedmaßen. Seit 1986 haben am Institut der Orthopädischen Klinik der Universität von Pavia drei Systeme der Kompression-Distraktion Anwendung gefunden, sei es mit traumatologischen, sei es mit orthopädischen Indikationen: das System Volkov-Oganesian, das System Ilizarov sowie das System Kalnberz.

Eigene Erfahrungen

Anfangs haben wir den Volkov-Oganesian Apparat benutzt, bestehend aus 4 Metallbögen, welchc durch länglichen und mit Gewinde versehenen Stäbe miteinander verbunden sind. Dieser zeichnet sich dadurch aus, daß zwischen den beiden zentralen Bögen ein System aus orthogonalen Gelenken besteht, welches eine Korrektion von dislozierten Knochenfragmente erlaubt.

Die transossären Drähte werden an dafür vorgesehenen Punkten an den Bögen fixiert und daraufhin mit Gewindeschrauben unter Spannung gesetzt.

Hefte zu der Unfallchirurg, Heft 230
6. Deutsch-Österr.-Schweiz. Unfalltagung

Die Anwendung des Apparates ist ziemlich komplex, da das Einschießen der Drähte notwendigerweise unter einem bestimmten Winkel vorgenommen werden muß.

Der Ilizarov-Apparat wurde von uns bisher am häufigsten verwendet. Auch er besteht im Grunde aus Metallringen, welche miteinander durch längs angebrachte, verschraubare Stäbe verbunden werden: In diesem System erlaubt die reichhaltige Ausstattung des Sets die vielfältigsten mehr oder minder komplexen Konfigurationsmöglichkeiten, je nach den jeweiligen Erfordernissen des individuellen Falles.

Dieses Charakteristikum bietet ein weitreichendes Spektrum von Eingriffsfreiheit und erlaubt die jeweils optimale Einstellung der Position der Knochenfragmente zueinander, vor allem dank der Verwendung sogenannter Gelenkverbindungen, die graduelle Verstellungen in jedem gewünschten Winkel zulassen.

Der Apparat nach Kalnberz, den wir in den letzten zwei Jahren verwendet haben, hat sich unzweifelhaft bewährt. Dieses System unterscheidet sich von den anderen durch die Möglichkeit der Verwendung von 4 mm starken Nägeln anstelle der überkreuzten Drähte und durch Fiberglasringe mit flachem oder achteckigem Querschnitt. Diese lassen eine Vielfalt von Anbringungsmöglichkeiten der transossären Drähte/Nägel in den verschieden räumlichen Ebenen und dadurch eine solide Fixierung der Knochenfragmente zu. Elastische oder unelastische Schraubenstangen verbinden die Ringe, an deren Innenseite mit Klemmen verankert und mit Plastikmuttern fixiert, welche Verstellungen in Kompression, Distraktion oder Winkelkorrektur auszuführen erlauben.

Durch die Verwendung von Plastikmaterialien verringert sich das Gewicht des Apparates, während gleichzeitig die Charakteristika der Streß-Widerstandsfähigkeit der metallenen Ringe beibehalten werden, jedoch zusätzlich Radiotransparenz und Zuschnittmöglichkeit in verschiedenen Teilringgrößen je nach Fallbedarf gesichert werden können. Der Kalnberz-Apparat besteht aus lediglich 5 verschiedenen Elementen (Nägeln oder Drähten, Ringen, Schraubenstangen, Klemmen und Schraubenmuttern) und verbindet die Einfachheit der Anwendung mit einem hohen Maß an Anpaßbarkeit.

Nachuntersuchung

Von 1986 bis 1990 wurden 120 Patienten mit 123 Frakturen mit Fixateur externe nach Volkov (5), Ilizarov (79) und Kalnberz (39) behandelt. Das Alter der Patienten lag zwischen 12 und 82 Jahren (im Durchschnitt 32,3); 78 von diesen waren Männer, 42 Frauen. Davon 9 Humerusfrakturen (9 geschlossene), 29 Femurfrakturen (3 offene und 26 geschlossene) und 85 Tibiafrakturen (21 offene und 64 geschlossene). Belastung war am Tage nach dem Eingriff erlaubt.

Ergebnisse

Zur vollständigen Konsolidierung der Frakturen kam es in allen außer 2 Fällen (einer offenen und einer geschlossenen Femurfraktur). Wir hatten eine sehr geringe Rate (11%) von Einführkanal-Weichteil-Infektionen, welche nach Entfernung des Apparates abheilten, keine Gefäßschäden und eine Nervenschädigung: 1 Ischias Lähmung in einer Femurfraktur.

Diskussion

Im Gegensatz zu den Methoden der internen Osteosynthese bieten die Techniken der externen Fixation den Vorteil einer Vereinfachung des chirurgischen Eingriffes und die Möglichkeit der sofortigen Belastbarkeit unter Ausschluß eines gegebenenfalls weiteren chirurgischen Traumas durch die Remotion der Synthesemittel.

Vor allem sind wir davon überzeugt, daß man die bestmögliche Kontrolle über die Knochenendstücke mit ringförmigen Fixateur-externe-Systemen erhält, welche auf jeden Punkt des Knochenumfanges wirksam werden; und dies ist besonders in Anbetracht dieses Pathologietypes wichtig.

Zusammenfassend liegen unserer Meinung nach die Hauptvorteile dieser Techniken der Behandlung jeder Art von Frakturen vor allem 1) in der Möglichkeit, eine begradigende Kraft in jedem Punkt des Knochenumfanges ausüben zu können, 2) in der sofortigen Belastbarkeit der Gliedmaßen, 3) in der vollständigen Knochenfragment-Stabilität durch Fixierung und 4) in der Berücksichtigung des physiologischen Heilungsprozesses.

Dank der seit über 10jähriger Zusammenarbeit zwischen dem Institut der Orthopädischen Klinik der Universität Pavia und einigen wichtigen orthopädischen Zentren der Sowjetunion, hatten wir die Möglichkeit, verschiedene Kompression-Distraktions-Apparate zu verwenden und untereinander zu vergleichen. Unsere augenblickliche Orientierung richtet sich auf eine Zunahme der Anwendung des Kalnberz-Systems aus, dessen Eigenschaften der Radiotransparenz, sein geringes Gewicht und seine Handlichkeit uns in der Behandlung dieser Läsionen besonders schätzenswert erscheinen.

Literatur

1. Ceciliani L, Mora R, Pazzaglia UE (1987) Terapai dei postumi delle fratture del nucleo: le osteotomie direzionali. G Ital Ortop Traumatol 13 (Suppl):125–136
2. Gudushauri ON (1958) Apparatus for reposition and fixation of bone fragments and for bone lengthening. Ortop Travm Protez 3:50–56.
3. Ilizarov GA (1971) Basic principles of trans-osseus compression-distraction osteosythesis. Ortop Travm Protez 32:7–15.
4. Kalnberz VK (1981) Compression-distraction apparatus: stress and rigid system. Riga: RNITO
5. Monticelli G, Spinelli R (1979) Allungamento degli arti con fissatori esterni medianti epifisiolisi distrazionale. Acta Giornate Italiane del fissatore esterno, Venezia 407–427
6. Volkov MV, Oganesian OV (1978) Treatment of lesions of the bones and joints by the devices of Authors. Tashkent: Meditzina
7. Wittmoser R (1953) Zur Druckosteosynthese. Langenbeck's Arch Klin Chir 276:229–232.

Weiteres Vorgehen nach Primärosteosynthese mit dem Fixateur externe am Tibiaschaft: wie ausbehandeln – wann Verfahrenswechsel?

K.M. Stürmer, T. Rack, F. Neudeck und J. Steinke

Universitätsklinikum der Gesamthochschule Essen, Medizinische Einrichtungen der Universität, Abteilung für Unfallchirurgie, Direktor: Prof. Dr. K.P. Schmit-Neuerburg, Hufelandstraße 55, D-W-4300 Essen 1

Einleitung und Fragestellung

Die Bedeutung des Fixateur externe in der Primär-Versorgung frischer Unterschenkelfrakturen zeigt eine Analyse sämtlicher Erstimplantate am Unterschenkel in unserer Essener Universitätsklinik von 1980–1990 (Abb. 1): Bei 398 Erstosteosynthesen frischer Unterschenkelfrakturen wurden Anfang der 80er Jahre in bis zu 80% aller Fälle Plattenosteosynthesen angewandt. Seit 1984 nahm dann der zunächst nur bei 10% liegende Anteil der Fixateur externe Osteosynthesen kontinuierlich zu und erreichte 1990 einen Anteil von 64%, während die Plattenosteosynthese nur noch in 28% der Fälle als Erstimplantat angewandt wird. Die Marknagelung, speziell mit Verriegelung, verwen-

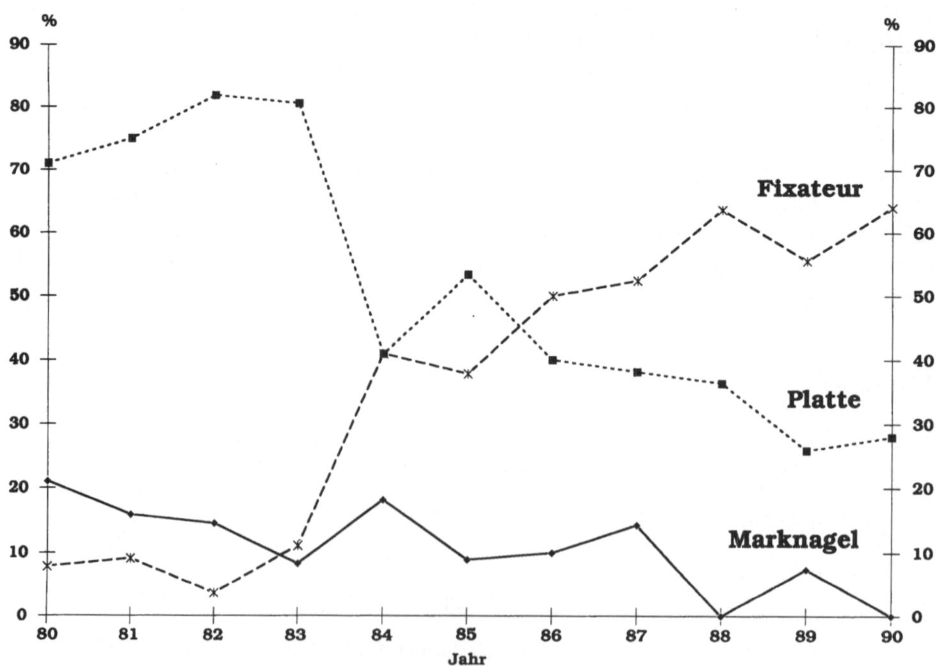

Abb. 1. Trendwende von der Platte zum Fixateur in der Auswahl der Implantate für Erstosteosynthesen bei frischen Unterschenkelfrakturen 1980–1990 (n = 398)

Hefte zu der Unfallchirurg, Heft 230
6. Deutsch-Österr.-Schweiz. Unfalltagung

den wir bevorzugt als Implantat des Verfahrenswechsels, also selten als Erstimplantat.

Ein 20jähriger Motorradfahrer erlitt eine 2.gradig offene Unterschenkelfraktur mit einem ausgedehnten Decollement der Haut und Zerreißung der Tibialis anterior-Muskulatur und der entsprechenden arteriellen Gefäße. Primär haben wir ein Débridement der Weichteile durchgeführt und sämtliche 4 Unterschenkelfaszien gespalten, streckseitig bis hinunter auf den Mittelfuß. Die Fraktur wurde in anatomischer Position unter absoluter Schonung des Periosts reponiert und mit einer Zugschraube gehalten. Die Stabilisierung erfolgte durch einen ventralen Klammerfixateur der AO. Zusätzlich wurde die Fibulafraktur durch eine 4-Loch-Drittelrohrplatte stabilisiert. Nach 1 Woche folgte die Spalthautdeckung und der Patient begann Ende der 2. Woche mit Teilbelastung. Nach 4 Wochen erlaubten wir Vollbelastung bis zur Schmerzgrenze und nach 11 Wochen wurde der Fixateur dynamisiert sowie eine der Rohrstangen entfernt. Es kam röntgenologisch zu einer primären Knochenheilung ohne jede Kallusbildung, jedoch mit weiterhin deutlich erkennbarem Frakturspalt. Daher haben wir nach 16 Wochen das Metall entfernt und bis zur Abheilung der Schraubenkanäle für eine Woche einen Oberschenkelgips angelegt. Danach erfolgte der Verfahrenswechsel auf den Marknagel. In der Folge verheilte die Fraktur unter Vollbelastung problemlos.

Es bleiben Fragen:
- Warum bildete sich kein Kallus?
- Warum baute andererseits der Frakturspalt nicht komplett durch, wie sonst bei der primären Knochenheilung üblich?
- War die Osteosynthese zu stabil?
- Erfolgte die Belastung zu spät?
- Hätte man besser schon früher genagelt?

Andererseits wurden die Weichteile problemlos saniert und der Knochen ist schließlich solide und achsengerecht geheilt.

Bei verstorbenen Polytraumatisierten, wie bei einer Patientin 5 Monate nach 3.gradig offener Unterschenkel-Stückfraktur, konnten wir die Problematik dieses Heilungstyps histologisch klären: Man sieht in der Mikroradiographie noch persistierende Frakturspalten, wobei die Spaltbreite nicht mehr als 30–100 μ beträgt. Nur an wenigen Stellen sind diese Spalten durch lamellären Knochen überbrückt. Kallus fehlt völlig und der Knochen zeigt keine Tendenz, den Spalt komplett aufzufüllen, wie wir es sonst bei primärer Knochenheilung vom Tierversuch her kennen. Im polarisierten Licht sieht man sehr schön die zopfartige Verflechtung dieser lamellären Knochenbrücken. Diese dritte Form der primären Knochenheilung neben der Kontakt- und Spaltheilung, die „Brückenheilung" [5], setzt absolute Stabilität und vitalen Knochen voraus. Es droht aber die Refraktur, sobald das Metall entfernt wird (Krettek et al. 1990).

Ein anderer 22jähriger Patient hatte nach 1.gradig offener Unterschenkelfraktur bereits innerhalb der zweiten Woche mit Teilbelastung und nach 6 Wochen mit Vollbelastung begonnen. Zwischen 6 und 8 Wochen kann man plötzlich im Röntgenbild eine massive Kallusentwicklung erkennen und bereits nach 10 Wochen konnte der Fixateur entfernt werden. Unter voller Belastung und einem Brace als Schutz reifte der Kallus in der Folge aus und es resultierte eine stabile Heilung in achsengerechter Stellung mit freier Funktion der angrenzenden Gelenke.

Nach den gezeigten klinischen Beispielen stellt sich die entscheidende Frage: Wie korreliert die Morphologie der Kallusbildung mit der interfragmentären Bewegung? Es ist also von hohem Interesse, die Bewegung kontinuierlich zu messen und mit dem zeitlichen Verlauf der Heilung histomorphologisch zu vergleichen. Diese beiden Parameter wurden im Tierversuch simultan untersucht [6].

Material und Methode

Bei über 5 Jahre alten Milchschafen wurde die Tibia nach Querosteotomie mit einem unilateralen AO-Fixateur stabilisiert. Es wurde ein spezielles Meßelement entwickelt, welches die Bewegungen im Osteotomiespalt kontinuierlich mißt. Während der gesamten Versuchsdauer von 8 Wochen werden die axialen und lateralen Fragmentbewegungen simultan alle 3 Tage bei definierten Laufzyklen auf einer Rollgehbahn aufgezeichnet. Als Maß für die tatsächliche Längenänderung des intrafragmentären Gewebes wird der resultierende Vektor der gleichzeitigen Axial- und Lateralbewegungen berechnet.

Ergebnisse

Im Röntgenverlauf sieht man regelmäßig eine kräftige Kallusbildung als Zeichen der interfragmentären Unruhe unter voller Belastung. Anhand der Fluoreszenzmarkierung kann in den Großflächenschnitten über den gesamten Querschnitt der Osteotomie und des neugebildeten Kallus die räumliche Verteilung der Kallusneubildung und ihre zeitliche Zuordnung exakt rekonstruiert werden. Bei einem demonstrierten Beispiel zeigt die nach der Fluoreszenzmarkierung angefertigte Schemazeichnung der Kallusentwicklung bereits eine endostale Kallusüberbrückung nach 4 Wochen, periostal jedoch erst nach 8 Wochen.

Vergleicht man bei 33 Tieren den Vektor der individuellen Bewegung mit der individuellen Kallusentwicklung, so zeigt sich, daß eine mechanisch besonders günstige Situation offensichtlich in der Markhöhle herrscht, wo eine endostale Überbrückung in Form einer Sanduhr bereits bei vektoriellen Bewegungen um 500–600 μ möglich ist, gelegentlich sogar schon nach 2 Wochen. Die komplette periostale knöcherne Überbrückung tritt im Kallus erst dann ein, wenn median eine vektorielle Längenänderung von 283 μ unterschritten wird.

Durch Variation der Schanz-Schrauben und des Abstandes zwischen Rohrstangen und Knochen wurden 4 Gruppen von Schafen mit jeweils verdoppeltem initialem Bewegungsausmaß gebildet (400–800–1600–>1600 μ). Vier typische Beispiele sowie die Mittelwerte der Bewegungsmessungen zeigen: Die Kallusreaktion paßt sich der primär vorhandenen Instabilität flexibel an. Innerhalb der Gruppen 1–3 gelingt es dem Kallus regelmäßig, die Osteotomie knöchern innerhalb von 8 Wochen stabil zu überbrücken. Die Kallusprofile zeigen aber die zunehmenden Schwierigkeiten und in Gruppe 4 die fehlende periostale Überbrückung, wenn die Instabilität über ein bestimmtes Maß hinaus geht.

Zwischen der Fragmentbewegung und der Kallusbildung besteht ein Regelkreis. Die Bewegung steuert den Kallus, dieser wiederum reduziert die Bewegung und damit den Impuls, Kallus zu bilden, die Bewegung wird weiter reduziert usw.

Ein interessantes Beispiel aus Gruppe 4 zeigt: Die knöcherne Brücke in der Markhöhle entspricht einer dramatischen Bewegungsreduzierung innerhalb

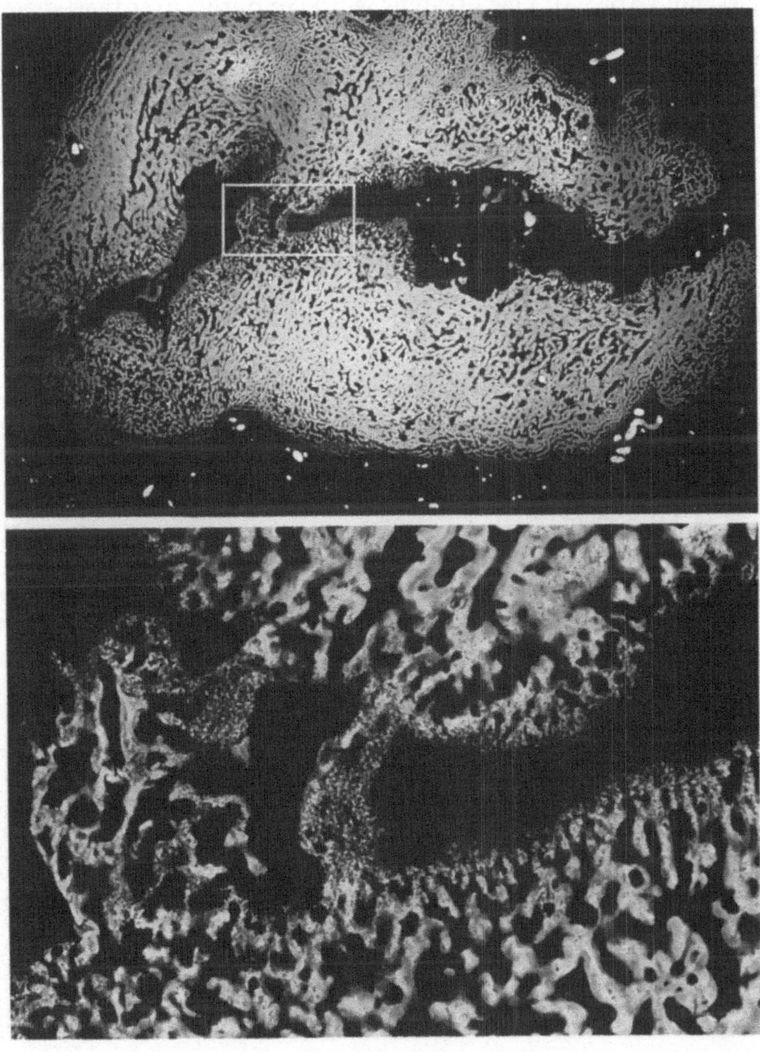

Abb. 2. Beginn der knöchernen Überbrückung äußerst peripher im periostalen Kallus 8 Wochen nach Osteotomie der Schaftibia und hoher primärer Instabilität von bis zu 4.000 μ an der Osteotomie. In der Markhöhle hat endostaler Kallus bereits nach 3 Wochen solide knöchern überbrückt. Gefahr der Refraktur und Pseudarthrose bei Überlastung

von 3 Wochen von fast 4.000 μ auf 600 μ, doch dann sistiert scheinbar die periostale Heilung. Mustert man die Serienschnitte durch, so finden sich an einer Stelle ganz periostal doch schon zarte Brücken, die nach 6 und 8 Wochen angefärbt wurden (Abb. 2).

Würde man bei einem Patienten in einer solchen Heilungsphase das Metall entfernen und es käme zu einer plötzlichen Überlastung, so müßten die zarten Kallusbrücken unweigerlich brechen und es käme zur Refraktur. Höchstwahrscheinlich ist dies in der Praxis der Scheideweg zur Pseudarthrose: Das Beispiel einer 20jährigen Patientin mit 2.gradig geschlossenem Weichteilschaden zeigt nach 10 Wochen eine scheinbar stabile Heilung mit einem relativ schmalen Kallussaum (Abb. 3): Der Fixateur wurde entfernt, drei Tage später stolperte die Patientin auf einer Treppe und es kam zur Refraktur. Der so „erzwungene" Verfahrenswechsel zum Marknagel führte zu einer problemlosen sekundären Knochenheilung.

Die Gefahr der Refraktur nach Entfernung des Fixateur externe besteht nicht nur bei der Brückenheilung, sondern auch nach inkompletter sekundärer Knochenbruchheilung, was mit den Beobachtungen anderer Autoren übereinstimmt [1]. Das klinische Ziel muß eine zeitgerechte Kallusheilung ohne die Gefahr der Refraktur oder Pseudarthrose sein. Andernfalls sollte man frühzeitiger das Verfahren wechseln, als bei dieser Patientin, bei der schließlich nach Marknagelung eine stabile Heilung eintrat.

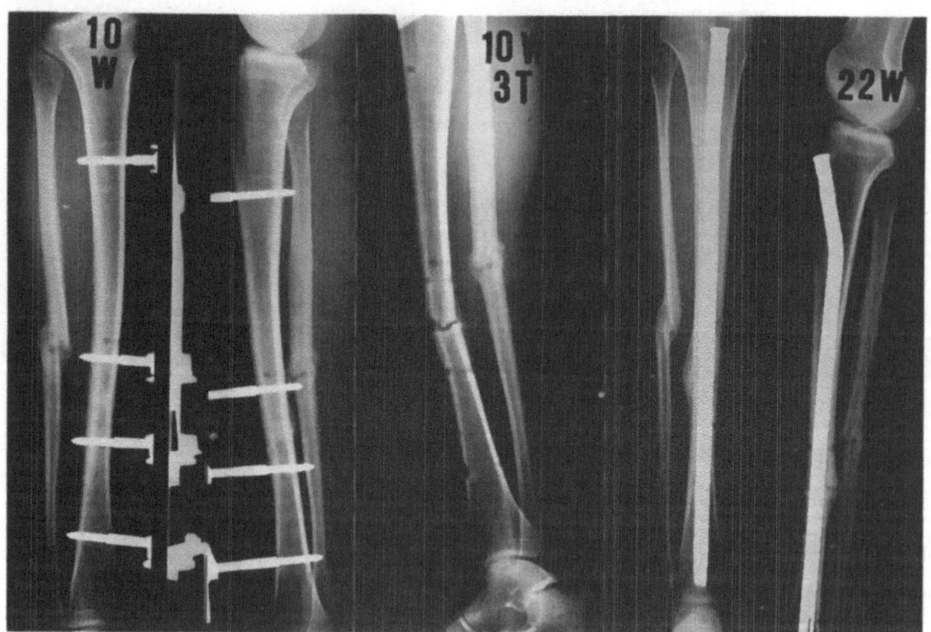

Abb. 3. Frakturheilung unter dezenter Kallusbildung bei einer 20jährigen Patientin mit Tibiafraktur und 2.gradig geschlossenem Weichteilschaden. Entfernung des Fixateurs nach 10 Wochen, Refraktur 3 Tage später bei Bagatelltrauma. Erzwungener Verfahrenswechsel zum Marknagel, danach problemlose sekundäre Knochenheilung

Klinische Beobachtungen

Wir überblicken prospektiv 139 frische Tibiafrakturen mit Weichteilschaden, die wir primär mit einem unilateralen Fixateur externe stabilisiert haben und von denen 107 ausgewertet werden konnten (Tab. 1). Knapp 30% hatten einen geschlossenen und 70% einen offenen Weichteilschaden (Tab. 2). Bei 54,4% der Patienten haben wir eines oder mehrere Kompartments gespalten.

Tabelle 1. Gesamtzahl der Patienten mit primärem, unilateralen Fixateur externe der Tiba (1984–1990)

Patienten	Zahl
Patienten gesamt	139
Kinder	14
Tod bei Polytrauma	14
Amputation bei Gefäßverletzung	4
auswertbar	107

Tabelle 2. Klassifikation des Weichteilschadens bei allen Patienten mit Ausnahme der Kinder (n = 125)

Weichteilschaden	n	Anteil	Weichteilschaden	n	Anteil
G 1	2		O 1	21	
G 2	30		O 2	35	
G 3	5		O 3	28	
			O 4	4	
geschlossen	37	= 29,6%	offen	88	= 70,4%

Die Rate der Knocheninfekte liegt mit 4 Fällen bei 3,7%, die alle zur völligen Ausheilung gebracht werden konnten. In der „Plattenära“ traten in unserer Klinik bei 98 primär mit Platte versorgten offenen Frakturen in 13,6% Infekte auf, davon 7,7% tiefe Osteitiden, die nur zum Teil zur vollständigen Ausheilung gebracht werden konnten [4].

51,4% der Frakturen konnten wir ohne Verfahrenswechsel im Fixateur externe zur sicheren knöchernen Heilung bringen. Bei 48,6% sind wir zur Platte oder in den letzten Jahren zunehmend zum Nagel gewechselt (Tab. 3). Wir haben den Fixateur bei Ausbehandlung median nach 16 Wochen entfernt. Dies ist eine recht lange Tragezeit, wenn man berücksichtigt, daß die Zeiten für viele Patienten noch darüber liegen. Zum Verfahrenswechsel haben wir den Fixateur median bereits nach 5 Wochen entfernt, worin statistisch auch die „Erzwungenen Indikationen“ (s.u.) eingehen.

Tabelle 3. Häufigkeit und Implantate des Verfahrenswechsels nach primärer Fixateur externe Osteosynthese (n = 107)

Weiterbehandlung	n	Anteil
kein Wechsel	55	= 51,4%
Platte	27	
Marknagel	15	
Verriegelungsnagel	10	
Verfahrenswechsel	52	= 48,6%

Indikationen zum Verfahrenswechsel

Wir unterscheiden zwischen dem „geplanten" und dem „erzwungenen" Verfahrenswechsel (Tab. 4):
„Erzwungene Indikationen" sind die Brücken- und verzögerte Heilung, die Pseudarthrose und die Refraktur (Abb. 3). Hier hätte man eigentlich schon früher handeln müssen!

Tabelle 4. Indikationen zum Verfahrenswechsel (n = 52)

Indikation	n
Knochendefekt	11
beidseitige Frakturen	9
prognostische Indikation	19
geplanter Verfahrenswechsel	39
Brückenheilung, verzögerte Heilung	8
Pseudarthrose	3
Refraktur	2
erzwungener Verfahrenswechsel	13

„Geplante Indikationen" sind Knochendefekte und beidseitige Frakturen, wo möglichst rasch über die Marknagelung eine belastbare Extremität erreicht werden soll. Hinzu kommt die sogenannte „Prognostische Indikation", Frakturen, die erfahrungsgemäß mit den Fixateur zu lange Zeit brauchen, bis das Metall risikolos entfernt werden kann. Hierzu gehören z.B. Stückfrakturen, bei denen die medulläre und große Teile der periostalen Blutversorgung zerstört sind. Man sollte frühzeitig auf den hierbei idealen Nagel wechseln. Die „Prognostische Indikation" gilt auch für Patienten, die bei Kettenfrakturen oder nach Polytrauma nicht frühzeitig ihr Bein belasten können. Ebenso besteht beim alten Menschen eine „Prognostische Indikation" zum Verfahrenswechsel.

Generell zeigt sich, daß man mit steigendem Weichteilschaden häufiger das Verfahren wechseln muß (Tab. 5). Dies gilt insbesondere auch für den schweren geschlossenen Weichteilschaden.

Die Indikation zum Verfahrenswechsel sollte bereits der Erst-Operateur stellen, weil nur er die Art der Fraktur und das Ausmaß des Weichteilschadens richtig beurteilen kann. Er kann bereits den Zeitpunkt des Wechsels und das optimale Zweit-Implantat einplanen: So können z.B. primär eingebrachte Zugschrauben eine später vorgesehene Plattenosteosynthese vorbereiten.

Tabelle 5. Verfahrenswechsel und Weichteilschaden: Indikation zum Wechsel korrelliert mit dem steigenden Schweregrad der Weichteilverletzung

WT-Schaden	Gesamt	davon Verfahrenswechsel
G 1	2	0 = (0%)
G 2	26	14 = (54%)
G 3	5	4 = (80%)
O 1	19	7 = (37%)
O 2	31	12 = (39%)
O 3	24	15 = (63%)
Summe	107	52 = (49%)

Schlußfolgerungen, Empfehlungen

Folgendes Verfahren hat sich bewährt:

1. Bei der primären Operation großzügiges Débridement und Fasziotomie, strenge Schonung des Periosts, Einstellung von Achsen und Rotation, sparsamer Gebrauch von Zugschrauben und konsequente Weichteildeckung des Knochens – auch mit primären Muskellappen. Das weitere Vorgehen wird bereits durch den Erst-Operateur geplant.
2. Bei geplantem Verfahrenswechsel wird der Fixateur nach Weichteilsanierung innerhalb von 2–4 Wochen entfernt. Es wird ein Intervall von etwa 1 Woche im Gips zwischengeschaltet, um sekundäre Knocheninfektionen zu vermeiden, die in der Literatur mit bis zu 44% nach Verfahrenswechsel auf den Marknagel angegeben werden [3]. Vor der Marknagelung oder Plattenosteosynthese müssen die Schrauben-Kanäle absolut reizlos sein. Bei der Wahl des Verfahrens ist zu beachten, daß wir mit der Platte einen Teil der periostalen Knochendurchblutung und mit der Marknagelung die medulläre Versorgung zerstören. Bei Knochendefekten sollte man großzügig von der Spongiosaplastik Gebrauch machen.
3. Erstrebenswert ist nach Möglichkeit die Ausbehandlung mit dem Fixateur externe und damit die Vermeidung zweier weiterer Operationen für den Patienten nebst aller mit dem Verfahrenswechsel verbundenen Risiken. Durch frühzeitige Teil- und Vollbelastung kann bei guter Abstützung und Vitalität Kallus „gezüchtet" werden. Im günstigsten Fall entwickelt sich der

Kallus in der Klinik ebenso wie man es im Tierversuch nachvollziehen kann, indem wir neben einer ruhigen und zeitgerechten Kallusbildung im Endresultat eine volle Wiederherstellung der Funktion erreichen. Eine im Einzelfall sinnvolle Dynamisierung sollte erst nach schmerzfreier Vollbelastung des Beines vorgenommen werden, wenn bereits deutliche Kalluszeichen im Röntgenbild sichtbar sind. Die Entfernung des Fixateurs wird nach 12–16 Wochen angestrebt; zum Schutz sollte danach je nach Röntgenbefund vorübergehend noch ein gut sitzender Brace verordnet werden.

Literatur

1. Krettek C, Haas N, Tscherne H (1989) Behandlungsergebnisse von 202 frischen Unterschenkelschaftfrakturen, versorgt mit einem unilateralen Fixateur externe (Monofixateur). Unfallchir 92:440–452
2. Krettek C, Haas N, Tscherne H (1991) Stabilisierung der offenen Unterschenkelfraktur mit dem Fixateur externe. Vorteile durch zusätzliche Schraubenosteosynthese? Chirurg 6:820–823
3. McGraw JM, Lim EVA (1989) Treatment of open tibial-shaft fractures. External fixation and secondary nailing. J Bone Jt Surg 70 A:900–911
4. Schmit-Neuerburg KP, Rommens P (1987) Plattenosteosynthese bei Weichteilschaden. In: KP Schmit-Neuerburg und KM Stürmer (Hrsg). Die Tibiaschaftfraktur beim Erwachsenen. Springer-Verlag, Berlin Heidelberg 155–192
5. Stürmer KM (1987) Histomorphologie der Frakturheilung im Vergleich der Fixationsverfahren am Tibiaschaft. In: KP Schmit-Neuerburg und KM Stürmer (Hrsg). Die Tibiaschaftfraktur beim Erwachsenen. Springer-Verlag, Berlin Heidelberg 23–49
6. Stürmer KM, Rack T (1990) Intravitale Bewegungsmessung bei der Frakturheilung. Unfallheilkd 212:489–498

Wie gefährlich ist der Verfahrenswechsel von der primären Fixateur externe-Osteosynthese der Tibiafraktur zur Verriegelungsnagelung?

K.H. Müller

Klinik für Unfall- und Wiederherstellungschirurgie am Ferdinand-Sauerbruch-Klinikum der Stadt Wuppertal, Direktor: Prof. Dr. K.H. Müller, Arrenberger Straße 20–56, D-W-5600 Wuppertal 1

Einleitung

Die Behandlungsverfahren des Unterschenkelbruches sind nach wie vor in wissenschaftlicher und klinischer Diskussion [1, 3, 4, 5, 9, 10, 11, 15].

Bei geschlossenen und traumatisch weitgehend unbelasteten Weichteilen hat sich die Verriegelungsnagelung etabliert und gleichzeitig die Indikationsbreite für die Plattenosteosynthese bis auf gelenknahe metaphysäre Tibiafrakturen

Hefte zu der Unfallchirurg, Heft 230
6. Deutsch-Österr.-Schweiz. Unfalltagung

verdrängt [1, 10]. Bei traumatisierten Weichteilen mit Unterschenkelbruch hat sich die Fixateur externe-Osteosynthese als Verfahren der Wahl durchgesetzt [4, 6, 7, 8, 13]. Weiterhin ergeben sich Indikationen zur Fixateur externe-Osteosynthese von Unterschenkelbrüchen bei Polytraumen, bei infizierten Pseudarthrosen oder der schlechte Allgemeinzustand als Kontraindikation für die konservative Behandlung im Extensionsgips [7].

In besonderer Anzeigestellung finden jene Unterschenkelfrakturen Beachtung, die auch bei gegebener konservativer Behandlungsmöglichkeit durch einfache, aber stabile äußere Osteosynthese gipsfrei und funktionell unter Verkürzung der Hospitalisierungszeit versorgt werden [3, 14]. Zudem hat sich das Montagekonzept äußerer Fixationen geändert. Die räumliche Montageanordnung wurde weitgehend durch unilaterale Montageformen an der Tibiavorderfläche ersetzt [3, 4, 5].

Letztlich gibt es Patienten, die die initiale konservative Behandlung in einem Extensionsgips sowohl bei guter Indikation als auch bei stabiler Retention in achsengerechter Stellung abbrechen lassen, weil sie eine 4wöchige strenge Immobilisation im Bett nicht tolerieren wollen oder können. Weiterhin ist neben der sozialen Indikation bei zunehmendem Mangel an qualifiziertem Einsatz außerhalb der Dienstzeiten die Notwendigkeit entstanden, durch suffiziente Behandlung den in der Primärphase dominierenden Weichteilschaden zu beherrschen und andererseits durch einfache externe Retention eine schwierige und anspruchsvolle immobilisierende Therapie zu vermeiden [10, 14]. Inwieweit im zeitlichen Verlauf dann noch Korrekturen oder Regimeänderungen notwendig sind, richtet sich nach den Weichteilen, der Form des Bruches und nach seiner biologischen Reaktion aber auch nach den Möglichkeiten einer optimierter Organisation bei erfahrenen Therapeuten. Diesen Argumenten trägt ein Therapiekonzept Rechnung, bei dem der äußere Festhalter zunächst für die Phase der vulnerablen Weichteile eine sichere Retention und Stabilisierung knöcherner Strukturen bietet, um dann in einer zweiten Phase die ossäre Tibiaschaftverletzung durch Verriegelungsnagelung definitiv zu behandeln.

Dieser Wechsel von externer zu medullärer Osteosynthese geriet in kritische Diskussion, als die Kontamination durch den äußeren Festhalter in der Verbindung mit der sekundären Marknagelung auf Bedenken stieß [2, 11, 12, 16]. Der Beitrag soll dazu beitragen, die Frage zu klären, inwieweit ein „Umsteigen“ von einem äußeren Stabilisationssystem zur Marknagelosteosynthese gefährlich ist.

Anmerkungen zur Pin-Kanal-Infektion

Pin-Kanal-Infektionen sind Parameter biomechanischer und bakteriologischer Kriterien. Die (relative) Stabilität der Schanz'schen Schraube in ihrer Knochenverankerung ist abhängig vom Durchmesser des Gewindebolzens und der Belastungsspitze am Übergang von der freien Biegungsstrecke des Gewindebolzens beim Eintritt in den Knochenkanal. Aus diesem Grunde ist ein Durchmesser von 6 mm für einen Gewindebolzen des Fixateur externe sicher biomechanisch günstiger, da die freie Biegungsstrecke steifer sind, die Spitzenbelastung geringer ist. Andererseits ergeben sich Gefahren in bezug auf die Größe des Bohrloches (Spontanfrakturen), so daß sich bislang 5 mm als Durchmesser für Gewindebolzen des Fixateur externe als zweckmäßig erwiesen haben [5]. Die Frage, inwieweit die Bohrkanalinfektion geringer gehalten werden kann, falls nur die jenseitige Corticalis mit einem Gewindeschnitt versehen wird, während die diesseitige als Gleitloch verbleibt, ist umstritten [4, 5]. Wichtig ist das atraumatische Einbringen des Gewindebolzens. Ganz unabhängig davon ist die Pin-Infektion in Abhängigkeit zur Pflege, zur Lage, Montagestabilität und zur Verweildauer zu sehen. Für die hier vorliegende Indikation ist regelmäßig die unilaterale Montage zu verwenden. Die Bohrkanäle direkt an der antero-medialen Tibiakante einzubringen, ist aus Zuggurtungsprinzipien biomechanisch verständlich [3]. Dies hat den Nachteil, daß hier eine sehr starke Corticalis bei der Bohrung zu Mikro- und Hitzenekrosen führen kann und damit die Infektion eher etabliert. Zusätzlich kann es zur Traumatisierung der Tibialis anterior-Muskulatur durch Abrutschen des Bohrers kommen. Für die relativ kurze Verweildauer beim Wechsel vom Fixateur zu einer anderen Osteosyntheseform ist aus unserer Sicht der vordere Teil der antero-medialen Schienbeinfläche bei unilateraler Montageweise angezeigt. Die Montagestabilität mit einem möglichst geringen Abstand des äußeren Festhalters zur Oberfläche der Weichteile und die Wahrung einer möglichst großen Abstandsweite der Pin-Kanäle in jedem Fragment ist selbstverständlich [4, 5]. Weniger bekannt ist, den sich zwischen den Weichteilen und dem metallischen Gewindestift einstellenden Granulationswall zu belassen. Er ist ein zellulärer Abwehrmantel, der bei der Kontamination und entzündlichen Reizung sowohl eine flächenhafte als auch eine ossäre Ausbreitung begrenzt. Eine dauernde Manipulation an der Eintrittsstelle des Fixateur-Nagels stört die biologische Funktion dieser Weichteilabwehrzone. Eine Desinfektion mit einem adstringierenden Antisepticum einmal täglich genügt.

Ganz wesentlich ist die Verweildauer der Gewindeschrauben für eine Etablierung der infektiösen Komplikation. Wir haben in einer früheren Publikation (1985) die Ergebnisse von 141 Osteosynthesen nach offenen Frakturen, nach weichteilgeschädigten und offenen Tibiafrakturen aus dem „Bergmannsheil" Bochum im Zeitraum von 1974 und 1983 veröffentlicht [5]. Es handelte sich nahezu ausschließlich um räumliche Montagen. Aus dem Untersuchungsmaterial der damaligen Studie ist die Analyse der Pin-Infektionen nicht veröffentlicht. 28 behandlungswürdige Infektionen gliedern sich in 19 Kanalsequestrierungen, die 2 x in einer chronischen Osteomyelitis endeten. Die Gesamtverweildauer für das Kollektiv dieser 141 Fixateur-Montagen betrug 7,6 Monate. Wesentlich erscheint, daß eine äußere Fixation bis zu einem Monat in keinem Fall zu einer manifesten Infektion der Kanalstellen geführt hat. Nach 2 Monaten kam es nur in einem Fall zu einem manifesten Infekt, nach 3 Monaten in 3 Fällen. Die Kurve steigt linear bis zu 7 Fällen nach 8 Monaten Verweildauer an.

Bei sachgemäßem Einbringen der Gewindestifte, bei Beachtung prinzipieller biologischer und biomechanischer Gesetzmäßigkeiten, ist somit bei einer kurzen Verweildauer des äußeren Festhalters unter 4 Wochen eine manifeste Infektion nicht zu erwarten.

Prinzip der primären Fixateur externe-Osteosynthese (-Retention)

Geht man von der Vorstellung aus, daß blande Weichteilverhältnisse und stabile Bruchformen eine konservative Behandlung eines Unterschenkelbruches erlauben, so muß die Frage nach einem Vergleich zwischen primärer Retention durch Fixateur externe gegenüber der primären Retention im Oberschenkel-Extensionsgips erlaubt sein. Identisch für beide Vorgehensweisen ist die Operationsvorbereitung, die Operationsnarkose und eine Extension durch die Ferse bzw. das Einbringen von Schanz'schen Schrauben für die unilaterale Montage. Röntgenuntersuchungen zur Reposition und zur Überprüfung der Retention sind in beiden Fällen erforderlich. Der Vorteil einer Fixateur externe-Retention liegt darin, daß unmittelbar nach unilateraler Montage des äußeren Festhalters eine gipsfreie ossäre Stabilität gegeben ist. Diese ossäre Ruhe dient der „Stabilisierung der Weichteilverhältnisse". Sie erlaubt darüber hinaus bei Kontusionen und entsprechender offener oder geschlossener Weichteilschädigung eine Kontrolle ihrer Abheilung.

Gegenüber einem Extensionsgipsverband ist der Komfort erheblich größer; die Gefahren der Frakturkrankheit durch sofortige Mobilisierung mit Physiotherapie, aber auch der Thrombose sind erheblich reduziert. Die Hospitalisierung ist insgesamt – wie wir zeigen können – verkürzt. Abgesehen von medizinischen Vorteilen steht der Pflegeaufwand, der sich bei der Fersen-Extension im Spaltgips für das Pflegepersonal ergibt, in keinem Verhältnis zur Primärstabilisation mit Fixateur externe. Nachteile stellen die Pin-Kanäle der Schanz'schen Schrauben (Gewindestifte) dar. Derartige Pin-Kanäle können über die Kontamination des äußeren Systems zu Infektionen führen [2, 16].

Primäre Fixateur externe-Osteosynthese (-Retention) mit dem System „Exfix"

Das dargestellte breite Indikationsspektrum für die Fixateur externe-Osteosynthese war für uns auf der Grundlage langjähriger Kenntnis in der klinischen Anwendung des Fixateur externe, eine Herausforderung, mit neuartigen Werkstoffen und den dazugehörigen Technologien einen bedarfsgerechten Fixateur externe zu entwickeln. Auflage waren eine einfache Montagetechnik ohne aufwendige oder zahlreiche Zusatzinstrumente, die Durchlässigkeit von Röntgenstrahlen, geringes Gewicht sowie die Forderung nach kostengünstiger Herstellung. Über eine Entwicklungsphase führte dies zur Konzeption eines Universalklemmelementes. Dieses als Zelle bezeichnete Klemmelement besteht in allen seinen Teilen aus einem faserverstärkten Thermoplast. Jede Zelle nimmt in axialer Richtung 2 Kohlefaserstäbe auf, deren individuelle Länge zugeschnitten wird. Ein schwenkbarer Knebel der Zelle nimmt den Gewindebolzen (Schanz'sche Schraube) zentral auf. Durch eine Schwenkscheibe ist jeder Gewindebolzen in einem kegelförmigen Sektor von 40° zu manipulieren. Deshalb ist es möglich, vorrangig den Bedingungen eines Weichteilschadens zu folgen und gleichzeitig bei primär eingebrachten Gewindebolzen die Fraktur achsengerecht zu reponieren. Die zentrale Öffnung in der Knebelschraube dient zusätzlich als Bohrführung. Beide – die parallel verlaufenden Kohlefaserstäbe und die Gewindebolzen (Schanz'sche Schrauben) – werden mit Hilfe des Universalelementes gleichzeitig durch manuellen Knebelanzug stabil fixiert. Die gebrauchssichere Fixierung geschieht also ohne Schrauben, allein durch die Verformung und Reibung der Verbundwerkstoffe untereinander. Ein gesicherter „pressfit" zwischen Knebel und metallischem Gewindebolzen ist mittels eines speziellen Oberflächenprofils gesichert. Bei ossärer Abstützung zweier Schienbeinfragmente ist die unilaterale Montage aus 4 Zellen und 2 Kohlefaserstäben nach entsprechenden Dauerbelastungsversuchen an Modellen und nach klinischer Belastung stabil. Bei Defektzonen und primär nicht belastbarem interfragmentärem Kontakt ist eine ausreichende Fragmentruhe gesichert. Die biologische Dynamisierung ergibt sich durch die steigende Belastung entsprechen dem knöchernen Heilungsfortschritt. Eine allgemein eher nachrangige mechanische Dynamisierung ist durch Sinterung nach kurzfristiger Lösung der Klemme möglich, weil die Zelle auf den Kohlefaserstäben gleiten kann. Die Zellenelemente und die Kohlefaserstäbe sind steril verpackt und somit gebrauchsfertig lieferbar. Das System des Zellenfixateur externe (Modell „Exfix") ist wirtschaftlich, weil die Zellen im Spritzgußverfahren kostengünstig in großer Serie herzustellen sind. Aufgrund seines Werkstoffes und des verformbaren Klemmprinzips wird es als Einmalartikel gebraucht. Die praktischen Anwendungen und die bisherigen erfolgreichen klinischen Erfahrungen entsprechen der Vorstellung der Gesamtkonzeption.

Therapieschema beim Wechsel von der Fixateur externe Osteosynthese zur Marknagelung der Tibia

Alle Unterschenkelbrüche, die instabil sind und trotz guter Weichteilverhältnisse einer primären Retention mit Fersenbein-Extensionsnagelung und Oberschenkelspaltgips bedürfen, erhalten stattdessen eine primäre Fixateur externe-Osteosynthese. Diese entspricht einer Fixateur externe-Retention (Abb. 1a, 1b). Falls notwendig, insbesondere am distalen Unterschenkel, wird die Fixateur externe-Osteosynthese mit einer internen Fibulaosteosynthese durch Drittelrohrplatte verbunden, um die Stabilität des Unterschenkelbruches und damit seiner Weichteilverhältnisse zu verbessern. Diese erste Phase der primären externen Stabilisierung dient der Weichteilheilung des Frakturtraumas. Danach schließt sich – je nach Weichteilheilung – die Intermediärbehandlung an. Die Intermediärbehandlung beinhaltet die Fixateur externe-Abnahme und die Anlage eines Oberschenkelspaltgipses. Nachhaltige Repositionsmanöver werden nicht mehr durchgeführt (Abb. 1c). Eine gewiße Kontrolle auf achsengerechte Fragmentstellung im Gips wird selbstverständlich eingehalten. Diese intermediäre Phase dient der Heilung der Pin-Kanal-Läsionen. Nach Ablauf der Intermediärphase ist gleichzeitig eine optimale Frakturphysiologie eingetreten, weil 3–4 Wochen nach dem Unfall die Frakturenden revitalisiert und die Mechanismen der sekundären Osteoneogenese einsetzen (Abb. 1d). In dieser Phase ist dann für die rasche sekundäre Bruchheilung die stabile intramedulläre Marknagelung das angemessene Osteosyntheseverfah-

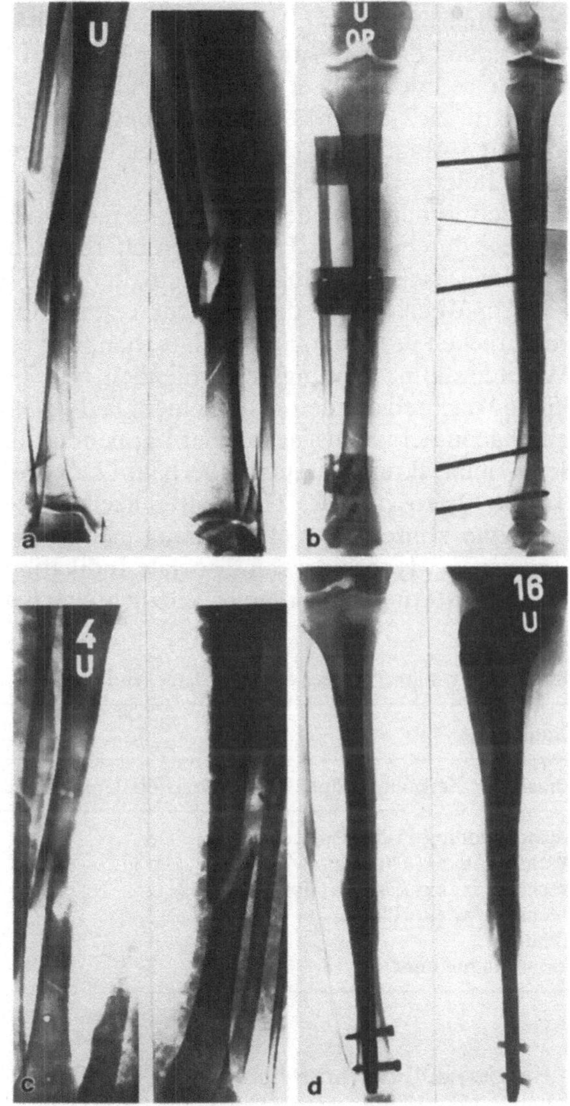

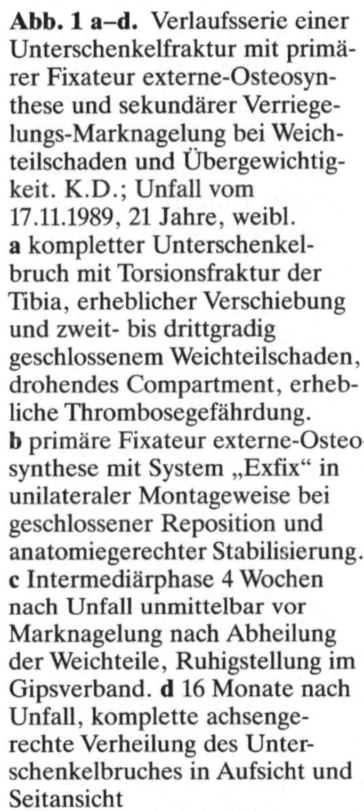

Abb. 1 a–d. Verlaufsserie einer Unterschenkelfraktur mit primärer Fixateur externe-Osteosynthese und sekundärer Verriegelungs-Marknagelung bei Weichteilschaden und Übergewichtigkeit. K.D.; Unfall vom 17.11.1989, 21 Jahre, weibl. **a** kompletter Unterschenkelbruch mit Torsionsfraktur der Tibia, erheblicher Verschiebung und zweit- bis drittgradig geschlossenem Weichteilschaden, drohendes Compartment, erhebliche Thrombosegefährdung. **b** primäre Fixateur externe-Osteosynthese mit System „Exfix" in unilateraler Montageweise bei geschlossener Reposition und anatomiegerechter Stabilisierung. **c** Intermediärphase 4 Wochen nach Unfall unmittelbar vor Marknagelung nach Abheilung der Weichteile, Ruhigstellung im Gipsverband. **d** 16 Monate nach Unfall, komplette achsengerechte Verheilung des Unterschenkelbruches in Aufsicht und Seitansicht

ren [9]. Bei entsprechender Lokalisation findet es in der Modifikation der Verriegelungsmarknagelung Anwendung [1].

Krankengut, Therapie und Ergebnisse

Eine primäre Fixateur externe-Osteosynthese der Tibia mit dem Zellenfixateur (Modell „Exfix") wurde zwischen März 1986 und März 1991 an der Klinik für Unfall- und Wiederherstellungschirurgie der Kliniken der Stadt Wuppertal in

61 Fällen vorgenommen (Tab. 1). In 18 Fällen erfolgte eine Ausbehandlung mit dem Primärfixateur [8]. Dies war vornehmlich in den ersten beiden Jahren der Anwendung dieser Fixateurform der Fall. Der Wechsel vom Fixateur externe zum Brace oder Gips erfolgte in 8 Fällen, der Wechsel vom Fixateur externe zur Platte in 2 Fällen, ein Fall verlangte wegen irreparabler Weichteilschädigung eine Ablatio, 3 weitere Fälle sind in ihrem weiteren Verlauf unbekannt, da sie andernorts verlegt wurden. In letzter Zeit wurde nahezu ausschließlich nach der primären Fixateur externe-Osteosynthese ein Wechsel zur Nagelosteosynthese durchgeführt. In 29 Fällen überblicken wir lückenlos den Verlauf des Systemwechsels vom äußeren Festhalter zum Nagel. Bei dem Kollektiv, bei dem ein Wechsel von der Fixateur externe-Osteosynthese zur Nagelung im wesentlichen programmiert erfolgte, handelte es sich um 11 Fälle geschlossener Weichteiltraumatisierung des Schienbeins, in 7 Fällen um erst- bis zweitgradig offene Weichteilschäden und in einem Fall um einen drittgradig offenen Weichteilschaden bei vorausgegangener Lappenplastik. 6mal lag ein Polytrauma vor. Bei 9 Tibiafrakturen bestand überhaupt keine Weichteilindikation zur Fixateur externe-Osteosynthese. Hier hätte nach herkömmlicher Therapieindikation auch eine konservative Behandlung erfolgen können. In Einzelfällen waren Varikositas, Hyperkinese und soziale Indikationen Aspekte, die zur primären Fixateur externe-Behandlung zusätzlich Anlaß gaben.

Tabelle 1. Primäre Fixateur externe Osteosynthese Tibia (Typ „Exfix")

Krankengut	
Anzahl: 61 Zeitraum März 1986 – März 1991 Unfallklinik Wuppertal	
Ausbehandlung Primärfixateur	18
Wechsel Fix. ext./Nagel	29
Wechsel Fix. ext./Brace (Gips)	8
Wechsel Fix. ext./Platte	2
Ablatio	1
Verlauf unbekannt	3

Bei den 29 Frakturen handelte es sich 26mal um komplette Unterschenkelbrüche. Der Form nach lagen 5mal Spiral- und lange Schrägfrakturen, 6 Fälle mit Biegungskeil, 12 Fälle mit kurzer Schrägfraktur oder Querfraktur, 3 Stückfrakturen und in 3 Fällen Zwei- oder Mehretagenfrakturen, vor. Bei 3 Patienten bestand eine isolierte Tibiafraktur. Die Mehrzahl der Fälle konzentrierte sich auf das distale Tibiadrittel mit 12 Anwendungen, in 11 Fällen war das mittlere Drittel betroffen, nur 6mal die proximale Tibia.

In allen 29 Fällen erfolgte eine primäre 3- bzw. 4zellige Fixateur externe-Osteosynthese der Tibia in unilateraler Montage.

Nach durchschnittlich 1,6 Wochen wurde die Intermediärphase mit Entfernung des äußeren Festhalters und Anlegen eines Oberschenkelspaltgipses eingeleitet. In jedem Behandlungsfall wurde aus allen Kanallöchern eine bakteriologische Untersuchung durch Abstrich vorgenommen. Zusammengefaßt dauerte die Intermediärphase im Gipsverband bei der Mehrzahl von 25 Patienten (86%) längstens 3 Wochen. In 2 Fällen dauerte die Gipsphase weniger als 1 Woche, in 2 Fällen überschritt sie 3 Wochen. In einer Ausnahme erfolgte direkt die Nagelung nach Fixateur externe-Behandlung.

Bei Entfernung des äußeren Festhalters ergaben 284 Pin-Abstriche nur in 36 Pin-Kanälen kein Wachstum von Keimen. Eine Kontamination – dies bedeutet noch keinesfalls eine Infektion – lag bei 248 Eintrittsstellen der Gewindestifte vor. Dies entspricht 27 Montagen. Folglich waren nur 2 Montagen bei der Fixateur externe-Entfernung infektfrei. Das Erregerspektrum ist aus der Tabelle 2 ersichtlich. Wie zu erwarten, dominierten Staphylus aureus-Keime bzw. Staphylus aureus mit Mischinfektionen bzw. Staphylococcus epidermidis. Mit Ablauf der hier zwischengeschalteten Intermediärphase wurde vor der Desinfektion zur Markkanalosteosynthese erneut eine bakteriologische Untersuchung durchgeführt. Es konnten noch 126 durch den Fixateur externe gesetzte Läsionen durch Abstrich untersucht werden. Kein Wachstum fand sich bei 47 untersuchten ehemaligen Pin-Kanälen, das entspricht 11 Unterschenkeln. Bei 18 Unterschenkeln und 47 Pin-Kanälen ergab sich eine Kontamination. Auch hier dominierten wieder die Staphylococcus aureus Besiedlungen. Abstrichuntersuchungen aus der Markhöhle vor und nach der Aufbohrung differierten statistisch nicht signifikant mit einer Vergleichsgruppe bei primärer Marknagelung. Einzelheiten sind aus Tabelle 3 zu entnehmen. Die bakteriologischen Untersuchungen unserer Behandlungsgruppe bestätigen als wesentlich, die Zwischenphase zwischen äußerer Fixation und Nagelung einzuschalten, um eine weitgehende Abheilung der Kanäle des äußeren Festhalters zu erreichen. Dies geht mit einer erheblichen quantitativen Senkung der Kontamination und damit der Infektgefahr einher.

Nach durchschnittlich 3,5 Wochen nach dem Unfallereignis wurde bei dem gleichen Kollektiv die Nagelung bzw. Verriegelungsmarknagelung durchgeführt. Bei nur 8 Patienten konnte dies vor Ablauf der 3. Woche durchgeführt werden, die Mehrzahl der Patienten wurde zwischen der 3. und 4. Woche durch

Tabelle 2. Bakteriologische (Abstriche) bei Fix. ext. Entfernung (Phase I): n = 29 Osteosynthesen, n = 284 Pin-Abstriche

kein Wachstum	36 Pin-Kanäle (2 Montagen)
Kontamination	248 Pin-Kanäle (27 Montagen)
Erreger Spektrum:	Staph. aureus 67%
Staph. aureus	163
Staph. aureus/Mischinfektion	46
Staph. epidermidis	22
Enterokokken	13
Bakt. pyoceaneus	19
E. coli	10
Proteus vulgaris	10
Klebsiella	3
Anaerobier	17

Tabelle 3. Bakteriologische (Abstriche) bei Fix. ext. Entfernung (Phase II) n = 29 Osteosynthesen, n = 126 Pin-Abstriche

kein Wachstum	47 Pin-Kanäle (11 Unterschenkel)				
Kontamination	47 Pin-Kanäle (18 Unterschenkel)				
	Lokalisation:			Vergleich: Nagelung ohne Fix. ext. n = 20	
	Pin-Kanal	Markhöhle vor Aufbohrung	Markhöhle nach Aufbohrung	Haut	Markhöhle
Staph. aureus	42	2	1	14	1
Staph. aureus/Mischinf.	16	1	–	2	–
Staph. epidermidis	17	1	1	6	1
sonstige	4	1	–	2	–

innere Osteosynthese mit Marknagelung behandelt. Länger als 6 Wochen warteten nur 2 Patienten auf ihre Nagelung. Einen Monat nach dem Unfall waren somit 76% des Kollektivs der definitiven Osteosynthese unterzogen. Die Hospitalisierung betrug im Durchschnitt 6,2 Wochen bei einem Verteilungsmuster von 3–11 Wochen. Etwa die Hälfte der Patienten konnte zwischen der 4. und 5. Woche das Krankenhaus verlassen, 1,5 Monate nach dem Unfall war die stationäre Behandlung für 83% der Patienten dieser Behandlungsgruppe beendet. 5 Patienten verblieben länger als 6 Wochen in stationärer Behandlung.

Bei der Entlassung waren die Ergebnisse der Wundheilung bei der Marknagelinzision in allen Fällen unauffällig und primär abgeheilt. Noch bestehende Pin-Kanal-Kontaminationen oder oberflächliche Infektionen waren in 28 Fällen sekundär reizlos abgeheilt, eine oberflächliche Infektion verblieb bei einem Fall. Eine Markphlegmone oder eine eintretende Knocheninfektion, sei es durch Pin-Kanal Osteolyse oder Marknagelosteomyelitis, trat in keinem Fall auf. Bei Entlassung konnten alle Patienten bis zur Schmerzgrenze belasten. Technisch erfolgte die Nagelung in der Regel ohne Extension, allein durch Lagerung des herabhängenden Beines. Komplikationen von seiten der Verriegelungsmarknagelung selbst traten weder intraoperativ noch postoperativ auf.

Zusammenfassung

Bei der Behandlung des Unterschenkelbruches hat der Fixateur externe in unilateraler Montageordnung einen festen Platz [3, 4, 5, 7, 14, 15]. Dies gilt insbesondere bei offenem und geschlossenem Weichteilschaden mit drohendem oder manifesten Compartmentsyndrom, bei Polytrauma, bei nicht unfallbedingten Erkrankungen oder lokalen Weichteilschäden und selbst bei sogenannten einfachen geschlossenen Unterschenkelbrüchen, bei denen nur das Bruchhämatom und die Dislokation der Fragmente eine relativ geringe Weichteilkompromittierung verursacht hat. Für diese Verletzungsgruppe hat sich ein Behandlungsschema bewährt (Tab. 4). Mittels eines einfach zu applizierenden äußeren

Festhalters in unilateraler Montageweise wird in einer ersten Phase der Bruch eingerichtet und ossär so stabilisiert, daß eine funktionelle Behandlung unter Kontrolle des Weichteilschadens möglich ist. Nach Abheilung des Weichteilschadens mit Rückbildung des Frakturhämatoms und vor Manifestation einer Bohrkanalinfektion wird dann unter gesicherten operationstechnischen Bedingungen die definitive Osteosynthese erfolgen. Diese biomechanisch optimale Osteosynthese mit Marknagelung erfolgt dann in einer Phase erhöhter osteogenetischer Potenz der Frakturheilung.

Tabelle 4. Verfahrenswechsel Fixateur externe – (Verriegelungs-) Nagel

Indikation als Gesamtkonzept
1. Frakturen mit Weichteilschäden
2. alle nicht primären Nagelindikationen
3. Polytrauma
4. Erkrankungen: Arthrosen, Varikositas, Kontrakturen, Polyneuropathie/ Hyperkinesen, intern. Erkrankungen
5. soziale Indikation
6. Organisationsprinzip

Die von uns durchgeführte 3-Phasen-Therapie sichert in der Fixateur externe-Phase eine Weichteilheilung. Die anschließende Intermediärphase ist offenbar erforderlich, um Senkung einer Kontamination der Pin-Kanal-Stellen zu erreichen. In adäquater Zeit erfolgt dann die definitive ossäre Behandlung durch Marknagelosteosynthese. Die Ergebnisse unserer Gruppe ergaben keine erhöhte Infektquote. Die Behandlungsmethode erlaubt eine weitgehend funktionelle Therapie bei guter Akzeptanz durch den Patienten und einer vertretbaren Zeitdauer der Hospitalisierung. Wir nehmen die Vorteile der Fixateur externe-Behandlung bezüglich der Weichteiltherapie unmittelbar nach dem Bruchschaden in Anspruch, um sekundär die Vorteile der Marknagelosteosynthese zur ossären Heilung zu nutzen.

Literatur

1. Börner M (1985) Ergebnisse der operativen Knochenbruchbehandlung am Beispiel der Unterschenkelfraktur nach Verriegelungsnagelung. Unfallheilkd 174:627–635
2. Dinkelaker F, Müller A, Rahmanzadeh R, Tillmann B (1988) Die Infektionsrate bei offenen Unterschenkelfrakturen im Wandel der Therapie. In: Das infizierte Implantat (Hrsg) Rahmanzadeh R, Breyer HG. Springer – Berlin Heidelherg New York Tokio 83–85
3. Gotzen L, Schlenz KR, Haas N (1987) Externe Stabilisierung mit dem Mano-Fixateur. In: Die Tibiaschaftfraktur beim Erwachsenen. (Hrsg) Schmit Neuerburg KP, Stürmer KM. Springer – Berlin Heidelberg New York Tokio 113–122
4. Hierholzer G (1987) Indikation zur Fixateur externe-Osteosynthese. In: Die Tibiaschaftfraktur beim Erwachsenen. (Hrsg) Schmit-Neuerburg KP, Stürmer KM. Springer – Berlin Heidelberg New York Tokio 147–154
5. Müller KH (1985) Ergebnisse der operativen Knochenbruchbehandlung nach Fixateur externe-Osteosynthese am Beispiel der Unterschenkelfraktur. Unfallheilkd 174:636–649

6. Müller KH (1980) Der Fixateur externe als Alternative zu internen Osteosyntheseverfahren bei Infektgefährdung. Therapiewoche 30:1679
7. Müller KH, Rehn J (1978) On early prophylaxis, early recognition and early treatment of infected osteosynthesis. Arch Orthop Traumat Surg 92:200–201
8. Müller KH, Rahn BA (1983) Knochenheilung nach stabiler externer Osteosynthese. Unfallheilkd 86:341–348
9. Pfitzer U (1985) Ergebnis der operativen Knochenbruchbehandlung am Beispiel der Unterschenkelfraktur nach Marknagelung. Unfallheilkd 174:623–627
10. Rehn J, Willenegger H (1983) Die Frage der Indikation. Langenbecks Arch Chir 361:421
11. Schmit-Neuerburg KP, Stürmer KM (1987) Die Tibiaschaftfraktur beim Erwachsenen. Springer – Berlin Heidelberg New York Tokio
12. Steinig HJ, Probst J, Übelhör H (1988) Das Infektrisiko vom Osteosyntheseverfahrenswechsel. In: Das infizierte Implantat. (Hrsg) Rahmanzadeh R, Breyer HG. Springer – Berlin Heidelberg New York Tokio 86
13. Tscherne H, Gotzen L (1983) Fraktur und Weichteilschaden. Unfallheilkd 162 Springer – Berlin Heidelberg New York Tokio
14. Weise K, Weller S (1987) Fixateur externe. In: Die Tibiaschaftfraktur beim Erwachsenen. (Hrsg) Schmit-Neuerburg KP, Stürmer KM. Springer – Berlin Heidelberg New York Tokio 107–112
15. Weller S (1982) External fixation for the prevention and treatment of infections In: Uhthoff HK Current concepts of external fixation of fractures. Springer – Berlin Heidelberg New York Tokio
16. Witteck F, Schmidt HG, Neikes M (1988) Häufigkeit, Behandlung und Ergebnis infizierter gelockerter externer Osteosynthese. In: Rahmanzadeh R, Breyer HG (Hrsg) Das infizierte Transplantat. Springer – Berlin Heidelberg New York Tokio

Ist der Verfahrenswechsel bei offenen Unterschenkelschaftfrakturen noch indiziert?

R. Schnettler und M. Börner

Berufsgenossenschaftliche Unfallklinik Frankfurt am Main, Ärztlicher Direktor: Priv.Doz. Dr. M. Börner, Friedberger Landstraße 430, D-W-6000 Frankfurt am Main 60

Einleitung

Offene Frakturen sind nach wie vor ernste Verletzungen mit hoher Komplikationsrate und noch immer hoher Infektionsrate. Die Bedeutung der Stabilität als wichtiger Faktor der Infekt-Prophylaxe bei offenen Frakturen ist unumstritten.

Weichteil- und Frakturlokalisation sind im Hinblick auf das einzuschlagende Therapiekonzept als Einheit zu betrachten, so daß daraus die Entscheidung für das operationstaktische Vorgehen abgeleitet werden muß.

Nach Entfernung sämtlicher devastierter Gewebe, wie Knochen und Weichteile, erfordert neben dem lokalen Weichteilschaden oft der schlechte Allgemeinzustand des Verletzten eine primäre Frakturversorgung, die eine einfache, schnell durchführbare und risikoarme Methode darstellt, um dann später nach Stabilisierung des Allgemeinzustandes auf eine optimale Frakturversorgung umzusteigen.

Hefte zu der Unfallchirurgie, Heft 230
6. Deutsch-Österr.-Schweiz. Unfalltagung

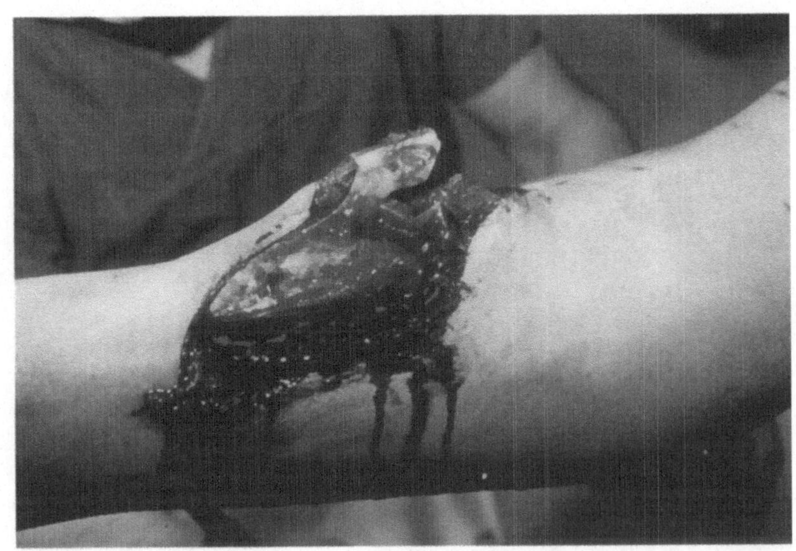

Abb. 1

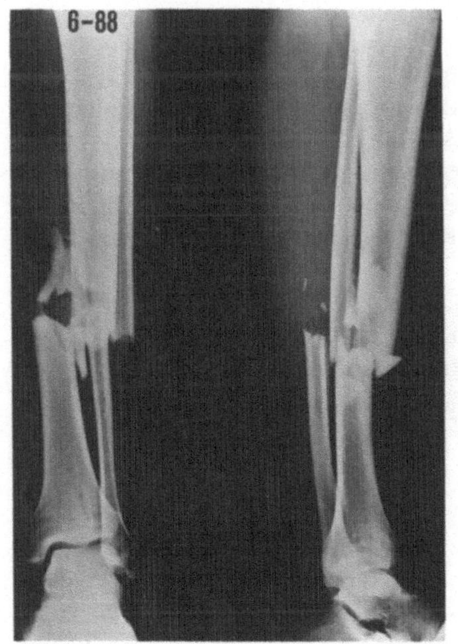

Abb. 2

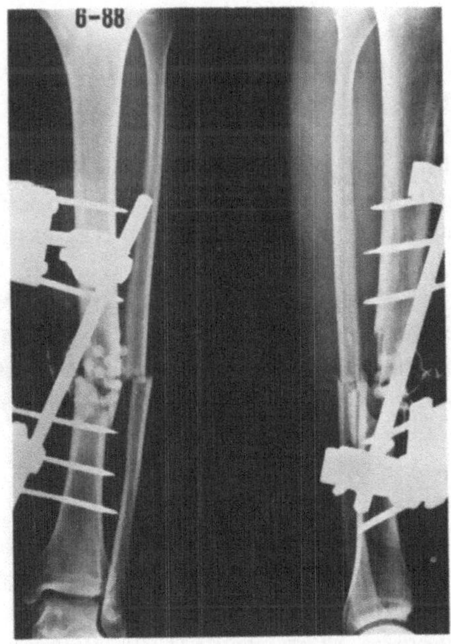

Abb. 3

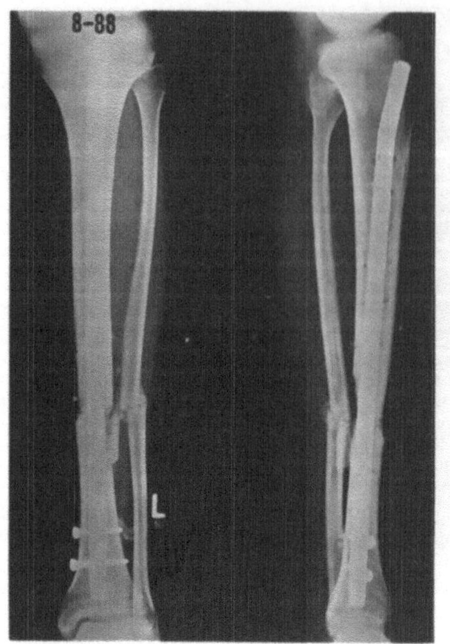

Abb. 4

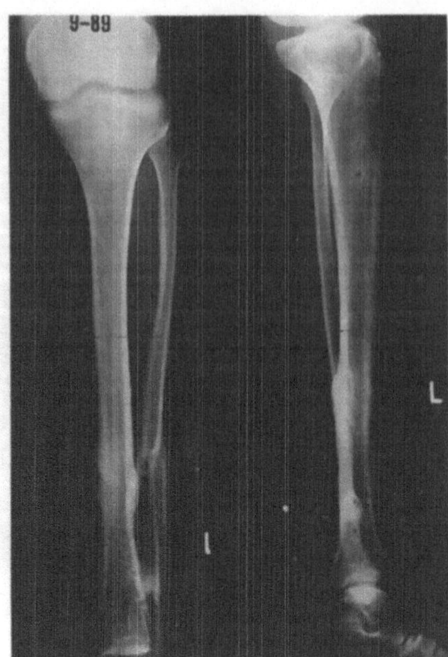

Abb. 5

Beim Vorliegen einer mehr oder weniger großen Defektstrecke werden in diese Gentamycin-PMMA-Ketten versenkt implantiert. Der Weichteildefekt wird entweder durch primären Wundverschluß, durch primäre Latissimus-dorsi-Lappenplastik oder auch durch andere hautplastische Maßnahmen wie z.B. Verschiebelappen-, Visierlappen-, Gastrocnemius- oder Soleuslappenplastik nach temporärem Wundverschluß mittels Kunsthaut zur definitiven Deckung gebracht (Abb. 1–5).

Die implantierten Gentamycin-PMMA-Ketten werden nach ca. 14 Tagen entfernt, und danach wird im infektfreien Lager eine autologe oder homologe Spongiosaplastik bei liegendem Fixateur externe durchgeführt. Zurückhaltung sollte mit der Anwendung der primären Spongiosaplastik geübt werden.

Material und Methode

In den Jahren 1977 bis 1987 wurden an der Berufsgenossenschaftlichen Unfallklinik Frankfurt am Main 1022 geschlossene und 541 offene Frakturen der Tibia versorgt. Von diesen 541 offenen Frakturen wurden 107 mit dem Verriegelungsnagel, 141 mittels Plattenosteosynthese, 259 mit einem Fixateur externe und 34 konservativ behandelt.

Beim Vorliegen einer Ober- bzw. Unterschenkelfraktur mit Weichteilschädigung stehen nach Umwandlung der offenen in eine geschlossene Fraktur durch die oben erwähnten Maßnahmen folgende primäre Versorgungsformen an:

1. Konservative Behandlung
2. Frakturstabilisierung mit Hilfe des Fixateur externe

Die primäre Anwendung von Fixateur externe-Osteosynthesen verschiedener Montageformen und Konstruktionsprinzipien hat sich vor allem bei Frakturen des Unterschenkels mit Weichteilschädigung in den letzten Jahren durchgesetzt.

Die Vorteile dieses Verfahrens sind:
1. einfache Reposition im Akutstadium
2. sichere Retention
3. leichte Korrekturmöglichkeit
4. sekundäres Umsteigen auf interne Osteosyntheseverfahren

Ergebnisse

Eine Auswertung der Patienten mit offenen Frakturen ergab, daß es sich in der Mehrzahl um Motorradunfälle handelte.

Eine durchgeführte Analyse von 401 Patienten mit einer Unterschenkelfraktur, die mittels Verriegelungsnagelung primärversorgt wurde, ergab bei den geschlossenen Frakturen die Ausbildung einer posttraumatischen Osteomyelitis in 0,6% der Fälle, während sich bei den Frakturen mit einem Weichteilschaden G II, G III sowie G I eine Infektionsrate von 7,4% nach primärer intramedullärer Stabilisierung ergab.

Diese erhebliche Diskrepanz ist uns erst durch diese Analyse bewußt geworden und hat zu sofortigen Konsequenzen in unserer Klinik geführt. Von den 259 primär mit Fixateur externe versorgten offenen Tibiafrakturen sind
82 unter dieser Behandlung knöchern ausgeheilt,
49 bekamen nachfolgend noch einen Schienenhülsenapparat oder Gips angelegt,
11 wurden mittels Platte versorgt und
117 kamen zur knöchernen Ausheilung durch eine nachfolgende Verriegelungsnagelung.

Voraussetzung zum Methodenwechsel

Voraussetzungen für einen Methodenwechsel nach primärer Fixateur externe-Osteosynthese sind jedoch
1. primäre Wundheilung
2. nach Entfernung des Fixateur externe Ruhigstellung des Beines in einer Gipsschale über einen Zeitraum von 1–2 Wochen
3. problemloses Abheilen der Bohrkanäle der Schanz'schen Schrauben, normale BSG und C-reaktives Protein, normale Leukozytenzahl
4. perioperative Antibiotika-Prophylaxe

Zwei Verfahren bieten sich für einen Methodenwechsel an:
1. Plattenosteosynthese
2. intramedulläre Osteosynthese

Empfehlungen

Beim Vorliegen kindlicher Frakturen mit noch offener Epiphysenfuge wird eine Plattenosteosynthese durchgeführt, ebenso beim Vorliegen gelenknaher Frakturen.

Bei einem derartigen Vorgehen müssen sowohl das Implantat als auch der Knochen von gut durchblutetem Gewebe stets bedeckt sein; es sollte – wenn immer möglich – die Verletzungswunde umgangen werden. Weiterhin empfiehlt es sich, die gleichzeitige Anlagerung autologer Spongiosa zu erwägen, um die Voraussetzungen für eine knöcherne Heilung zu verbessern.

Im Gegensatz zur Plattenosteosynthese kommt es bei der intramedullären Frakturstabilisierung zu keiner zusätzlichen Devastierung und Traumatisierung der Weichteile und auch zu keiner Denudierung des Knochens von außen. Biomechanisch stellt die durch den Nagel verursachte sekundäre Bruchheilung eine stabile Verfestigung des wechseldruckbelasteten Knochens dar, indem der zentrale Kraftträger die Scherelemente ausgleicht. Der Nagel übernimmt somit biomechanisch die Funktion des Biege- und Scherkraft neutralisierenden sowie auch des kompressionsübertragenden Kraftträgers. Das Aufbohren der Markhöhle sollte zurückhaltend erfolgen, wobei mit der Verriegelungsnagelung eine Methode zur Verfügung steht, die eine intramedulläre Führung über eine lange Strecke wie bei der konventionellen Marknagelung nicht erfordert.

Die Änderung des Verfahrens – primäre Behandlung mit Fixateur externe und sekundäres Umsteigen auf ein anderes Osteosyntheseverfahren – hat in unserer Klinik zu einer erheblichen Senkung der Infektionsrate auf 2,7% geführt.

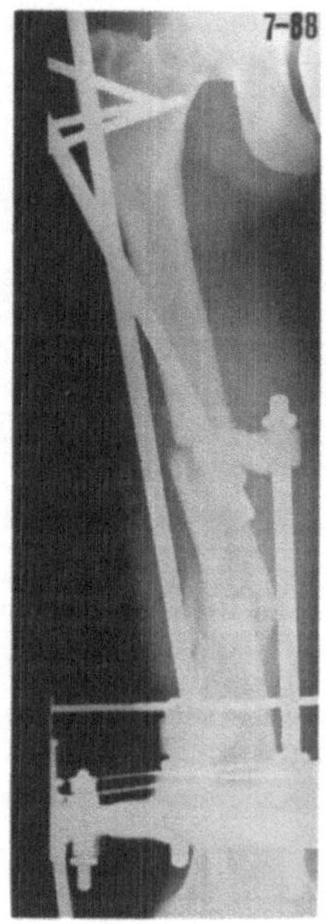

Abb. 6

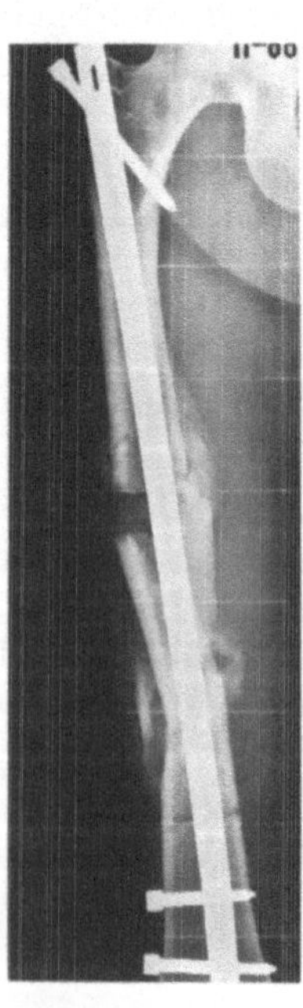

Abb. 7

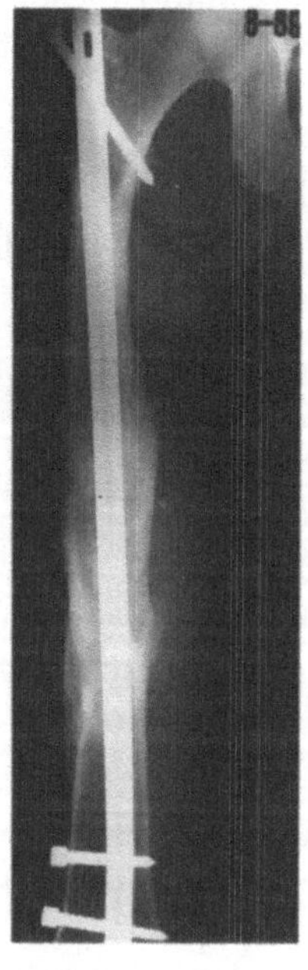

Abb. 8

Von 1987 bis 1989 wurden 17 Patienten mit offenen Femurfrakturen mittels Fixateur externe versorgt. Alle Patienten wurden einem Verfahrenswechsel unterzogen und nachfolgend mit einer Verriegelungsnagelung stabilisiert. Eine Infektion trat bei keinem Patienten auf. Der Grund hierfür ist sicherlich in der guten Weichteildeckung des Oberschenkels zu sehen (Abb. 6–8).

Hat man sich zum Fixateur externe als Behandlungskonzept entschieden und kommt es nach 4–8 Wochen zu keinem Fortschritt in der knöchernen Konsolidierung, so streben wir einen Verfahrenswechsel zum Verriegelungsnagel zur Erreichung einer besseren Stabilität und schnelleren knöchernen Durchbauung an.

Stabiles elastisches intramedulläres Pinning: Ein neues Konzept der Behandlung der Schaftfraktur beim Kind

J. Prevot, J.N. Metaizeau und P. Lascombes

Service de Chirurgie Infantile à Hôpital d'Enfants de Nancy, F-54511 Vandoeuvre-Cedex

Einleitung

Obgleich man gewöhnlich bei Knochenfrakturen im Kindesalter die orthopädische Behandlung zu Hilfe nimmt, ist jedoch die Zweckmäßigkeit einer Osteosynthese unter bestimmten Umständen gerechtfertigt. Das für Erwachsene gebrauchte Instrumentarium ist nicht für Kinder adaptiert; die zu großen Nägel zerstören den Knochenmarkskanal und bedrohen die Wachstumszone des Knochens. Die Platten benötigen einen breiten Zugang, was zu Periost- bzw. schweren Muskelschäden führen kann. Diese Techniken führen häufig zu Verlängerung des Knochens.

In der Kinderchirurgischen Klinik von Nancy haben wir seit 1978 ein Instrumentarium und eine Technik speziell für Kinder entwickelt (EES – Embrochage Elastique Stable = stabiles elastisches Pinning).

Bevor wir die Einzelheiten beschreiben, ist es nötig zu erinnern, daß besonders beim Kind die Heilung der Fraktur hauptsächlich vom Periost ausgeht, durch Verkalkung des Frakturhämatomes, was zu einem Kallus führt. Die Konsolidierung der Fraktur wird durch kleinste Kompressions- und Dekompressionsbewegungen und durch schnelle Wiederaufnahme der Muskelaktivitäten beschleunigt [1]. Durch Öffnung der Fraktur und durch eine strenge Immobilisierung, die zu einer schwachen Corticalis schlechter Qualität führt wird die Konsolidierung verzögert.

Dieses war für die Entwicklung der stabilen, elastischen Pinning ausschlaggebend. Diese Technik ist für alle diaphysären und metaphysären Brüche anwendbar.

Das Prinzip beruht darauf, daß man gebogene Pins, deren Ende abgewinkelt und abgeflacht ist, benutzt, die eine innere elastische Spannung ausüben. Die

Hefte zu der Unfallchirurg, Heft 230
6. Deutsch-Österr.-Schweiz. Unfalltagung

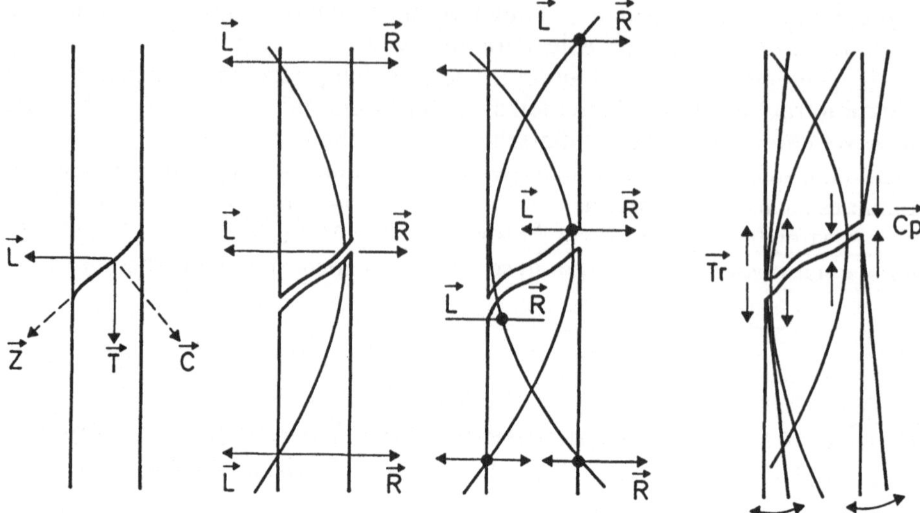

Abb. 1. Das Prinzip des elastisch stabilen Pinning

Pins werden in die Knochenmarkhöhle vorgeschoben und stützen sich an 3 Punkten auf den Knochen. Die Benützung zweier solcher Pins, deren Bögen sich sekantenförmig kreuzen, ergibt ein völlig stabiles und resistentes System, das die Zug- und Druckkräfte an der Frakturstelle in die axiale Richtung leitet.

Die auf die Bruchstelle einwirkenden Kräfte sind die axiale Kraft T, die durch den Tonus der Muskulatur entsteht und sich in C aufteilt, die interfragmentäre Kompressionskraft und zwei Kräfte, eine gleitende und eine sägende, die versuchen, die Fraktur in die Richtung ihrer lateralen Komponente L zu verschieben. Das stabile, elastische Pinnen mit zwei gebogenen Pins, die sich in je drei Punkten auf den Knochen stützen, läßt eine Kraft R entstehen, die der sägenden Kraft entgegenwirkt L. Es bleiben nur die axialen Kräfte, die für die Konsoldierung der Fraktur günstig wirken. Die einzigen von den Pins zugelassenen Bewegungen sind ganz geringe Schwingungen, die auf die Bruchstelle abwechselnd mit Zug und Druck einwirken.

Beschreibung der Instrumente

Die Pins sind aus gutem Stahl oder Titan. Ihre Länge und ihr Durchmesser sind je nach dem zu behandelnden Knochen und Alter des Kindes unterschiedlich.
Femur: Länge 50 cm, Durchmesser 30 bis 40/10,
Unterarm: Länge 30 cm, Durchmesser 20 bis 25/10.

Eines der beiden Enden ist auf 2 cm schnabelförmig in einem Winkel von 45° geformt. Diese beiden Schenkel sind abgeflacht worden, so daß sie wie Hockeyschläger aussehen. Diese Schenkel erlauben es, eine Verschiebung der Fraktur zu finden und sie mit einer Bewegung wieder zu reponieren, ohne daß man die Fraktur noch einmal öffnen muß. Der Chirurg biegt selbst die Pins gleich-

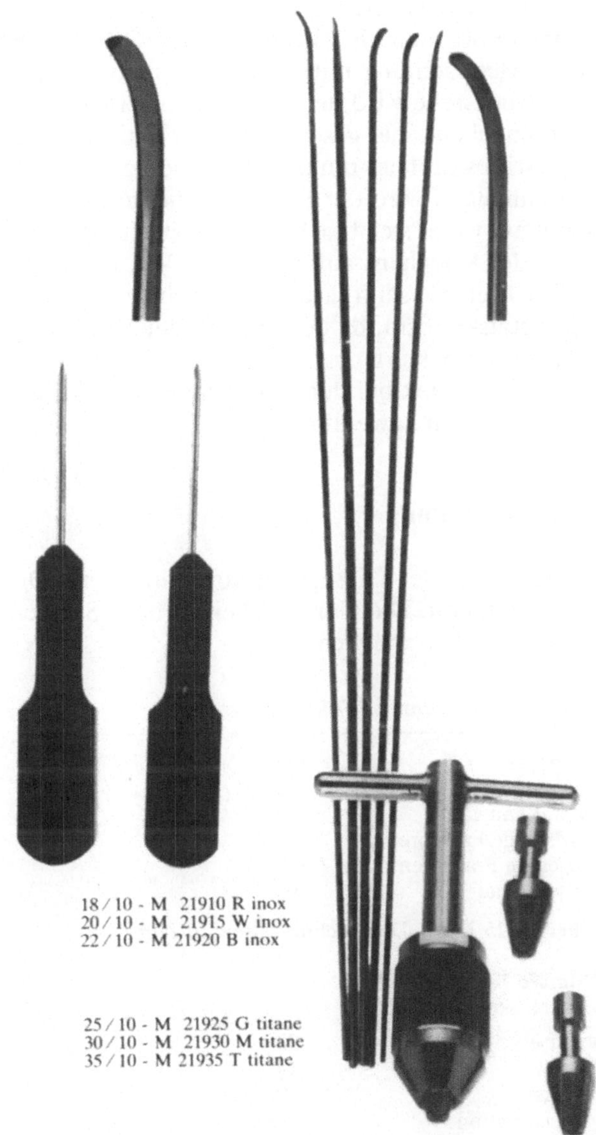

Abb. 2. Die drei Instrumente für stabile intramedulläre Pinning

mäßig in die Richtung der Schenkel, bevor er sie implantiert. Eine gute Erfahrung und eine Kontrolle von vorn und der Seite mit einem Bildverstärker sind unerläßlich.

Operationstechnik

Das gebrochene Glied, in Extension auf einem orthopädischen Tisch (für untere Gliedmaßen), wird ca. 2 cm in Höhe der Metaphyse, an der von der

Fraktur am weitesten entfernten Stelle, inzidiert. Nach Auffindung des Knochens bohrt man eine leicht schräge Öffnung in die Corticalis. Der Pin wird unter Beobachtung mit dem Bildverstärker eingeführt und vorgestoßen. An der Bruchstelle wird der Bruch reduziert und der Pin in den gegenüberliegenden Knochenkanal geschoben. Der Chirurg kann eventuell den Pin mit Hilfe des Griffes drehen, um die Reduktion zu vervollständigen oder zu verbessern. Anschließend wird der Pin in die dichte metaphysäre Spongiosaschicht vorgeschoben, wo er sich blockiert. Der zweite Pin wird auf der gegenüberliegenden Seite des Knochens auf die gleiche Weise eingeführt.

Bei Metaphysenfrakturen handeln wir ebenso, mit einem etwas anderem Stabilitäts-Prinzip, da der noch in der Diaphyse eingeführte Pin die Epiphyse zeitweise blockiert.

Diese Technik bei der geschlossenen Fraktur ist ebenfalls bei multifragmentären Brüchen anwendbar.

Nachbehandlung

Natürlich ist der Gips völlig kontraindiziert. Die Muskelaktivität wird sofort aufgenommen. Die Gehfähigkeit ist nach 8 Tagen und eine partielle Belastung nach 3 Wochen möglich.

Tabelle 1. A – Femur: 217 Schaftfrakturen

Diaphyse:	185
Pertrochantär:	12
Suprakondylär:	12
beidseitige Frakturen:	8
einseitige Frakturen:	119
Polytrauma:	98

Alter: 6–15 Jahre, Durchschnittsalter: 10 Jahre

Primäre Komplikationen

a) Achsenfehlstellung

mehr als 5°:	23
Varus:	14
Valgus:	9
Antecurvation:	9
Recurvation:	3
Außenrotation:	9
Innenrotation:	6

b) Sepsis: 2 Fälle

c) Sekundäre Komplikationen

Achsenfehlstellung:	0
Längendifferenz:	keine: 105
	< 5 mm: 98
	> 5 mm < 20 mm: 14
Refraktur:	1 bei Materialentfernung
Außenrotation:	0
Innenrotation:	0

Tabelle 2. B – Suprakondyläre Humerusfrakturen: 96 Fälle, Alter 2–12 Jahre – kein Gips

Frakturlinie:	
– transversal:	96
– multiple oder schräg:	10
– vaskuläre und nervale Komplikationen:	24
– Anzahl der Operateure:	36
primäres Röntgenergebnis:	
– anatomische Repositionen:	51
– Fehlstellung unterhalb 3°:	26
– Verkürzung/Verlängerung unterhalb 0,5 cm:	19
sekundäre Eingriffe 3 Fälle:	
– Neurolyse d. N. medianus:	2
– Neurolyse d. N. radialis:	1
Bewegungsbefund nach 1 Jahr:	
freie Beweglichkeit:	77
Beugungsdefizit von 10°:	8
Streckdefizit von 12°:	11

Tabelle 3. C – Vorderarm 92 Fälle: 4–15 Jahre

– Radius und Ulna:	84
– nur Radius:	4
– nur Ulna:	4
12 offene Frakturen	
9 primäre Lähmungen	
kein Gips: 86 Fälle	
primäre Komplikationen:	
– Sepsis:	0
– sekundäre Hautperforationen durch Pins:	10
Konsolidierung:	6 Wochen
Materialentfernung:	zwischen 3 (Minimum) und 6 Monaten
Refraktur:	5
keine Bewegungseinschränkungen trotz 4 offener Frakturen	

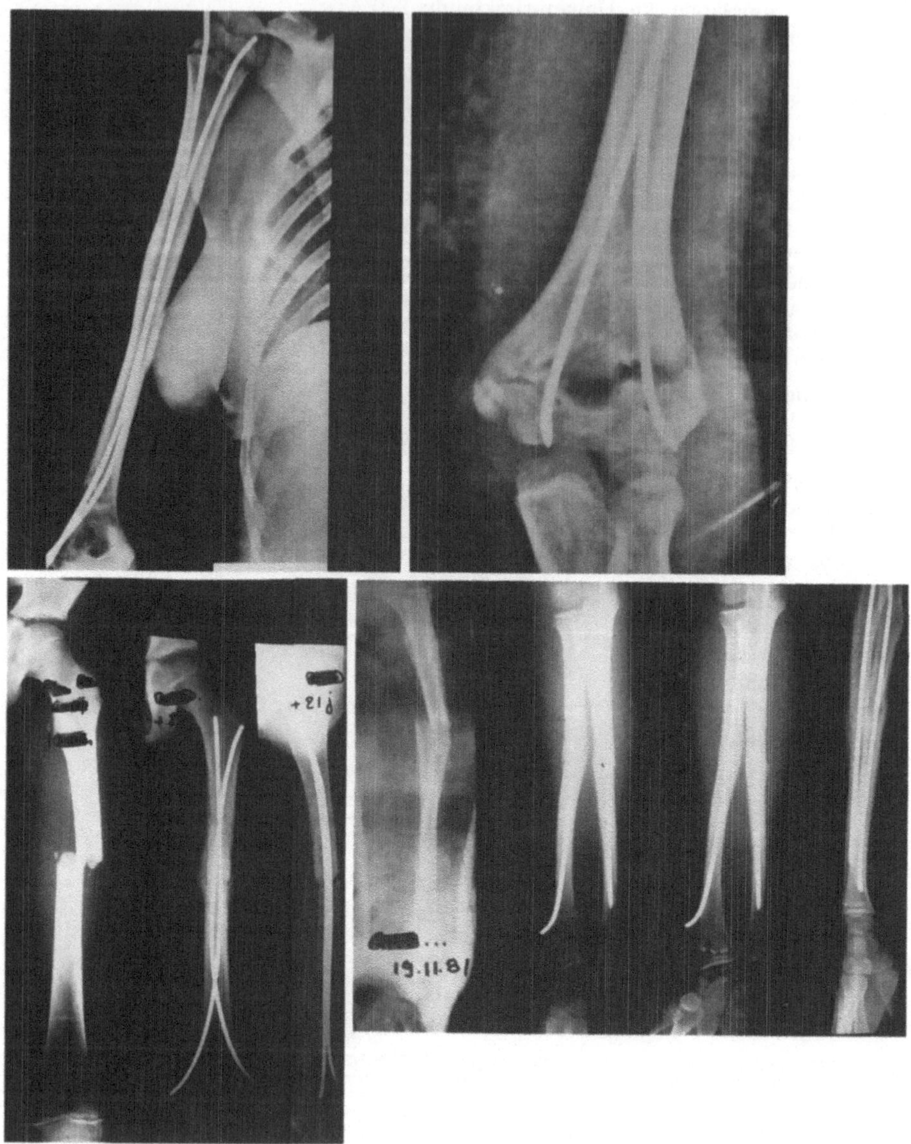

Abb. 3. Elastic stable intramedullary Pinning in verschiedenen Lokalisationen

Diskussion

Die Vorteile sind beachtlich: 1. Man erreicht jedes Mal in kürzester Zeit eine anatomische Konsolidierung, 2. die septischen Risiken sind sehr gering, nur in 2 von 17 unterschiedlichsten Frakturfällen kam es zu einer Infektion. Es handelt sich in den beiden Fällen um ein bettlägriges Kind mit einer schwer verlaufenden Encephalopathie und Harninfektion, 3. Im allgemeinen beträgt die

Abweichung des Winkels nicht mehr als 3°. Es kann jedoch manchmal vorkommen, wenn die Biegung der Schiene unkorrekt und asymetrisch ist, daß der Winkel mehr als 3° ist.4. der Krankenhausaufenthalt dauert nur eine Woche, was zur Folge hat, daß: – das Kind nicht zu lange aus dem Familienmilieu herausgerissen wird und – nicht zu lange in der Schule fehlt; – außerdem sind die Kosten im Vergleich zur orthopädischen Operation wesentlich geringer, 5. der ästhetische Schaden ist sehr gering, 6. das Wachstum des Gliedes ist beschränkt und überschreitet niemals 8 mm.

Nachteile:

1. Die Pins reizen manchmal die Haut (wir haben ein neues Material dessen Toleranz viel besser ist), 2. Die Bestrahlungsgefahr bleibt wegen der kurzen Bestrahlungsdauer sehr gering und variiert je nach Eingriff von 2 Minuten 10 Sekunden bis 6 Minuten 30 Sekunden. Die maximal erlaubte Dosis wird erst bei 19 Eingriffen pro Person und pro Woche erreicht, 3. Das Argument, daß untrainierte Operateure bei der Reponierung eventuell Schwierigkeiten hätten, ist völlig unbegründet.

Schlußfolgerung

Gute Resultate können mit dieser Methode an verschiedenen Lokalisationen der oberen und unteren Extremität erreicht werden (Abb. 3).

Im Vergleich mit anderen Methoden erscheint diese Technik vorteilhafter. Insbesondere die Komplikationen (Refraktur, Sepsis, Längenungleichheit) scheinen sehr selten auf.

Literatur

1. Goodhip AE, Kenwright J (1985) The influence of induced micromovement upon the hearing of experimental tibial fractures. J Pediat. J Bone Jt Surg, 67 B, 4:650–655
2. Van der Ghinst M, De Geeter L, Delhove J (1977) Mesure de l'irradiation des mains au cours de la chirurgie orthopédique. Rev Chir Orthop 63:173–176

Die elastisch-stabile endomedulläre Schienung nach Prévot – eine ideale Methode zur Versorgung kindlicher Schaftfrakturen?

V. Rehli[1] und T. Slongo[2]

[1] Orthopädische Universitätsklinik (Prof. R. Ganz),
[2] Kinderchirurgische Universitätsklinik, Inselspital Bern, CH-3010 Bern

Einführung

In den letzten vier Jahren kamen an unserer Klinik von insgesamt 2.400 Kinderfrakturen 270 zur operativen Versorgung; das heißt etwa jede 9. Fraktur wurde durch eine operative Methode behandelt; davon wiederum betraf nur jede 4. Fraktur den Schaftbereich. Operativ behandelte Schaftfrakturen machen also lediglich knapp 3% aller Frakturen aus.

Mittels geschlossener Markschienung (EES) behandelten wir bisher 51 Frakturen. Eigentliche Prädilektionsstelle bildet der Femurschaft. Hier hat diese Methode bei uns vor allem die Extensionstherapien verdrängt. Die Gründe dafür sind mannigfach. Bisher haben wir 40 Femurschaftfrakturen mittels EES versorgt (Tab. 1, 2).

Tabelle 1. Kinderfrakturen, Chir. Univ.-Kinderklinik Bern 1988 – 1991

Anzahl Frakturen	2.400
operativ versorgt	270
davon operativ versorgte Schaftfrakturen	69
EES	51

Tabelle 2. Femurfrakturen beim Kind 1988–1991 n = 109

Behandlungsart	1988	1989	1990	1991	Total
Extension	22	20	13	3	58
FE		1	4		5
intramed. Schienung		2	24	14	40
Platte	1	2			3
Spickdraht	1	1	1		3
Total	24	26	42	17	109

Die Indikation zur operativen Frakturbehandlung stellen wir in erster Linie bei: offenen Frakturen, Polytrauma, vor allem mit Schädelhirntrauma sowie bei instabilen Frakturen und eher beim älteren Kinde.

Hefte zu der Unfallchirurg, Heft 230
6. Deutsch-Österr.-Schweiz. Unfalltagung

Die EES: Vorteile – Nachteile

Der Hauptvorteil liegt nach heutiger Auffassung sicher in der Möglichkeit der frühfunktionellen Nachbehandlung und der kürzeren Spitalaufenthaltszeit. Die Vorteile gegenüber einer Plattenosteosynthese sind evident: kürzerer Eingriff, kleinerer Aufwand, geringe ästhetische Beeinträchtigung. Behandlungsbedürftige Infekte haben wir keine gesehen. Das durchschnittliche Mehrwachstum betrug in der bisherigen Nachkontroll-Zeitspanne lediglich 8 mm (1988–1991).

Nachteile sahen wir bisher vor allem in lokalen Weichteilirritationsproblemen mit Bursabildung. Die eingebrachten Implantate machen einen Zweiteingriff notwendig, wobei wir die Nagelentfernung oft ambulant durchführen.

Die Methode der EES setzt eine gewiße Geschicklichkeit voraus; ein Bildwandler (Röntgenbestrahlung) ist notwendig.

Die Nachbehandlung ist in jedem Falle funktionell, passive und aktive Bewegungen im Rahmen der Schmerzfreiheit sollten unmittelbar postoperativ möglich sein. Eine belastungsfreie Mobilisation ist in der Regel innerhalb einer Woche durchführbar, mit möglichst rascher Belastungssteigerung.

Behandlungsprobleme

Das benötigte Instrumentarium ist relativ einfach. Gute, adäquate Zangen sowohl zum korrekten Umbiegen der Implantate, zum Abtrennen der Nägel aber auch zur möglichst optimalen Nagelentfernung (sog. Tonnenzange) haben sich bewährt und vereinfachen die Anwendung.

Die Durchleuchtungszeiten können mit zunehmender Erfahrung und einem eingespielten „handling" verkürzt werden.

Als Grenzen der Anwendbarkeit intramedullärer Nägel haben wir lange, distale Schaftfrakturen mit rupturiertem Periost und mehreren Fragmenten gesehen. Die Gefahr der Sekundärdislokation mit Verkürzung ist dabei groß.

Bei allfälligen Weichteilreizungen durch die Nagelenden lassen wir diese lieber perkutan frei bzw. machen eine kleine Stichinzision. Behandlungsbedürftige Infekte haben wir nie gesehen. Ein korrektes Kürzen und Umbiegen der Schienen kann sicher manches Weichteilproblem verhindern.

Diskussion

Jede Anwendung einer neuen Operationsmethode und eines neuen Implantates bedarf der genauen, kritischen und langzeitigen Verlaufsbeobachtung. Insbesondere die Frage des Mehrwachstums ist meines Erachtens noch nicht abschließend beantwortet und bedarf einer exakten Analyse in einigen Jahren.

Trotzdem glauben wir mit dieser relativ einfach zu handhabenden, wenig invasiven Methode für die operative Frakturbehandlung eine echte Spektrumserweiterung zu haben. Die Operationsindikation darf damit etwa ab dem 5. Lebensjahr, ab dem 12. Lebensjahr sicher häufiger, gestellt werden.

Literatur

1. Prévot J (1989) L'embrochage élastique stabile. Unfallchir Vers med Berufskr, Bd 82, 4:252–260
2. Prévot J, Liegier N, Metaizeau JP (1987) Stabile elastische intramedulläre Schienung bei verschiedenen Frakturlokalisationen. Aus „Operationsindikationen bei Frakturen" Gustav Fischer Verlag, 276–279
3. Bohn WW, Durbin RA (1991) Ipsilateral fractures of the femur and tibia in children and adolescents. J Bone Jt Surg 73-A, 3:429–439
4. Johnson KD, Tencer A (1990) Mechanics of intramedullary nails for femoral fractures. Unfallchir 93:506–511
5. Sim E, Schaden W (1990) Indikation und Technik der operativen Behandlung von Schienbeinschaftbrüchen bei offenen Epiphysenfugen. Unfallchir 93:263–369
6. Hofmann von Kap-herr S (1989) Vergleich operativer und konservativer Behandlungsmethoden am Beispiel kindlicher Oberschenkel. Unfallchir Vers med Berufskr Bd 82, 4:236–242
7. Schärli AF, Winiker H (1989) Schaftfrakturen des Kleinkindalters. Unfallchir Vers med Berufskr Bd 82, 4:216–226
8. von Laer L, Kälin L, Girard T (1989) Spätresultate nach Schaftfrakturen im Bereich der unteren Extremitäten im Wachstumsalter. Unfallchir Ver med Berufskr Bd 82:209–215
9. Weber BG, Freuler F (1982) Oberschenkelschaftbruch im Wachstumsalter. Konservative Behandlung–Indikation und Ergebnisse. Unfallheilkd 158
10. Metaizeau JP (1988). Ostéosynthèse chez l'enfant. Sauramps medical, Montpellier

Die elastisch stabile intramedulläre Schienung kindlicher Schaftfrakturen

W.E. Linhart, S. Spendel und D. Helou

Universitätsklinik für Kinderchirurgie, Heinrichstraße 31, A-8010 Graz

Einleitung

Die optimale Behandlung kindlicher Schaftfrakturen, insbesondere des Ober- und Unterschenkels ist auch heute nicht unumstritten. Die Behandlungsvielfalt reicht von der primären Behandlung mit funktionellen Gipsen [5] über eine mehrwöchige Extensions- und anschließende Gipsbehandlung bis hin zur primär operativen Versorgung mit DC-Platte, Fixateur externe oder intramedullärer Schienung. Sim und Schaden haben erst vor kurzem über gute Ergebnisse nach Unterschenkelmarkschienung bei Kindern berichtet [12]. Bereits 1979 publizierten einige Autoren ihre Erfahrungen bei der Behandlung von Ober- und Unterschenkelschaftfrakturen mit Ender-Nägeln bei Erwachsenen [2, 9, 11]. Ligier überblickte bereits 1985 eine Serie von mehr als 170 kindlichen Schaftfrakturen, die mit ESMN behandelt worden waren [7]. Aufgrund der Berichte über die geringe Komplikationsrate und die ausgezeichneten Ergeb-

Hefte zu der Unfallchirurg, Heft 230
6. Deutsch-Österr.-Schweiz. Unfalltagung

nisse haben wir uns 1986 entschlossen, die ESMN (elastisch stabile Marknagelung) zu verwenden. Anfangs haben wir diese Methode nur bei mehrfachverletzten Kindern angewendet. Wegen der dabei erzielten, guten Ergebnisse haben wir die Indikation zur ESMN erweitert und sie stellt heute an unserer Klinik die operative Behandlungsmethode der Wahl bei Ober- und Unterschenkelbrüchen bei Schulkindern dar. Wegen der besseren Stabilität und damit früheren Belastungsmöglichkeit verwenden wir bei älteren Kindern und Adoleszenten mit entsprechend weitem Markraum Ender-Nägel zur Markraumschienung. Jüngere Kinder werden mit Prevot-Nägel versorgt. Über unsere Erfahrungen mit der ESMN bei der Behandlung kindlicher Schaftfrakturen wird im folgenden berichtet.

Patienten und Methoden

Zwischen 1986–1989 wurden insgesamt 46 Kinder mit 48 Schaftfrakturen im Alter zwischen 4 und 15 (10,8) Jahren mittels ESMN behandelt. Davon konnten 41 Kinder (27 Knaben, 14 Mädchen) zwischen 8–36 Monaten nach der Behandlung nachuntersucht werden. Bei 13 Patienten handelte es sich um Brüche der oberen Extremität (4mal Oberarm, 6mal Unterarm, 3mal Radiusköpfchen) bei 28 Patienten war die untere Extremität (22mal Oberschenkelbrüche davon 2 beidseitig, 8mal Unterschenkel) betroffen. Bei 10 Kindern handelte es sich um Mehrfachverletzungen. Bei der Nachuntersuchung wurden subjektive Kriterien wie Beschwerden, Wetterfühligkeit beurteilt. Die klinische Nachuntersuchung erfaßte die Extremitätenlänge, den Extremitätenumfang, die Rotation sowie die Beweglichkeit der angrenzenden Gelenke im Seitenvergleich. Für die röntgenologische Beurteilung wurden Röntgenaufnahmen der betroffenen Extremität in zwei Ebenen sowie Ganzbeinaufnahmen angefertigt. Die vorangegangenen Unfallarten waren unterschiedlich, am häufigsten handelte es sich um Verkehrsunfälle gefolgt von Sportverletzungen. Bei 24 Patienten erfolgte die operative Versorgung am Unfalltag, die restlichen 17 Patienten wurden zwischen 2 und 9 Tagen nach dem Unfall versorgt. Bei zwei Patienten (1mal Oberschenkel, 1mal Unterarm) mußte die ESMN wegen eines Repositionshindernisses offen durchgeführt werden.

Operationstechnik

Oberschenkel: in allgemeiner Intubationsnarkose Lagerung des Patienten mit Frakturen der unteren Extremität auf dem Extensionstisch. Die Reposition wird durch Längszug am betroffenen Bein erreicht. Manchmal ist es notwendig, durch Seitzug die Fraktur zu reponieren. Die Reposition wird unter Bildwandlersicht kontrolliert, günstig ist es, zwei Bildwandler zu verwenden um zwei Ebenen gleichzeitig überblicken zu können. Die Nägel werden an der Spitze etwas stärker gebogen um das Eindringen in den Markraum zu ermöglichen. Die Einbringung der beiden Nägel erfolgt am Oberschenkel im Bereich der distalen Femurepiphyse unter Beachtung der knienahen Wachstumsfuge.

Die Eintrittsöffnungen für die Nägel werden etwa 2 cm proximal der Wachstumsfuge auf gleicher Höhe angebracht und die Nägel gleichzeitig unter Bildwandlerkontrolle über die Fraktur vorgeschoben. Der mediale Nagel wird bis in den Schenkelhals, der laterale bis knapp unter die Trochanterepiphysenfuge eingebracht.

Unterschenkel (Abb. 1): Nachdem die Fraktur unter Bildwandlerkontrolle reponiert wurde, werden zwei Nägel von der proximalen Tibiametaphyse aus in den Markraum eingebracht und bis etwa 2 cm oberhalb der distalen Tibiaepiphysenfuge vorgeschoben. Gehen mit Stützkrücken wird den Patienten mit Brüchen der unteren Extremität dann erlaubt, wenn der Bruch stabil versorgt werden kann (Quer- oder kurzer Schrägbruch) und die Kinder schmerzfrei sind und selbst aufstehen wollen. Mehrfachverletzte bzw. Kinder mit nicht stabil versorgten Brüchen (Trümmerzone) werden in Abhängigkeit von ihren anderen Verletzungen mobilisiert bzw. im Gipsverband für 1–3 Wochen ruhiggestellt.

Obere Extremität: Oberarmfrakturen werden in Rückenlage und unter Bildwandlerkontrolle durch Einbringen eines Prevot- oder Ender-Nagels von proximal des Epicondylus radialis aus versorgt. Dieser sollte je nach der vorliegenden Achsenfehlstellung vorgebogen werden um möglichst achsengerechte Stellung zu erzielen. Meist genügt es, die Extremität mit einer Mitella für ein bis zwei Wochen ruhigzustellen.

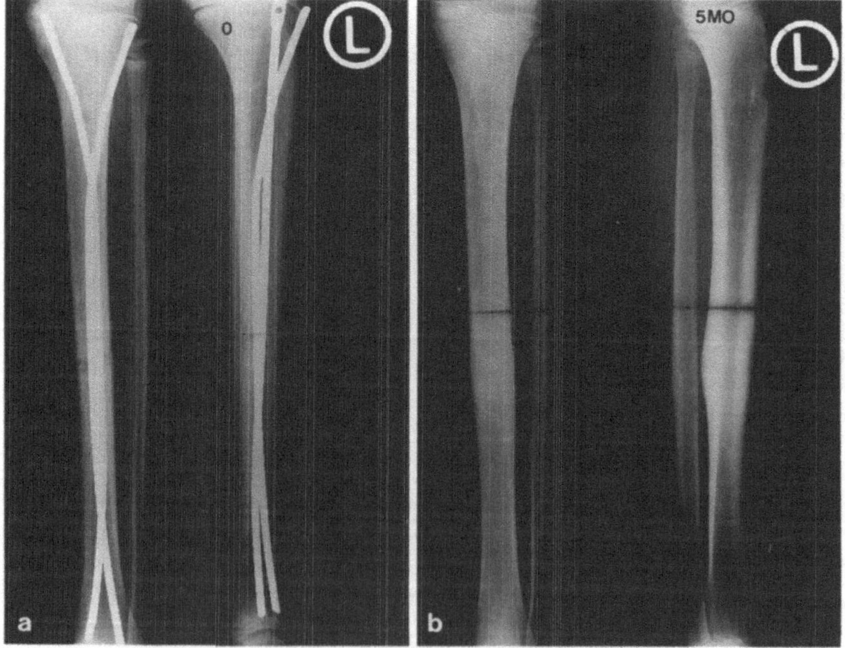

Abb. 1. a Frischer Unterschenkelquerbruch im mittleren Drittel bei einem 14jährigen Knaben mit zwei Ender-Nägeln versorgt. Ideale Verzahnung der Bruchfragmente. **b** Der selbe Patient fünf Monate später acht Wochen nach der Metallentfernung. Restkallus noch deutlich erkennbar. Der Markraum bereits wieder frei

Unterarmbrüche werden durch zwei dünne Prevot-Nägel fixiert, wobei einer von distal unter Beachtung der Wachstumsfuge in den Radius und der andere von proximal in die Ulna eingebracht wird. Die Fraktur ist über die Markraumschienung und die Membrana interossea stabilisiert und benötigt nur bei Trümmerzonen eine Gipsruhigstellung.

Biomechanik der ESMN

Das Prinzip der ESMN beruht im wesentlichen auf dem scheinbaren Widerspruch einer „elastisch stabilen" Fixation durch die Markraumschienung. Dadurch werden einerseits die Schub- und Scherkräfte, welche die Brückenbildung zwischen den Bruchfragmenten negativ beeinflussen und dadurch die Heilung verzögern, weitgehend ausgeschaltet. Auf der anderen Seite kommt es durch den Muskelzug und die frühzeitige Belastung zu einer Vermehrung der Druck- und Zugkräfte im Frakturbereich, welche ihrerseits eine mächtige Kallusentwicklung und dadurch bedingte frühzeitige Konsolidierung nach sich ziehen. Dies wurde durch eine Reihe von experimentellen Arbeiten beeindrukkend demonstriert [3, 4, 10]. Man könnte die ESMN als eine Methode bezeichnen, welche durch Kanalisierung und daher Optimierung der an den Frakturenden wirkenden Kräfte zur Konsolidierung führt.

Ergebnisse

Insgesamt 7 Patienten klagten über geringfügige Beschwerden bei stärkerer Belastung oder Wetterfühligkeit. 8 Patienten zeigten ein vermehrtes Längenwachstum des verletzten Beines zwischen 5 und 12 mm. Bei zwei Patienten wurde eine Varusfehlstellung von jeweils 10° (Oberarm) und 5° (Oberschenkel) diagnostiziert. Die Beweglichkeit der angrenzenden Gelenke zeigte bei zwei Patienten mit Oberschenkelbruch eine Einschränkung der Kniebeugung um 10° im Vergleich zur unverletzten Seite. Bei 4 Kindern bewirkten die Ender-Nägel eine Einschränkung der endgradigen Kniebeugung und/oder Streckung, die sich aber nach Metallentfernung vollständig zurückbildete. Nach 3–4 Wochen zeigte sich in allen Fällen ein durchgehender Kallus, der röntgenologisch die Heilung auswies. Die Entfernung der Markraumschienen erfolgte 3 Monate nach der Einbringung vielfach in Lokalanästhesie. Bei 4 Kindern kam es zum Vortreten der Ender-Nägel unter der Haut nach 8 bzw. 10 Wochen, worauf diese entfernt wurden. Frühkomplikationen, wie verzögerte Bruchheilung, Pseudarthrose oder Infektionen wurden nicht gesehen. Spätkomplikationen wie Achsenfehlstellungen über 10° oder Beinlängendifferenzen über 15 mm wurden ebenfalls nicht beobachtet.

Der stationäre Aufenthalt der 10 Kinder mit Mehrfachverletzungen betrug 10–35 Tage im Durchschnitt 24 Tage, der der 18 Kinder mit Einfachverletzung 5–15 Tage im Durchschnitt 8 Tage.

Diskussion

Die konservative Behandlung von Schaftfrakturen ist nach wie vor die meist akzeptierte Behandlungsmethode im Kindesalter. Die Kinder tolerieren Extensionen, langzeitige Immobilisierung und Gipsruhigstellung ohne negative funktionelle Folgen. Was den sozialen und schulischen Bereich betrifft so können die Folgen, wenn diese auch selten Beachtung finden, doch von Bedeutung sein. Nicht selten sind Brüche der unteren Extremität aufgrund des langen Spitalaufenthaltes die Ursache für ein verlorenes Schuljahr und stellen darüberhinaus ein einschneidendes und oft prägendes Ereignis für das betroffene Kind dar. Nicht zuletzt aus diesem Grund äußern immer mehr Eltern auch größerer Kinder den Wunsch, während des Spitalaufenthaltes ihrer Kinder bei diesen bleiben zu wollen. Die konservative Behandlung von Brüchen der unteren Extremität bei älteren Kindern und Jugendlichen ist aus mehreren Gründen schwierig und entspricht daher nicht unbedingt der Forderung „Restitutio ad integrum in möglichst kurzer Zeit bei möglichst geringer Beeinträchtigung des Kindes“. So wird von zahlreichen Autoren über Schwierigkeiten bei der konservativen Behandlung von größeren Kindern und Jugendlichen berichtet [1, 6]. Die ESMN erscheint auf den ersten Blick vielleicht aufwendig durch ihre apparativen Erfordernisse wie Extensionstisch, Bildwandler, meist zweimalige Narkose. Auf der anderen Seite bietet die dynamische Frakturbehandlung im Vergleich zur statischen (Extension und Gipsbehandlung) eine ganze Reihe von Vorteilen. So ist es möglich, frühzeitig zu belasten und die Gelenke zu bewegen, daraus resultiert entsprechend geringere Bewegungseinschränkung und Muskelatrophie. Darüber hinaus wird durch diese Behandlungsmethode der Spitalaufenthalt ganz entscheidend verkürzt. In der Literatur wird über stationäre Aufenthalte zwischen 14 und 20 Tagen nach mit ESMN versorgten Oberschenkelbrüchen berichtet [6, 8]. Der durchschnittliche stationäre Aufenthalt unserer 28 Patienten mit Frakturen der unteren Extremität betrug 17 Tage. Der kurze Spitalaufenthalt ist vor allem aus sozialen Gründen wichtig für die betroffenen Kinder und deren Eltern. Dazu kommt die finanzielle Seite, die volkswirtschaftlich bedeutungsvoll ist.

Wir haben die ESMN anfangs nur bei mehrfachverletzten Kindern wegen der einfachen Durchführung, dem geringen Blutverlust und der kurzen Operationszeiten angewendet. Aufgrund der schnellen Heilung und der geringen Komplikationsrate haben wir die Indikationsstellung erweitert. Eine Indikation zur ESMN sehen wir bei der Frakturbehandlung von polytraumatisierten Patienten, Kindern mit Schädelhirntraumen, erst- und zweitgradig offenen Brüchen, Repositionshindernissen sowie Ober- und Unterschenkelbrüchen des älteren Schulkindes und Jugendlichen. Obwohl wir in unserer Serie außer zwei Achsenabweichungen (5°, 10°) und geringen subjektiven Beschwerden keine Komplikationen gesehen haben, sind Komplikationen bei der ESMN durchaus vorstellbar. Wie bei jeder Operation besteht ein gewisses Infektionsrisiko, welches sich aber in großen Serien mit Ender-Nägeln behandelter Erwachsener als sehr gering herausgestellt hat [13]. Wachstumsstörungen durch Verletzung der Wachstumsfugen sind möglich und darüber wurde auch vereinzelt berichtet

[6, 14]. Daher ist es wichtig, nur unter sorgfältigster Beachtung der Wachstumsfugen die Nägel zu positionieren.

Die elastisch stabile Marknagelung stellt ein einfaches, komplikationsarmes, kinderfreundliches Verfahren dar, welches aufgrund der Frühmobilisierung und der damit verbundenen Verkürzung des Spitalaufenthaltes auch die Behandlungskosten senkt.

Literatur

1. Breck LW (1953) Treatment of femoral shaft fractures in children. Clin Orthop 1:109–123
2. Erikson E, Hovelius L (1979) Ender nailing in fractures of the diaphysis of the femur. J Bone Jt Surg 61A:1178–1181
3. Firica A, Popescu R, Scarlet M (1981) L'osteosynthese stable elastique, noveau concept biomechanique: etude experimentale. Rev Chir Orthop 67: 82–91
4. Goodship AE, Kenwright J (1985) The influence of induced micromovement upon the healing of experimental tibial fractures. J Bone Jt Surg 67B:650–655
5. Gross RH, Davidson R, Sullivan JE, Peeples RE, Hufft R (1983) Cast brace management of the femoral shaft fractures in children. J Pediatr Orthop 3:375–382
6. Kirby RM, Winquist RA, Hansen ST (1981) Femoral shaft fractures in adolescents: a comparison between traction plus cast treatment and closed intramedullarry nailing. J Pediatr Orthop 1:193–197
7. Ligier JN, Metaizeau, Prevot J, Lascombes P (1985) Elastic stable intramedullary pinning of long bone shaft fractures in children. Kinderchir 40:209–212
8. Mann DC, Weddington J, Davenport K (1986) Closed ender nailing of femoral shaft fractures in adolescents. J Pediatr Orthop 6:651–655
9. Mayer L, Werbie T, Schwab JP, Johnson PJ (1985) The use of ender nails in fractures of the tibial shaft J Bone Jt Surg 67A:446–455
10. Mc Kibbin B (1978) The biology of fracture healing in long bones. J Bone Jt Surg 60B:150–162
11. Pankovich AM, Goldflies ML, Pearson RL (1979) Closed ender nailing of femoral shaft fracturcs. J. Bonc Jt Surg 61A:222–232
12. Sim E, Schaden W (1990) Indikation und Technik der operativen Behandlung von Schienbeinschaftbrüchen bei offenen Epiphysenfugen. Unfallchir 93:262–269
13. Winquist RA, Hansen ST, Clawson DK (1984) Closed intramedullary nailing of femoral shaft: a report of five hundred and twenty cases. J Bone Jt Surg 66A:529–539
14. Ziv I, Blackburn N, Rang M (1984) Femoral intramedullary nailing in the growing child. J Trauma 24:432–434

Intramedulläre Stabilisation von Oberschenkelschaftfrakturen im Wachstumsalter durch Bündelnagelung

R. Wölfel[1], P. Koerfgen[1], W. Link[2] und F. Hennig[3]

[1] Abteilung Unfallchirurgie (Leiter: Prof. Dr. H. Beck), Chirurgische Universitätsklinik (Direktor: Prof. Dr. F.P. Gall), Maximiliansplatz, D-W-8520 Erlangen
[2] Unfallchirurgische Klinik (Chefarzt: PD Dr. W. Link), Gustav-Adolf Straße 8, D-W-8720 Schweinfurt
[3] Chirurgische Klinik (Chefarzt: PD Dr. F. Hennig), Allgemeines Krankenhaus Altona, Paul-Ehrlich-Straße 1, D-W-2000 Hamburg 50

Einleitung

Die kindliche Oberschenkelschaftfraktur wird meist erfolgreich konservativ behandelt. In der Literatur besteht deshalb weitgehende Einigkeit über die strenge Indikationsstellung zur Operation. Wir stellen die Indikation zur Osteosynthese des Femurschaftbruches im Wachstumsalter bei einer der folgenden Konstellationen:

1. Polytrauma
2. Schweres Schädel-Hirn-Trauma
3. Irreponible Fraktur
4. Dislozierte Fraktur kurz vor Epiphysenschluß
5. Beidseitige Oberschenkelfraktur
6. Extensionsbehandlung nicht möglich
7. Zweit- und drittgradig offene Fraktur (Fixateur externe).

Mit Ausnahme der zweit- und drittgradig offenen Frakturen, bei denen jetzt der Monofixateur nach De Bastiani zur Anwendung kommt, haben wir unter diesen Konstellationen an der Chirurgischen Universitätsklinik Erlangen im Zeitraum von 1959 bis 1990 286 Oberschenkelschaftfrakturen bei Patienten im Wachstumsalter mit der Bündelnagelung nach Hackethal versorgt. Dieses Verfahren erlaubt die intramedulläre Stabilisierung der Schaftfraktur, ohne daß die Wachstumsfugen tangiert werden.

Technik

Die Operationstechnik nach Hackethal erfolgt in zwei Phasen. Diese Unterteilung des Eingriffs in eine unsterile Repositionsphase und eine sterile Operationsphase verkürzt die eigentliche Operationszeit und vermeidet Fehler in der Asepsis. In der ersten Phase kann unter Benutzung des Extensionstisches die anatomische Form des Oberschenkels schonend wiederhergestellt werden. Stellungsfehler, insbesondere Rotationsfehler, lassen sich zuverlässig vermeiden. Durch die Verwendung des Repositionsgerätes kann das Repositionsergebnis während der gesamten Operation zuverlässig aufrecht erhalten werden.

In der sterilen Operationsphase werden von einer kleinen Hautinzision aus über ein seitliches Kortikalisfenster fernab der Epiphysenfuge mehrere ela-

Hefte zu der Unfallchirurg, Heft 230
6. Deutsch-Österr.-Schweiz. Unfalltagung

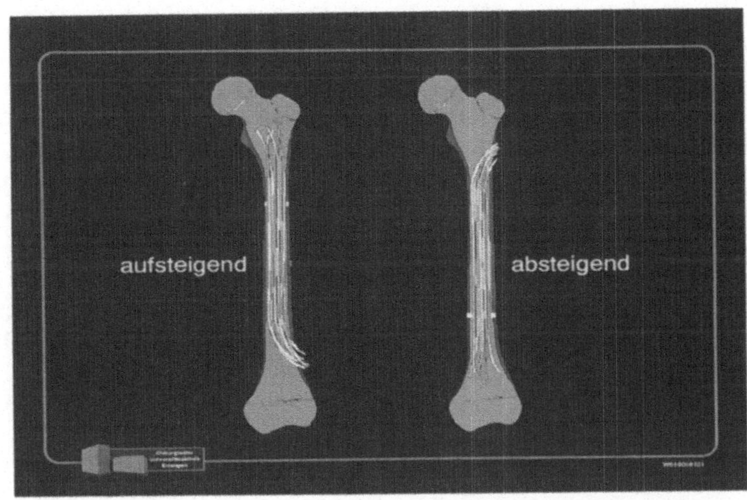

Abb. 1. Je nach Frakturlokalisation wird die Bündelnagelung als gedeckte aufsteigende oder absteigende Nagelung durchgeführt

stisch vorformbare, solide, drehrunde Bündelnägel unter Bildwandlerkontrolle eingeschlagen. Die Elastizität der Bündelnägel hat zwei Vorteile:

1. Die Bündelnägel gleiten problemlos vom seitlichen Kortikalisfenster in den Markraum. Die Epiphysenfugen werden nicht tangiert.
2. Die Bündelnägel passen sich der Markraumform zwanglos an. Ein Aufbohren der Markraumhöhle ist überflüssig.

Das Prinzip der elastischen Verklemmung wird von den Bündelnägeln erreicht

1. durch die Schnürung der Nägel am Einschlagfenster
2. durch die Schnürung an der Markraumtaille
3. durch die Verspreizung in der einschlagfernen festen Spongiosa.

Die sehr feste kindliche Spongiosa ermöglicht den verspreizten Nägeln eine sichere Verankerung, so daß Rotationsstabilität erzielt wird. Zur intramedullären Fixation genügen meist drei bis vier Bündelnägel, um die für Lagerung und Bewegungsbehandlung ausreichende Stabilität zu erreichen. Die Nagelung kann aufsteigend oder absteigend erfolgen, wobei die Nägel bis etwa einen Zentimeter an die Epiphysenfugen heran vorgeschlagen werden (Abb. 1). Die Materialentfernung sollte zum frühestmöglichen Zeitpunkt vorgenommen werden, d.h. nach drei bis fünf Monaten, bei Jugendlichen etwas später.

Krankengut

Von 1959 bis 1990 wurden an der Chirurgischen Universitätsklinik Erlangen 286 Kinder und Jugendliche, bei denen eine Oberschenkelschaftfraktur vorlag, mit einer Bündelnagelung versorgt. Der jüngste Patient war 19 Monate alt, der älteste 18 Jahre. Das Durchschnittsalter betrug 9,6 Jahre. Die Altersverteilung läßt einen Gipfel um das sechste Lebensjahr, mit gleicher Beteiligung von Jungen und Mädchen, erkennen. Dies entspricht dem ersten Auftauchen der noch unerfahrenen Kinder im Straßenverkehr.

Der zweite Anstieg um das 16. Lebensjahr betrifft hauptsächlich männliche Jugendliche, die mit dem Fahrrad oder Moped einen Unfall erlitten. Überhaupt stellen Unfälle im Straßenverkehr mit einem Anteil von 85% die Hauptverletzungsursache bei Kindern und Jugendlichen dar. Spielunfälle (10,5%) und häusliche Unfälle (3,5%) stehen weit dahinter zurück.

In 84% der Fälle lagen kurze Schräg- oder Querbrüche vor. Stück- und Trümmerfrakturen waren in unserem Krankengut nicht vertreten. In neun Prozent der Fälle lagen offene Frakturen vor, die überwiegend Durchspießungsverletzungen waren.

Behandlungsergebnisse

In 96% der mit Bündelnagelung versorgten Oberschenkelschaftfrakturen konnte primäre Übungsstabilität erreicht werden. An Komplikationen beobachteten wir in sieben Fällen (2,4%) eine lokal auf die Einschlagstelle begrenzte Weichteilinfektion. Eine Dislokation der Bündelnägel trat neunmal (3,1%) auf, wobei jedoch das Ausmaß so gering war, daß eine Nagelentfernung bzw. Nachschlagen nicht notwendig wurde. Die schwerstwiegenden Komplikationen waren Pseudarthrosen, die wir bei drei Patienten (1%) beobachteten. In keinem Fall war es zu einer Osteitis gekommen.

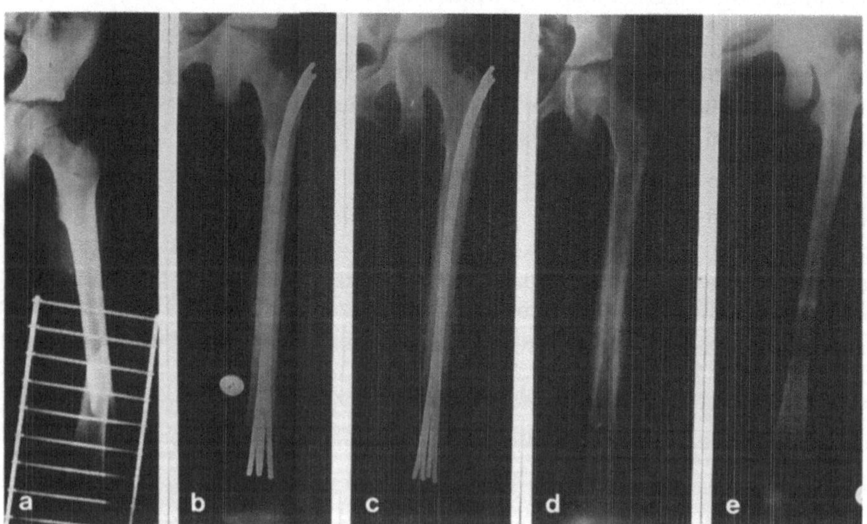

Abb. 2 a–e. 6jährige Pat. mit schwerem SHT. V.l.n.r.: **a** Unfallbild mit kurzer Torsionsfraktur im 4. Sechstel. Auswärtiger konservativer Therapieversuch über 4 Wochen, **b** absteigende Nagelung 4 Wochen nach dem Unfall mit 4 Bündelnägel, **c** 2 Monate nach Osteosynthese stabile Kallusmuffe, **d** Zustand nach Materialentfernung 3 Monate nach Bündelnagelung, **e** Nachuntersuchung 10 Jahre postop. Positive Beinlängendifferenz von 1,2 cm, ansonsten Normalbefund.

Bei 11 Patienten (3,8%) fanden sich Serome an der ehemaligen Einschlagstelle, vor allem bei verzögerter Implantatentfernung.

97 Patienten (34%) konnten wir bisher für eine Nachuntersuchung gewinnen. Längendifferenzen über einen Zentimeter sahen wir bei 13 Patienten (13%), gravierende Rotationsfehler praktisch keine (Abb. 2).

Diskussion

Die Bündelnagelung ist ein nicht unumstrittenes Verfahren, an dem wir jedoch gerade bei kindlichen Oberschenkelschaftfrakturen festhalten, da auf nicht traumatisierende Weise ein hoher Grad an Stabilität erzielt wird. Die Bündelnagelung muß sich oft den Vorwurf der nicht ausreichenden Stabilität gefallen lassen, der sich aber gerade für die kindliche Oberschenkelschaftfraktur leicht entkräften läßt. Bei den häufigen einfachen Bruchformen, kurze Schräg- und Querfrakturen, kann oft nach Stauchung des Bruches eine gute kortikale Abstützung erreicht werden, die verbunden mit der sicheren Verankerung der Nägel in der festen kindlichen Spongiosa für einen hohen Grad an Stabilität sorgt. 96% der von uns so versorgten Frakturen waren primär übungsstabil. Zu ähnlichen Ergebnissen kommt die Gruppe um Ligier, die ihr Verfahren als „stabiles, intramedulläres Pinning" bezeichnet. Ein bekannter Nachteil der Methode ist die Metallose. Durch frühzeitige Entfernung der Nägel, spätestens nach einem halben Jahr, kann dies verhindert werden. Die mechanischen Eigenschaften von biokompatibleren Titanbündelnägeln konnten bislang nicht überzeugen.

Die Vorteile der Bündelnagelung überwiegen jedoch bei weitem: Durch das geschlossene Vorgehen wird die Frakturzone nicht eröffnet. Das Infektionsrisiko ist gering. Das Frakturhämatom wird belassen und dient als Grundlage der externen Kallusbildung. Die Frakturheilung läuft physiologisch ab. Der Blutverlust ist gering, die Operationsdauer kurz. Das Verfahren ist einfach und benötigt ein kleines, begrenztes Instrumentarium. Ohne größere Markraumschädigung ermöglicht die Bündelnagelung die sichere Retention eines guten Repositionsergebnisses als Grundlage einer knöchernen Ausheilung in anatomischer und funktionsgerechter Stellung.

Zusammenfassung

Die Indikation zur Operation einer Femurschaftfraktur im Wachstumsalter sollte zurückhaltend gestellt werden. Von 1959 bis 1990 wurden an unserer Klinik 286 Oberschenkelschaftfrakturen bei Kindern und Jugendlichen mit der Bündelnagelung nach Hackethal stabilisiert. Gegenüber der DC-Plattenosteosynthese weist sie einige Vorteile auf: 1. Die gedeckt durchgeführte Nagelung läßt den Frakturbereich unangetastet. 2. Das Frakturhämatom kann als Grundlage des überbrückenden Kallus dienen. 3. Das Risiko der Infektion oder einer gestörten Frakturheilung ist gering. Achsenfehlstellungen und Rotationsfehler werden durch apparative Reposition vermieden. 4. Der Blutverlust ist gering und die Hautnarbe klein.

Bei der von uns durchgeführten Untersuchung waren 96% der mit Bündelnagelung versorgten Oberschenkelschaftfrakturen primär übungsstabil. Eine Pseudarthrose hatte sich in drei Fällen ausgebildet. Die gravierendste Komplikation, die Osteitis, war in keinem Fall aufgetreten.

Als Komplikationen beobachteten wir weiterhin in 11 Fällen (3,8%) Serome an der Nageleinschlagstelle und in 9 Fällen (3,1%) nicht reoperationspflichtige Nageldislokationen. Schwerwiegende Achsenfehlstellungen und Rotationsdeformitäten wurden nicht beobachtet. Beinlängendifferenzen über 1 cm sahen wir bei 13% der nachuntersuchten Patienten.

Literatur

1. Beck H (1986) Bundle Nailing. In: Maatz R, Lentz W, Arens W, Beck H (Hrsg) Intramedullary Nailing and Other Intramedullary Osteosyntheses. Saunders/Schattauer Philadelphia London Toronto Mexiko City Rio de Janeiro Sydney Tokyo Hong Kong, 226–234
2. Brug E (1978) Die Stabilisierung der kindlichen Diaphysenfrakturen mit dem Bündelnagel nach Hackethal. Kinderchir 232:180–181
3. Hackethal KH (1961) Die Bündelnagelung. Springer, Berlin Göttingen Heidelberg
4. Hackethal KH (1963) Vollapparative geschlossene Frakturreposition und percutane Markraumschienung bei Kindern. Langenbecks Arch Klin Chir 304:621–626
5. Hennig FF, Link W, Wölfel R (1988) Bündelnagelung – eine Bilanz nach 27 Jahren. Akt Traumatol 18:117–119
6. Hofmann von Kap-herr S, Seitz W (1978) Druckplattenosteosynthese am Oberschenkel im Kindesalter. Kinderchir 23 2:190–191
7. Kehr H, Hierholzer G (1975) Technik der Osteosynthese bei kindlichen Frakturen. Unfallheilkd 78:199–205
8. Kuner EH, Hendrich V, Schiel E (1982) Der Oberschenkelschaftbruch im Wachstumsalter. Operative Therapie – Indikation und Ergebnisse. Unfallheilkd 158:102–105
9. Laer L (1986) Frakturen und Luxationen im Wachstumsalter. Thieme, Stuttgart New York
10. Ligier IN, Metaizeau IP, Prevot I, Lascombes P (1985) Elastic Stable Intramedullary Pinning of Long Bone Shaft Fractures in Children. Kinderchir 40:209–212
11. Saxer U (1979) Femurschaftfrakturen. In: Weber BG, Brunner Ch, Freuler F (Hrsg) Die Frakturenbehandlung bei Kindern und Jugendlichen. Springer Berlin Heidelberg New York
12. Wölfel R, Hennig F, Koerfgen P, Link W (1987) Die operative Versorgung von Oberschenkelschaftfrakturen durch Bündelnagelung. In: Hofmann v. Kap-herr S (Hrsg) Operationsindikationen bei Frakturen im Kindesalter. Gustav Fischer Stuttgart New York

Der Zellen-Fixateur externe, ein neues Konzept zur Therapie kindlicher Oberschenkelschaftfrakturen

J. Michels, T. Köhler und K.H. Müller

Klinik für Unfall- und Wiederherstellungschirurgie (Chefarzt: Prof. Dr. K.H. Müller), Ferdinand-Sauerbruch-Kliniken Stadt Wuppertal, Arrenbergerstraße 20, D-W-5600 Wuppertal 1

Einleitung

Die kindliche Oberschenkelschaftfraktur wurde bisher zur Domäne der konservativen Therapie gezählt [2, 6, 8]. Die Indikation zur Osteosynthese wurde zunächst von Begleitverletzungen wie Schädelhirntrauma, abdominalen Organverletzungen, weiteren Extremitätenverletzungen oder bei Versagen der konservativen Therapie gestellt. An Versorgungen wurde die Osteosynthese nach Küntscher (1), die Endernagelung (11), die laterale DC-Plattenosteosynthese (13), die schmale 7-Loch-Plattenosteosynthese (10) und bereits 1983 die Behandlung mit Fixateur externe beschrieben (12). Auch in unserer Klinik wurden in Anlehnung an die Empfehlungen der Frakturbehandlung bei Kindern und Jugendlichen die kindlichen Oberschenkelschaftfrakturen überwiegend konservativ behandelt.

Tabelle 1. Konservative Therapie bei kindlicher Oberschenkelschaftfraktur n = 16

Zeitraum:	Januar 1986 – Juli 1989	
Anzahl:	16 (7 männl./9 weibl.)	
Alter:	6,5 Jahre (2–11,5 Jahre)	
Trauma:	geschlossen	9
	2° geschlossen	6
	2° offen	1
Lokalisation:	mittleres Drittel	11
	proximales Drittel	2
	distales Drittel	3

Wie die Aufstellung wiedergibt, wurden von 1986 bis Juli 1989 16 Kinder mit Oberschenkelschaftfraktur im Alter von 2–11,5 Jahren konservativ behandelt. Nur einmal handelte es sich um eine offene Fraktur, das mittlere Drittel war mit ca. 70% am häufigsten betroffen.

10 Kinder wurden für ca. 4 Wochen auf einem Weber Bock gelagert, bevor ein Oberschenkelgips mit Beckenlasche angelegt wurde. Die durchschnittliche Hospitalzeit betrug 5,5 Wochen.

Ca. 50% der behandelten Oberschenkelschaftfrakturen waren Folge von Verkehrsunfällen. Bei der Größe der Kinder entspricht der kindliche Oberschenkelbruch den Stoßstangenverletzungen der Tibia bei Erwachsenen.

Hefte zu der Unfallchirurg, Heft 230
6. Deutsch-Österr.-Schweiz. Unfalltagung

Tabelle 2. Konservative Therapie bei 16 Kindern

		Extension	Hospitalzeit
Weber – Bock und sekundäre Beckenlasche	10	4 Wochen	6 Wochen
Weber – Bock	2	3,5 Wochen	5 Wochen
Over-head-Pflasterzug	4	3 Wochen	3,5 Wochen
Hospitalzeit ∅ 5,5 Wochen			

Durch die Zunahme des Sraßenverkehrs mußten immer häufiger Kinder mit Oberschenkelschaftfrakturen versorgt werden, bei denen auf Grund von Begleitverletzungen wie schweren Weichteilschäden unter anderen eine operative Stabilisierung der Fraktur notwendig war.

Tabelle 3. Operative Behandlung mit interner Osteosynthese n = 12

Zeitraum:	Januar 1986 – Dezember 1990	
Anzahl:	12 (8 männl./4 weibl.)	
Alter:	9,5 Jahre (4–14 Jahre)	
Trauma:	geschlossen	6
	2° offen	4
	3° offen	2
Lokalisation:	mittleres Drittel	1
	proximales Drittel	8
	distales Drittel	3

Von 1986 bis Dezember 1990 wurden 12 Kinder im Alter von 4–14 Jahren mit einer Plattenosteosynthese versorgt. Mit 9,5 Jahren war das durchschnittliche Alter sowie der Anteil der offenen Frakturen mit 50% deutlich höher als bei den konservativ behandelten Kindern. Das proximale Drittel war die häufigste Lokalisation bei der Versorgung mit Plattenosteosynthese.

Bei Frakturen mit schwerem Weichteilschaden ist die Behandlung mit einem Fixateur externe schon lange die Versorgungsform der 1. Wahl. In unserer Klinik wurde bei offenen Unterschenkelfrakturen sowohl bei Erwachsenen als auch bei Kindern der Zellen-Fixateur externe „Exfix" der Firma Zimmer mit Erfolg eingesetzt.

Seit Juli 1988 wurde der Zellen-Fixateur externe „Exfix" auch bei kindlichen Oberschenkelschaftfrakturen verwendet. Zunächst wurden die offenen Frakturen, später auch die geschlossenen mit deutlichem Weichteilschaden und zuletzt auch die geschlossenen Frakturen mit nur mäßigem Weichteilschaden mit dem Zellen-Fixateur behandelt. Bis Dezember 1990 wurden so 13 Kinder mit einem durchschnittlichen Alter von 7,5 Jahren operativ behandelt. Die häufigste Lokalisation war das mittlere Drittel des Oberschenkelschaftes mit 70%.

Tabelle 4. Operative Behandlung mit Zellen-Fixateur-externe n = 13

Zeitraum:	Juli 1988 – Dezember 1990	
Anzahl:	13 (7 männl./6 weibl.)	
Alter:	7,5 Jahre (4–12 Jahre)	
Trauma:	geschlossen	4
	2° geschlossen	5
	2° offen	4
Lokalisation:	mittleres Drittel	9
	proximales Drittel	2
	distales Drittel	2

Tabelle 5. Operative Behandlung mit Zellen-Fixateur-externe n = 13

primäre Operation	13
offene Reposition	9
davon mit Zugschraube versorgt	4
primäre Hospitalzeit	12,5 Tage (3–18 Tage)
Mobilisierung	2 Tage (1–7 Tage)
Gehen / Belastung	8 Tage (5–10,5 Tage)
Demontage Fixateur-externe	7 Wochen
sekundäre Hospitalzeit	7 Tage (5–10 Tage)
Beckenlasche bzw. Oberschenkelgips	4 Wochen

Alle 13 Kinder wurden primär operiert, 9 davon offen reponiert und bei vier Kindern wurde eine zusätzliche Zugschraube eingebracht. Bereits nach 2 Tagen konnten die Kinder mobilisiert werden, nach 8 Tagen war das Gehen mit und ohne Belastung möglich, die primäre Hospitalzeit betrug im Durchschnitt nur 12,5 Tage. Nach 7 Wochen wurde der Fixateur entfernt und ein Oberschenkelgips, ggf. mit Beckenlasche, angelegt. Die sekundäre Hospitalzeit betrug im Mittel eine Woche.

Tabelle 6. Nachteile konservativer und operativer Therapie

konservative Therapie	Operative Therapie (Fixateur-externe)
Zwangsruhigstellung (nicht kindgerecht)	subjektiv unangenehmes „äußeres Gestell“
lange Hospitalisierung	operative, invasive Methode (Narbe)
oft fehlende Kind-Eltern-Hospitalisierung	neuerliche Hospitalisierung zur ME
ohnehin „Pin“-Distraktion (Narkose!) Instabilität und Fragmentunruhe (vermehrtes Längenwachstum?)	noch keine endgültige Aussage über Beinlängen, Wachstum

Vergleicht man die Nachteile der konservativen Therapie und der operativen Behandlung mit dem Fixateur externe, so ist für beide Behandlungen eine Narkose notwendig. Die lange Zwangsruhigstellung in der Retentionslagerung nach Weber (Weber-Bock) ist sicher nicht kindgerecht, ebenso nicht die lange Hospitalzeit. Die operativ behandelten Kinder wurden zu einer Kontrolluntersuchung einbestellt.

Tabelle 7. Nachuntersuchungsschema

Alter der Kinder zum Unfallzeitpunkt
Zeitspanne zwischen Unfall und Nachuntersuchung
Entstehung der Verletzung
Versorgung der Verletzung
Komplikationen während der Therapie
Annahme der Therapieform durch Patient und Eltern
Funktionelle klinische Untersuchung
Röntgenuntersuchung

Bei der Nachuntersuchung der Kinder wurde besonderer Wert auf die Häufigkeit von Komplikationen während der Therapie, die Akzeptanz der Therapieform durch die Kinder und die Eltern sowie auf das funktionelle Ausheilungsergebnis gelegt.

Als Beispiel die Röntgenbilder eines 7 Jahre alten Mädchens sowie die Röntgenkontrolle nach 5 Monaten und das klinische Ergebnis (Abb. 1–3).

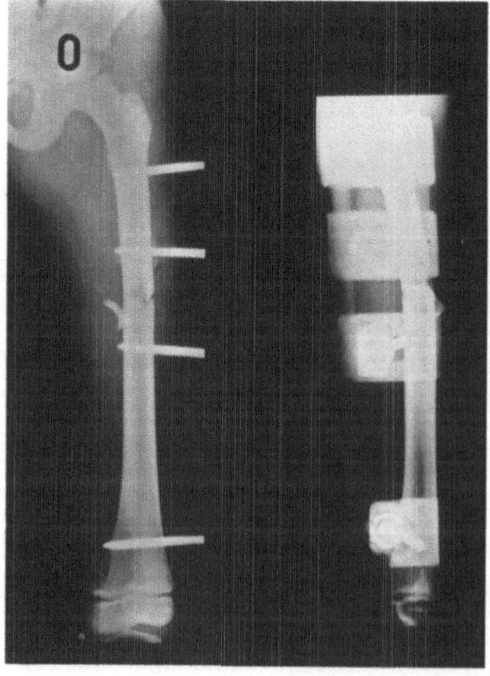

Abb. 1

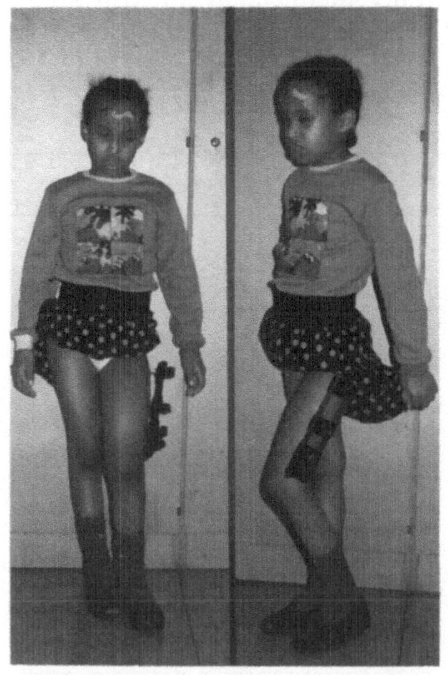

Abb. 2

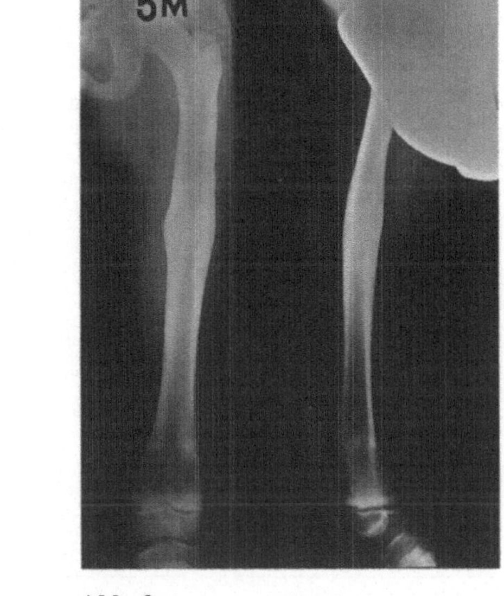

Abb. 3

Tabelle 8. Nachuntersuchung von 24 operativ versorgten kindlichen Oberschenkelschaftfrakturen

	Fixateur externe	interne Osteosynthese
Anzahl der Nachuntersuchungen:	n = 12	n = 12
Alter der Kinder:	7 Jahre (4–11)	9,5 Jahre (4 – 14)
Zeitpunkt der Nachuntersuchung:	14 Monate (5–30)	10 Monate (5 – 19)
Komplikationen:	1mal Fragmentnekrose	1mal Zweitfraktur (Plattenende)
	1mal Zweitfraktur durch Schraubenloch	
Wachstumssteigerung:		
–1 cm	0mal	1mal
–0,5–0,5 cm	7mal	6mal
0,6–1,5 cm	5mal	3mal
1,6–2,5 cm	0mal	2mal

Wie auf den Abbildungen ersichtlich, konnten 24 Kinder nachuntersucht werden. Der Zeitpunkt der Nachuntersuchung lag im Durchschnitt 10 bzw. 14 Monate nach Unfalldatum. Die Komplikationen waren eine Zweitfraktur am distalen Plattenende und eine Fragmentnekrose durch ein Schraubenloch (Zugschraube) mit verzögerter Bruchheilung.

Die Wachstumssteigerung betrug bei 13 Kindern, d.h. bei ca. 60% der nachuntersuchten Kinder, unter 0,5 cm und bei nur zwei mit Plattenosteosynthese versorgten Kindern war es zu einem vermehrten Längenwachstum von bis zu 2,5 cm gekommen.

Tabelle 9. Ursache für die Verletzung

	Fixateur-externe	Interne Osteosynthese
Verkehrsunfall:	7	8
Spiel (Sport)	5	3
pathologische Fraktur	1	0
Zweitfraktur	0	1

Bei den nachuntersuchten Kindern war ein Verkehrsunfall mit über 60% die häufigste Ursache der Verletzung.

Tabelle 10. Annahme der Therapieform bei Kindern und Eltern

	Fixateur-externe	Interne Osteosynthese
gut:	8	7
befriedigend:	3	3
ausreichend:	1	2

Bei der Annahme der Therapieform waren die Aussagen der Eltern und der Kinder in der Regel gleich. Über 60% der befragten Eltern fanden die operative Versorgung gut, jeweils wenn die operative Versorgung mit Komplikationen einherging, wurde sie als ausreichend bezeichnet. Einmal wurde ein Kind in der Schule wegen des „Gestelles" gehänselt.

Tabelle 11. Ergebnisse der Nachuntersuchung

	Fixateur-externe	Interne Osteosynthese
Gangbild:	unauffällig	unauffällig
Beweglichkeit im Hüftgelenk:	ohne Einschränkung seitengleich	ohne Einschränkung seitengleich
Beweglichkeit im Kniegelenk:	ohne Einschränkung seitengleich	ohne Einschränkung seitengleich
Achsenfehlstellung:	keine	keine
Torsionsfehler:	keine	keine

Bei der klinischen und röntgenologischen Untersuchung fand sich bei allen operativ versorgten Kindern ein unauffälliges Gangbild, (1mal mit Absatzerhöhung von 2 cm). Die Beweglichkeit im Hüft- und Kniegelenk war jeweils vollständig, eine Achsenfehlstellung oder ein Torsionsfehler war nicht nachweisbar.

Durch die guten Ergebnisse, insbesondere der Tendenz nur geringer stimulativer Wachstumsstörung kann man die Vorteile der operativen Therapie mit dem Fixateur externe wie folgt zusammenfassen.

1. kurze primäre Hospitalisierung
2. sofortige Mobilisation
3. baldige Belastung
4. optimale Biomechanik am kindlichen Oberschenkel

Spezielle Vorteile des Zellen-Fixateurs sind darüber hinaus sein:

5. geringes Gewicht
6. werkzeuglose Klemmung
7. röntgen-negativer Verbundwerkstoff
8. optimale Stabilität.

Wir können daher die primäre operative Versorgung kindlicher Oberschenkelschaftfrakturen ohne Bezug auf den Weichteilschaden mit dem Zellen-Fixateur externe empfehlen.

Literatur

1. Bauer JI, Karolyi J, Bauer J II (1986) Zur Versorgung von Oberschenkelschaftbrüchen bei Kindern. Unfallheilkd 182:339–340
2. Hoffmann v. Kap-herr S, Fischer U, Zügel N, Engelskirchen R (1985) Spätergebnisse nach Oberschenkelschaftfrakturen im Kindesalter. Unfallchir 11:28–30
3. Klein W, Penning D, Brug E (1989) Die Anwendung eines unilateralen Fixateur externe bei der kindlichen Femurschaftfraktur im Rahmen des Polytraumas. Unfallchir 92:282–286
4. Krettek C, Haas N, Tscherne H (1989) Versorgung der Femurschaftfraktur im Wachstumsalter mit dem Fixateur externe. Akt Trauma 19:255–261
5. Laer L von (1977) Beinlängendifferenz und Rotationsfehler nach Oberschenkelschaftfrakturen im Kindesalter. Arch Orthop Unfallchir 89:124–135
6. Laer L von (1986) Frakturen und Luxationen im Wachstumsalter. Thieme, Stuttgart New-York
7. Pelinka H, Schwarz N (1986) Fixateur externe beim kindlichen Oberschenkelbruch. Unfallheilkd 182:348–349
8. Saxer U (1979) Femurschaftfrakturen In: Weber BG, Brunner CH, Freuler F (Hrsg) Die Frakturenbehandlung bei Kindern und Jugendlichen. Springer, Berlin Heidelberg New York
9. Schwarz N (1983) Der Fixateur externe als Behandlungsmethode beim Oberschenkelbruch des Kindes. Unfallheilkd 86:359–361
10. Tittel K, Tittel M, Schauwecker F (1986) Erfahrungen mit der operativen Versorgung von Oberschenkelschaftfrakturen bei Kindern. Unfallheilkd 182:344–347
11. Träger D, Rode P (1988) Die Behandlung von Femurschaftfrakturen beim Kind mit Ender-Nägel. Akt Trauma 18:173–176
12. Schwarz N, Leixnering M, Frisee F (1990) Behandlungsergebnisse und Indikationen zur Operation bei subtrochanteren Femurfrakturen im Wachstumsalter. Akt Trauma 20:176–180
13. Wagner M, Deisenhammer W, Kutscha-Lissberg K (1984) Indikationen zur Osteosynthese kindlicher Oberschenkelfrakturen. Unfallheilkd 182:340–342
14. Zügel NP, Hofman v. Kap-herr S (1987) Operationsindikationen mit der Druckplattenosteosynthese bei Oberschenkelfrakturen. In: Hofman v Kap-herr S. (Hrsg) Operationsindikationen bei Frakturen im Kindesalter. Fischer, Stuttgart New York 185–188

Externe Fixation als Behandlungskonzept bei der Versorgung von kindlichen Femurschaftfrakturen: Indikation, Technik und Nachuntersuchungsergebnisse

C. Krettek, N. Haas, P. Schandelmaier, D. Henzler und H. Tscherne

Unfallchirurgische Klinik (Direktor: Prof. Dr. H. Tscherne) Medizinische Hochschule, Konstanty-Gutschow Straße 8, D-W- 3000 Hannover 61

Einleitung

Die konservative Behandlung der kindlichen Femurschaftfraktur ist auch heute noch die Therapieform der Wahl [6, 9, 16]. In den Fällen, in denen das konservative Vorgehen nur unter erschwerten Bedingungen durchführbår ist, kann eine Indikation zum operativen Vorgehen gegeben sein: Beim polytraumatisierten Kind, wobei hier die intensivmedizinische Pflegeerleichterung ganz im Vordergrund steht, beim Kind mit schwerem Schädelhirntrauma mit oft folgender motorischer Unruhe, und bei Frakturen mit schwerem Weichteilschaden.

Desweiteren bei manchen Fällen von schwer retinierbaren, subtrochantären Frakturen sowie bei Kindern, die nicht mehr problemlos mit der Vertikalextension nach Weber [16] behandelt werden können. In der überwiegenden Zahl der Fälle wurde früher die osteosynthetische Versorgung mit der Platte durchgeführt, was den Nachteil der operativen Frakturfreilegung und des Zweiteingriffes der Metallentfernung beinhaltete. Seit 1984 wurde aus diesem Grunde an unserer Klinik das Vorgehen geändert und zunehmend der Fixateur externe in der Form des unilateralen Klammerfixateurs eingesetzt [4].

Operationstechnik

Der kleine Patient liegt mit dem Rücken auf einer festen Schaumstoffunterlage erhöht gelagert, wodurch die Manipulation am Oberschenkel und insbesondere die Schanz-Schraubeninsertion erleichtert wird. Die geschlossene Reposition erfolgt unter Bildverstärkerkontrolle. Angestrebt wird eine anatomische Reposition unter besonderer Berücksichtigung der Rotation. Das laterale Einsetzen von zwei 6 mm Schanz-Schrauben pro Hauptfragment erfolgt nahe am Septum intermuskulare laterale, da hier die Relativbewegungen von Muskulatur und Fascien geringer sind als in den vorderen Abschnitten des M. vastus lateralis. Bei den oft schwierig zu reponierenden subtrochantären Frakturen ist es günstig, die proximale Schanz-Schraube zuerst zu setzen, wobei sorgfältig auf eine Schonung der Wachstumsfuge geachtet werden muß. Der Handgriff wird vorübergehend belassen und dient als Hebel zur Reposition. Nach erfolgter Reposition wird die Montage vervollständigt (Abb. 1).

Nach anfänglichen Problemen im Bereich der Schanz-Schrauben führen wir heute die Incisionen insbesondere im Bereich des Tractus großzügig aus.

Hefte zu der Unfallchirurg, Heft 230
6. Deutsch-Österr.-Schweiz. Unfalltagung

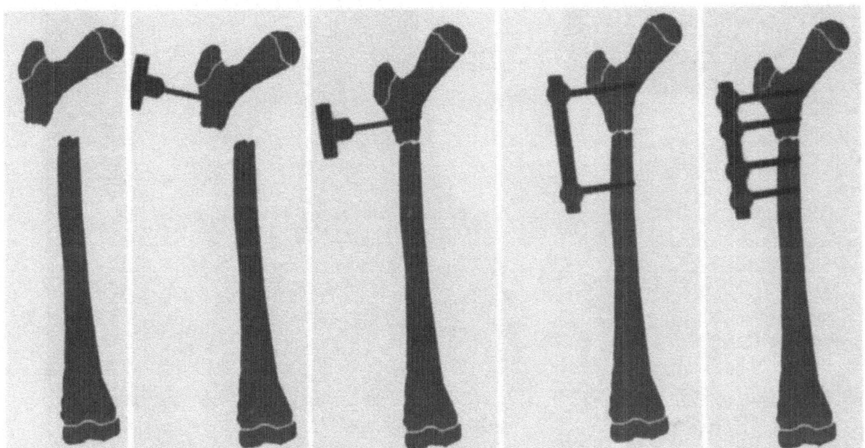

Abb. 1. Technik der Fixateuranlage bei schwer zu reponierenden subtrochantären Frakturen: Zunächst Einbringen der proximalsten Schanz-Schraube, Belassen des Handgriffes und Reposition mit Hilfe des Handgriffes. Einbringen der zweiten Schanz-Schraube im distalen Hauptfragment und Vervollständigung der Fixateurkonstruktion

Dadurch werden schmerzhafte mechanische Irritationen im Bereich der Schanz-Schrauben reduziert, ein besserer Sekretabfluß ermöglicht und die Beweglichkeit nicht eingeschränkt. Nach Vervollständigung der Montage ist eine sorgfältige Bewegungskontrolle bei maximaler Beugung im Knie- und Hüftgelenk erforderlich, um die Größe der Inzision von Tractus und Haut zu überprüfen und ggf. eine Erweiterung der Stichincisionen durchzuführen.

Nachbehandlung

Die Mobilisation erfolgt nach Abklingen der primären Schmerzsymptomatik. Je nach Frakturtyp und Repositionsergebnis, Begleitverletzungen und Körpergewicht wird primär die Vollbelastung erlaubt. Stellung der Fragmente und Kallusbildung werden radiologisch kontrolliert.

Die Fixateurabnahme erfolgt in Abhängigkeit von der knöchernen Konsolidierung zwischen 6 bis 12 Wochen nach Versorgung. Die Fixateurabnahme erfolgt in der Regel ohne Anästhesie. Nach Abnahme der Trägerstange werden die Schanz-Schrauben zunächst belassen. Kann das Kind mit Vollbelastung beschwerdefrei laufen, werden anschließend auch die Schanz-Schrauben entfernt (Abb. 2).

Patientengut

Seit 1972 wurden 373 kindliche Schaftfrakturen in der Unfallchirurgischen Klinik der Medizinischen Hochschule Hannover behandelt. Der mit 27% hohe

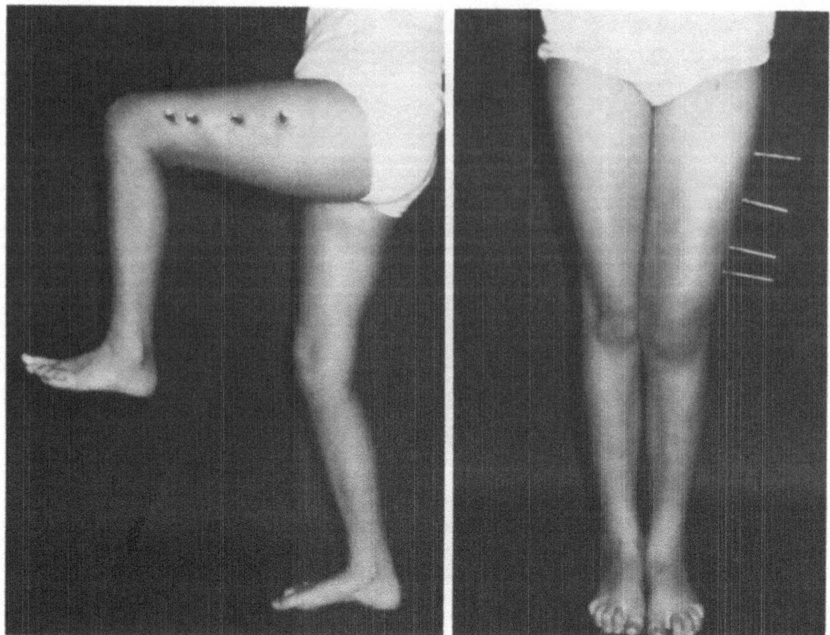

Abb. 2. Vorgehen bei Fixateurabnahme: Zunächst Abnahme der Trägerstange und Vollbelastung. Bei beschwerdefreier Mobilisierung endgültige Entfernung der Schanz-Schrauben

Anteil von operativ versorgten Frakturen erklärt sich durch das hohe Aufkommen an polytraumatisierten Kindern. Die 92 operativ versorgten Kinder wurden überwiegend plattenosteosynthetisch versorgt. Seit 1984 wird der Monofixateur zur Behandlung der kindlichen Oberschenkelschaftfraktur klinisch eingesetzt (Tab. 1).

Tabelle 1. Gesamtübersicht über 373 behandelte kindliche Oberschenkelfrakturen

Behandlungsform	n	(%)	Behandlungsform	n	(%)
konservativ	281	73	Platte	76	83
operativ	92	27	Fixateur externe	16	17
Summe	373	100	Summe	92	100

Seit dieser Zeit haben wir bis 1988 16 Kinder im Alter zwischen 7 und 16 Jahren (Durchschnittsalter 10,3 Jahre) mit dem unilateralen Klammerfixateur (Monofixateur) behandelt und die Fälle prospektiv analysiert. Im Krankengut überwog mit 12 von 16 das männliche Geschlecht (Tab. 2).

Tabelle 2. Alters- und Geschlechtsverteilung

Alter	n
7– 8 Jahre	3
9–10 Jahre	8
11–12 Jahre	4
13–14 Jahre	0
15–16 Jahre	1
Durchschnitt	10,3 Jahre (7–16 Jahre)
Geschlecht	**n**
Mädchen	4
Jungen	12

Lediglich in 5 Fällen handelte es sich um isolierte Verletzungen, die anderen 11 Kinder waren polytraumatisiert. In 5 Fällen lag ein Schädel-Hirn-Trauma zweiten oder dritten Grades vor, in drei Fällen Frakturen der gleichen Extremität und in einem Fall der Gegenseite vor. In drei weiteren Fällen fanden sich Verletzungen im Bereich des Stammes und der oberen Extremitäten. Die Analyse der Verletzungsschwere nach dem Hannover Polytrauma Schlüssel zeigte einen mittleren PTS von 17,6 Punkten (8–34 Punkte) [14] (Tab. 3).

Tabelle 3. Indikation zur Fixateur externe Osteosynthese am Femur

Polytrauma		11
davon	SHT 2°/3°	5
	Frakturen der gleichen Extremität	3
	Frakturen der gegenseitigen Extremität	1
	Verletzungen an Stamm/oberen Extremitäten	3
keine Begleitverletzungen		5
davon	subtrochantäre Fraktur	3
	Kind zu groß für Vertikalextension	3

Die Einteilung der Frakturformen erfolgte nach der Frakturklassifikation von Müller [10], wobei die Frakturen der Gruppe A (n = 10) und B (n = 5) bei weitem überwogen (Tab. 4). In zehn Fällen war die Fraktur in Schaftmitte lokalisiert, viermal subtrochantär und zweimal im distalen Schaftbereich. In allen Fällen handelte es sich um geschlossene Frakturen mit erst- oder zweitgradigem Weichteilschaden [13].

Bei acht Kindern war zunächst eine konservative Behandlung in der Vertikalextension nach Weber (n = 6) oder in der Horizontalextension (n = 2) begonnen worden. Wegen starker motorischer Unruhe oder Schmerzen wurde in diesen Fällen im Mittel nach fünf Tagen (2 bis 10 Tage) die Indikation zur Fixateur externe-Osteosynthese gestellt. In den acht übrigen Fällen erfolgte noch am Unfalltag die operative Versorgung.

Tabelle 4. Frakturklassifikation bei 16 mit Fixateur externe versorgten kindlichen Femurschaftfrakturen

Frakturtyp	n	Frakturtyp	n	Frakturtyp	n
A1	1	B1	1	C1	0
A2	2	B2	3	C2	1
A3	7	B3	1	C3	0
Summe	10	Summe	5	Summe	1

Die Indikation zur Osteosynthese wurde in 11 Fällen auf Grund der Begleitverletzungen gestellt. In fünf weiteren Fällen war die Größe der Kinder oder die Frakturlokalisation ausschlaggebend für die OP-Indikation (Tab. 4). Die Reposition erfolgte in allen Fällen geschlossen. In 15 Fällen wurde bei der Reposition die ursprüngliche Beinlänge wiederhergestellt, lediglich in einem Fall wurde die Fraktur um Schaftbreite seitversetzt und um 1,0 cm verkürzt.

Die durchschnittliche Anlagedauer des Fixateurs betrug bei den im Fixateur ausbehandelten Kindern 63 Tage. Eine Dynamisierung erfolgte in keinem Fall. Einige der Kinder gingen mit dem Fixateur zur Schule. In der Anfangsphase, als noch nicht die angegebene Technik hinsichtlich Schanz-Schraubenapplikation durchgeführt wurde, kam es bei vier Kindern zum Auftreten eines Infektes im Bereich der Schanz-Schrauben. Dieser zwang in drei Fällen zur vorzeitigen Fixateur Abnahme und Ausbehandlung im Beckenbeingips. In einem dieser Fälle kam es nach Abnahme des Fixateurs bei subtrochantärer Fraktur zur sekundären Dislokation der Fragmente und Ausbildung einer Varusfehlstellung von 18°. Die Infekte im Schraubenkanal heilten folgenlos ohne weitere Eingriffe aus.

Nachuntersuchung

14 der 16 Kinder wurden standardisiert im Mittel 21,7 Monate nach Versorgung klinisch und radiologisch nachuntersucht, das kürzeste Nachuntersuchungsintervall betrug 6 Monate, das längste 4,2 Jahre. Bei der Nachuntersuchung fanden sich mit einer Ausnahme radiologisch und klinisch keine relevanten Achsenfehlstellungen. In zwei Fällen fand sich eine Beinverlängerung auf der verunfallten Seite von 1,0 cm, in zwei weiteren Fällen von 2,0 cm. Eine Verkürzung des verletzten Beines um 1,0 und 2,0 cm fand sich in je einem Fall. Die Kinder, die verzögert mit dem Fixateur externe stabilisiert wurden, wiesen häufiger Beinlängenunterschiede auf als die, die sofort am Unfalltag operiert wurden. Klinisch relevante Rotationsfehler über 20° wurden nicht beobachtet. Bei vier der nachuntersuchten 14 Kindern waren kleine Fascienlücken von bis zu 2,0 cm Durchmesser tastbar, die meist im Bereich der proximalsten Schanz-Schraubeneintrittsstelle lokalisiert waren. Bei der Befragung anläßlich der Nachuntersuchung äußerten sich lediglich drei Kinder negativ über die externe Stabilisierung und wünschten im Wiederholungsfall lieber ein anderes Stabilisierungsverfahren.

Diskussion

Bei der Behandlung der kindlichen Femurschaftfraktur ist auch heute noch das konservative Vorgehen die Therapieform der Wahl. Beim polytraumatisierten Kind und hier insbesondere beim Kind mit schwerem Schädel-Hirn-Trauma bringt die operative Stabilisierung erhebliche Vorteile [4, 6, 7, 9, 15, 17]. Neben einer intensivmedizinischen Pflegeerleichterung bewirkt die operative Versorgung bei meist ausgeprägter motorischer Unruhe eine Reduzierung der Bewegungsschmerzen. Das operative Vorgehen erscheint ferner vorteilhaft bei subtrochantären Frakturen, die meist nur schwer zu retinieren sind. Eine weitere Indikation ist bei zu großen oder relativ zu alten Kindern gegeben, die nicht mehr mit der Vertikalextension nach Weber behandelt werden können.

Eine Marknagelung kommt bei Kindern aufgrund der Wachstumsfuge nicht in Frage [5]. In der überwiegenden Zahl der Fälle wurde früher die osteo-

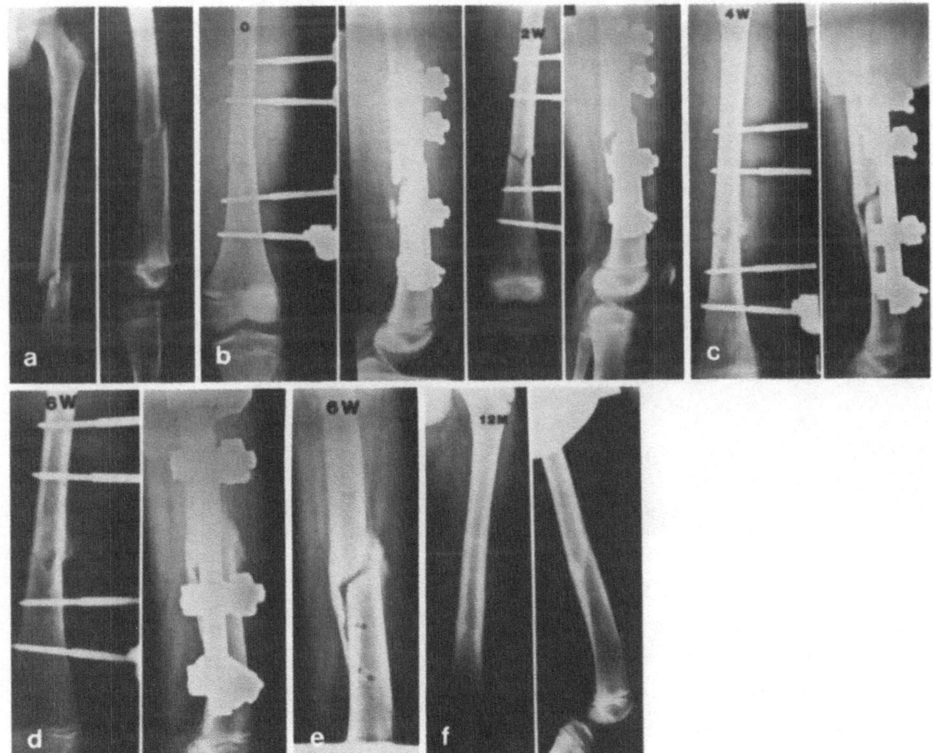

Abb. 3 a–h. 10jähriger Junge, der von einem PKW angefahren wurde. SHT 1°, geschlossene Oberschenkelschaftfraktur links, auf der Gegenseite Innenknöchelfraktur
a Unfall- und **b** primäres Versorgungsbild. Verlaufskontrollen **c** nach 2 und **d** 4 Wochen. **e** Fixateurabnahme nach 6 Wochen **f** radiologische Kontrolle anläßlich der Nachuntersuchung 12 Monate nach Versorgung

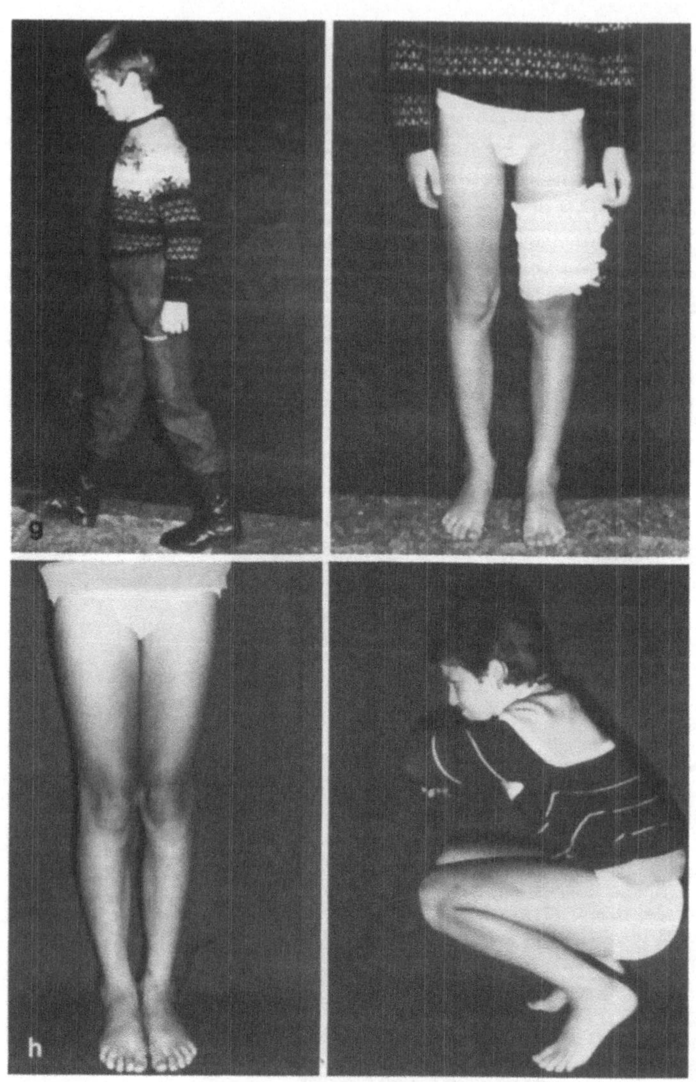

Abb. 3 g. Der Fixateur ist problemlos unter normaler Kleidung zu tragen. Der Junge ging mit dem Fixateur 3 Wochen nach Unfall wieder zur Schule. **h** Funktionsaufnahmen anläßlich der Nachuntersuchung

synthetische Versorgung mit der Platte durchgeführt. Dazu mußte die Fraktur freigelegt werden, was zu septischen [17] und aseptischen Heilungsstörungen [6] führte. Diese Risiken scheinen mit dem Fixateur externe beim geschlossenen Vorgehen geringer [11, 12]. Die Fraktur braucht nicht freigelegt zu werden, das Risiko einer iatrogenen Störung der Fragmentvitalität ist nicht gegeben. Die Patienten können in Abhängigkeit von Körpergewicht und Frakturtyp in aller Regel sofort unter Vollbelastung des Beines mobilisiert werden, die meisten unserer Kinder mit isolierter Verletzung haben regelmäßig am Schulunterricht teilgenommen (Abb. 4). Der Fixateur kann nach Frakturheilung ohne Anästhesie ambulant entfernt werden, wodurch eine erneute Frakturfreilegung, Narkose und ein weiterer stationärer Aufenthalte vermieden und Kosten

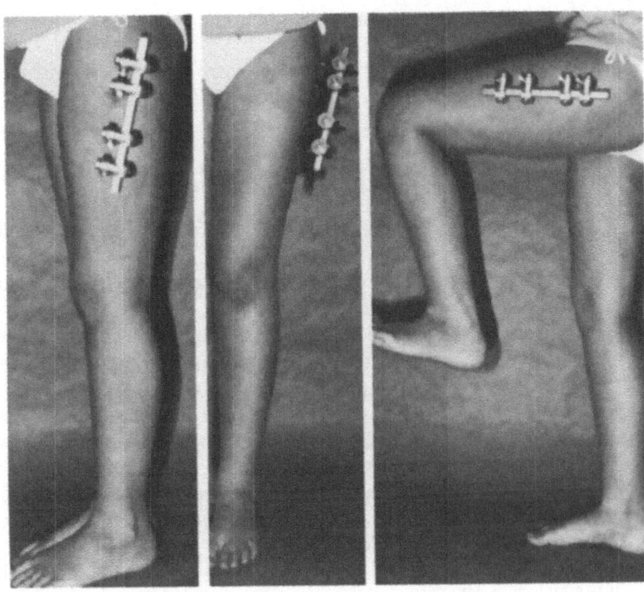

Abb. 4. Bei korrekter Durchführung der Insertion der Schanz-Schrauben besteht von Anfang an eine gute Beweglichkeit im Knie- und Hüftgelenk

gesenkt werden. Außerdem sind die nach Fixateurbehandlung zurückbleibenden Narben kosmetisch weit weniger störend als nach Plattenosteosynthese.

Bei der kindlichen Femurschaftfraktur ist wie auch bei den anderen Schaftfrakturen im Wachstumsalter eine passagere Stimulation der Wachstumsfugen zu erwarten, die neben anderen Faktoren abhängig ist vom Ausmaß des erforderlichen Remodellings, von Zeitpunkt und Zahl sekundärer Repositionsmanöver und Außmaß von Fragmentbewegungen [1, 2, 3, 8, 9]. Aus diesen Gründen streben wir eine anatomische Reposition und stabile Fixierung an. Die Stabilisierung sollte möglichst frühzeitig nach dem Trauma erfolgen. Eine Dynamisierung wird nicht empfohlen.

Schlußfolgerungen

Unter Beachtung der zu Beginn aufgezeigten Techniken stellt die Fixateur externe Versorgung der kindlichen Oberschenkelfraktur unter strenger Beachtung der Indikation eine wertvolle Alternative zu internen Stabilisierung dar. Die Fraktur ist mit dem Fixateur externe stabil und definitiv versorgt. Die Patienten können früh unter Vollbelastung des Beines mobilisiert werden. Eine operative Freilegung der Fraktur mit allen daraus resultierenden Nachteilen und ein folgender Zweiteingriff werden vermieden. Um die posttraumatischen Beinlängenunterschiede gering zu halten, empfehlen wir die frühzeitige Versorgung und die anatomische Reposition.

Literatur

1. Breitfuß H, Muhr G (1988) Läßt sich vermehrtes Längenwachstum nach kindlichen Oberschenkelschaftbrüchen vermeiden? Unfallchir 91:189
2. Clement DA, Colton CL (1986) Overgrowth of the femur after fracture in childhood. J Bone Jt Surg 68B:534
3. Edvardsen P, Syversen SM (1976) Overgrowth of the femur after fracture of the shaft in childhood. J Bone Jt Surg 58B:339
4. Gotzen L, Haas N, Schlenzka R (1985) Fortschritte in der externen Stabilisierung. Chirurg 56:705
5. Herzog B, Affolter P, Jani L (1976) Spätbefunde nach Marknagelung kindlicher Femurfrakturen. Kinderchir 19:74
6. Hoffmann v. Kap-herr S, Fischer U, Zügel N, Engelskirchen R (1985) Spätergebnisse nach Oberschenkelschaftfrakturen im Kindesalter. Unfallchir 11:28
7. Klein W, Pennig D, Brug E (1989) Die Anwendung eines unilateralen Fixateur externe bei der kindlichen Femurschaftfraktur im Rahmen des Polytraumas. Unfallchir 92:282
8. von Laer L (1977) Beinlängendifferenzen und Rotationsfehler nach Oberschenkelschaftfrakturen im Kindesalter. Arch Orthop Unfall Chir 89:121
9. von Laer L (1986) Frakturen und Luxationen im Wachstumsalter. Thieme Stuttgart
10. Müller ME, Nazarian S, Koch P (1987) Classification AO des fractures. Springer Verlag, Berlin Heidelberg New York
11. Pelinka H, Schwarz N (1984) Fixateur externe beim kindlichen Oberschenkelbruch. Unfallheilkd 182:348
12. Schwartz N (1983) Der Fixateur externe als Behandlungsmethode beim Oberschenkelbruch des Kindes. Unfallheilkd 86:359
13. Tscherne H, Gotzen L (1984) Fractures with soft tissue injuries. Berlin Heidelberg New York, Springer
14. Tscherne H, Regel G, Sturm JA, Friedl HP (1987) Schweregrad und Prioritäten bei Mehrfachverletzungen. Chirurg 58:631
15. Wagner M, Deisenhammer W, Kutscha-Lissberg E (1984) Indikationen zur Osteosynthese kindlicher Oberschenkelfrakturen. Unfallheilkd 182:340
16. Weber BG, Brunner C, Freuler F (1979) Die Frakturenbehandlung bei Kindern und Jugendlichen. Springer Berlin Heidelberg New York
17. Ziv RM (1983) Treatment of femoral fracture in the child with head injury. J Bone Jt Surg 65B:276

VI. Allergologie

Immunologie der Kontaktallergie – Grundlagen, diagnostische Verfahren

C. Szliska, R. Vocks, J. v. Mayenburg und J. Rakoski

Technische Universität München, Dermatologische Klinik und Poliklinik,
Biedersteiner Straße 29, D-W-8000 München 40

Das Ekzem ist eine besondere entzündliche Reaktionsform von Epidermis und/oder Corium (je nach Akuität des Geschehens). Das klinische Bild zeigt eine außerordentliche Variationsbreite von diskret erythematösen Erscheinungsbildern mit feiner pityriasiformer Schuppung über papulokleinstvesikulöse bis hin zu massiv bullösen Formen der akuten Erkrankung, und groblamellärer Schuppung, zum Teil massiv rhagadiformen Veränderungen des subakuten oder chronischen Krankheitsbildes.

Das Kontaktekzem (im anglo-amerikanischen Sprachgebrauch Contactdermatitis) ist ein weitgehend noxenabhängiges, also vorwiegend exogen ausgelöstes Geschehen, im Gegensatz zur konstitutionellen atopischen Neurodermitis (Synonym: endogenes Ekzem).

Grundlagen

Das allergische Kontaktekzem ist ein T-zellulär (Helper-T_1-Lymphozyten) vermitteltes Immungeschehen nach dem Modell der Tuberkulinreaktion (sogenannte allergische Spätreaktion, Typ IV nach der Klassifikation von Coombs und Gell). Die Sensibilisierungsphase ist klinisch stumm. Beim sensibilisierten Organismus und neuerlicher epikutaner Allergenzufuhr ereignet sich die kutane Manifestation frühestens nach 24 bis 48 Stunden, das Reaktionsmaximum wird Allergen- und Applikationsform abhängig wesentlich später erreicht.

Im Zentrum des Geschehens stehen immunkompetente dendritische Zellen (Langerhans-Zellen und teilkompetent wahrscheinlich auch aus dem Knochenmark stammende Prekursorzellen), T-Lymphozytensubsets, Blutmonozyten, Keratinozyten und Mastzellen. Die Regulation der Immunantwort geschieht durch komplexe Interaktion dieser Zellen mit Mediatoren (sogenannter Zytokine). Nach heutigen (Modell-)Vorstellungen wird ein Antigen, wenn es die Stratum corneum-Barriere überwunden hat, als Hapten an ein Carrier-Protein gebunden, durch einen nicht sicher geklärten phagozytoseartigen Mechanismus von Langerhans-Zellen aufgenommen, nach Aufbereitung des Allergens, dem Antigen-Processing, wird es den T-Lymphozyten präsentiert. (Es ist strittig, ob die primäre Antigenpräsentation in der Auslösephase des Kontaktekzems nicht durch Blutmonozyten übernommen wird.) Die Antigenpräsentation zusammen mit passendem Histokompatibilitätsantigen geschieht an einem T_1-Helferlymphozyten mit korrespondierendem Rezeptor. Dieser wird aktiviert und zur IL-1-Rezeptor-Expression angeregt, bei gleichzeitiger Produktion

Hefte zu der Unfallchirurg, Heft 230
6. Deutsch-Österr.-Schweiz. Unfalltagung

von IL-1 von Langerhans-Zellen und unter Umständen von Keratinozyten. So wird der T-Lymphozyt zur Synthese und Freisetzung von IL-2 angeregt, bei gleichzeitiger Expression von IL-2-Rezeptoren. Die einsetzende Selbststimulierung führt zur spezifischen T- Zellklonierung.

Diagnostische Verfahren

„Die" etablierte diagnostische Methode der Kontaktallergie ist die Epikutantestung. Heute werden die Allergenpräparationen (im allgemeinen in Vaselinegrundlage oder als wäßrige Lösung) in sogenannten Finn-Chambers (Pirilä, 1975) beidseits paravertebral auf die Rückenhaut appliziert und unter bestmöglicher Okklusion mindestens 24 Stunden belassen. Die Applikation und Ablesung erfolgt nach von der Internationalen Contact Dermatitis Research Group (ICDRG) erarbeiteten standardisierten Richtlinien.

Nachdem optimale Testkonzentrationen und neuere Rapid-Use-Verfahren (TRUE™ Pharmacia Uppsala – Epiquick™ Hermal, Rheinbek) erarbeitet worden sind, ist die Reproduzierbarkeit der Testresultate für Einzelallergene außerordentlich gut. (Für Nickelsulfat erreichten wir beispielsweise an 78 Patienten nach 4 Wochen eine Reproduzierbarkeit von 96%.)

Andere Verfahren wie Intrakutantestung, Pricktestung wurden in der Vergangenheit zur Diagnostik der Typ IV-Allergie erprobt. Sie brachten aber von Einzelberichten abgesehen nicht sicher reproduzierbare Resultate. Wir erreichten bei eigenen Untersuchungen mit wäßrigen Nickelsulfat-, Kobaltchlorid- und Kaliumdichromatlösungen in verschiedenen Verdünnungsstufen bei der Intrakutantestung an über 200 Patienten eine Reproduzierbarkeit der Testergebnisse, die nicht 10% erreichten. Die Reproduzierbarkeit der Untersuchungsergebnisse mit der Pricktestmethode, bei der mit einer feinen Nadel das Stratum corneum angeritzt wurde, zeigte an 158 Patienten nur vereinzelt verwertbare Resultate, ohne zuverlässige Reproduzierbarkeit. Wir halten aufgrund dieser Ergebnisse die beiden zuletzt genannten Methoden für obsolet.

Die Iontophorese, die bereits in den 20er Jahren von Burckhardt für Metallsalzlösungen erprobt worden war, bringt für oben genannte Allergene zuverlässig reproduzierbare Ergebnisse. Die Methode, deren Prinzip darauf beruht, daß ionisierte Allergene mittels elektrischen Stromes in die Epidermis geschleust werden, hat sich für die Routinediagnostik, da die Anwendbarkeit begrenzt ist, nicht durchgesetzt. Über neuere Verfahren, wie Ultraschalldiagnostik (B-Scan, 20 MeHz) existieren erst Einzelberichte.

Prospektive Untersuchungen zur Metallallergie bei Osteosynthese und Gelenkersatzoperationen

J. Rakoski, C. Szliska, E. Vocks, B. Jessberger und S. Borelli

Dermatologische Klinik und Poliklinik der TU München
(Direktor: Univ.Prof. Dr. S. Borelli), D-W-8000 München 40

In der modernen Knochenchirurgie werden täglich vielen Menschen feste Metallimplantate als Nägel, Schrauben oder Platten in den Knochen oder als bewegliche Teile zum Ersatz von Gelenken eingesetzt. Die bisher üblichen Metalle sind Legierungen von unterschiedlicher Zusammensetzung. Sie enthalten in der Regel die Metalle Chrom, Nickel, Kobalt als Legierungsbestandteile, je nach Hersteller kommen noch Bestandteile Molybdän, Eisen, Vanadium und Niob dazu. Seit Beginn der 70er Jahre ist bekannt, daß nach der Implantation im menschlichen Knochen Metallionen aus den Implantaten in dem Organismus freigesetzt werden [1]. Ein Teil dieser Metalle sind als Kontaktallergene bekannt. Aufgrund von Feldstudien weiß man, daß rund 10% der Bevölkerung eine Nickelallergie hat (bei Frauen wird sogar eine Sensibilisierungsrate von 20% angegeben) und 5% eine Allergie gegen Chromate und rund 3% eine Sensibilisierung gegen Kobalt hat.

Zur Frage über die Folgen von Metallimplantation bei gleichzeitig bestehender oder auftretender Metallallergie gegen Metallbestandteile des Implantates und chirurgischen und dermatologischen Folgeerkrankungen fanden wir in der Literatur der Jahre 1966 bis 1981 22 Einzelfalldarstellungen und kleinere Studien. Es fiel bei den Kasuistiken auf, daß die überwiegende Zahl der Fälle von Unverträglichkeitsreaktionen auf allergischen Grundlagen sich in Dermatosen neben chirurgischen Komplikationen manifestierten. Ferner traten die Komplikationen häufiger bei der Versorgung mit starren Implantaten als beim Gelenkersatz auf.

Eigene Untersuchungen

Wir führten selbst in den letzten Jahren 3 größere Studien zu dieser Fragestellung durch. Alle Studien wurden an chirurgischen Patienten durchgeführt und neben dem selbst erhobenen allergologischen Befund wurde der chirurgische prae- und postoperative Status von den chirurgischen Kollegen erfaßt und dokumentiert. Bei allen Patienten wurde ein Epikutantest mit einem festen Standardprogramm mit den Metallen Nickel, Chromat, Kobalt, Molybdän durchgeführt. Zusätzlich wurden noch eine ganze Reihe bekannter Kontaktallergene aus dem Bereiche der Farbstoffe, Antibiotika, Gummihilfsstoffe und Konservierungsmittel mitgetestet. Die Testsubstanzen wurden mit speziellen Testpflastern für 24 Stunden auf dem Rücken der Patienten fixiert und anschließend wieder entfernt. Die Ablesung erfolgte nach 24, 48 und 72 Stunden nach den Empfehlungen der internationalen Contakt Dermatitis Research Group.

Hefte zu der Unfallchirurg, Heft 230
6. Deutsch-Österr.-Schweiz. Unfalltagung

In der ersten Untersuchungsgruppe wurden 370 Patienten untersucht, die sich mit ganz unterschiedlichen Indikationen einer Osteosynthese-Operation unterziehen mußten. Es wurden alle Patienten, unabhängig von ihrer Erkrankungs- oder Traumaart, in die Studie aufgenommen. Die Patienten wurden in drei Gruppen eingeteilt. 124 Patienten wurden praeoperativ getestet, 144 Patienten wurden zum Zeitpunkt der Metallentfernung nach komplikationslosem chirurgischem Heilungsverlauf getestet, bei 114 Patienten bestanden chirurgische Komplikationen unterschiedlicher Art zum Zeitpunkt der Testung. Es handelt sich dabei bei 26 Patienten um Osteomyelitiden, bei 23 Patienten um Wundheilungsstörungen, bei 49 Patienten bestanden Fehlstellungen, starke Schmerzen oder Pseudoarthrosen, die Patienten hatten Ekzeme im Operationsbereich, die restlichen Patienten hatten starke Schwellungen im Operationsbereich, Refrakturen oder andere Störungen im Heilungsverlauf.

Bei der 2. Studie wurden 110 Patienten in einer Longitudinalstudie erfaßt. Alle Patienten wurden vor der Operation getestet, 64 Patienten mit Hüftgelenkendoprothesen wurden 6 Monate nach der Implantation des künstlichen Gelenkes erneut getestet, 46 Patienten wurden 1,5 Jahre nach der Implantation des starren Implantationsmaterials erneut mit dem Epikutantest untersucht.

Die 3. Studie wurde an 103 Osteosynthese-Patienten durchgeführt. Es wurden nur die Patienten in die Studie aufgenommen, die vor der Osteosynthese-Operation keine Sensibilisierung gegen Implantationsmaterial zeigten und nur eine größere Fraktur hatten. Patienten mit Polytraumen und größeren Weichteilverletzungen wurden nicht in die Studie aufgenommen. 2/3 der Frakturen waren Frakturen der großen Knochen, hierbei überwiegend Frakturen A1 – A3 nach AO-Klassifikation.

Ergebnisse

Nach der 1. Studie war die Sensibilisierung gegen chirurgisches bedeutsames Implantationsmaterial in der praeoperativen Gruppe am geringsten (7,2%), in der Gruppe mit komplikationslosem Heilungsverlauf etwas höher (7,6%), am höchsten in der Patientengruppe mit den Komplikationen (13,3%). Die Unterschiede zwischen den 3 Gruppen waren statistisch noch nicht signifikant, der Trend war aber gut erkennbar.

Bei der 2. Untersuchungsreihe traten bei 30% der Operierten Abweichungen vom idealen Heilungsverlauf auf, sie waren häufiger bei starren Implantaten als bei den Endoprothesen. Im gesamten untersuchten Patientenkollektiv hatten oder entwickelten 13 Patienten (11,8%) eine Sensibilisierung gegen Metall. Von diesen 13 Patienten mit Sensibilisierungen hatten 7 einen gestörten Heilungsverlauf (53,8%). Bei den Patienten ohne Allergien traten nur bei 26,8% postoperative Verlaufsstörungen auf.

Bei der 3. Studie waren im Ausgangsbefund keine Sensibilisierungen nachzuweisen, 3 Monate nach Metallimplantation fanden sich bei 2 Patienten Sensibilisierungen gegen Nickel. In einem Fall, bei einem 15jährigen Mädchen mit einer perikondylären Fraktur des Femurs, die mit 2 Schrauben versorgt wurde, war der postoperative Verlauf unauffällig. Beim 2. Patienten, einem 33jährigen

Mann, mit einer Spiralfraktur des Condylus medialis des rechten Femurs (B2), behandelt mit 10-Loch-AO-Platte und 2 zusätzlichen Schrauben, war der Wundheilungsverlauf gestört. Die Stabilität der Fraktur war gut.

Diskussion

Unsere Ergebnisse bestätigen die Befunde anderer Arbeitsgruppen in den angelsächsischen Ländern und die Ergebnisse von Hierholzer aus Deutschland. Wir ziehen aus unseren Untersuchungen folgende Schlüsse:

1. Im Verlauf von Behandlungen mit Metallimplantaten im Knochen können Metallallergien auftreten.
2. Beim Bestehen von Allergien gegen Implantationsmaterial sind Störungen im postoperativen Verlauf mit größeren Kollektiven häufiger als bei Patienten ohne Sensibilisierungen.

Literatur

1. Borelli S, Rakoski J, Mayer S, Goetze R, Diepold W (1987) Allergien bei Implantaten. In: Fortschritte der praktischen Dermatologie und Venorologie 11. Herausgeber Braunfalco O, Schill WB, Springer Verlag, 26–30
2. Rakoski J, Mayenburg (1987) Prospektive Untersuchung zur Bedeutung von Metallallergien für den Heilungsverlauf bei Endoprothesen, Unfallheilkd 189:879–884
3. Hierholzer S, Hierholzer G (1984) Allergie gegen metallische Implantate: Ursache oder Folge einer Knocheninfektion? Unfallheilkd, 164:498 und 501

Sensibilisierung unfallchirurgischer Osteosynthese-implantate aus Ni-, Co-, Cr-haltigen Legierungen

G.O. Hofmann und G. Lob

Chirurgische Klinik und Poliklinik der Ludwig-Maximilians-Universität München, Klinikum Großhadern, Unfallchirurgie, Marchioninistraße 15, D-W-8000 München 70

Die operative Stabilisierung von Frakturen und die Wiederherstellung von komplexen Skelettverletzungen erfolgt derzeit nahezu ausschließlich mit Hilfe von metallischen Implantaten. Dabei ist der Einsatz von Metallimplantaten für die operative Frakturenversorgung keineswegs eine Erfindung des 20. Jahrhunderts oder gar der AO. Bereits die medizinische Schule von Kos (ihr bedeutendster Vertreter war Hippokrates) verwendete im 2.–3. Jahrhundert v. Chr. Golddraht zur intermaxillären Verschnürung von Unterkieferfrakturen. Lane hatte schon im vergangenen Jahrhundert eine erste Beschreibung der Metal-

Hefte zu der Unfallchirurg, Heft 230
6. Deutsch-Österr.-Schweiz. Unfalltagung

lose, der typischen Reaktion des Organismus auf metallische Implantate, vorgenommen. Und Orsos war es, der schon 1925 eine noch heute zum Teil gültige Theorie der elektrolytischen Schädigung von Metallen im Körper aufstellte.

Während in der Frühphase der Entwicklung metallischer Osteosyntheseimplantate die Probleme der Korrosion in ihren verschiedenen Erscheinungsformen im Vordergrund des Interesses standen, häuften sich in den vergangenen Jahren Hinweise über mögliche Sensibilisierungen und allergische Komplikationen bei Patienten nach Einbringung von metallischen Osteosyntheseimplantaten. Die klinische Bedeutung dieser implantatinduzierten Metallallergien wird in der Literatur mit 3–12% angegeben, wobei Frauen mindestens doppelt so häufig betroffen sind wie Männer. Prinzipiell können alle metallischen Legierungsbestandteile als potentielle Allergene in Frage kommen, im Vordergrund stehen jedoch Nickel, Kobalt und Chrom aufgrund ihrer relativ hohen prozentualen Anteile an den verschiedenen Metallegierungen. Interessanterweise gerät auch das Titan, zumindest in Legierungsform, in letzter Zeit zunehmend in Verdacht, selbst zu sensibilisieren.

Den Sensibilisierungsmechanismus des Körpers durch Metallimplantate stellt man sich derzeit so vor, daß freie Metallionen aus dem Implantat als Haptene wirken und durch Koppelung an körpereigene Proteine zum Vollantigen werden. Aufbauend auf den Arbeiten von Frank und Zitter definieren wir 4 verschiedene Reaktionsformen des Körpers auf metallische Implantate:

mechanisch-biologische Reaktionen
chemisch-lokal-toxische Reaktionen
generalisierte-fokal-toxische Reaktionen
generalisierte-immunologische Reaktionen.

Die mechanisch-biologische Reaktion ist eine normale Körperreaktion des Organismus, wie sie auch auf Implantate aus anderen Werkstoffen (z.B. Kunststoffe) zu beobachten ist.

Die chemisch-lokal-toxische Reaktion wird dadurch ausgelöst, daß aus fertigungstechnischen Gründen Metallimplantate immer gewisse Inhomogenitäten aufweisen, die im Organismus zur Ausbildung einer relativen Kathode und einer relativen Anode führen können (Abb. 1). An der relativen Anode gehen Metalle in ionisierter Form in Lösung. Die im Implantat verbleibenden freien Elektronen verursachen einen galvanischen Strom zur relativen Kathode. Dort reagieren sie mit Wasser und physikalisch gelöstem Sauerstoff unter Ausbildung von Hydroxylionen.

Die weitere Beeinflussung des Organismus durch die Metallionen kann nun auf 2 unterschiedlichen Pfaden erfolgen. Wie bereits oben erwähnt, können diese Metallionen als Haptene in Verbindung mit körpereigenen Proteinen zum Vollantigen werden und damit die generalisierte-immunologische Reaktion auslösen. Andererseits können die zunächst freien Metallionen durch Hydroxylionen zu schwer löslichen Metallhydroxyden abgebunden und ausgefällt werden. Diese Metallhydroxydkristalle werden durch Makrophagen und andere Zellen des retikolo-histiozytären Systems (RHS) aufgenommen und abtransportiert. Damit ist die generalisiert-fokal-toxische Reaktion eingeleitet. Die mit den Metallhydroxydkristallen beladenen Zellen können in der Leber,

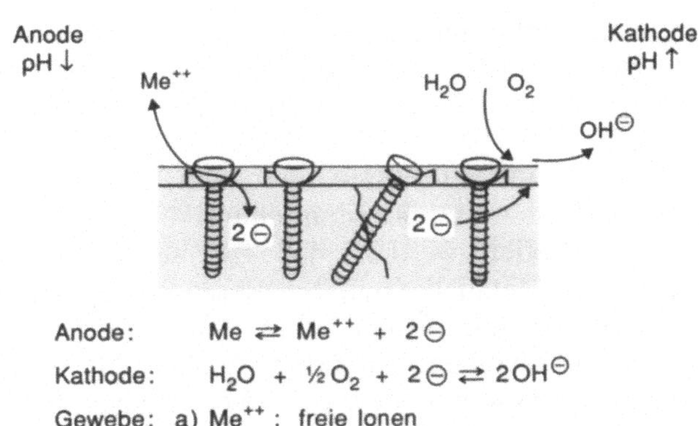

Abb. 1. Chemisch-lokal-toxische Reaktion

in der Milz, in den Lymphknoten, im Knochenmark und im Gehirn abgelagert werden.

Die Frage, wie häufig solche implantatinduzierten, pathologischen Reaktionsformen auftreten, wird sehr kontrovers diskutiert. Wir führten an unserer Klinik eine prospektive Studie an 100 aufeinanderfolgenden Patienten durch, bei denen Frakturen mit den unterschiedlichen Metallimplantaten versorgt wurden. Das Patientenkollektiv zeigte eine zufällige Alters- und Geschlechtsverteilung. Die Studie umfaßte alle Schweregrade von Frakturen. Einzige Ausschlußkriterien waren offenen Frakturen und vorbestehende Metallallergien. Die allergologischen Untersuchungen erfolgten mittels Epikutantestung auf die verschiedenen metallischen Legierungsbestandteile. Wir fanden in 2 Fällen ein durch die metallischen Osteosyntheseimplantate ausgelöste Nickelallergie. In beiden Fällen waren die Epikutantestungen präoperativ und eine Woche postoperativ negativ. Im 3. bzw. 6. Monat nach der Implantation zeigten sich jedoch deutliche Nickel-positive Reaktionen bei den Epikutantestungen.

1. Fall: Aitken-I-Fraktur am distalen Femur bei einem 15jährigen Mädchen durch Reitunfall. Operative Versorgung durch 2 Spongiosa Zugschrauben. Unkomplizierter Heilungsverlauf. Zeitgerechte Materialentfernung nach 1 Jahr. Restitutio at integrum.

2. Fall: Eine Tibiaspiralfraktur nach Skiunfall bei einem 32jährigen Mann wird mittels Plattenosteosynthese versorgt. Komplizierter Heilungsverlauf durch permanente Entzündungszeichen ohne Hinweis auf eine Infektion. Völlig therapieresistente Beschwerden zwangen uns zur vorzeitigen Materialentfernung und Fortführung der Frakturenbehandlung mittels eines Sarmiento-brace.

Unsere Studie zeigte also eine durch Epikutantestung nachweisbare Allergisierungsrate durch metallische Osteosyntheseimplantate auf den Legierungsbestandteil Nickel in 2% der Fälle. Dabei war einer der beiden Fälle klinisch völlig unauffällig.

Die in unserer Studie gefundene Sensibilisierungsrate liegt deutlich unter den Angaben in der Literatur. Dafür können unterschiedliche Erklärungen herangezogen werden. Möglicherweise war unser Krankengut nicht repräsentativ. Alle Arbeitsgruppen verfügen nur über relativ kleine Patientenkollektive. Bei den Arbeitsgruppen mit 2stelligen Sensibilisierungsraten dürften Zweifel an der Sensitivität und Spezifität der verwendeten Testsysteme angemeldet werden.

Beim derzeitigen Wissensstand zum Thema implantatinduzierte Metallallergien muß als praktische Empfehlung für den klinischen Alltag konsequenterweise gefordert werden, daß zumindest bei Patienten mit anamnestisch bekannten Metallallergien der Einsatz von kobalt-, nickel- und chromhaltigen Legierungen unterbleiben sollte. Diese Patienten müssen mit Titan-Implantaten versorgt werden. Auf dem Gebiet der Gelenkendoprothetik werden die in Zusammenhang mit Metallsensibilisierungen stehenden Probleme möglicherweise schwieriger zu lösen sein.

Metallallergie und Komplikationen nach Osteosynthesen: Frage des ursächlichen Zusammenhangs

S. Hierholzer und G. Hierholzer

Berufsgenossenschaftlichen Unfallklinik Duisburg-Buchholz
(Direktor: Prof. Dr. G. Hierholzer), Großenbaumer Allee 250, D-W-4100 Duisburg 28

Auf der Suche nach weiteren Ursachen für Komplikationen nach Osteosynthesen sind wir der Frage nachgegangen, ob es einen Zusammenhang gibt zwischen Allergie gegen implantatspezifische Metalle und Komplikationen nach Osteosynthesen [3].

Hierbei war zunächst zu prüfen, ob dieser Zusammenhang relevant sein kann. Dabei spielt der gesamte Komplex der Implantat-Gewebe-Interaktion eine Rolle [3]; dieser läßt sich aufteilen in die einzelnen Vorgänge:

- Korrosion des Implantates
- Metallanreicherung im Implantatkontaktgewebe
- Sensibilisierung gegen Metalle
- Gewebereaktion.

Korrosion des Implantates

Nicht selten zeigen sich korrodierte Metallteile insbesondere in Bereichen mit Metall-auf-Metall-Kontakt. Hier handelt es sich im wesentlichen um eine Reib-Korrosion, die durch Spalt- und Lochkorrosion verstärkt werden kann.

Hefte zu der Unfallchirurg, Heft 230
6. Deutsch-Österr.-Schweiz. Unfalltagung

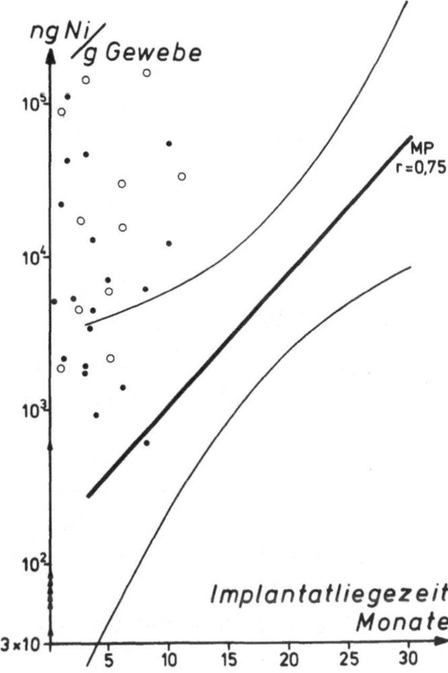

Abb. 1. Metallanreicherung im Implantatkontaktgewebe bei Osteosynthesen. Regressionsgerade (**MP**) mit 95%igen Vertrauensgrenzen für komplikationslose postoperative Verläufe nach Osteosynthesen. Freisetzung von Nickel Abhängigkeit von der Implantatliegezeit. Statistisch zu sichernde Korrelation bei r = 0,75. Leerwerte Δ, aseptische Komplikationen o, septische Komplikationen ●

Metallanreicherung im Implantatkontaktgewebe

In Abhängigkeit von der Implantatliegezeit werden nun Metalle aus der V4A-Stahllegierung im Bereich des Implantatkontaktgewebes angereichert. Jedem sind metallotisch veränderte Implantatlager bekannt. Wir bestimmten die implantatspezifischen Metallkonzentrationen im Implantatkontaktgewebe von Osteosynthesen ohne Komplikationen und mit Komplikationen in Zusammenarbeit mit dem Max-Planck-Institut für Eisenforschung in Düsseldorf. Im Implantatkontaktgewebe von Osteosynthesen ohne Komplikationen wurde mit der Regressionsanalyse eine Korrelation zwischen Metallkonzentration und der Implantatliegezeit festgestellt. Im Gegensatz zu den komplikationslosen Osteosynthesen waren darüber hinaus im infizierten Implantatlager die Metallkonzentrationen signifikant erhöht, und dieses galt insbesondere für Nickel (Abb. 1).

Sensibilisierung gegen Metalle

Wenn nun Nickel aus dem Implantat freigesetzt wird, sind bei einem Patienten mit Nickelallergie alle pathophysiologischen Erscheinungen in der Umgebung des Implantates zu erwarten, die der allergischen Kontaktdermatitis entsprechen.

In unseren Untersuchungen [3] zeigte sich nun in der Tat an 3 Patientengruppen eine unterschiedliche Metallallergierate zum Zeitpunkt der Metallentfernung (Tab. 1).

Tabelle 1. Allergie-Raten bei Patienten mit unterschiedlichen Verläufen nach Osteosynthesen.

Verlauf nach Osteosynthesen:	n	Metall-Allergie Rate % (n)	w	m	Ni	Cr	Co
o.B.	208	3,9 (8)	8		7	3	
Aseptische Komplik.	230	10,4* (24)	14	10	21	4	3
Septische Komplik.	267	10,1* (27)	13	14	26	2	4

w = weiblich, m = männlich, *mit dem Chi^2-Test ermittelte statistische Signifikanz zur Patientengruppe mit komplikationslosem postoperativen Verlauf

Patienten ohne Komplikationen nach Osteosynthesen hatten eine Allergierate von etwa 4%, dagegen Patienten mit aseptischen oder septischen Komplikationen eine von etwa 10%. Der Unterschied war mit dem Chi^2-Test statistisch zu sichern. Bei der Frage nach der Ursache und Wirkung der Metallallergie und implantatassoziierten Komplikation gibt es 3 Möglichkeiten:

Hypothese 1

Eine präexistente Metallergie wird nach Metallimplantation im Bereich der Osteosynthese relevant: so weit anhand der dermatologischen Anamnese analysierbar, hatten mindestens 24 von 35 Frauen mit nachgewiesener Metallallergie entsprechende Reaktionen beim Tragen von Uhrbändern, Kettchen, Ohrringen. Bei Männern ist dieses Verhältnis umgekehrt.

Wie vielschichtig dieses Problem ist, zeigt der Verlauf einer Patientin aus dem eigenen Krankengut zu Beginn unserer Untersuchung: sie bekam bei bekannter Nickelallergie nach einer Radius- und Ulnaosteosynthese nur im Bereich des Radius eine Komplikation.

Hypothese 2

Eine Metallallergie entwickelt sich während der Implantatliegezeit:

Wie wir nachgewiesen haben, kommt es zur erheblichen Metallanreicherung im Kontaktgewebe von Osteosyntheseimplantaten. Die Allergisierungsrate entspricht dem Ausmaß der Exposition, und man geht heute davon aus, daß bei einer Normalbevölkerung eine Allergisierung bis zu 25% bei entsprechender Exposition stattfindet. Dieses spricht für eine genetische Fixierung.

Dieser Patient z.B. bekam knapp 5 Jahre nach der Osteosynthese ein ekzematöses Ulcus im Bereich der Unterschenkelosteosynthese.

Das Ekzem generalisierte, die Allergietestung ergab eine Nickelüberempfindlichkeit. Die Hauterscheinungen waren 4 Wochen nach der Metallentfernung abgeklungen.

Hypothese 3

Die Infektion fördert die Sensibilisierung: unsere Untersuchungen zeigten (Abb. 1), daß z.B. die Nickel-Konzentrationen im Bereich infizierter Osteosynthesen signifikant höher im Vergleich zur unkomplizierten Osteosynthese waren. Die Metallkonzentrationen steigen rasch an. Da sich bei der Infektion gehäuft immunkompetente Zellen gerade in diesem Bereich befinden, ist auch diese 3. Hypothese denkbar.

Gewebereaktion

Schließlich ist die Gewebereaktion im Implantatkontaktbereich von beträchtlichem Interesse. Zur Analyse haben wir Gewebeproben über und unter dem Implantat bei der Metallentfernung entnommen.

Bei 5 µm dicken Schnitten senkrecht zum ehemaligen Plattenkontakt erfolgte die Histomorphometrie mit dem neuentwickelten Bildanalysesystem Videoplan der Firmen Zeiss/Kontron. Die Software des Bildanalysesystems ließ es zu, daß wir schließlich ein Gewebeprofil in Parallelen zum Implantatkontakt erhielten. Die folgenden Grafiken (Abb. 2–5) zeigen im Vordergrund mit der ersten Säule die Zell- und Gewebestrukturen im eigentlichen Implantatkontakt und abgestaffelt dahinter diejenigen bis zu einer Entfernung vom Implantatkontakt von 2,5 mm. Die in den Säulen eingefügten Sterne bezeichnen einen signifikanten Unterschied zwischen den beiden Gruppen.

Um nachzuweisen, welche ausgeprägten Gewebeveränderungen allein die Metallallergie hervorbringt, werden die Gewebereaktionen von Osteosynthesen bei Patienten dargestellt, die klinisch einen komplikationslosen postoperativen Verlauf hatten. Dabei entsprechen die Bezeichnungen NW/NWA dem Weichteilgewebe über dem Implantat beim Nichtallergiker und Allergiker und NC/NCA der Corticalislamelle aus dem Plattenlager beim Nichtallergiker bzw. Allergiker (Abb. 2–5).

Die folgenden wichtigsten Zell- und Gewebestrukturen fanden sich verändert:

1. Lymphozyten, die als Mediatorzellen die Überempfindlichkeitsreaktion Typ IV über die T-Lymphozyten initiieren, sind erhöht in der Allergiegruppe. Dieses trifft für die gesamte ausgewertete Distanz zu, die vom Plattenkontakt aus über und unter dem Implantat ausgewertet wurde.
2. Makrophagen – als aktivierte Makrophagen ebenfalls involviert in die pathophysiologischen Abläufe der Überempfindlichkeitsreaktion Typ IV – sind ebenfalls erhöht über die gesamte ausgewertete Distanz, und zwar insbesondere unter dem Implantat – also corticalisnah – ansteigend bis zu einer Entfernung von etwa 1,5 mm und danach abfallend zur Corticalisoberfläche.

   Zuweilen gleicht die direkte Gewebe-Implantat-Kontaktzone einer epithelähnlichen Oberfläche. Einmal vorhanden, werden insbesondere aktivierte Makrophagen als Entzündungszellen wirken, da sie fähig sind, Substanzen mit entzündungsauslösenden Reaktionen zu produzieren, die

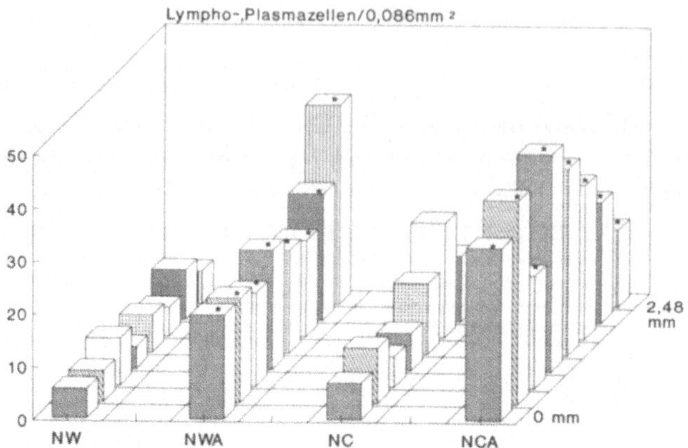

Abb. 2. Grafische Darstellung der in den Abbildungen genannten Parameter (Mittelwerte) im Kontaktgewebe von Osteosynthesen mit komplikationslosem postoperativem Verlauf. Jede Säule entspricht einem Gesichtsfeld, beginnend mit der ersten Säule im Vordergrund = direkter Implantatkontakt = 0 mm. Die in die Tiefe abgestaffelten Säulen beschreiben die zunehmende Entfernung vom Implantat. Sie entsprechen den Gesichtsfeldern, deren Durchmesser parallel zum Plattenkontakt sich jeweils um weitere 0,33 mm vom Implantat entfernt. **NW/NWA:** Weichteil über dem Implantat beim Nichtallergiker (NW) und beim Allergiker (NWA). **NC/NCA:** Corticalislamelle mit zwischen Implantat und Corticalis gelegenem Weichteil beim Nichtallergiker (NC) und beim Allergiker (NCA). Hier entspricht die letzte (8.) Säule dem Übergang zur Corticalis.
* Keine gemeinsame Grundgesamtheit im Vergleich NW/NWA und NC/NCA (Signifikanz: 0,95), d.h. die Parameter der Allergikergruppe sind bei einer Irrtumswahrscheinlichkeit von 5% statistisch zu sichernd erhöht bzw. erniedrigt

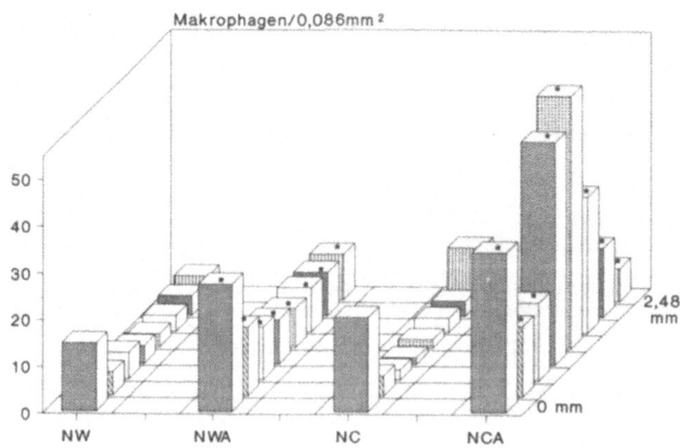

Abb. 3. Legende s. Abb. 2

z.B. zu Fieber, Schwellung oder Schmerz führen. Mindestens eines dieser Symptome wurde berichtet von Patienten mit Metallallergie in einer relativen Häufigkeit von 0,8.

3. Auch die Gewebereparationsmechanismen werden beeinflußt durch Lymphokine und Monokine aus Lymphozyten und aktivierten Makrophagen. Sie zeigen Wirkung auf die Fibroblastenproliferation. In unserer morpho-

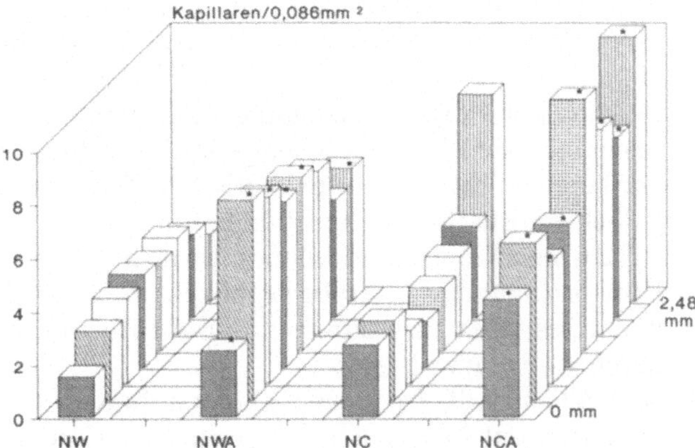

Abb. 4. Legende s. Abb. 2

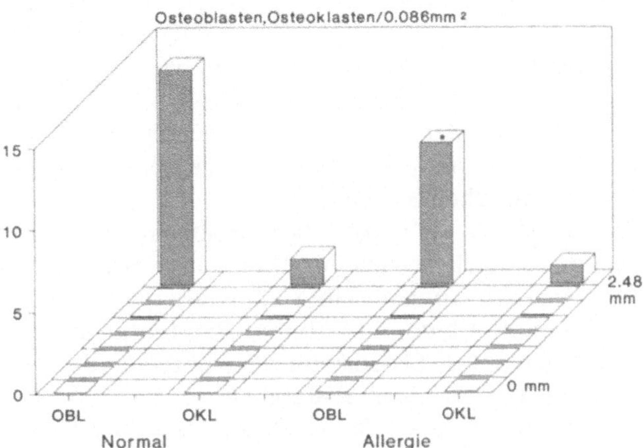

Abb. 5. Legende s. Abb. 2

metrischen Analyse ist die Anzahl der Fibroblasten pro Gesichtsfeld im eigentlichen Implantatgewebekontakt beim Allergiker erniedrigt, sowie unter dem Implantat bis zur Corticalisoberfläche hin. Beim Allergiker wird zudem eine verstärkte fibrinoidartige Kollagendegeneration im Implantatgewebekontakt manifest. Der häufig gesehene Befund einer besonders ausgeprägten bindegewebigen Kapsel um Chrom-Nickel-Stahlimplantate bei Metallallergiepatienten mag ein Anzeichen hierfür sein.

4. Die bei der Allergie freigesetzten Lymphokine und Monokine haben auch angiogenetische Aktivität. Bei Allergikern mit Chrom-Nickel-Stahlimplantaten sind Kapillaren vermehrt. Hier kann ursächlich der TGF-ß aus stimulierten Makrophagen über einen angiogenetischen Faktor beteiligt sein. Basierend auf diesen Überlegungen wird diesem Faktor eine wichtige Rolle in der Infektabwehr auf der einen Seite zugeschrieben, auf der anderen Seite impliziert er im Rahmen der Überempfindlichkeitsreaktion Typ IV einen Circulus vitiosus im Sinne einer persistierenden Entzündungsreaktion.
5. Unter den Lymphokinen gibt es auch Mediatoren mit auf polymorphkernige neutrophile Granulozyten gerichteten Effekten. Diese zeigen sich

besonders im direkten Gewebe-Implantatkontakt über dem Implantat erhöht, aber insbesondere unter dem Implantat bis zur Corticalisoberfläche hin.

6. Zeichen der Gewebeschädigung – der pyknotischen Zellen und der Gewebenekrose sind besonders ausgeprägt im direkten Gewebe-Implantatkontaktbereich. Die Anzahl pyknotischer Zellen ist hoch in beiden Gruppen, jedoch statistisch zu sichernd höher in der Allergiegruppe.

   Zell- und Gewebetod können verursacht werden durch direkte toxische Effekte und/oder Mikrobewegungen im Bereich des Gewebe-Implantatkontaktes, aber auch durch chronische Entzündungsreaktionen, verursacht durch Antigenpersistenz.

7. Schließlich ist die osteogene Aktivität im Knochen-Remodelling-Zyklus bei Patienten mit Metallallergie vermindert, Osteoklasten zeigen sich zahlenmäßig nicht verändert.

Das heißt also: Das Implantatlager beim Allergiker zeigt trotz des klinisch unkomplizierten Verlaufes ausgeprägte Entzündungszeichen. Dieses Gewebe ist hinsichtlich der verzögerten Knochenheilung und auch der Manifestation einer Infektion anfälliger. Hiermit schließt sich der Argumentationskreislauf zu unserer klinischen Studie.

So lassen sich die in Abb. 6 gezeigten Abhängigkeiten ableiten, deren Durchbrechung natürlich auch zur Prophylaxe von postoperativen Komplikationen beitragen. Wir können daher als Konsequenz dieser Untersuchungen die folgenden praktisch durchführbaren Empfehlungen aussprechen.

1. Bei geplanten Osteosynthesen gibt die dermatologische Anamnese Auskunft über eine Metallallergiedisposition: In der Literatur sind Nickelallergieraten von 15 – 20% bei Patientinnen mit Dermatitiden beschrieben [1, 2, 4, 6]. Dabei haben sich gezielte Fragen nach Unverträglichkeiten von Modeschmuck, Ohrringen usw. bewährt. Bei entsprechendem Hinweis sind die implantatspezifischen Metalle auszutesten, im Falle einer Metallallergie oder wenn die Operation nicht aufschiebbar ist, ein Titanimplantat zu verwenden.
2. Die Metallallergietestung erfolgt in jedem Falle bei manifester Komplikation nach Osteosynthesen. Mit der Metallentfernung kann dann eine Ursache für die Komplikation eliminiert werden.

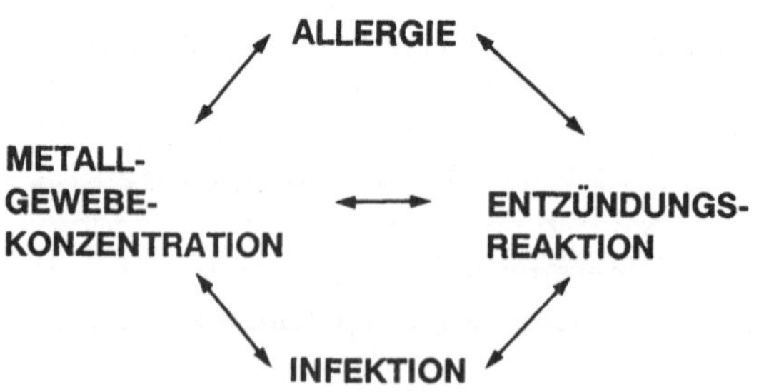

Abb. 6. Circulus vitiosus bei Patienten mit Osteosynthesen (V4A-Stahl-Implantate) und Metallallergie

Literatur

1. Camarasa JMG (1979) First Epidemiological Study of Contact Dermatitis in Spain. Acta Dermato Venerol 59:33
2. Gschwend N, Scherrer H, Dybrowski R, Hoohermuth H, Razavi R et al (1977) Allergologische Probleme in der Orthopädie. Orthopäde 6:197–204
3. Hierholzer S, Hierholzer G (1991) Osteosynthese und Metallallergie. Klinische Untersuchungen, Immunologie und Histologie des Implantatlagers. Traumatologie aktuell Suppl 1. Thieme Stuttgart, New York
4. Maibach HI, Menne T (1989) Nickel and the Skin: Immunology and Toxikology. CRC Press, Boca Raton
5. Merrit K, Brown SA (1980) Tissue Reaction and Metal Sensitivity. An Animal Study. Acta Orthop Scand 51:403–411
6. Rakoski J, Düngemann H, Borelli S, Götze R, Wasmer G (1987) Prospektive Untersuchungen zur Bedeutung der Metallallergie bei Hüftgelenkprothesen. Unfallheilkd 189:879–882

Immunologische Aspekte der Metallwahl (Stahl oder Titan?)

S.M. Perren

Labor für experimentelle Chirurgie Davos, AO Forschungszentrum, Obere Straße 22, CH-7270 Davos Platz

Wenn im folgenden von Problemen, die durch Allergien ausgelöst oder solche zumindest mitbeteiligt sind, geschrieben wird, soll damit nicht der Eindruck erweckt werden, Stahl sei als Implantatmaterial problematisch. Stahl ist ein allgemein anerkanntes und heute in vielen Hinsichten ideales Implantatmaterial. Trotzdem wollen wir hier einige Probleme aufzeigen, um Möglichkeiten für Verbesserungen zu suchen.

Allergien z.B. gegen Nickel sind in der Bevölkerung mit bis zu 17% relativ häufig. Es handelt sich hier meist um Allergien, die bei Hautkontakt auftreten. Zwei der heute standardisierten Implantatmetalle, Stahl und Chrom-Kobaltlegierungen enthalten z.T. hohe Anteile dieser Allergene (z.B. sind im Stahl 316L ca. 20% Chrom und 13% Nickel). Durch die Korrosion werden diese Allergene freigesetzt und gelangen als mehr oder weniger lösliche Salze in den Körper. Bei Instabilität können diese Salze in höherer Konzentration auftreten.

Aufgrund der klinischen Beobachtung wird generell angenommen, daß Implantate relativ selten apparente allergische Komplikationen bewirken. Problematisch an dieser Annahme ist, daß sich der Chirurg an ein bestimmtes Reaktionsbild auf Implantation gewöhnt hat, wie Kapselbildung, geringe Flüssigkeitsansammlung um das Implantat und an den sogenannten Fremdkörpereffekt, nämlich die Tatsache, daß eine einmal bestehende Infektion solange nicht definitiv kuriert werden kann, solange das Implantat (Fremdkörper) liegt. Neuere Untersuchungen von Hierholzer und von Szliska legen den Schluß nahe, daß sich mehr abspielt als allgemein angenommen wird.

Zu erwähnen ist auch, daß ein Teil der für die Frakturstabilisation angewendeten Implantate, in engem Kontakt zur Haut steht. Es verwundert dabei nicht, daß um die Eintritts-Stelle von Steinmann-Nägeln und Schanz-Schrauben Irritationen auftreten können. Die Schwierigkeit diese Reaktion von jener auf Unruhe in der Kontaktzone Metall-Haut zu unterscheiden, macht eine Interpretation schwierig.

Neuere Untersuchungen von Szliska, Rakoski und anderen zeigen aber, daß nach Implantation von Stahl doch mit einer Sensibilisierung um etwa 8% gerechnet werden muß. Auch wenn diese Sensibilisierung nicht zu klinischen Reaktionen führt, wäre es doch von grundsätzlichem Interesse, sie zu vermeiden. Die Untersuchungen von Hierholzer zeigen eine unter Umständen wichtige Beziehung der Metall-Allergie zur verminderten Infektabwehr auf.

Bei der Wahl des Metalls für das Implantat in der Osteosynthese stehen die mechanischen Eigenschaften Festigkeit, Steifigkeit, aber auch Duktilität im Vordergrund. Damit fallen Metalle wie Chrom-Kobaltlegierungen praktisch aus dem Rennen. Es bleiben Stahl, reines Titan und Titan-Aluminium-Vanadium Legierungen. Die Eigenschaften von Stahl sind allgemein bekannt, hohe Festigkeit, hohe Steifigkeit, gute Duktilität und günstige Eigenschaften für eine Routinefertigung zeichnen ihn aus. Reines Titan war früher als sehr weiches, wenig festes Material bekannt, es konnte so die mechanischen Anforderungen an ein Implantatmaterial für Osteosynthese nicht erfüllen. Heutige Fertigungstechnik erlaubt es, reines Titan in nahezu gleicher Festigkeit wie Implantatstahl herzustellen.

Dieses Titan weist keine toxischen oder bekannt allergisierenden Legierungsbestandteile auf. Titan-Aluminium-Vanadium (Ti-6A1–4V) ist ein bekannter Werkstoff in der Flugzeugindustrie. Er zeichnet sich durch hohe Festigkeit aber geringere Duktilität aus. Die Tatsache, daß diese Legierung 4% Vanadium enthält, das in der Organkultur getestet eine etwa 10mal höhere Toxizität als Nickel, Chrom und Kupfer zeigte, macht hellhörig.

Eine Möglichkeit, Nickel, Chrom und Kobalt zu vermeiden, besteht in der Anwendung von Titan als Implantat-Material. Dabei verwenden wir Titan als reines Metall und können so auch die Legierungsbestandteile Aluminium und Vanadium vermeiden. Vanadium ist als Chlorid in der Gewebekultur etwa 10mal toxischer als Nickel und wird in der Titan-Aluminium-Vanadium Legierung (Ti-6A1–4V) nur aufgrund der geringen Korrosion des Titans ertragen. Reines Titan war früher sehr weich und eignete sich nicht für Implantate. Heute kann durch entsprechende Verarbeitung des Titans (AO-Titan) eine Festigkeit von nahezu jener des Implantat-Stahls erreicht werden.

Selbstverständlich wissen wir, daß praktisch jeder Stoff eine Allergie hervorrufen kann. So kann eine Allergie auf Titan auch im Bereich der Möglichkeit liegen, auch wenn sie heute unseres Wissens nicht nachgewiesen ist. Mehrere Gründe sprechen für eine geringe, zu erwartende Allergie-Häufigkeit:

AO-Titan ist reines Titan und keine Legierung, damit ist die Zahl möglicher Allergene sehr klein. Titan weist eine sehr geringe Korrosionsrate auf, die

Exposition der Bevölkerung ist gering und Titan ist nach Steinemann [et al. 1988] im menschlichen Körper unlöslich, da der geringen Löslichkeit wegen der Körper mit dem möglichen Titan schon gesättigt ist. Die Vor- und Nachteile der Eigenschaften von Titan sind in der Forschung und Klinik untersucht worden und sollen dargestellt werden.

Literatur

Steinemann SG, Musli PA (1988) Titanium alloys for surgical implants – Biocompatibility from physicochemical principles. Sixth World Conference on Titanium, Cannes

Allergologische Aspekte bei Unverträglichkeit von (medizinischen) Gummihandschuhen

E. Vocks[1], W. Mayerhausen[2], J. Rakoski[1] und J.v. Mayenburg[3]

[1] Dermatologische Klinik und Poliklinik der Technischen Universität München (Direktor: Univ.Prof. DDr. S. Borelli), Biedersteiner Straße 29, D-W-8000 München 40
[2] Freischützstraße 79, D-W-8000 München 81
[3] Sendlinger Tor-Platz 11, D-W-8000 München 2

Zusammenfassung

Medizinische Gummihandschuhe bestehen in der Regel aus Latex und einer Reihe von Gummihilfsstoffen. Aus allergologischer Sicht stellt der Latex die wichtigste Ursache für Typ I- Allergien in Form von Kontakturtikaria dar. Der Gummihilfsstoff, insbesondere die Thiurame und Carbamate sind die entscheidenden Allergene für die Typ IV-Reaktionen. Beide Reaktionstypen werden besprochen und Ausweichmöglichkeiten für betroffene Patienten werden diskutiert.

Medizinische Gummihandschuhe bestehen aus Latex und einer Reihe von Zusatzstoffen (siehe unten).

Einem Vorschlag von Wrangsjö et al [15] entsprechend, können Unverträglichkeiten von Gumihandschuhen einer der folgenden klinischen Erscheinungsformen zugeordnet werden.

1. Kontaktallergien vom verzögerten Typ (Typ IV) aufgrund einer zellvermittelten Allergie gegenüber Chemikalien, die bei der Gummiverarbeitung Verwendung finden.
2. a) Lokalisierte Kontakturtikaria durch Gummihandschuhe. Diese kann immunologisch (häufig) oder nicht-immunologisch (selten) bedingt sein.
   b) Lokalisierte Kontakturtikaria kombiniert mit systemischen anaphylaktoiden Reaktionen.

Hefte zu der Unfallchirurg, Heft 230
6. Deutsch-Österr.-Schweiz. Unfalltagung

3. Nicht-allergische Intoleranz durch Feuchtigkeit und Hitze. Einige Stunden nach dem Tragen der Handschuhe kommt es zur Ausbildung papulöser Effloreszenzen an den Kontaktflächen.
4. Periorale Dermatitis, die 6 bis 12 Stunden nach Arbeit mit Gummihandschuhen auftritt. (Bei einigen dieser Patienten fand Wrangsjö et al [15] im Epikutantest positive Reaktionen auf Thiuram, aber negative Reaktionen auf die angeschuldigten Handschuhe.)
5. Depigmentierungen durch Gummichemikalien (z.B. Hydrochinonderivate).

Unter die Rubriken 2. a) und b) können auch die von Fisher [5] und Assalve et al [1] beschriebenen Kontakturtikariae mit und ohne anaphylaktoide Reaktion auf Handschuhpuder eingereiht werden.

Die von Kleinhans [10] 1984 beschriebene ekzematöse Soforttyp-Allergie gegen Gummihandschuhe im Sinne einer Proteinkontaktdermatitis (späte Phase Reaktion) läßt sich allerdings nicht ohne weiteres dem Schema zuordnen. Eine Erweiterung, beispielsweise durch einen Punkt 2. c): Soforttyp-Allergie vom Ekzemtyp, würde auch diese klinische Variation berücksichtigen.

Die folgenden Ausführungen beschränken sich auf die allergischen Reaktionen vom Soforttyp (Typ I) und die Kontaktallergien vom verzögerten Typ (Typ IV).

Die Produktion von Latex-Handschuhen

1. Rohstoffe

Die amerikanischen Indianer waren die ersten, die die einmaligen elastischen Eigenschaften eines Baumharzes entdeckten und davon Gebrauch machten. Sie nannten dieses Material caoutchouc (nach caa = Holz und o – chu = fließen, weinen) und gewannen es aus milchführenden Bäumen, wie z.B. dem Gummibaum Hevea brasiliensis.

Kautschuk – als kolloidale Suspension in Wasser Latex genannt – enthält Proteine, Zucker, Enzyme, Aminosäuren etc. (Tab. 1). Der eigentliche Hauptgummibestandteil ist chemisch ein Cis-poly-isopren. Die Zugabe von Ammoniak (ca. 0,5%) zu frisch geerntetem Latex unterbindet den Fäulnisprozeß, der zu einer vorzeitigen Koagulation des Latex führen würde.

Latex verläßt den Baum mit etwa 30–40% Kautschukgehalt. Verschiedene Partien Feldlatex werden miteinander vermischt, um ein einheitliches Produkt zu erhalten und auf einen Kautschukanteil von ca. 60% zentrifugiert. Eine andere Methode der Konzentrierung besteht im Eindampfen des geernteten Latex. Dadurch wird eine Konzentration von 70–75% erreicht (Revertex). Dieser Latex-Typ ist äußerst stabil gegen mechanische und chemische Einflüsse, allerdings auch leicht hygroskopisch.

Leider wird mit dem Begriff Latex nicht nur der natürliche Baumsaft und das daraus gewonnene primäre Gummiprodukt Naturlatex bezeichnet, sondern außerdem synthetisch hergestellte, chemisch eng verwandte Substanzen wie z.B. Polychloropren, Acrylnitrit, Styrolbutadien usw. Schließlich hat es

Tabelle 1. Latex-Inhaltsstoffe

PCV-Handschuhe	z.B. Trutouch® oder Triflexe®
Polyisopren	35%
(Phosphor-)Proteine	1–2%
Harze	2%
Fettsäuren	1%
Kohlenhydrate	1%
Anorganische Salze	0,3–0,7%
Zusatz: Ammoniumalginat	
Ammoniumoleat	
n. Inst. f. Kautschuk-Technologie	

sich außerdem eingebürgert, Substanzen, die im Endprodukt ähnliche physikalische Eigenschaften aufweisen, nämlich weißliche Polymerdispersionen sind, einen flüssigen Anteil haben und Partikel von Elastomeren bzw. Plastomeren in feinstverteilter Form enthalten und sich im Endprodukt genauso anfühlen, mit Latex zu bezeichnen, als Beispiel hierfür Polyvinylchlorid-Latex. Mit dem Produkt des Kautschukbaumes, wofür die Bezeichnung Latex ursprünglich vorbehalten war, hat diese Substanz nun chemisch nichts mehr zu tun.

Der Begriff Latex ist also sehr weit gefaßt, er ist mehr ein Oberbegriff. Wenn nicht anders betont, verstehen wir in dieser Arbeit unter Latex immer Naturlatex.

2. *Zusatzstoffe*

Je nach Verwendungszweck der Latex-Produkte werden die Herstellungstechniken und damit auch die Zusammensetzung der verwendeten Latex-Rezepturen bestimmt. Heute gibt es tausende Zusatzstoffe, aus denen man wählen kann. Bis zu 20 bis 30 können in einer einzigen Rezeptur (Latex-Mischung) vorkommen, und der Grad, bis zu welchem die Eigenschaften des Endproduktes durch Änderung des Mischungsaufbaues variiert werden können, ist eines der hervorstechendsten Merkmale der Kautschuktechnologie. Diese Eigenschaftsbeeinflussung durch den Mischungsaufbau ist der Grund dafür, daß ein elastischer Gummifaden, ein Badeschwamm und ein Autoreifen alle aus demselben Kautschuk hergestellt sein können.

Latex-Handschuhe für den medizinischen Bereich werden im Tauchverfahren mit Koagulationsmitteln hergestellt, dem sogenannten Koagulationsverfahren.

Prinzipiell sind folgende Zusatzstoffe zu unterscheiden:

∗ Stabilisierungsmittel stellen bei verringertem Ammoniakanteil die ursprüngliche Stabilität der Lösung wieder her.
Beispiele: Tetramethylthiuramdisulfid, Zinkoxid, Pentachlorthiophenat

∗ Alterungsschutzmittel, Antioxidantien
Aus Naturkautschuklatex hergestellte Artikel sind bis zu einem gewissen Grad durch die im Latex natürlich auftretenden Alterungsschutzmittel gegen Oxida-

tionsalterung geschützt. Da Latex-Handschuhe aber dünnwandig sind, und der Kautschuk der Luft ausgesetzt ist, ist die Beigabe eines weiteren Alterungsschutzmittels fast immer erforderlich.

Beispiele: Permanax WSL, Antioxidant 2264, DDA-EM (2,4- Dimethy-6-t-butylphenol).

* Konservierungsmittel
Eiweißprodukte, die dem Latex zur Erzielung bestimmter Effekte (Stabilisierung, Aufrahmung) zugesetzt werden, wie z.B. Kasein, Hämoglobin, fallen im Latex einer schnellen Fäulnis anheim und müssen deshalb mit Hilfe geeigneter Konservierungsmittel geschützt werden.

* Vulkanisationsreagenzien
Durch das von Goodyear 1833 entdeckte Vulkanisationsverfahren werden die Kautschukpartikel bildenden Makromoleküle durch Bildung von Schwefel-Brücken teilweise vernetzt. In nahezu allen Latextauchmischungen wird Schwefel als primäres Vulkanisationsmittel mit Zinkoxid als Aktivator in Gegenwart von einem oder mehreren Beschleunigern eingesetzt.

Beispiele: Tetramethylthiuramdisulfid, Zink-2- mercaptobenzothiazol, Zinkdiethyldithiocarbamat

* Farbstoffe

* Weichmacher
Es ist teilweise erwünscht, den Latex-Mischungen Weichmacher zuzusetzen. Helles Mineralöl wird z.B. bei der Herstellung von Spielzeugballons verwendet, um einen niedrigen Modulus zu erzielen und dadurch ein leichtes Aufblasen des Lufballons zu ermöglichen.

* (Verstärkende) Füllstoffe
Man setzt beim Latex Füllstoffe zur Erzielung von Vulkanisaten mit besonderen Eigenschaften zu. So werden durch deren Zugabe Härte, Steifigkeit, Zugfestigkeit, Spannungswert (Modulus) und der Widerstand gegen Weiterreißen (Strukturfestigkeit) wesentlich erhöht, gleichzeitig wird die Quellbeständigkeit gegen Wasser und Öl verbessert.

Beispiele: Kreide, Kaolin, Kieselkreide, Kieselgur

Reaktionen vom Soforttyp (Typ I)

1979 beschrieb Nutter erstmals eine Kontakturtikaria auf Naturlatex bei einer 34jährigen Hausfrau, die zuvor an einem atopischen Handekzem litt. Während einer Exazerbation ihres Handekzems bemerkte sie 5 Minuten nach dem Tragen von Gummihandschuhen einen intensiven Juckreiz ihrer Hände, der ca. 2 Stunden bestehen blieb [12]. Den Nachweis einer IgE-vermittelten Allergie erbrachte ein positiver Pricktest auf 5%igen Naturlatex (vom Hersteller bezogen) in destilliertem Wasser sowie ein positiver Pricktest auf einen 5%igen Auszug, gewonnen aus einem Blatt des Gummibaumes Hevea brasiliensis. In der Folge wurde eine Reihe von Latex-Allergien als IgE-vermittelte Sofortreaktionen beschrieben. Dabei handelte es sich um Soforttyp-Allergien mit und ohne anaphylaktoide systemische Reaktionen wie Rhinitis, Konjunktivitis, Quincke-Ödem bis hin zum anaphylaktischen Schock (Übersicht bei 4). In diesem Zusammenhang ist von Bedeutung, daß Latex keineswegs bei allen Herstellern identisch ist (s.o.). Frosch et al [7] konnten zeigen, daß die antigene Potenz von Latex aus zwei verschiedenen Quellen variiert. Unterschiedliche Produktionsprozesse scheinen die antigene Kapazität von Latex zu beeinflussen.

Auffälligerweise waren die meisten Patienten mit Reaktionen vom Soforttyp Atopiker [13, 15], aber auch bei Nicht-Atopikern wurden Kontakturtikariae beobachtet [15]. Einer Untersuchung Wrangjö's zufolge [15] hatten 13/15 Patienten anamnestisch ein Handekzem, was naturgemäß Sensibilisierungen gegen andere Substanzen erleichtert. Nach Turjanmaa [14] prädisponierten das Vorliegen einer Atopie, eines Handekzems und eine chirurgische Tätigkeit für eine Latex-Allergie vom Soforttyp.

Die Soforttyp-Reaktion auf Gummihandschuhe ist nicht ausschließlich auf Latex beschränkt. Helander und Mäkilä [9] beschrieben eine Kontakturtikaria auf Zink-diäthyl-dithio-carbamat, welches beim Latex-Produktionsprozeß zugesetzt wird. Eine eigene Patientin hatte eine allergische Kontakturtikaria auf Handschuhpuder. Ebenfalls beschrieben ist eine nicht-immunologisch bedingte Kontakturtikaria auf Handschuhpuder [15].

Die Typ I-Allergie auf Gummihandschuhe wird duch das Latex-Antigen vermittelt (cis-poly-isopren), dessen Anteil in verschiedenen Produkten unterschiedlich hoch sein kann. Nach derzeitigem Wissensstand ist das Allergen vermutlich ein wasserlösliches, Trypsin sensitives Protein mit einem Molekulargewicht von größer 30.000 d [3, 15]. Es ist wahrscheinlich weitgehend stabil gegenüber chemischer und thermischer Denaturisierung [2].

Klinisch äußert sich die Latex-Allergie als Kontakturtikaria ohne oder mit anaphylaktoiden systemischen Reaktionen, die bis zum anaphylaktischen Schock reichen können. So berichtet Axelsson [2] von einer Patientin, bei welcher es im Rahmen einer gynäkologischen Untersuchung mit einem Latex-Handschuh zu einem anaphylaktischen Schock gekommen ist.

Auch Fernreaktionen – Quaddeln an Nicht-Kontaktstellen – sind beschrieben [10].

Wir selbst können von einer 24jährigen Krankenschwester berichten, die „lediglich" die Symptome Niesreiz, Schnupfen und Schwellung der Nasenschleimhäute bei Umgang mit Latex-Handschuhen beklagte, aber keinerlei Hautveränderungen aufwies [11]. Der Allergienachweis erfolgte über Rast- und Pricktestung.

Für Patienten mit Latex-Allergie empfiehlt sich einerseits Karenz. Sollte dies nicht möglich sein, so stellen Latex-freie Handschuhe eine Alternative dar oder Handschuhe aus Kunststoff (Tab. 2). Dabei ist zu bedenken, daß Latex-freie Gummihandschuhe wesentlich teurer sind als Latex-haltige (bis zu Faktor 10). Außerdem genügt es in der Regel nicht, daß nur der Betroffene Latex-freie Gummihandschuhe trägt, sondern sämtliche Arbeitskollegen ihrerseits Latex-freie Handschuhe tragen. Man kann sich vorstellen, daß ein solcher Schritt beispielsweise für ein Krankenhaus einen entscheidenden ökonomischen Faktor darstellt.

Tabelle 2. Spezial gefertigte Handschuhe (n. Frosch [6] und Heese [8])

Polyurethankunststoff-beschichtet	z.B. Neutralon® od. Manex Biogel®
Akzeleratorenfrei	z.B. Puritee Pur®
Latex-frei	z.B. Elastyren®, Neolon® oder Ansell dermaprene®
Puderfrei	z.B. Manex Biogel®
PVC-Handschuhe	z.B. Trutouch® oder Triflex®

Da Latex in verschiedenen Gegenständen des täglichen Lebens und des medizinischen Alltags vorkommt und ein höchst potentes Allergen darstellen kann, sind die Patienten und die behandelnden Ärzte zu informieren. So ist beispielsweise bei einer vorgesehenen Operation in Vollnarkose daran zu denken, daß die verwendeten Tuben Latex-frei sein müssen. Die Beispiele ließen sich beliebig fortsetzen.

Kontaktallergien vom verzögerten Typ (Typ IV)

Kontaktallergien auf Gummihandschuhe sind seit langer Zeit bekannt. Einer neueren, sehr umfangreichen Untersuchung von Frosch et al [6] zufolge, scheinen sie jedoch relativ selten zu sein. Da der Okklusionseffekt durch Handschuhe bei einer existenten Hauterkrankung anderer Genese zu einer Verschlechterung führen kann, werden Allergien häufiger vermutet als nachgewiesen. Andererseits begünstigen chronische Handekzeme eine Sensibilisierung gegen Inhaltsstoffe von Gummihandschuhen.

Als wichtigste Kontaktsensibilisatoren (Typ IV-Reaktion) müssen die sogenannten Gummihilfsstoffe der Thiuram- und Carbamatgruppe genannt werden. Daneben kommen weniger häufig zahlreiche Hilfsstoffe in Frage, unter anderem Antiklebemittel, Antioxidantien, Bindemittel, Farbstoffe, Gleitmittel usw..

Der Nachweis einer Allergie erfolgt bei diesem Typ durch den Epikutantest. Hierbei ist von ganz entscheidender Bedeutung, daß tatsächlich der vom Patienten getragene Handschuh getestet wird und nicht nur die „übliche Gummireihe" [6].

Bei nachgewiesener Allergie gegen Gummihilfsstoffe können innen mit Polyurethankunststoffen beschichtete Handschuhe versuchsweise empfohlen werden, um den Kontakt mit dem Allergen zu vermeiden oder aber Handschuhe, bei deren Herstellung keine Akzeleratoren zugesetzt werden (Tab. 2).

Versuchsweise können auch sogenannte hypoallergene Gummihandschuhe Anwendung finden. Durch ein besonderes Produktionsverfahren werden hier deutlich geringere Mengen an Gummihilfsstoffen zugesetzt.

In Einzelfällen mag das Unterziehen von Baumwollhandschuhen möglich sein, was jedoch zu einem erheblichen Sensibilitätsverlust führt. Schließlich kommen Plastikhandschuhe (Vinyl-Handschuhe), die die üblichen Gummihilfsstoffe nicht enthalten, in Frage.

Literatur

1. Assalve D, Cicioni C, Perno P, Lisi P (1988) Contact urticaria and anaphylactoid reaction from cornstarch surgical glove powder. Contact Dermatitis 19:61–78
2. Axelsson JGK, Johansson SGO, Wrangsjö K (1987) IgE-mediated anaphylactoid reactions to rubber. Allergy 42:46–50
3. Carillo T, Cuevas M, Munoz T, Hinojosa M, Moneo I (1986) Contact urticaria and rhinitis from latex surgical gloves. Contact Dermatitis 15:69–72
4. Ehl W, Hartjen A, Thiel C, Aulepp H, Fuchs E (1988) Latex Allergien als IgE-vermittelte Sofortreaktionen. Allergologie 11:182–187
5. Fisher AA (1986) Contact urticaria due to cornstarch surgical glove powder. Cutis 38:307–308
6. Frosch PJ, Born CM, Schütz R (1987) Kontaktallergien auf Gummi-, Operations- und Vinylhandschuhe. Hautarzt 38:210–217
7. Frosch PJ, Wahl R, Bahmer FA, Maasch HJ (1986) Contact urticaria to rubber gloves is IgE-mediated. Contact Dermatitis 14:241–245
8. Heese A, Peters KP, Koch HU, Hahn H, Riedl B, Hornstein OP (1989) Allergien und Intoleranzreaktionen gegen Latex-Handschuhe im medizinischen Fachbereich. Dt Ärztebl 86:2409–2414
9. Helander I, Mäkelä A (1983) Contact urticaria to zinc diethyl dithiocarbamate (ZDC). Contact Dermatitis 9:326–328
10. Kleinhans D (1984) Soforttyp-Allergie gegen Latex: Kontakt Urtikaria und Ekzem. Akt Dermatol 10:227–228
11. Mayerhausen W, Rakoski J (1989) Typ-I-Allergie gegen Latex haltige Gummihandschuhe. Z Hautkrkh 64:495–496
12. Nutter AF (1979) Contact urticaria to rubber. Brit J Dermatol 101:597–598
13. Seifert HU, Seifert B, Wahl R, Vocks E, Borelli S, Maasch HJ (1987) Immunglobulin E-vermittelte Kontakturtikaria bzw. Asthma bronchiale durch Latex-enthaltende Haushaltsgummihandschuhe. Drei Fallberichte. Dermatosen 35:137–139
14. Turjanmaa K (1987) Incidence of immediate allergy to latex gloves in hospital personnel. Contact Dermatitis 17:270–275
15. Wrangsjö K, Mellström G, Axelsson G (1986) Discomfort from rubber gloves indicating contact urticaria. Contact Dermatitis 15:79–84

Anti-Granulozyten-Immunszintigraphie im Verlauf der Bruchheilung langer Röhrenknochen

B. Hausmann[1] und P. Lind[2]

[1] Allgemeine Unfallversicherungsanstalt Unfallkrankenhaus Graz, Göstinger Straße 24, A-8021 Graz
[2] Krankenhaus der Barmherzigen Brüder Eggenberg, Bergstraße 27, A-8021 Graz

Nach erfolgreicher Anwendung der Anti-Granulozyten-Szintigraphie zum Ausschluß oder zur Bestätigung septischer Prozesse in der Unfallchirurgie wollten wir das Verhalten der Granulozyten am pp-heilenden Knochen erforschen. Dazu wählten wir 29 Patienten mit isolierten Oberschenkel- bzw. Unterschenkelbrüchen aus und untersuchten sie im Abstand von 7 Tagen, 6 und 12 Wochen nach dem Unfall/Operation.

Hefte zu der Unfallchirurg, Heft 230
6. Deutsch-Österr.-Schweiz. Unfalltagung

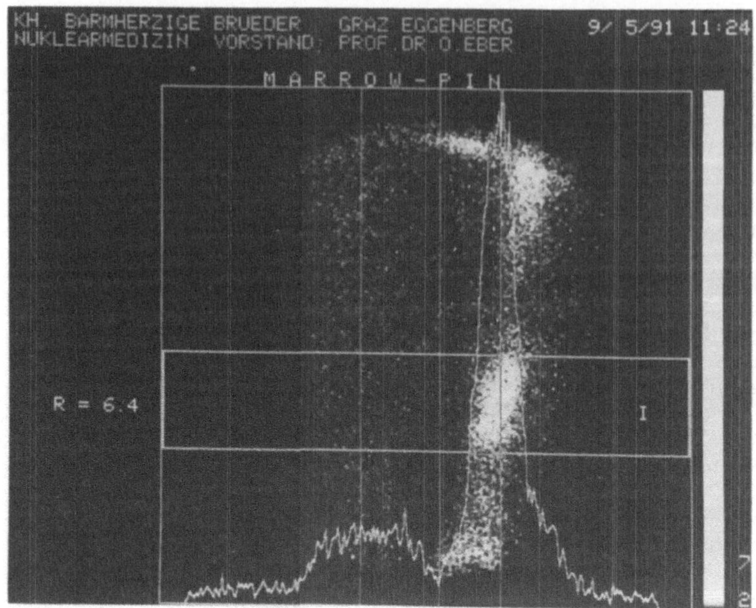

Abb. 1. 25jährige Patientin, Unfall beim Schifahren.
Röntgen: Spiralbruch im mittleren Schienbeindrittel. OP: Verriegelungsmarknagel, distal verriegelt. Leucozytenszintigraphie am 7. postoperativen Tag: 6,44.

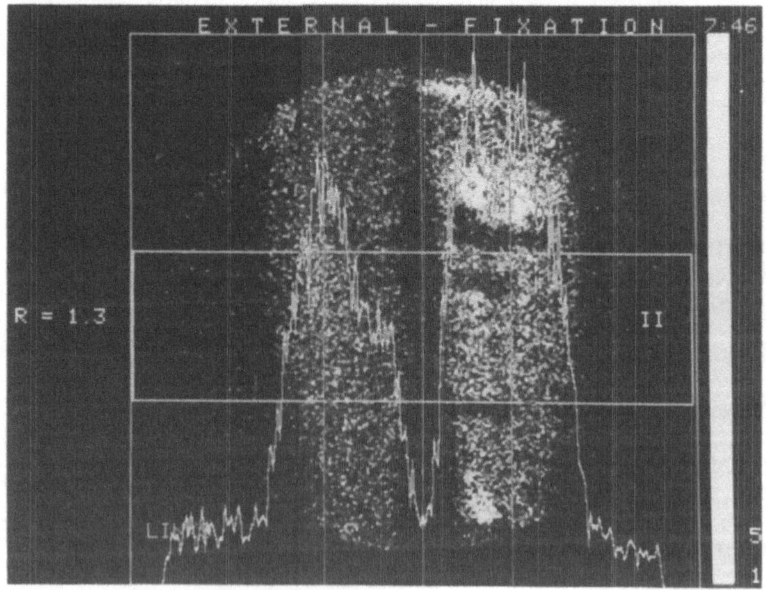

Abb. 2. 36jähriger Patient, Motorradunfall. Röntgen: Trümmerbruch im proximalen Schienbeindrittel. OP: Fixateur-externe. Leucozytenszintigraphie nach 6 Wochen: Quotient 1,3, deutliche Artefakte der Schanz'schen Schrauben, höhere Anreicherung proximal, klinisch pin infection

Wir verwendeten den jeweils gut verfügbaren monoclonalen Antikörper Mab BW (250/183) der Behringwerke. 18 Stunden nach i.v. Applikation wurde eine Ganzkörperszintigraphie sowie Planaraufnahme der betroffenen Extremität im Seitenvergleich durchgeführt. Nach Berechnung von Quotienten zur nicht vermehrt speichernden Gegenseite konnten wir den Rückgang der Anreicherung an einem Patienten und auch die Knochenbruchheilung aus immunologischer Sicht bei verschiedenen Osteosyntheseformen vergleichen. Bei der Erstuntersuchung am 7. Tag lag der Quotient zwischen 6,44 und 1,29. Nach der 6. Woche fanden wir, abhängig von erreichter Stabilität, verschieden starken Rückgang der Speicherung. Die Quotienten lagen zwischen 2,72 und 0,99 (Durchschnitt 1,67). Nach 12 Wochen hatten von den 11 mit Marknägeln versorgten Patienten sechs den Normwert erreicht, bei 3 mit Götzecerclagen operierten Patienten waren 2 im Normbereich, nach Fersenbeinextension (3 Patienten) hatte einer, nach Gipsbehandlung (3 Patienten) zwei den Normwert. Alle mit Fixateur-externe stabilisierten Patienten waren auch nach der 12. Woche über der Norm.

Zusammenfassend kann man sagen:
Der Quotient am siebten postoperativen Tag ist nicht abhängig vom Patientenalter, Bruchform oder primären Bruchhämatomen. Wir fanden keine Übereinstimmung der Leucozytenzahlen im Blutbild und der lokalen Anreicherung im Frakturgebiet.

Nach 6 Wochen ist der Rückgang der Speicherung auf Normwerte möglich (bei idealer Stabilisierung).

Nach 12 Wochen sollten Normwerte erreicht sein (1, 2–0, 8). Die Leucozytenszintigraphie ist keine Screeningmethode für p.s.-Heilungen, chirurgische Intervention muß nach klinischen Parametern früher erfolgen.

Ab der 12. Woche ist bei ansteigenden Werten an eine Infektion zu denken. Rückschluß auf Knochenbelastbarkeit ist nicht möglich.

Bedeutung der Immunoprophylaxe für die komplexe Therapie von offenen Frakturen und Devastationsverletzungen

A. Stachy, Z. Sidor, O. Brandebur und M. Kunay

Fakultätskrankenhaus, Klinik für Unfallchirurgie, Rastislavova 43, CS-041 90 Kosice

Trotz der Antibiotikatherapie stellt die Infektion die wesentlichste Komplikation bei offenen Frakturen und Devastationsverletzungen dar. Das erneute Interesse an der Antikörperprophylaxe und Antikörpertherapie in einer Zeit, in der zur Behandlung von Infektionen ein großes Arsenal von antimikrobiellen Mitteln zur Verfügung steht, ist in erster Linie damit zu erklären, daß gegen dieses Mittel resistente bakterielle Stämme beobachtet wurden. Es stellte sich heraus, daß Mißerfolge der antibakteriellen Therapie nicht nur mit der Resistenz der Erreger, sondern auch mit einem Mangel an Antikörpern, die bei der Eliminierung der Bakterien eine wichtige Rolle spielen, zu erklären sei.

In der Arbeit soll auf neue Möglichkeiten, der Steigerung der Abwehrkräfte des Organismus in der Prophylaxe der Infektionen bei offenen Frakturen und Devastationsverletzungen hingewiesen werden.

Organismusresistenz, spezifische Immunität und unspezifische Abwehrfunktionen sind sehr eng miteinander verknüpft. Die adäquate Organismusresistenz wird bestimmt von dem unspezifischen, cellulären und humoralen Anteil des Immunsystems, dem Gesamtzustand des Organismus, der abhängig ist vom Alter, Streßzustand, Ernährung und Infektion.

Außerdem spielen auch die Faktoren der sogenannten unspezifischen Resistenz von cellulärem und humoralem Charakter wie physiologische Barrieren in Form von Haut und Schleimhaut, bakteriostatisch und bakterizid wirkende Exsudate, Lysozym, Schleim, phagozytäre Aktivität, Komplement und Properdin eine Rolle.

Die Mechanismen der Infektabwehr lassen sich als cellulär-humorale Komplexreaktionen des Granulozyten-Komplementsystems, des unspezifischen Monozyten-Properdinsystems der Makrophagen-Interferon-Wirkung, des Lysozyms, der Lymphokine und der immunokompetenten Immunglobuline verstehen. Spezifisch reagieren Lymphozyten.

Wie auf diesem Forum schon mehrmals erwähnt wurde, zeigen die Immunglobuline neue Möglichkeiten in der Prophylaxe und Therapie der Infektionen in der Unfallchirurgie [1, 2, 3].

In letzter Zeit wurden wir durch immunologische Studien am chirurgischen Krankengut und in der Unfallchirurgie besonders zu Betrachtungen gedrängt, die verletzten oder operierten Patienten hätten häufig eine veränderte immunologische Abwehrlage und eine eingeschränkte Resistenz gegenüber Infektionen. Verletzungen und Schockzustände haben Depressionen des retikuloendothelialen Systems zur Folge. Kontamination bei offenen Verletzungen erleichtert das Auftreten einer Bakteriämie. Verletzungen und operative Eingriffe beeinflussen das humorale Immunsystem wobei es zum Abfall aller drei Klassen der Immunglobuline IgG, IgA und IgM kommt.

Nach Traumen stellen wir fest, daß es zu einem Abfall der Immunglobuline (schon nach einigen Stunden) kommt. Diese Feststellung ist wichtig, denn im frühen Zeitabstand nach dem Unfall können wir das Schicksal des Patienten positiv durch die frühzeitige Zufuhr von Immunglobulinen und Antibiotika beeinflussen, wobei wir den synergischen Einfluß beider ausnützen.

Wirkungsmechanismus der Immunglobuline

Die Immunglobuline haben eine neutralisierende Wirkung auf die Bindung der im Blut zirkulierenden, von Mikroorganismen sezernierten Toxine.

Sie wirken mit bei der Opsonierung der Mikroorganismen, wodurch sie die Phagozytose der pathogenen Mikroorgansimen ermöglichen und beschleunigen. Die Opsonierung stellt eine der Voraussetzungen für eine wirksame bakteriostatische und besonders auch bakteriozide Antibiotikatherapie vor [4].

Vor allem sollte erwähnt werden, daß IVIG-Präparate sich von den herkömmlichen Arzneimitteln grundsätzlich unterscheiden. Diese erhalten nur eine oder einige wenige aktive Substanzen. Ein Gramm IgG enthält ungefähr 4mal 10^{18} Moleküle mit über 10mal 10^{6} verschiedener Antikörperspezifitäten [5]. Die Anwendung der IVIG bei vielen verschiedenen Krankheiten ist daher nicht allein die Frage eines unwissenschaftlichen Polypragmatismus, vielmehr ist es ein Fall einer spezifischen Therapie bei der Behebung einer Antikörperdefizienz oder Schwäche des Immunsystems [6]. Das Wesen der neuen Methode geht aus den oben erwähnten Tatsachen hervor.

Behandlungsform

Bis zu 6 Stunden nach dem Unfall geben wir 1 ml/kg IVIG in Form einer Tropfinfusion von 20–40 Tropfen/min zusammen mit 10 Mill. E. krist. Penicillin. Die ersten Tage alle 6 Stunden 10 Mill. E. krist. Penicillin; am 3. und 4. Tag alle 6 Stunden 5 Mill. E. krist. Penicillin, nachher Procainpenicillin intramuskulär.

Die angeführte Methode wurde in einer Gruppe von 70 Patienten angewendet. Nur bei einem Patienten trat am 21. Tag nach der Versorgung seiner offenen Fraktur ein Unterhautabszeß auf.

Während der 36 Monate dauernden Beobachtung zeigten diese Patienten keine Anzeichen einer Knocheninfektion.

Die Lokalisation der Verletzungen verteilen sich auf den Unterschenkel (40 Verletzungen), auf den Oberschenkel (26 Verletzungen), auf den Vorderarm (2 Verletzungen) und auf den Unterkiefer mit 2 Verletzungen.

Alle behandelten Patienten kontrollierten wir laufend in sechsmonatlichen Abständen.

In der uns zur Verfügung stehenden Literatur fanden wir keine Angaben von einer präventiven Verabreichung von Immunglobulinen im Rahmen der komplexen Versorgung offener Knochenbrüche und Devastationsverletzung.

Die Verabreichung von Immunglobulinen in der Weise, wie sie bei der neuen Methode der Prävention von posttraumatischen Knochenentzündungen angegeben wurde, stellt einen positiven Beitrag dar. Das Herabsetzen des Vorkommens von posttraumatischen Osteitiden ist nicht nur vom medizinischen, sondern auch vom sozialen und ökonomischen Standpunkt aus als vorteilhaft anzusehen.

Literatur

1. Andrasina J, Bauer H, Stachy A (1982) Ergebnisse langjähriger Beobachtungen über celluläre und humorale Abwehrvorgänge bei posttraumatischer Osteomyelitis. Verhandlungen der Österreichischen Gesellschaft für Unfallchirurgie Salzburg. Unfallheilkd 157:72–73
2. Stachy A, Brandebur O, Tomal O, Sidor Z (1988) Immunprophylaxe posttraumatischer Osteitiden bei offenen Frakturen. Unfallheilkd 211:272–275

3. Mancuso G, Oddo G, Fugardi MG, Scrivano AM, Barone A (1984) Verwendung von Immunglobulinen die mit Antibiotikatherapie nicht beherrschbaren Infektionen. XI. Congresso Nazionale della Associazione Italiana di Ematologia ed Oncologia Pediatrica, Cattolica, June 1–3, Abstracts 151–152
4. Glinz W, Grob PJ, Nydegger UE, Ricklin T, Stamm F, Stoffel D, Lasance A (1985) Polyvalent immunglobulins for prophylaxis of bacterial infections in patients following multiple trauma. Int Care Med 11:288–294
5. Davis BH, Dulbecco R, Eisen NH, Ginsberg HS (1980) Microbiology. Harper Row, Hagerstown
6. Hässig A (1986) Intravenous immunoglobulins. Pharmacological aspects and therapeutic use. Vox Sang 51:10–17

Das Verhalten der unspezifischen Immunabwehr nach Polytraumaursachen für die Entstehung des Multiorganversagens

G. Regel[1], A. Dwenger[2], G. Schweitzer[2] und J.A. Sturm[1]

[1]Medizinische Hochschule Hannover, Unfallchirurgische Klinik,
[2]Medizinischen Hochschule Hannover, Klinische Biochemie, Konstanty-Gutschow-Straße 8, D-W-3000 Hannover 61

Einleitung

Das progrediente Organversagen bei Mehrfachverletzten wird im allgemeinen auf einen generalisierten Zellschaden (insbes. der Endothelzellen) zurückgeführt [5, 6, 7]. Die Steigerung der Kapillarpermeabilität und das dadurch zunehmende interstitielle Ödem soll in diesem Zusammenhang zu einer fortschreitenden Störung aller Organe führen und in einigen Fällen in ein Multi-Organ-Versagen (MOV) mit letalem Ausgang münden [4, 5, 6, 7].

Die Ursache für diesen Zellschaden ist bisher unbekannt. Es werden im wesentlichen 3 Theorien diskutiert:
1. Sepsis
2. Metabolische Entgleisung
3. Autodestruktive Prozesse

Immer wieder wurde die Entstehung des MOV nach Polytrauma mit der Entwicklung septischer Komplikationen in Zusammenhang gebracht. Hierbei wird vielfach der Ausdruck „uncontrolled infection" erwähnt [3, 4]. Trotz des Auftretens von einzelnen „sepsisähnlichen" Krankheitsverläufen, fehlt jedoch in den meisten Fällen der Nachweis eines spezifischen Fokus bzw. einer Bakteriämie, ebenso wie der einer erhöhten Infektrate bei diesen Patienten. Die Möglichkeit einer supprimierten unspezifischen Immunabwehr als kausaler Faktor wird hier diskutiert [5, 6, 7].

Hefte zu der Unfallchirurg, Heft 230
6. Deutsch-Österr.-Schweiz. Unfalltagung

Als Auslöser wird ebenfalls eine metabolische Entgleisung nach schwerem Trauma und Schock angesehen. Katabolismus und gesteigerter Sauerstoffverbrauch sollen hierbei zu einer Störung der Zellintegrität und insbesondere zur vermehrten Resorption von bakteriellen Toxinen aus dem Darm führen [2, 8]. Eine verlängerte Zirkulation dieser Toxine kann durch eine Störung der Klärfunktion des retikulo-endothelialen Systems (RES) verursacht werden. Dies kann ebenfalls zum Schaden des Kapillarendothels beitragen.

Als dritte Ursache für die Entstehung des MOV wird die Möglichkeit autodestruktiver Prozesse beschrieben [5, 7]. Insbesondere Goris [5] machte in diesem Zusammenhang die Entstehung einer „whole body inflammation" für das MOV verantwortlich. Die Auslöser dieser generalisierten Entzündung, sowie die Bedeutung des Traumas hierbei sind jedoch weiterhin unbekannt. Als mögliche pathogenetische Mechanismen werden die Aktivierung von Komplement [6] und die Stimulierung der neutrophilen Granulozyten (PMNL) angesehen. Eine sogenannte „Autoaggression" dieser Immunzellen führt dann zum Kapillarschaden und zu dem daraus resultierenden MOV [5, 6, 7].

In allen 3 Theorien spielt somit die Veränderung der unspezifischen Immunabwehr eine tragende Rolle. Ungeklärt ist, ob die „Suppression" oder die „Autoaggression" zu dem beschriebenen Schaden führt. Wir haben daher in einer prospektiv angelegten Studie das Verhalten der unspezifischen Immunzellen und deren Einfluß auf die Entstehung des progredienten Organversagens beim polytraumatisierten Patienten untersucht.

Methode

An der Medizinischen Hochschule Hannover wurden im Zeitraum von 1984 bis 1988 862 polytraumatisierte Patienten aufgenommen, von denen 537 länger als 3 Tage intensivpflichtig waren. 54% dieser Patienten wiesen den Schweregrad III–IV der PTS Einteilung [8] auf. 38 Patienten aus diesem Kollektiv entsprachen den nachfolgenden Studienkriterien (Tab. 1).

Tabelle 1. Kriterien des Studienprotokolls

Alter (14–65 Jahre)
Verletzungsschwere gemäß PTS Gruppe III (30–39 Punkten) [8]
kein Schädel-Hirn-Trauma > 1, Glasgow-Coma-Scale > 8
therapiefreies Intervall < 60 min
Rettungszeit < 120 min
Volumensubstitution unter Ausschluß von Dextran-/Eiweißpräparaten
Einschränkung der medik. Therapie (z.B. kein Cortison)

Diese Patienten gelten aufgrund ihres Verletzungsmusters als prädisponiert für die Entwicklung von posttraumatischen Komplikationen, und insbesondere für die Entstehung eines MOV.

Alle Patienten (n = 38) wurden im Zeitraum von 14 Tagen in den ersten 48 Stunden sechsstündlich, und danach zwölfstündlich speziellen Untersuchungen zugeführt.

Klinisch-biochemische Untersuchungen

Die neutrophilen Granulozyten (PMNL) wurden über einem modifizierten Percollgradienten unter Zentrifugation isoliert und anschließend unmittelbar den verschiedenen Leukozyten-Funktionstests zugeführt.

Chemilumineszenz

Die Zymosan A stimulierte und Luminol verstärkte CL von Patienten PMNL wurde mit einem Sechskanal-Biolumat LB 9505 an isolierten Zellen aus dem Patientenblut gemessen. Die Photonenemission wurde für mindestens 60 Minuten aufgezeichnet.

CL-peak maximum (CLPM) (cpm/25000 PMNL für isolierte Zellen ist die Größe der maximalen Lichtemission und repräsentiert die metabolische Aktivität der Zelle. Sie ist außerdem Ausdruck der Produktion von toxischen Sauerstoffradikalen.)

Zellfunktionstests

Adhärenz

Bei dem Nylonfiber Adhärenztest (%) werden 400 ul MEM und 100 ul venöses Zitratblut mit (A) und ohne (B) 5 mg Nylonwatte für 20 min bei 37 °C inkubiert. Nach Entfernung der Nylonwatte werden die PMNL der einzelnen Proben gezählt und die Adhärenz entsprechend der Formel kalkuliert:

(PMNL/ml–PMNL/ml)
% Adhärenz = 100
(PMNL/ml)

Chemotaxis

Chemotaxis (mm): 2,5 x 10/7 Zellen werden in 1 ml MEM-Puffer suspendiert und anschließend in ausgestanzte Löcher eines Tissue-Culture-Dish (35 mm Durchmesser) gebracht (jeweils 10 µl pro Loch). Jede Probe wird für 2 Stunden im Brutschrank inkubiert, bei 37 °C und 5% CO_2-Zufuhr. Zuletzt erfolgt eine 12stündige Fixierung in 10% Formalin und Färbung nach Pappenheim. Die Chemotaxis-Differenz ist die Differenz zwischen der Wanderungsstrecke in Richtung Chemotaxin (in diesem Fall BAS, ein C_5a-Äquivalent; oder FMLP) und der spontanen Laufrichtung, d.h. in entgegengesetzter Richtung zum Chemotaxin.

Phagozytose

Phagozytose Index (1g): 0,9 ml der bei dem Adhärenzversuch vorbereiteten Zellsuspension (10/4 Zellen/ml) werden zusammen mit 0,5 ml Keimsuspension 10/7 Staphylococcus aureus/ml) und 0,1 AB-Serum vermischt. Die Keimzahl wird vor Inkubationsbeginn ausgezählt (N0). Anschließend erfolgt die Inkubation bei 37 °C für 2 Std. 0,1 ml des Überstandes werden nach Zentrifugation auf einer Platte ausgestrichen. Zuletzt erfolgt die Bestimmung des extrazellulären Lebendkeimzahl (N1) unter Berücksichtigung des Verdünnungsfaktors. Der Index berechnet sich dann als LgN0-LgN1.

Killing Index

Der Ansatz und die Inkubation erfolgt wie bei der Phagozytose, anschließend aber Bestimmung der extrazellulären Lebendkeimzahl, Lyse der PMNL durch Kälteschock (Suspension auf 1 ml Eiswasser) und Bestimmung der intrazellulären Lebendkeime.

Der Killing Index ergibt sich dann aus:

LgN0-LgN1/LgN (mit N = extrazelluläre und intrazelluläre Lebendkeimzahl)

Nuklearmedizinische Untersuchungen

Bei 10 der polytraumatisierten Patienten wurde zusätzlich die Funktion des retikulo-endothelialen Systems (RES) der Leber beurteilt. Die Phagozytosefähigkeit der Leber-RES kann mit etablierten nuklearmedizinischen Methoden bestimmt werden. Im RES werden Fremdpartikel aus dem Blut geklärt. Als Verlaufsparameter hierfür kann nach radioaktiver Markierung der Partikel die Invasionskonstante (k) aus der Zeit-Aktivitätskurve über der Leber angegeben werden. Ist T 1/2 der Zeitraum, bis zu dem 50 % des maximalen Uptakes in der Leber erfolgt sind, errechnet sich der k-Wert hieraus mit:

(a) k-Wert = ln2/T1/2 (min^{-1})

Nach i.v.-Injektion von 37 mBq 99mTC-Human-Serum-Albumin-Millimikrosphären wurde mit Hilfe einer Gammakamera kontinuierlich über 20 Minuten die Leberregion gemessen, die Studie in 15-Sekundenframes im angeschlossenen Rechnersystem gespeichert. Mit regions-of-interest-Technik (ROI) wurde u.a. die spezielle Leber-uptake-Kurve generiert und der k-Wert über die Formel (a) bzw. durch eine monoexponentielle Anpassung (Methode der kleinsten Fehlerquadrate) der invertierten Kurve bestimmt. Unter normalen Umständen ist der k-Wert größer als 0,8 min^{-1}, sicher aber größer als 0,6 min^{-1}. Werte darunter sind als entsprechend pathologisch anzusehen.

Statistische Auswertung

Die Auswertung der Ergebnisse erfolgte mittles des Student-t-Tests für nicht gepaarte Stichproben. p-Werte < 0,05 wurden als signifikant erachtet. Zusätzlich zu den Mittelwerten (x) ist im folgenden regelmäßig der Standardfehler der Mittelwerte (SEM) angegeben.

Ergebnisse

Chemilumineszenz (CL)

Die CL-peak-maximum isolierter Blutzellen zeigt einen gesteigerten posttraumatischen Verlauf. Insbesondere zu den Zeitpunkten am 4., 5. und 6. Tag wurden Höchstwerte gemessen. Ein signifikanter Gruppenunterschied zwischen den Patienten mit und ohne MOV war nachweisbar (Abb. 1).

Adhärenz

Die in vitro-Adhärenz zeigt einen deutlichen Anstieg in beiden Gruppen über dem gesamten posttraumatischen Verlauf. Ein signifikanter Gruppenunterschied ist nicht nachweisbar.

Chemotaxis

Die Chemotaxis gegen BAS zeigt am 4. Tag Minimalwerte bei beiden Gruppen, wohingehen die FMLP-Chemotaxis bei der Gruppe mit MOV am 4. Tag abfällt, bei der Gruppe ohne MOV keine signifikante Veränderung gesehen wird. Der Unterschied ist um den 4. Tag am deutlichsten.

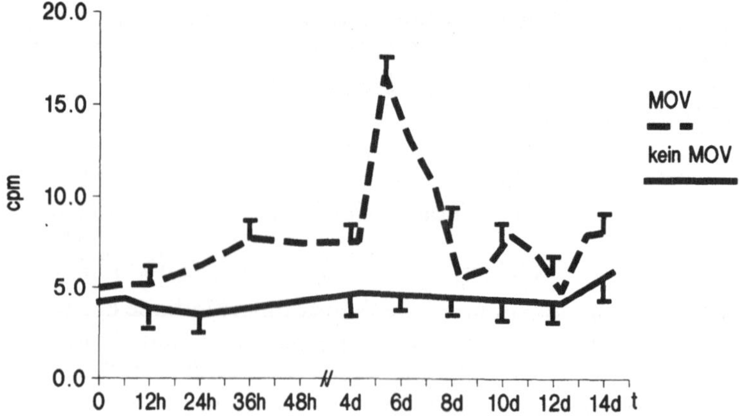

Abb. 1. Peak Max (PMNL)

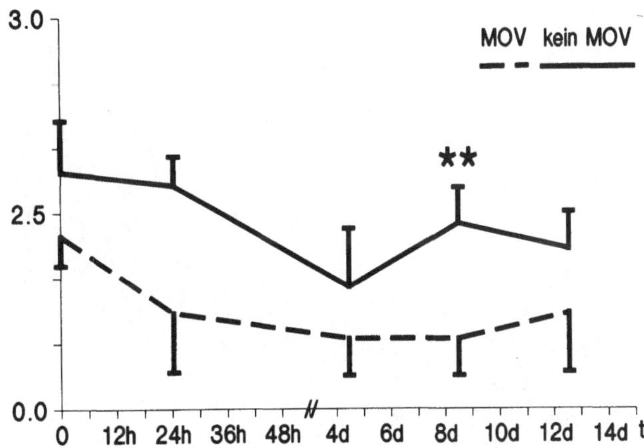

Abb. 2. Phagozytose

Phagozytose

In Abbildung 2 ist der Phagozytoseindex für Staph. aureus für eine Inkubationszeit von 120 Minuten dargestellt. Beide Gruppen zeigen bis zum 4. Tag einen deutlichen Abfall der Phagozytosefähigkeit, die Werte der MOV-Gruppe sind über den gesamten Zeitverlauf niedriger. Ein signifikanter Unterschied ist jedoch nur zum 8. Tag nachweisbar.

Bakterizidie

Der Killing-Index für Staph. aureus bei gleicher Inkubationszeit (120 Minuten) zeigt ebenfalls über den gesamten Zeitraum niedrigere Werte für die MOV-Gruppe. Auch hier wird ein signifikanter Unterschied nach dem 8. Tag deutlich (Abb. 3).

Eine Normalisierung der einzelnen Leukozytenfunktionen wird über den gesamten Zeitraum nicht gesehen. Erst ab dem 28. Tag (4 Wochen nach Trauma) sind Normwerte wieder festzustellen.

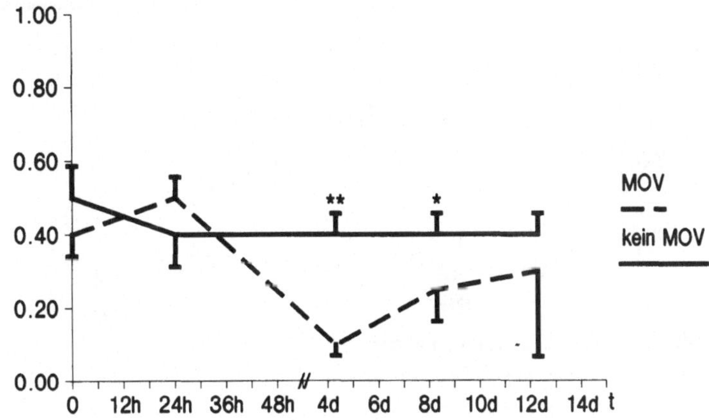

Abb. 3. Bakterizide (Cand. Trop.)

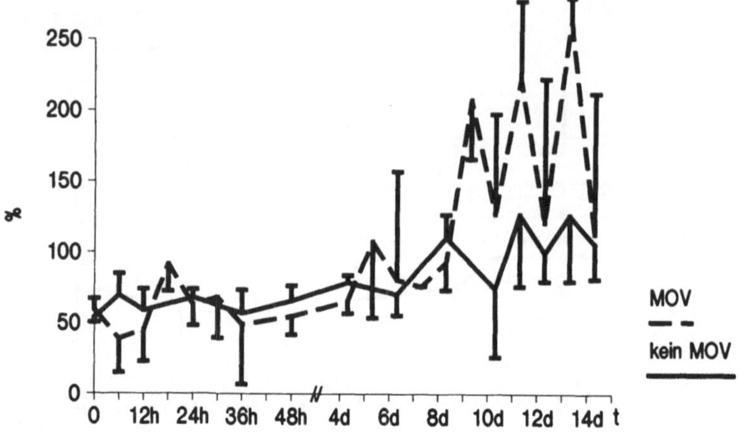

Abb. 4. Opsonierungskapazität

Opsonierungskapazität

Ein Hinweis für die verminderte Opsoninkonzentration im Plasma des polytraumatisierten Patienten liefert zusätzlich die Messung der Opsonierungskapazität (Abb. 4). Unsere Ergebnisse zeigen bereits zu Anfang nach Trauma einen deutlich reduzierten Wert. Im weiteren Verlauf verbleibt die +MOV-Gruppe auf einem reduzierten Opsoninniveau und erreicht im Untersuchungszeitraum (14 Tage) keinen Normalwert. In der –MOV-Gruppe hingegen zeigt sich bereits ab dem 6. Tag nach Trauma eine hochnormale Opsonin-Konzentration. Dieser Gruppenunterschied ist ab dem 7. Tag signifikant ($P < 0{,}01$).

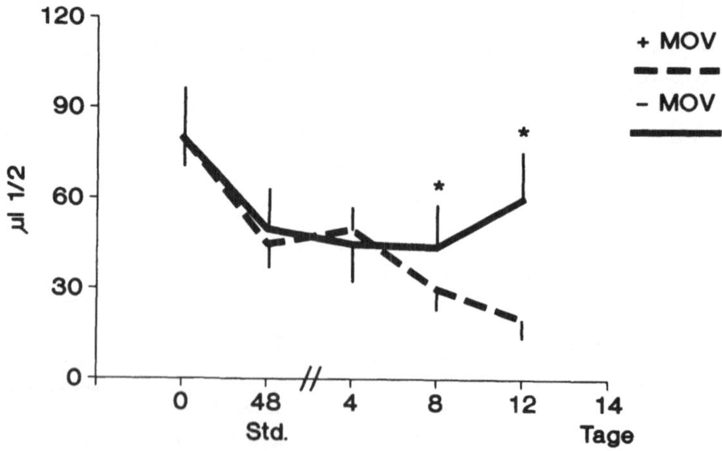

Abb. 5. Plasma CL Hemm-Faktor

Traumafaktor (Plasma CL-Hemmfaktor)

Die inhibitorische Potenz des Patientenplasmas wird von der Reduktion der Latex-induzierten CL zugesetzter Spender-PMNL bestimmt. Diese Größe ist unspezifisch und komplementunabhängig. Wir sahen nach einer initialen Zunahme dieser Hemmung in beiden Gruppen (ausgedrückt in einem raschen Abfall des benötigten Plasmaanteils für eine halbmaximale CL-Reduktion) einen raschen Anstieg dieses Faktors in der +MOV-Gruppe (Abb. 5). In der –MOV-Gruppe hingegen zeigte sich eine Zunahme der Elimination bzw. eine Abnahme der Synthese am 6. bzw. 7. posttraumatischen Tag.

Reticuloendotheliales-System

Die RES-Funktion, die durch den Clearance-k-Wert beschrieben wird [6], ist bis zum 5. Tag pathologisch verändert. Die stärkste Störung der Klärfunktion wird bei der Initialmessung beobachtet (Tab. 2). In der Gruppe der Polytraumatisierten mit MOV liegen alle Werte unter 0,6, wohingegen in der Gruppe ohne MOV nur vereinzelt pathologische Werte nachweisbar waren.

Tabelle 2. RES-Funktion (k-Werte)

Patient	1.	2.	3. Messung	
B.M.	0,48	0,53	0,75	
H.M.	0,64	0,76	–	
B.J.	0,36	0,59	–	Patienten mit MOV
H.K.	0,55	0,58	0,56	
D.J.	0,80	0,54	0,45	
T.A.	0,69	1,10	1,30	
W.I.	0,63	1,00	1,15	
B.H.	0,82	1,10	0,80	Patienten ohne MOV
L.A.	0,60	0,88	0,50	
K.G.	0,60	1,20	0,90	

Diskussion

Die Aktivierung der Komplementkaskade und des Gerinnungssystems führt nach Trauma zur Freisetzung von sog. „Chemotaxinen". Diese Substanzen führen zu einer gerichteten Bewegung (Chemotaxis) der PMNL. Bei gesteigerter Konzentration der Chemotaxinen im Blut kann es zur Anhaftung der PMNL auch an gesunden Endothelzellen des Kapillarsystems aller Organe kommen. Zusätzlich führen diese Chemotaxine zur Steigerung des zellulären Metabolismus und damit zur sauerstoffradikalen Produktion der PMNL. Diese läßt sich mit Hilfe der CL-Messung nachweisen. Eine gesteigerte CLPM ist Ausdruck freigesetzter O_2-Radikale. Diese toxischen Produkte werden ebenso wie granulozytäre Enzyme (z.B. Elastase) und Eicanosoide (LTC4/D4) bei erhöhter

Aktivität der PMNL an der Kapillarwand freigesetzt und führen nachweislich zu dem Schaden an der Endothelzelle. Diese Reaktion kann als „Autoaggression" angesehen werden.

Eine Überstimulierung dieser PMNL führt gleichzeitig zur kontinuierlichen Abnahme der phagozytären Kapazität. Diese Reaktion ist mit der zunehmenden Degranulation, d.h. mit einer Freisetzung von Granulaenzymen (z.B. Elastase, NAG) verbunden. Die letztlich zur Lyse der phagozytären Zellen führt und zur kompletten Degranulation. Die Abnahme der Phagozytosefähigkeit ist damit auch als schadhaft anzusehen und könnte ebenfalls mit einer „autoaggressiven Reaktion" verglichen werden.

In einer Spätphase nach Polytrauma kommt es zusätzlich zur Hemmung der PMNL durch humorale Einflüsse. Mit der Abnahme humoraler „Opsonine" (d.h. Substanzen die der Kenntlichmachung partikulärer und bakterieller Bestandteile für den Phagozytoseprozeß dienen) und der Zunahme plasmatischer Inhibitoren, wie z.B. der beschriebene „Traumafaktor" (Lanser 1986) kommt es zur Hemmung der neutrophilen Granulozyten (PMNL) und damit zur Begrenzung einer adäquaten phagozytären und bakteriziden Funktion.

Folge ist der verstärkte Einfluß zirkulierender toxischer Substanzen, die nicht mehr hinreichend an der Kapillarmembran abgebaut werden.

Ein weiteres Beispiel hierfür ist die gestörte RES-Funktion, die sich in unserem Patientenkollektiv nachweisen ließ (Tab. 2). Ein k-Wert kleiner als 0,6 deutet auf eine pathologische Klärfunktion des RES hin und wir konnten eine signifikante Störung in der Gruppe mit MOV nachweisen. So ist auch durch verminderte RES-Funktion eine verlängerte und verstärkte Wirkung zirkulierender Toxine (wie z.B. Endotoxin) erklärbar. Ein entsprechender Einfluß würde ebenfalls zum Kapillarendothelschaden führen und eine Verstärkung der Organstörung verursachen.

Zusammenfassend läßt sich also sagen, daß in der Frühphase nach Trauma eine Überstimulierung der neutrophilen Granulozyten (PMNL) nachweisbar ist. Die dabei nachweisbare verstärkte O_2-Radikalen-Freisetzung (durch die CL-Messung nachweisbar), sowie die Degranulation als Folge einer gestörten Phagozytosefunktion führen zum Zellschaden im Sinne einer „Autoaggression". Erst in einer Spätphase führen humorale Veränderungen (Abnahme der Opsonin-/ und erhöhte Konzentration von Plasmainhibitoren) zu einer „Immunsuppression": In der Blutbahn zirkulierende Noxen können daher nicht genügend von den phagozytären Systemen (PMNL/RES) abgefangen werden und führen dann möglicherweise zum generalisierten Kapillarendothelschaden und MOV beim Polytraumatisierten.

Literatur

1. Carrico CJ, Meakins JC, Marshall JC, Fry D, Maier R (1986) Multiple-organ-failure syndrome. Arch Surg 121:196–208
2. Cerra F (1987) Hypermetabolism, organ failure, and metabolic support. Surgery 101:1–13
3. Eiseman B, Beart R, Norton L (1977) Multiple organ failure. Surg Gyn Obst 144:323–326
4. Fry DE, Pearlstein L, Fulton RL, Polk HC (1980) Multiple system organ failure. The role of uncontrolled infection. Arch Surg 115:136–140

5. Goris RJA, te Boekhorst TPA, Nuytinck JKS, Gimbrere JSF (1985) Multiple organ failure: Generalized autodestructive inflammation? Arch Surg 120:1109–1115
6. Heideman M, Hugli TE (1984) Anaphylatoxin generation in multi-system organ failure. J Trauma 24:1038–1043
7. Nuytinck JKS, Goris RJA, Weerts JGE, Schillings PHM, Schuurmans Stekhoven JH (1986) Acute generalized microvascular injury by activated complement and hypoxia: The basis of adult respiratory distress syndrome and multiple organ failure? Br J Exp Pathol 67:537–548
8. Oestern HJ, Tscherne H, Sturm JA, Nerlich ML (1985) Klassifizierung der Verletzungsschwere. Unfallchir 88:465–472

Nachuntersuchung an unserem splenektomierten Krankengut der vergangenen zehn Jahre – aus immunologischer Sicht

J. Nagy[1], L. Csomor[1], E. Dömötör[1], J. Jákó[2] und F. Borda[3]

[1] Unfallchirurgie (Chefarzt: Prof. Dr. E. Dömötör), Komitatskrankenhaus Kecskemét, Nyíri út 38., H-6000 Kecskemét
[2] Universität für Ärztliche Fort- und Weiterbildung (Prof. Dr. J. Jákó), Szabolcs u. 33–35, H-1135 Budapest
[3] III. Abteilung für Innere Krankheiten (Chefarzt: Dr. A. Bruncsák), Komitatskrankenhaus Kecskemét, Nyíri út 38, H- 6000 Kecskemét

In den vergangenen Jahrzehnten ist – bei einer langsamen Erhöhung der Zahl der Verletzten – der Schweregrad der Verletzungen auffällig höher geworden. Wir sind immer häufiger zur lebensrettenden Splenectomie gezwungen worden. Zu den operativen organerhaltenden chirurgischen Verfahren verfügen wir über keine eigenen Erfahrungen. Publikationen über große Zahlen haben wir sowohl in der ungarischen als auch in der internationalen Fachliteratur nur wenig gefunden. Es hat unser Interesse geweckt, welche langfristige Veränderungen der Zustand ohne Milz verursacht, bzw. welche Unterstützung splenectomierte Patienten von uns Ärzten erhalten sollen. Deswegen haben wir das Krankengut unserer Abteilung aus den vergangenen zehn Jahren nachuntersucht.

Material und Methode

Insgesamt 103 Milzentfernungen haben wir gemacht – in den letzten Jahren immer häufiger (Abb. 1). Von 103 Patienten konnten wir 52 nachuntersuchen. Die Häufigkeit der jungen und arbeitsfähigen Altersgruppe ist bedeutend.

Befragung durch Fragebogen: Bei Patienten, die zur späteren Kontrolle wiederbestellt worden sind, haben wir auf 46 Fragen um eine Antwort gebeten. Aus dieser retrospektiven Erhebung möchte ich einige Antworten hervorheben.

Hefte zu der Unfallchirurg, Heft 230
6. Deutsch-Österr.-Schweiz. Unfalltagung

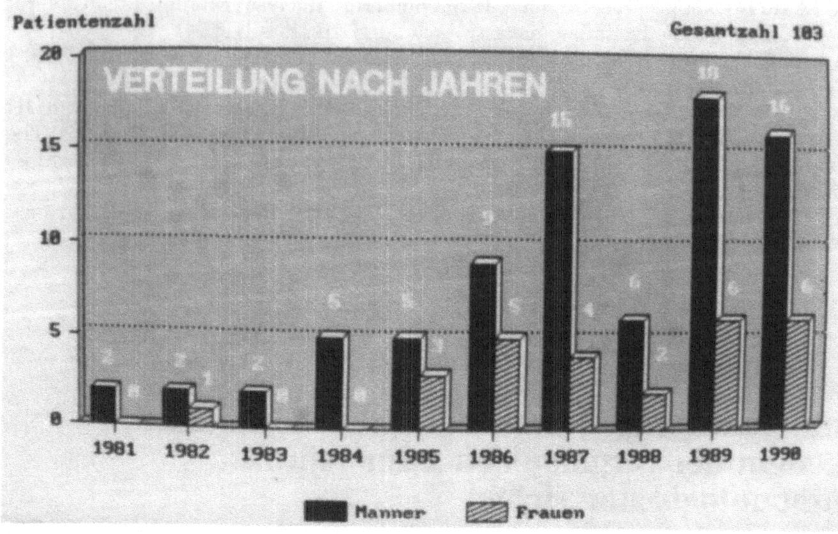

Abb. 1. Zahl unserer splenektomierten Patienten

Komplikationen traten früh (innerhalb von 14 Tagen) bei 21 Patienten und spät (außerhalb von 14 Tagen) bei 7 Patienten auf. An chirurgischen Komplikationen wurde beobachtet: 3 postop. Bauchabszesse, 1 postop. Hernia abdominalis und 5 sonstige (z.B. Wundheilungsstörungen).

Nicht chirurgische Komplikationen wurden mit 16 Infektionen der Atemwege und 8 Infektionen der Harnwege festgestellt.

Bei 5 Patienten entstand ein septischer Zustand, der später geheilt worden ist.

Humorale Immunantwort

Wir haben das Serum IgG-, IgA- und IgM-Niveau unserer splenectomierten Patienten gemessen. Unsere Ergebnisse haben wir mit den in der internationalen Literatur anerkannten Normalwerten verglichen. Die Werte der drei Gruppen lagen bei Erwachsenen überwiegend innerhalb des Normalbereiches (Tab. 1). Bei Kindern zeigten das IgG- und IgM-Niveau keine Abweichungen, das IgA-Niveau aber war eindeutig niedriger.

Tabelle 1. Ig-Werte bei Splenectomierten (Kinder)

Jahre	IgG		IgA		IgM	
7–10	18,75	14,2	2,18	2,7	1,63	2,1
	15,01	14,1	1,57	2,0	2,61	1,8
11–16	17,78	13,8	1,82	2,0	2,44	1,9
	18,75	14,0	1,50	2,3	1,78	1,9
	13,70	14,0	1,09	2,3	2,27	1,9

Zelluläre Immunantwort

Zur Messung der in vivo zellulären Immunantwort haben wir intracutane Hautproben angewendet. Als Antigen haben wir Lösungen von Streptococcus, PPD und Candida in die Haut des Unterarmes injiziert. 48 Stunden später haben wir die Messungen durchgeführt. In Verteilung nach Altersgruppen haben wir im Vergleich zur gesunden Kontrollgruppe folgende Ergebnisse: s. Tab. 2.

Tabelle 2. Zelluläre Immunantwort

Jahre	ohne Milz	n = 45	Antigen	Kontroll	n = 39
	1/1	1/1	Strept.	1/1	1/1
1–10	0/1	0/1	PPD	1/1	1/1
	1/1	1/1	Candida	0/1	1/1
	0/5	0/3	Strept.	3/4	2/2
11–10	3/5	1/3	PPD	1/4	2/2
	2/5	2/3	Candida	1/4	0/2
	0/4	0/3	Strept.	2/4	2/2
21–30	3/4	0/3	PPD	2/4	2/2
	4/4	3/3	Candida	2/4	1/2
	2/4	1/3	Strept.	4/6	0/1
31–40	3/4	1/3	PPD	3/6	1/1
	3/4	2/3	Candida	5/6	1/1
	2/8	–	Strept.	4/7	–
41–50	4/8	–	PPD	3/7	–
	6/8	–	Candida	5/7	–
	1/5	0/2	Strept.	4/5	1/1
51–60	2/5	0/2	PPD	3/5	0/1
	4/5	0/2	Candida	3/5	1/1
	0/4	0/2	Strept.	3/4	1/1
61–70	2/4	0/2	PPD	2/4	1/1
	4/4	2/2	Candida	4/4	1/1
	Männer			Frauen	

Bei Splenectomierten waren die Antworten auf Streptococcus Antigen sowohl bei Männern als auch bei Frauen defizient. Die PPD-Reaktion hat bei Männern keine bedeutende Abweichung gezeigt, wobei bei Frauen die Antwortbereitschaft wesentlich geringer geworden ist. Die auf Candida-Antigen gegebene Immunantwort hat keine bedeutende Differenz gezeigt.

Bauchsonographie

Im linken Subphrenium haben wir in 15 der 52 Fälle ein echodenssolides Gebilde nachgewiesen, zu dessen weiterer Identifizierung eine Leber-Milz Szintigraphie durchgeführt wurde.

Leber-Milz Szintigraphie

Dieses Gebilde, welches im Verlauf der mit Gammakamera durchgeführten Szintigraphie das 99 m-Tc-Sulphur-Colloid eindeutig bereichert hat, zeigte die Wahrscheinlichkeit des Vorhandenseins eines funktionierenden Milzgewebes.

Zusammenfassung

Der Patient ohne Milz lebt wegen seines gewissermaßen immundefizienten Zustandes in potentieller Sepsisgefahr! Gleichlautend mit anderen Publikationen betrachten wir unsere Untersuchungen als Signalwert in bezug auf diese Krankengruppe. Deswegen ist es wichtig, sowohl den Kranken, als auch die Ärzte diesbezüglich gründlicher zu informieren. Wir überlegen über Möglichkeiten der postsplenectomischen Vaccination. Für unsere Aufgabe halten wir die langzeitige Betreuung dieser Krankengruppe. Diese Betreuung könnte eine Möglichkeit geben, die später entstehenden pathologischen Prozesse finden zu können.

Implantierbares Venenkatheter-System zur ambulanten Langzeit-Antibiotikatherapie bei chronischer Osteomyelitis

Th. Hunger[1], A. Gösele[2] und P.E. Ochsner[2]

[1]Chirurgische Klinik, Kantonsspital Liestal,
[2]Abteilung Orthopädie/Traumatologie, Kantonsspital Liestal, Rheinstraße 26, CH-4410 Liestal

Einleitung

Zwischen 1989 und 1990 wurden bei 18 Patienten venöse Kathetersysteme (Port-A-Cath) zur ambulanten Langzeit-Antibiotikatherapie bei chronischer Osteomyelitis und Gelenkinfekten implantiert. Dadurch verkürzte sich die durchschnittliche Hospitalisationsdauer der Patienten auf durchschnittlich 21 Tage. Trotz infektiöser Stoffwechsellage der Patienten mit zum Teil über

Hefte zu der Unfallchirurg, Heft 230
6. Deutsch-Österr.-Schweiz. Unfalltagung

Jahre hinweg bestehender Osteomyelitis, Fieber und Leukozytose kam es in keinem der beschriebenen Fälle zu Komplikationen wie Kathetersepsis und Katheterthrombose.

Die Behandlung chronischer Osteomyelitis, septischer Arthritis und infizierter Totalprothesen erfordert neben der operativen Infektsanierung auch eine resistenzgerechte Langzeit-Antibiotikatherapie [4].

Da wir in der Regel eine parenterale Antibiotikatherapie von insgesamt 6 Wochen anstreben, kam es in der Vergangenheit zu langen Hospitalisationszeiten, obwohl die Patienten vom Lokalbefund her nicht unbedingt einer Hospitalisation bedurften. Konventionelle Systeme wie periphere venöse Zugänge bergen eine hohe Komplikationsrate, wie oberflächliche Phlebitiden und Infektionen. Es kommt zu häufigen Katheterwechseln und auch die Pflege der betreffenden Systeme ist sehr aufwendig. Auch bei zentralvenösen Kathetern liegt die Infektionsrate nach Literaturangaben bei 30–50% [1, 3, 6], bei Hickmann-Kathetern um 20–30% [5].

Bei der Suche nach einem geeigneten Katheter-System hatten wir folgende Zielsetzung:

1. Verkürzung der Hospitalisationsdauer durch ambulante Therapie
2. Geringes Infektionsrisiko
3. Gute Verträglichkeit
4. Einfache Handhabung
5. Leichte Pflege

Alle diese Punkte sahen wir beim Port-A-Cath (Pharmacia) einem subcutan implantierbaren Katheter-System als gegeben an.

Material und Methode

Von 1989 bis Ende 1990 wurden bei insgesamt 18 Patienten, 5 Frauen und 13 Männern, im Durchschnittsalter von 44 Jahren (19–85 Jahren) Port-A-Cath-Systeme (Pharmacia) implantiert. Die durchschnittliche Verweildauer der Systeme betrug 6,5 Monate (3–12 Monate). Die meisten der von uns behandelten Patienten litten an posttraumatischer Osteomyelitis oder Gelenkinfekten (Tab. 1).

Tabelle 1

Posttraumatische Osteomyelitis:	10 Patienten
– Tibia:	3 Patienten
– Femur:	3 Patienten
– Humerus:	3 Patienten
– Fibula:	1 Patient
Hämatogene Osteomyelitis:	3 Patienten
Knieinfekt:	2 Patienten
Hüftinfekt:	1 Patient
Spondylodiszitis:	1 Patient
Infizierte Hüft-Totalprothese:	1 Patient

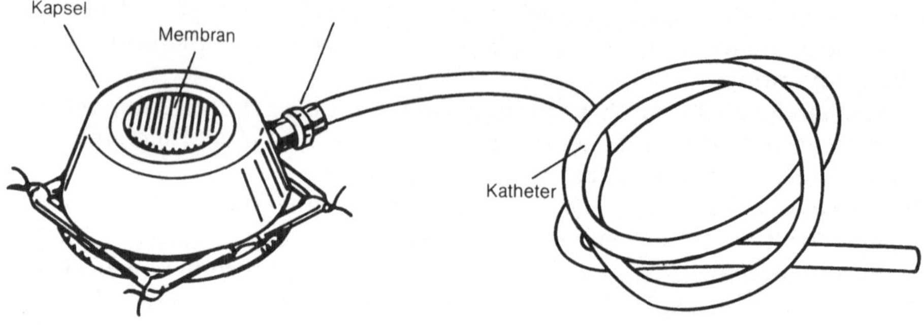

Abb. 1

Port-A-Cath-System

Das verwendete Kathetersystem (Port-A-Cath, Pharmacia) besteht aus einem röntgendichten Silikon-Gummikatheter (Silastik) der mit einer Titankammer („Port") verbunden ist (Abb. 1). Dieser „Port" ist mit einer selbstdichtenden Silikonmembran versehen. Punktiert wird das System mit Spezialnadeln, den sogenannten Huber-Nadeln die derart geschliffen sind, daß sie bei der Punktion keine Zylinder aus der Silikonmembran ausstanzen. Dadurch sollen laut Herstellerangaben mehr als 2.000 Punktionen schadlos toleriert werden.

Implantiert wird das System in der Regel in Lokalanästhesie. Zunächst wird die V. subclavia punktiert, nach Einführen eines Seldinger-Drahtes wird dessen Lage radiologisch kontrolliert. Über einen Introducer wird der Silastik-Katheter eingeführt und noch einmal radiologisch kontrolliert. Nun erfolgt die Präparation einer subcutanen Tasche auf dem Musculus pectoralis major.

Nach Konnektion des Silastik-Katheters mit dem „Port" erfolgt die Fixation mit 3 Nähten und anschließender Spülung des Systems mit Heparin-Kochsalz-Lösung und Antibiotika (Cephalosporin) sowie eine routinemäßige radiologische Kontrolle.

Im Gegensatz zu anderen Autoren benutzen wir das System ab dem ersten postoperativen Tag [2].

Ergebnisse

Die Verweildauer der Katheter betrug durchschnittlich 6,5 Monate (3–12 Monate). Bei Studienabschluß waren noch 9 der 18 Systeme in situ. Alle entfernten Port-A-Cath-Systeme wurden bakteriologisch untersucht, in keinem der beschriebenen Fälle kam es zu Bakterienwachstum von Abstrichen der Katheterspitze. Während des gesamten Beobachtungszeitraumes kam es zu keiner Katheterinfektion, Katheterthrombose oder Abstoßungsreaktion. Die durchschnittliche Hospitalisationsdauer der Patienten reduzierte sich von durchschnittlich 6 Wochen auf 21 Tage. 13 der 18 Patienten bedienten das System selbständig, 5 Patienten benötigten die Hilfe eines Angehörigen oder einer Gemeindeschwester.

Komplikationen

In einem Fall kam es zu einem nicht drainagebedürftigen Pneumothorax, der im Rahmen einer routinemäßigen postoperativen Kontrolle nach Port-A-Cath Implantation diagnostiziert wurde. Bei einem Patienten mußte das System ausgewechselt werden, da es nach einem Sturz zu einer Dislokation des Silastik-Katheters kam. In einem Fall gelang das Einführen des Silastik-Katheters nicht, da der Introducer zu weich war. In einer zweiten Sitzung konnte das System dann mit einem härteren Introducer problemlos implantiert werden.

Literatur

1. Kiely E (1984) One hundred consecutive central venous catheters in children. Z Kinderchir 39:332
2. Lambert ME, Chadwick GA, McMahon A, Scarfee H (1988) Experience with the Port-acath. Hematological Oncology 6:57–63
3. Landoy Z, Rotstein C, Lucey J, Fitzpatrick J (1984) Hickman-Broviac catheter use in cancer patients. J surg Oncol 26:215
4. Ochsner PE, Gösele A, Buess P (1990) The value of intramedullary reaming in the treatment of chronic osteomyelitis of long bones. Arch Orthop Trauma Surg 109:341–347
5. Pessa ME, Howard R (1985) Complications of Hickman-Broviac catheters. Surg Gynec Obstet 161:257
6. Welling RE, Hall JM, Meyer RL, Arbaugh JJ (1986) Implantable venous access devices. An alternative method of extended cancer care. J surg Oncol 33:73

Polyarthrophatie, cystiformer Knochendefekt, pathologische Fraktur: zwangsläufige Folgen der Einlagerung von Beta$_2$-Mikroglobulin-Amyloid nach langjähriger Hämodialyse

M. Holch[1], M. Nerlich[1], G.F.W. Scheumann[2], A. Nerlich[3] und B. Nonnast-Daniel[4]

[1] Unfallchirurgische Klinik,
[2] Klinik für Abdominal- und Transplantationschirurgie,
[3] Pathologisches Institut, Universität München, Thalkirchner Straße 36, D-W-8000 München 2
[4] Medizinische Klinik, Abteilung Nephrologie, Medizinische Hochschule Hannover, Postfach, D-W-3000 Hannover 61

Einleitung

Bei chronisch dialysierten Patienten werden im Verlauf eines typischen Symptomenkomplexes aus multifokalen Gelenkbeschwerden mit zunehmender Häufigkeit pathologische Frakturen beobachtet: im Laufe von bis zu 15 Jahren

Hefte zu der Unfallchirurg, Heft 230
6. Deutsch-Österr.-Schweiz. Unfalltagung

Hämodialyse tritt ein chronisches Beschwerdebild auf aus Karpaltunnelsyndromen, Impingement der Schulter, Kniegelenkergüssen, HWS- und Hüftgelenkbeschwerden [1, 8]. Im Skeletröntgenbild werden an typischen gelenknahen Prädilektionsstellen zystiforme osteolytische Knochendefekte gefunden.

Das Serumprotein $ß_2$-Mikroglobulin ($ß_2$m) ist ein den Immunglobulinen strukturell ähnelndes Leichtkettenprotein mit einem Molekulargewicht von ca. 12.000 Dalton. Als Bestandteil des MHC-I-Rezeptors an der Oberfläche aller kerntragender Zellen ist es ein ubiquitäres physiologisches Endprodukt von Zellzerfall und -umsatz und wird unverändert renal ausgeschieden.

Die normalen Serumspiegel von 0,2 bis 0,4 mg/l werden überschritten bei vermehrter Produktion durch erhöhten Zellumsatz bei Entzündung und bei eingeschränkter Nierenausscheidungsleistung. Beim noch kompensiert Niereninsuffizienten ist der erhöhte $ß_2$m-Serumspiegel schon frühzeitig nachweisbar und gilt als Parameter der Niereninsuffizienz [9]. Die ab dieser Phase beginnende Einlagerung von $ß_2$m als atypisches Amyloid in Knochen, Synovial- und Sehnenstrukturen erklärt sich durch seine Affinität zu Kollagen und kann immunhistologisch nachgewiesen werden [2, 3].

Im jahrelangen Prodromalstadium stellen die schon nach nahezu gesetzmäßigen Mustern auftretenden multifokalen Arthralgien eine Einschränkung von Mobilität und Wohlbefinden dar, welche die betroffenen multimorbide Patientengruppe besonders hart trifft. Letztlich gravierendste Folge dieser $ß_2$m-Amyloidose beim Langzeitdialysierten ist die Neigung zu pathologischen Frakturen im Bereich der genannten zystiformen Knochenveränderungen, wobei große Osteolysen bei weitem am häufigsten am coxalen Femurende lokalisiert sind und typischerweise pathologische Schenkelhalsfrakturen verursachen.

Patienten und Methode

14 Dialysepatienten (Alter 55 ± 11 Jahre), die meist unter langjähriger nephrologischer Betreuung des Zentrums für Heimdialyse an der Medizinischen Hochschule standen, litten unter verschiedenartigen, zunehmenden Gelenkschmerzen und -reizergüssen. Zu deren Abklärung und Behandlung wurden sie der Unfallchirurgischen Klinik der MHH zugewiesen. Die klinische Entwicklung der Gelenkbeschwerden konnte anhand der ab Dialysebeginn lückenlos dokumentierten Anamnesen retrospektiv analysiert werden.

Zur letztendlichen Überweisung an die Unfallchirurgie hatten jeweils starke Hüftgelenkschmerzen geführt, welche unter den sonstigen Gelenkbeschwerden im Vordergrund standen. Die in diesem Patientengut reichlich vorhandenen Röntgenbefunde 3 über Osteopathiestatus der Hände und urologische Funktionsaufnahmen aus dem Beckenbereich haben die Rekonstruktion der Entwicklung radiologischer Veränderungen ermöglicht. Mangels hüftgelenkbezogener Traumata in der aktuellen Anamnese waren die Differentialdiagnosen Coxitis, Hüftkopfnekrose, Coxarthrose und Knochentumor (insbes. „Brauner Tumor") abzuklären. Die interdisziplinäre Ausschlußdiagnostik umfaßt Nativröntgen, Computertomographie, Kerspintomographie, Skelettszintigraphie und letztlich die Histologie [8].

Bei Verdacht auf amyloidotische Veränderungen wurden zentrifugierte Gelenkpunktate aus rezidivierenden Ergüssen, Jamshidi-Stanzbiopsien aus röntgenologisch auffälligen Knochenregionen und die OP-Resektate polarisationsoptisch und immunhistologisch (Avidin-Biotin-Label; Antikörper: Fa. Dakko) auf β_2m-Amyloid untersucht. Ein grundlegender pathogenetischer Einfluß von Hyperparathyreoidismus und renaler Osteopathie konnte durch serielle Röntgenuntersuchung von 15 PTH- und 85 weiteren Langzeitdialysepatienten ausgeschlossen werden [7].

Desweiteren wurde im Sektionsgut bei Patienten mit bekannter kurzzeitiger Dialyseanamnese an den bekannten Prädilektionsstellen nach osteolytischen Veränderungen gesucht [5].

Ergebnisse

Die ersten Beschwerden im Bereich der Hüftgelenke traten im Durchschnitt 9 Jahre nach Dialysebeginn auf. Zuvor war wegen Medianuskompressionssymptomen bei 13 Patienten in den ersten 6 Jahren eine Karpaltunnelspaltung – teilweise beidseits – vorgenommen worden. Bei fünf der Patienten war wegen eines Impingementsyndroms der Rotatorenmanschette eine Acromioplastik nach Neer bzw. eine arthroskopische subacromiale Dekompression durchgeführt worden. Diese Beschwerdebilder waren zunächst nicht im Zusammenhang gesehen worden. Ein typisches Verlaufsmuster fiel erstmals im Rahmen der Hüftdiagnostik auf, die das regelhafte Auftreten zystiformer Skelettveränderungen in der Umgebung – vor allem großer – Gelenke erbrachte. Die knöchernen Läsionen waren jeweils im Bereich von synovialen Strukturen, bzw. Umschlagfalten lokalisierbar (Schenkelhals und Hüftpfannenerker, Femurcondylen und Tibiakopf, Hand- und Ellbogengelenk, Humeruskopf) (Abb. 1). Bei fünf Patienten kam es zu sechs Schenkelhalsfrakturen durch große zystiforme Knochenveränderungen im Bereich des collum femoris (Abb. 2): die eingetre-

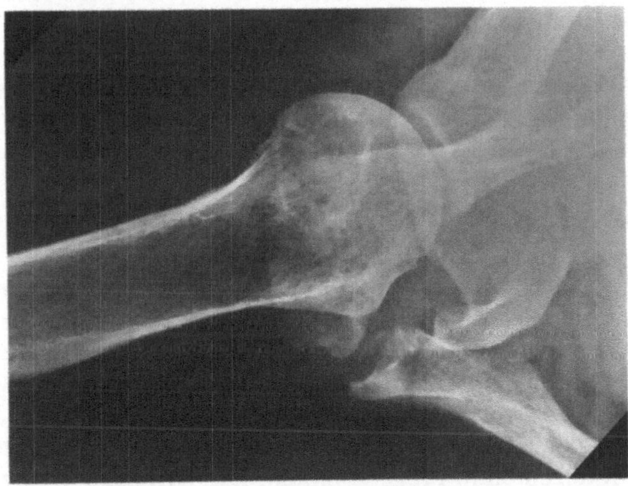

Abb. 1. Zystiforme Osteolyse des Humeruskopfes

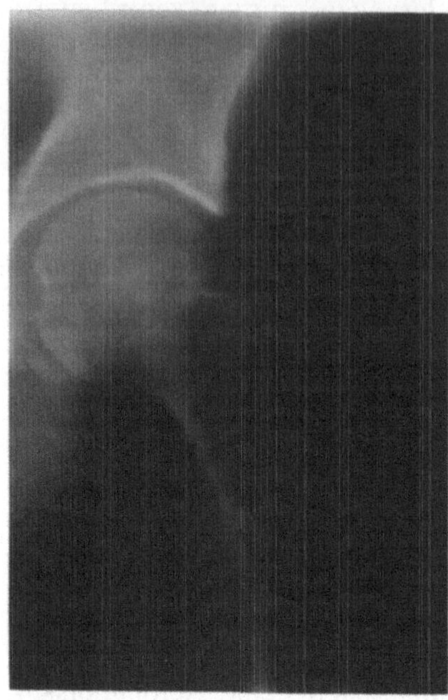

Abb. 2. Tomographie einer ausgedehnten Schenkelhalsosteolyse

tene Fraktur wurde in zwei Fällen zunächst nicht diagnostiziert, da sie im Verlauf einer dauernden Hüftschmerzsymptomatik aufgetreten war. Wegen einer derartigen Symptomatik war in einem weiteren Fall der Entschluß zum prophylaktischen totalendoprothetischen Ersatz des Hüftgelenks gefaßt worden.

Bei allen Patienten wurde eine $ß_2$m-Amyloidose nachgewiesen. Untersucht wurde retrospektiv OP-Material der Ligg. carpi., resezierte Acromionanteile und Resektate der degenerierten Schulterrotatoren-Manschette, sowie bei bekannter Hüftsymptomatik diagnostische Schenkelhalsbiopsien und die entfernten Hüftköpfe. Schon das aufgesägte Makropräparat erbrachte die bevorzugt subchondrale Lokalisation der zystiformen Höhle, die mehrheitlich aber keine Innenauskleidung aufwies.

Die im Sektionsgut untersuchten vier – klinisch noch nicht symptomatischen – Fälle zeigten zystische Höhlen teilweise nur in Millimeterausdehnung und mit noch flüssigem Inhalt ohne die ansonsten bekannte amorphe Verfestigung.

Diskussion

Die chronologische Entwicklung der Beschwerden legt nahe, daß ein Prozeß chronischer Entzündung der Amyloideinlagerung vorangeht und sie unterhält. Abgesehen von der Retention von $ß_2$m steht auch die Induktion von Akutphasenproteinen durch den aktivierenden Kontakt mit Kunststoffoberflächen des Dialysesystems zur Diskussion. Eine bevorzugte Rolle als amyloidogene Quelle spielen hier die Synovialräume, wo aktivierte Makrophagen als $ß_2$m-Produzenten in Frage kommen. Die Diffusion in direkt benachbarte subchondrale Knochenstrukturen erklärt die hier gefundenen Zystenlokalisationen. Darüber hinaus wird eine Rolle des $ß_2m$ als Knochenwachstumsfaktor diskutiert [4]. Der lokalisierte Anfall von $ß_2m$ könnte somit auch Ausdruck reparativer Vorgänge im Rahmen vorbestehender – z.B. vaskularisationbedingter und ischämischer – Knochenläsionen sein. Angesichts der fortschreitenden Knochenzerstörung, der zunehmenden Frakturneigung und der progredienten Schmerzsymptomatik und Immobilisierung ist eine frühe operative Therapie erstrebenswert. Wegen der geringen Regenerationsfähigkeit des amyloidotischen Knochens im Frakturbereich erscheint die Versorgung der Frakturen durch Verbundosteosynthese oder Totalendoprothese ratsam.

Als Ursache der Osteolysenbildung wurde zunächst die Retention von $ß_2m$ durch die Curophan-Membran herkömmlicher Dialysesysteme angesehen. Allerdings wird nun auch über die Manifestation dieses Symptomenkomplexes im Zuge nicht dialysepflichtiger Niereninsuffizienz berichtet [9], so daß die pathogenetischen Mechanismen letztendlich weiterhin unklar bleiben.

Literatur

1. Campistol JM, Solé M, Munoz-Gomez J, Riba J, Ramon R, Revert L (1990) Pathological fractures in patients who have amyloidosis associated with dialysis. Journal of Bone and Joint Surgery, 72 A, Nr 4:568–574
2. Flöge J, Burchert W, Brandis A, Gielow P, Nonnast-Daniel B, Spindler E, Hundeshagen H, Shaldon S, Koch KM (1990) Imaging of dialysis-related amyloid (AB-amyloid) deposits with $^{131}ß_2$-microglobulin. Kidney International 38:1169–1176
3. Homma N, Geyjo F, Isemura M, Arakawa M (1989) Collagen-binding affinity of beta-2-microglobulin, a proprotein of hemodialysis-associated amyloidosis. Nephron 53:37–40
4. Kukoschke KG, Mayer H (1990) Bedeutung von Protein-Wachstumsfaktoren für die lokale Regulation des Knochenwachstums. DMW 115:1921–1926
5. Nerlich A, Holch M, Nerlich M (1991) Dialyse-assoziierte beta-2-Mikroglobulin-Amyloidose des Knochens. Verh Dt Ges Osteol 424–427, Springer
6. Munoz-Gomez J, Gomez-Perez R, Solé-Argues M, Llopart-Buisàn E (1987) Synovial fluid examination for the diagnosis of synovial amyloidosis in patients with chronic renal failure undergoing hemodialysis. Ann Rheum Dis 46:324–326
7. Scheumann GFW, Holch M, Nerlich ML, Brandis A, Tekinsoy B, Dralle H (1990) New aspects in endocrine surgery – lytic bone destruction associated with $ß_2$-microglobulin amyloid deposition in long-term-dialysed patients. Acta Endocrinologica 122, Suppl 1:62
8. Scheumann GFW, Holch M, Nerlich ML, Brandis A, Ostertag J, Tscherne H (1991) Lytic bone lesion and pathological femoral neck fracture in long term dialysed patients. Arch Orthop Tauma Surg 110:93–97
9. Zingraff JJ, Noel LH, Bardin Th, Atienza C, Zins B, Drueke TB, Kuntz D (1990) $ß_2$-microglobulin amyloidosis in chronic renal failure. Letter, New Engl J Med 323: Nr 15